AF452874

73

1 d 156.

T 3505.-

TRAITÉ

DES MALADIES

CHIRURGICALES

ET

DES OPÉRATIONS QUI LEUR CONVIENNENT.

IMPRIMERIE DE MIGNERET,
RUE DU DRAGON, F. S.-G., N.º 20.

TRAITÉ

DES MALADIES

CHIRURGICALES

ET

DES OPÉRATIONS QUI LEUR CONVIENNENT;

Par M. le Baron BOYER,

Membre de la Légion-d'Honneur, Professeur de Chirurgie-pratique à la Faculté de Médecine de Paris, Chirurgien-consultant du Roi, Chirurgien en chef de l'Hôpital de la Charité, Membre de plusieurs Sociétés savantes nationales et étrangères, etc., etc.

TOME DIXIÈME.

A PARIS,

CHEZ {
L'AUTEUR, rue de Grenelle, faubourg S.ᵗ-Germain, N.° 9;
MIGNERET, Imprimeur-Libraire, rue du Dragon, faubourg S.ᵗ-Germain, N.° 20.

1825.

TRAITÉ

DES

MALADIES CHIRURGICALES

ET

DES OPÉRATIONS QUI LEUR CONVIENNENT.

CHAPITRE PREMIER.

Des Maladies de l'Anus et du Rectum.

Ces maladies sont les hémorroïdes, les abcès, les fistules, les fissures, la chute du rectum, les polypes, les affections vénériennes et le cancer. Nous traiterons successivement de ces différentes maladies après avoir parlé des vices de conformation de l'anus et des corps étrangers dans le rectum.

ARTICLE PREMIER.

Des Vices de conformation de l'Anus.

Il n'est pas rare de voir des enfans venir au monde avec un vice de conformation de l'anus. Cette ouverture est quelquefois rétrécie, quelquefois imperforée.

Du Rétrécissement de l'Anus.

Dans ce vice organique l'anus est ouvert, mais il l'est beaucoup moins que dans l'état naturel. Le rétrécissement peut exister à différens degrés. Scultet a vu un enfant nouveau-né dont l'anus était si étroit qu'on pouvait à peine y introduire la pointe d'une épingle. Roonhuysen rapporte l'observation d'une petite fille âgée de quatre mois, dont l'anus était très-étroit : la mère de cette enfant était obligée d'employer beaucoup d'efforts avec ses mains pour en faire sortir les matières fécales : à la fin cet orifice s'était rétréci à un tel point qu'il ne passait plus aucune matière. Lorsque le rétrécissement est porté à un degré aussi considérable, l'enfant est en danger de périr par l'accumulation des excrémens dans le canal intestinal, s'il n'est secouru promptement et convenablement. L'absence du méconium dans les linges dont l'enfant est enveloppé, ou la petite quantité dont ils sont tachés, le gonflement progressif du ventre, sa tension douloureuse, les vomissemens, et en général tous les accidens qui résultent de l'accumulation et de la rétention des excrémens dans les intestins, ne laissent aucun doute sur la congestion fécale. L'inspection de l'anus fait connaître la nature de la cause qui s'oppose à la sortie des matières.

L'indication thérapeutique est positive et pressante. Il faut agrandir l'anus afin de rendre libre la sortie des excrémens. Quelquefois on a obtenu cet effet en introduisant dans l'anus un corps dilatant, tel qu'un morceau de racine de gentiane, une bougie, etc. ; mais ces moyens n'agiraient pas assez promptement dans le cas où les accidens produits par la distension du conduit intestinal menaceraient actuellement l'existence de l'enfant ; on doit alors agrandir l'ouverture avec l'instrument tranchant en incisant l'anus d'un seul côté, ou des deux, suivant son degré de rétrécissement, avec un bistouri conduit sur une sonde cannelée. Aussitôt que l'incision est faite, le méconium s'écoule en abondance et les symptômes produits par sa rétention ne tardent pas à se dissiper. On facilite la sortie de cette matière excrémenteuse en injectant de l'eau tiède dans le rectum. Pour empêcher la réunion des bords de l'incision et le resserrement de l'anus, on y introduit une mêche de charpie enduite de cérat, dont on augmente le volume peu-à-peu, et que l'on renouvelle chaque fois que l'enfant rend ses excrémens. Il est nécessaire de continuer pendant plusieurs mois l'usage de la mêche ou d'une canule de gomme élastique, afin de s'opposer à un rétrécissement successif qui est toujours à craindre.

On a vu des enfans dont l'anus n'était point assez rétréci pour s'opposer à la sortie du méconium, et par la suite à celle des excrémens liquides ou mous, mais chez lesquels les matières fécales solides ne sortaient qu'avec la plus grande difficulté. Or, comme les excrémens deviennent de plus en plus solides à mesure que les enfans avancent en âge, lorsqu'ils ont atteint douze ou quinze ans, ils ne vont à la garde-robe que par le secours de plusieurs lavemens, et chaque évacuation est suivie de douleurs d'autant plus graves que les matières fécales ont plus de consistance. On facilite leur sortie et on fait cesser les douleurs dont elle est accompagnée en agrandissant l'anus avec le bistouri, et en l'entretenant dilaté au moyen des mêches dont on continue l'usage pendant fort long-temps : voici un exemple de cette maladie et de sa guérison.

M. *** éprouvait depuis son enfance une grande gêne dans l'excrétion des matières alvines. Cette gêne s'était accrue avec l'âge. Chaque évacuation était suivie de douleurs d'autant plus vives que les matières avaient plus de consistance.

A l'âge de dix-huit ans il eut la petite vérole, et pendant le cours de cette maladie il fut quinze jours sans aller à la garde-robe. Un purgatif qu'il prit alors provoqua plusieurs évacuations ; mais elles furent accompagnées de déchiremens à l'anus, d'écoulement de sang et de douleurs si violentes que le malade les comparait à celles que produirait la présence d'un fer brûlant dans le rectum, et qu'elles amenaient des syncopes. Cet état dura plusieurs mois sans interruption.

Au moyen des lavemens, le malade parvint à obtenir chaque jour une évacuation très-douloureuse à la vérité, mais à la suite de laquelle les souffrances ne se faisaient sentir que pendant quatre ou cinq heures. Une année se passa dans cette pénible situation, qui, plus tard, devint plus fâcheuse encore : le malade était obligé de prendre chaque jour trois ou quatre lavemens de suite : il s'accoutuma à les garder deux heures ; les matières étant plus liquides, leur évacuation fut un peu moins douloureuse. Le malade s'étant livré à des exercices très-fatigans, il survint à plusieurs reprises une éruption de petits boutons qui causèrent un prurit fort incommode. Les évacuations furent plus fatigantes. On consulta successivement plusieurs médecins et plusieurs Chirurgiens : l'un attribua les douleurs à des hémorroïdes, l'autre à un vice vénérien.

On prescrivit des sangsues, des fumigations, des mêches enduites d'onguent mercuriel. Ces moyens et le repos parurent apporter quelque soulagement; mais plusieurs mois après, les douleurs qui n'avaient pas cessé reprirent leur intensité. Le Chirurgien le plus célèbre de la ville que le malade habitait fut consulté : il pensa que les accidens que M. *** éprouvait provenaient d'une courbure vicieuse du coccyx, et que cette courbure elle-même devait être attribuée à quelque chute faite dans l'enfance. En conséquence il ordonna au malade de faire usage de tentes d'éponge préparée. Ce moyen exaspéra les douleurs; il fallut y renoncer. On revint aux mêches enduites de cérat, dont le volume devait chaque jour être un peu augmenté ; mais elles produisaient de temps en temps un engorgement inflammatoire qui durait plusieurs jours et obligeait de suspendre leur emploi. Le malade alors, non seulement éprouvait des douleurs cruelles, mais était en même temps dans un état de spasme très-pénible. Il fut obligé d'abandonner entièrement l'usage des mêches. Plusieurs hommes de l'art réunis en consultation déclarèrent le mal incurable et firent cesser tous les remèdes.

M.***, au désespoir, prit la résolution de venir à Paris. Je le vis; je reconnus que sa maladie consistait dans une étroitesse congénitale de l'anus avec spasme. Il consentit à l'opération que je lui proposai. L'anus fut fendu par deux incisions latérales assez profondes. J'introduisis de grosses mêches. Au bout d'un mois, les plaies furent guéries; mais on continua l'usage des mêches encore pendant deux mois pour contrebalancer la tendance de l'anus au resserrement. A dater de la seconde selle, après l'opération, M. ***

n'éprouva ni douleur , ni embarras pour aller à la garde-robe , quelque volumineuses et quelque dures que fussent les matières. « Cet heureux état, m'écrivait-il quatre ou cinq mois après l'opération , me paraît un songe , et je ne puis le considérer sans étonnement. En proie depuis quinze ans aux douleurs les plus affreuses , qui me forçaient même à ne prendre des alimens qu'en tremblant et en très-petite quantité, tourmenté sans cesse par la crainte d'en rendre le superflu , je me vois maintenant affranchi de souffrances que j'avais considérées comme inséparables de mon existence. » Cet exemple de rétrécissement congénital de l'anus , qui ne produit des accidens qu'à l'âge où les matières stercorales sont consistantes et plus ou moins dures , n'est pas le seul que j'aie eu occasion d'observer. J'ai vu une dame âgée de 34 à 36 ans qui était précisément dans le même état que le malade qui fait le sujet de l'observation précédente , et que j'ai guérie par la double incision de l'anus et l'usage des mèches long-temps continué.

Imperforation de l'Anus.

L'imperforation de l'anus est un vice de conformation qui fait périr la plupart des enfans qui en sont attaqués. Les secours de l'art ne peuvent en sauver qu'un très-petit nombre. Cet état vicieux du fondement étant très-varié, on ne peut s'en former une idée exacte qu'en distinguant avec précision ses différentes espèces : nous suivrons pour cet effet la classification donnée par Papendorf (1) sur le même sujet, d'après des observa-

___

(1) *Dissertatio sistens observationes de ano infantum imperforato. Lugd. Batav.*, 1781, *in*-4.°

tions nombreuses. En réfléchissant sur les divisions faites par les auteurs pour les imperforations de l'anus, Papendorf a remarqué qu'aucun d'eux ne comprend absolument toutes les manières dont cet orifice peut être fermé. Il a donc cru faire une chose utile en distinguant par des noms particuliers toutes les imperforations qui ont été observées. Ce sont les suivantes. 1.° Le rétrécissement de l'anus, qui n'est point à proprement parler, une imperforation, et dont il vient d'être question. 2.° L'imperforation interne, l'orifice exterieur existant. 3.° L'imperforation causée par une membrane. 4.° L'imperforation sans aucune trace d'ouverture, l'anus étant fermé par la peau qui est dure et épaisse. 5.° L'imperforation de l'anus avec ouverture du rectum dans la vessie. 6.° L'imperforation de l'anus avec ouverture dans le vagin. 7.° L'imperforation de l'anus avec oblitération du rectum. 8.° L'imperforation sans intestin rectum. 9.° L'imperforation de l'anus naturel accompagnée d'un anus contre-nature.

De quelque manière que l'anus soit imperforé, lorsqu'il n'y a point une ouverture contre-nature pour la sortie des matières stercorales, ces matières s'accumulent dans le conduit intestinal, le distendent et donnent lieu à des accidens qui font périr l'enfant s'il n'est promptement secouru, ou si l'espèce d'imperforation est au-dessus des ressources de l'art. Le défaut de sortie du méconium, le gonflement progressif et la tension douloureuse de l'abdomen, les efforts et les cris de l'enfant, les nausées, les vomituritions, puis les vomissemens de matières jaunes ou vertes, la rougeur du visage et des yeux qui deviennent saillans, le gonflement des veines du cou, le hoquet, les mouvemens convulsifs ; tels sont les symptômes auxquels on reconnaît une imperforation quelconque de l'anus, lorsqu'elle n'est pas accompagnée d'une ouverture contre-nature par laquelle les matières fécales peuvent s'écouler. L'examen attentif de l'anus fait connaître l'espèce d'imperforation qui a lieu et le moyen que la Chirurgie peut employer pour y remédier, lorsque le vice de conformation n'est pas absolument incurable. Il serait à desirer que cet examen fût fait avant la manifestation des symptômes produits par la rétention et l'accumulation des matières fécales dans le conduit intestinal ; mais malheureusement la plupart des accoucheurs et des sages-femmes négligent d'examiner l'anus des enfans nouveaux-nés, ensorte que s'il y a imperforation de cette partie, souvent on ne s'en aperçoit que lorsqu'il est déjà survenu des accidens fâcheux, qui rendent inutile l'opération par laquelle on aurait pu sauver la vie de l'enfant. Cette opération est différente suivant l'espèce d'imperforation à laquelle on veut remédier. Ainsi pour apprécier à leur juste valeur les secours que l'art peut offrir aux enfans qui viennent au monde avec l'anus imperforé, et déterminer les cas où ces secours peuvent être appliqués avec espoir de succès et ceux où ils ne peuvent être d'aucune utilité, il convient de considérer en particulier chaque espèce d'imperforation de l'anus.

— *Imperforation interne avec orifice apparent à l'extérieur.* Dans cette espèce d'imperforation, l'ouverture de l'anus est très-bien conformée ; mais l'obstacle qui retient les matières se trouve placé plus haut. Ce vice de conformation interne est toujours dangereux ; cependant le péril est plus ou moins grand selon la situation et la nature de l'obstacle qui arrête les matières stercorales. On a la certitude qu'il est produit par une membrane lorsque, pouvant introduire dans l'anus bien conformé à l'extérieur, le bout du petit doigt, on sent à une distance plus ou moins éloignée, une cloison qui, lorsque l'enfant crie, cède à l'impulsion du liquide contenu dans le rectum ; et si cette membrane est mince, le doigt, en la crevant, ouvre un passage au méconium. Si elle est dure, épaisse, on la perce avec un trois-quarts, ou mieux encore, avec un bistouri à lame très-étroite, conduit sur une sonde cannelée sans cul-de-sac dont on dirige la cannelure du côté du coccyx. On doit donner à l'incision une étendue assez grande pour pouvoir porter l'extrémité du petit doigt au-dessus de l'obstacle. Ensuite on se sert pendant long-temps de mèches de charpie ou d'une canule de gomme élastique, introduite dans l'anus pour maintenir l'ouverture suffisamment grande. Un enfant n'avait rien évacué depuis deux jours qu'il était né. Il souffrait de violentes tranchées, son ventre était tendu, gonflé et très-douloureux. On avait essayé de lui donner des lavemens ; mais la liqueur sortait à mesure que la seringue se vidait. Pour connaître la nature du mal, Petit introduisit dans l'anus une sonde flexible et à bouton : elle entra de la longueur d'un pouce avec facilité, mais il ne put la pousser plus avant. Il porta son doigt le long de la sonde et sentit une membrane assez mince qui bouchait transversalement la cavité du rectum, au-dessus du sphincter. A l'aide d'un pharyngotome glissé le long du doigt, il incisa cette membrane qui offrait peu de résistance. L'enfant rendit sur le champ ses excrémens et continua de les rendre pendant deux mois qu'il vécut. Petit ajoute qu'il est probable que le sphincter aurait fait ses fonctions, parce que, toutes les fois qu'on portait le doigt dans l'anus de cet enfant, ce que l'on faisait de temps en temps, on trouvait à-peu-près la même souplesse et la même résistance qu'on éprouve en introduisant le doigt dans l'anus de tout autre enfant (1). Le succès de l'opération dépend particulièrement de l'époque où elle est pratiquée et de la nature de l'obstacle qui s'oppose à la sortie des matières fécales. Lorsque cet obstacle est formé par une membrane peu épaisse, et que l'opération est pratiquée de bonne heure, elle réussit presque toujours, pourvu que l'on donne à l'incision une étendue convenable et que l'on continue pendant long-temps l'usage des mèches ou de la canule. Mais le plus souvent on fait l'opération trop tard, parce que l'anus étant conformé comme dans l'état naturel, l'imperforation échappe long-temps à l'attention des personnes qui prennent soin de l'enfant ; ensorte que ne soupçonnant pas la cause des accidens qu'il éprouve, ordinairement elles ne réclament les secours de l'art que lorsque ces accidens sont portés à un degré qui rend l'opération inutile. Elle peut le devenir aussi par la nature même de l'obstacle qui occupe quelquefois une longueur si considérable dans le rectum qu'il serait difficile de le traverser pour arriver jusqu'au méconium ; et lors même qu'on percerait l'ob-

----

(1) Mémoires de l'Académie de Chirurgie, tom. 2, in-12, pag. 250.

stacle, l'ouverture se trouverait rarement assez grande, les matières s'accumuleraient de nouveau, et leur rétention ferait périr l'enfant. C'est ce qui a été observé par Engerran (1), chez un enfant qui, quatre jours après sa naissance, rejetait tout par le vomissement, et ne pouvait rendre le méconium quoique l'anus fût bien conformé à l'extérieur : un stylet y ayant été introduit, heurtait contre un corps fort dur, qui fut percé avec une aiguille triangulaire, ce qui donna issue à une grande quantité de matières fécales ; cependant les excrémens s'étant de nouveau accumulés, l'enfant mourut au bout d'un mois. Son cadavre fut ouvert, et l'on trouva l'extrémité du rectum jointe à une espèce de nœud semblable à l'ombilic d'un homme adulte.

La profondeur à laquelle l'incision doit être faite, l'état de l'intestin à l'endroit où il finit, l'étroitesse de l'anus qui ne permet pas toujours d'y introduire le doigt pour servir de guide à l'instrument, sont autant de circonstances qui ajoutent aux difficultés et au danger de l'opération. Dans ces circonstances, il est arrivé quelquefois qu'au lieu d'inciser la membrane qui bouche le rectum, on a coupé l'intestin distendu par le méconium, ensorte qu'après la sortie de cette matière, l'intestin s'étant rétréci et ayant repris sa position naturelle, la plaie qu'on y a faite n'a plus répondu à celle de l'espèce de cul-de-sac sur lequel on a opéré, et qu'il s'est fait une infiltration mortelle dans le bassin.

---

(1) *Ibid.*, pag. 253.

Quelquefois l'obstacle est de nature à empêcher le succès de l'opération. Trioen (1) raconte une observation faite sur une petite fille dont l'anus avait extérieurement une bonne conformation ; mais quand on introduisait un stylet dans le rectum on trouvait de la résistance : cet enfant périt au bout de trois jours. L'ouverture du cadavre ayant été faite et l'anus disséqué, on trouva supérieurement, à un travers de doigt de distance de l'orifice externe, la membrane qui opposait de la résistance : elle avait environ dix lignes d'épaisseur et presque la consistance de la corne. Dans les cas pareils à celui-ci, l'opération, quoique bien faite, ne serait pas facilement suivie de succès. En effet, quand on percerait l'obstacle, l'ouverture se trouverait rarement assez grande.

— *Imperforation par une membrane qui couvre l'anus.* Dans cette espèce d'imperforation l'anus est organisé comme dans l'état naturel ; mais une membrane plus ou moins épaisse, tendue sur cette ouverture, la ferme exactement. Le plus ordinairement cette membrane est assez mince pour laisser apercevoir le méconium à travers son épaisseur, pour se prêter à la pression des excrémens, devenir saillante lorsque l'enfant fait des efforts pour aller à la selle, et pour permettre, en la touchant avec le doigt, de sentir un vide intérieur. Cette membrane n'est cependant pas toujours aussi mince : Fabrice de Hildan (2) dit avoir guéri un enfant

---

(1) *Observ. Med. Chirurg.*, pag. 60.
(2) *Observ. Chir.*, Cent. I, obs. 73.

dont l'anus était fermé par une membrane fort
dure, dans laquelle on ne distinguait aucune
trace de l'anus, si ce n'est une tache un peu livide; l'opération ne fut faite que le sixième jour
après la naissance. Une observation de George-
Tobie Durr (3) offre un exemple singulier de
l'espèce d'imperforation dont il est question. Il
s'agit d'un enfant dont l'anus était bouché par
une membrane; mais on voyait une ligne qui,
commençant à l'endroit de cet orifice, s'étendait jusqu'à la racine de la verge, et cette extrémité se trouvait percée d'un trou de la grandeur
d'un pois, par lequel l'enfant rendait une partie du méconium et quelques vents : deux mois
après sa naissance, on ouvrit la membrane qui
fermait l'anus, avec une lancette. A l'instant
même de cette opération, les excrémens sorti-
rent en abondance, et l'enfant fut guéri.

L'imperforation de l'anus, par une membrane
qui couvre cette ouverture, est la moins fâcheuse
de toutes. La plupart des enfans qui naissent
avec ce vice de conformation peuvent être parfaitement guéris, pourvu que l'opération par laquelle on détruit l'obstacle soit faite à temps.
Cette opération n'est ni longue ni difficile. Elle
consiste à enlever la membrane tout entière
après l'avoir incisée crucialement : l'enfant est
ensuite abandonné à la nature, et il n'est pas à
craindre que les parties se recollent, parce que
le passage continuel des matières s'y oppose. On
trouve dans les auteurs un grand nombre d'observations qui montrent que cette opération a
toujours réussi lorsqu'elle a été faite à temps ;

____

(3) *Eph. Nat. curios. Deca. II*, an. 7, obs. 62.

tandis qu'elle a été sans succès quand on l'a pratiquée trop tard.

— *Imperforation sans aucune trace d'ouverture, l'anus étant fermé par la peau.* Ici, l'ouverture de l'anus manque absolument, ensorte que la peau, qui ordinairement se replie dans l'intérieur du rectum, se trouve dans ce cas tendue sur l'anus, sans en laisser apercevoir presque aucune trace. L'épaisseur de cet obstacle est tantôt plus, tantôt moins considérable, selon que l'anus est bouché par la peau seule, ou par la peau et du tissu cellulaire, ou par une espèce de prolongement charnu. Il est encore possible que le rectum manque entièrement, qu'il soit mal conformé, ou qu'il s'ouvre dans tout autre endroit que celui où il doit naturellement s'ouvrir.

Les variétés de ce vice de conformation de l'anus fournissent l'explication des résultats différens des opérations qui ont été pratiquées en pareil cas. On trouve dans les auteurs plusieurs observations qui prouvent que des enfans venus au monde, sans aucune apparence d'anus, ont été guéris par une incision plus ou moins profonde, pratiquée dans l'endroit où l'ouverture *anale* devrait se trouver. Mais d'autres observations, en beaucoup plus grand nombre, attestent que le plus souvent cette opération a été faite sans succès. Il est infiniment probable que chez les enfans où elle a réussi l'intestin rectum ne manquait point, mais qu'au lieu d'être ouvert, il se terminait sous la peau par une espèce de cul-de-sac, pendant que chez les autres cet intestin n'existait qu'en partie ou n'existait pas du tout, ou bien s'ouvrait dans une cavité ex-

traordinaire. En effet, on conçoit aisément que
lorsque le vice de conformation n'est pas borné
à l'extérieur, et que le rectum manque ou est
mal conformé, l'opération ne peut être d'aucune
utilité. Les succès que quelques auteurs disent
avoir obtenus en opérant, dans ce cas, ont été
de courte durée ; le méconium a été évacué,
mais la guérison n'a été qu'apparente. Il faudrait, pour qu'elle fût réelle, que l'ouverture
qu'on a pratiquée restât libre et permanente ; ce
qui, dans le cas supposé, est au-dessus des
pouvoirs de l'art. La vérité de ces assertions est
démontrée par un grand nombre de faits. J. L.
Petit (1) rapporte qu'il fit l'opération, trois jours
après la naissance, à un enfant qui manquait
entièrement d'anus ; le méconium fut rendu ;
mais l'enfant périt dans les convulsions. Il ajoute
que la même opération ayant été faite à un autre enfant, on dilata l'ouverture avec le doigt,
mais on ne put découvrir le rectum. Au bout
de trois heures, il survint, à l'endroit de la plaie,
une tumeur molle et noirâtre, de la grosseur
d'une prune, qui passait à travers l'incision qu'on
avait faite, et qui la cachait entièrement. On
fit une ponction à cette tumeur ; le méconium
sortit, l'enfant fut soulagé, mais il devint lan-
guissant pendant sept à huit jours et mourut.
À l'ouverture du corps, Petit trouva que la tumeur molle et noirâtre était une espèce de hernie formée par la partie postérieure du rectum,
qui, poussée par les matières fécales dans le
temps des efforts que faisait l'enfant pour les
rendre, s'était introduite avec elles dans l'inci-

____

(1) Mém. de l'Acad. de Chirur., tom. II, p. 237, in-12.

sion où elle trouvait moins de résistance que partout ailleurs. La portion du rectum, recouverte du sphincter, était entièrement effacée, sans aucun vestige, disposition, ni apparence de cavité. On eut beaucoup de peine à y introduire une aiguille assez fine et bien pointue. Le même auteur rapporte encore dans sa troisième observation, qu'un enfant venu au monde sans aucune trace d'anus, fut d'abord opéré, mais inutilement, avec une lancette. On se servit ensuite d'un trois-quarts, qui procura la sortie des excrémens ; néanmoins l'enfant périt le lendemain. Ces observations et un grand nombre d'autres semblables répandues dans les livres prouvent que dans l'imperforation de l'anus, sans nulle trace d'ouverture, l'opération ordinaire ne peut avoir aucun succès, lorsque le rectum manque ou qu'il est mal conformé, et qu'alors il faut s'abstenir de cette opération. Cependant comme il est impossible de connaître *à priori* l'état de cet intestin, et que d'ailleurs l'indication de donner issue aux matières fécales est positive, la plupart des Chirurgiens, pour ne pas manquer à leur devoir, pratiquent une incision à l'endroit où l'anus devrait se trouver, et ne renoncent à l'espoir d'atteindre le but qu'ils se proposent que lorsqu'ils ne voient point sortir le méconium après avoir incisé à une profondeur considérable. Mais cette opération présente les plus grandes difficultés et n'offre presque aucun espoir de succès. Rien, dans la disposition des parties extérieures, n'indique le lieu où doit aboutir l'extrémité du rectum ; on ne sait pas même si cet intestin existe. Les auteurs citent un grand nombre d'exemples de sujets chez lesquels le rectum se terminait en

cul-de-sac, vers la base du sacrum ou même
manquait totalement. A quoi servirait une opération dans de telles circonstances, qu'à hâter
la mort de l'enfant ? Supposons même qu'on
parvînt jusqu'au rectum, comment le méconium
et les matières fécales pourraient-ils sortir librement à travers une si grande épaisseur de parties que leur gonflement rapprocherait les unes
des autres ? L'infiltration de ces matières dans
le tissu cellulaire du bassin, aurait lieu infailliblement et aggraverait encore l'état de l'enfant.
Aussi, comme on l'a vu par les observations de
Petit, lorsque cette opération a été tentée, il est
arrivé qu'on n'a pas pu parvenir jusqu'à l'intestin, ou qu'après y être parvenu avec beaucoup
de difficulté, on a vu succomber l'enfant dans
un court espace de temps, quelques jours au
plus après l'opération. Il résulte de ces considérations, que l'imperforation de l'anus, sans aucune trace de cette ouverture, ne peut jamais
être guérie par une incision pratiquée à l'endroit
où l'intestin rectum doit aboutir, et qu'ainsi,
dans le cas où l'on aurait quelque raison d'entreprendre cette opération, on doit y renoncer,
lorsque, après avoir incisé à une certaine profondeur, on ne voit point sortir le méconium. Il
ne reste alors d'autre ressource, pour sauver
la vie de l'enfant, que d'établir un anus contre-nature : nous parlerons bientôt de cette
opération.

— *Imperforation de l'anus avec ouverture du
rectum dans la vessie.* Dans cette espèce d'imperforation qui ne s'observe que chez les individus du sexe masculin, l'intestin rectum au lieu
de s'ouvrir dans l'anus, s'ouvre dans la vessie

par un très-petit orifice ou par un canal étroit semblable à l'appendice vermiforme du cœcum : cette ouverture existe dans le bas-fond de la vessie, entre les uretères, dans le col de ce viscère ou dans la partie membraneuse de l'urètre. On trouve, dans les auteurs, un grand nombre d'observations de cette espèce d'imperforation ; et ces observations apprennent que les enfans nés sans anus, et qui ont rendu le méconium par la voie des urines, ont vécu tout au plus pendant une quinzaine de jours. La plupart meurent dans les trois ou quatre premiers jours de leur naissance. Cependant l'observation suivante prouve qu'un enfant peut vivre plusieurs mois avec ce vice de conformation. Un enfant âgé de quatre mois n'avait aucune trace d'ouverture à l'anus ; il rendait les matières stercorales par l'urètre et était d'ailleurs bien portant. Le périnée, le scrotum étaient dans l'état naturel ; cependant quelquefois le ventre se tuméfiait, et l'enfant paraissait beaucoup souffrir lorsqu'il avait besoin de rendre ses excrémens. Il resta dans cet état environ trois autres mois, sa mère se refusant, avec raison, à une opération qu'on proposait de faire et qu'elle croyait inutile. On la fit pourtant, l'enfant étant âgé de sept mois. On plongea un trois-quarts dans l'endroit où aurait dû être l'anus ; mais il ne sortit que quelques gouttes de sang. Une seconde ponction plus profonde que la première n'eut pas plus de succès. Une heure après cette infructueuse tentative, l'enfant rendit par l'urètre un peu de matière stercorale. Il vécut encore jusqu'à l'âge de dix huit mois, se plaignant beaucoup lorsqu'il sentait le besoin de rendre ses excrémens. Enfin les douleurs devinrent si vio-

lentes qu'il eut des convulsions et qu'il mourut
ayant le ventre excessivement tuméfié. A l'ouverture du cadavre, on vit le colon et la plupart
des intestins excessivement distendus et remplis
d'excrémens solides. Le rectum avait trois pouces de longueur et se terminait par un canal
long de quatre pouces, qui, passant sous la glande
prostate, s'ouvrait dans la partie membraneuse
de l'urètre. A l'endroit de l'insertion de ce canal
était un noyau de cerise que l'enfant avait avalé
et qui s'opposait au passage des matières stercorales dans l'urètre (1).

Dans l'espèce d'imperforation dont il s'agit,
il n'y a nulle opération à tenter, lorsqu'il n'existe
aucune trace d'anus ; et toutes celles qu'on a
pratiquées en pareil cas n'ont eu aucun succès.
Mais si l'anus existait et qu'il ne fût fermé que
par une membrane, il serait possible de remédier à ce vice de conformation en incisant cette
membrane, et d'empêcher l'enfant de périr. Zacutus Lusitanus (2) rapporte un exemple de ce
cas. Un enfant vint au monde avec l'anus fermé
par une membrane. Il rendit les matières fécales
par la verge pendant trois mois ; au bout de ce
temps, la membrane ayant été incisée, l'enfant guérit parfaitement. Nous avons dit précédemment
que l'imperforation de l'anus avec ouverture du
rectum dans la vessie ne s'observe que dans les
enfans mâles ; cependant Morgagni (3) dit avoir
ouï dire qu'on avait vu à Bologne une fille qui
ne rendait point de matières fécales par l'anus,

---

(1) Flajani. *Osservazioni di Cirurgia*, t. 4, oss. 39
(2) *Prax. Med. admir.*, lib. 3, obs. 72.
(3) *De Sed. et caus. morb.*, epist. 52, art. 4.

mais par la voie des urines dans lesquelles elles se trouvaient délayées.

— Imperforation de l'anus avec ouverture du rectum dans le vagin. Cette espèce d'imperforation n'est pas toujours mortelle; mais c'est un vice de conformation très-désagréable. Si l'ouverture du rectum dans le vagin est très-étroite, les enfans périssent quelques jours après la naissance par l'impossibilité de rendre leurs excrémens. Si cette ouverture est assez grande, le méconium sort avec facilité, et le plus souvent alors les enfans nés avec ce vice de conformation ne laissent pas de vivre sans qu'on leur fasse aucune opération, en rendant pendant toute leur vie les matières fécales par la vulve. De Jussieu (1) rapporte qu'il a connu une fille de sept à huit ans qui avait l'anus fermé et rendait ses excrémens par la vulve. Benivenius (2) dit qu'une fille née avec l'anus imperforé rendait quelques jours après sa naissance les matières fécales par la vulve, et qu'elle vécut avec cette infirmité jusqu'à l'âge de seize ans, auquel elle mourut dans les douleurs les plus violentes de la colique. Van Swiéten (3) a connu une fille nubile qui, bien portante d'ailleurs, avait la même incommodité. Haesbart (4) dit avoir vu une fille de vingt ans chez qui les excrémens coulaient par la vulve, l'anus étant imperforé : elle jouissait d'une bonne

---

(1) Histoire de l'Acad. des Scienc. , ann. 1719.
(2) *De abdit. nonnut. Morb. et Sanat. caus.*, cap. 86.
(3) *Comment. in Aph. Boerhaavii*, §. 1340, p. 577.
(4) *Ephem. nat. cur., Decur. 2, anno X, obs. 75,* p. 132.

santé. Il serait inutile de citer un plus grand nombre d'exemples de ce vice de conformation ; cependant nous ne passerons point sous silence l'histoire de la fille d'un hébreu de Padoue, appelé *Teutonicus*, dont parle Mercuriali (1). Elle était venue au monde sans anus et rendait les excrémens par le vagin : malgré cette incommodité, elle parvint à l'âge de cent ans, comme le rapporte Morgagni (2). Les auteurs de ces observations n'ont pas dit si les excrémens s'écoulaient involontairement par la vulve, ou si les femmes assujetties à cette infirmité avaient la faculté de les retenir. Ce vice de conformation est incurable : on ne doit pas chercher même à y remédier en pratiquant une incision à l'endroit où l'anus devrait exister, parce qu'il n'est pas sûr que l'intestin descende assez bas pour qu'on puisse l'atteindre; d'ailleurs en supposant que l'on pût arriver jusqu'à lui et y faire une incision assez grande pour donner issue aux matières fécales, comme cette ouverture serait dépourvue de sphincter, et que probablement la voie ouverte par la nature dans le vagin ne se fermerait point, la malade rendrait les matières par ces deux ouvertures, ce qui doublerait son incommodité au lieu de la détruire. Mais lorsque l'ouverture du rectum dans le vagin est très-étroite, et que les matières fécales ne peuvent y passer, ou n'y passent que très-difficilement, ne pourrait-on pas l'agrandir comme on agrandit un anus trop étroit par vice de conformation? Je pense qu'on pourrait le faire sans inconvénient, surtout lorsque cette ouverture est très-près de la vulve : c'est le

---

(1) *De Morb. puer.*, *lib. I*, c. 9.
(2) *De Sed. et caus. Morb.*, *epist. XXXII, art. 3.*

seul moyen de prévenir les accidens auxquels les malades sont exposés par la rétention des excrémens.

— *Imperforation de l'anus avec oblitération du rectum.* Ici le rectum est ou fermé, ou altéré, ou confondu avec les parties environnantes, et ce vice de conformation, dont on n'acquiert une parfaite connaissance que par l'ouverture des corps, est toujours mortel. On en trouve un asssez grand nombre d'exemples dans les auteurs : nous nous bornerons à citer les suivans. On lit dans Schenk (1) une observation de Jessenius Ajesssen faite sur une fille dont l'anus était bien conformé à l'extérieur ; mais quand on introduisait un stylet dans le rectum on éprouvait la résistance d'une membrane. Elle fut incisée, et il sortit une petite quantité de matières épaisses ; cependant les lavemens ne pouvaient pénétrer dans le canal intestinal, et l'enfant mourut. On trouva, en ouvrant le cadavre, que les parois du rectum étaient collées l'une à l'autre dans deux endroits, et qu'il était fermé dans deux autres points par deux membranes. Schultz (2) rapporte qu'un enfant vint au monde sans apparence d'anus : l'opération accoutumée fut faite ; mais il ne sortit que quelques gouttes de sang et l'enfant succomba le lendemain. A l'ouverture du corps on trouva le rectum sans cavité dans la longueur de neuf travers de doigt et tortillé comme une corde jusqu'à l'endroit où aurait dû être l'anus.

----

(1) *Obs. medicinal., lib.* 3, 384.
(2) *Eph. Acad. nat. cur., Decur. 1,* an. III, obs. 2.

— *Imperforation sans intestin rectum.* Plusieurs observations apprennent que quelques enfans sont nés sans avoir d'intestin rectum, le colon étant fermé à son extrémité inférieure et se terminant par une espèce de cul-de-sac. Dans ce vice de conformation l'anus est tantôt ouvert et forme un conduit sans issue, de la profondeur d'un pouce ou de deux ; tantôt il n'y a aucune trace d'anus. Ruysch (1) rapporte avoir vu deux enfans qui, nés sans aucune trace d'anus, n'avaient absolument point d'intestin rectum. Binninger (2) a vu un enfant sans anus ; on lui fit l'opération usitée en pareille circonstance : cet enfant mourut le deuxième jour de sa naissance. A l'ouverture du corps, on trouva que l'intestin rectum n'existait point. La fin du colon était rétrécie et serrée comme si on l'eût liée avec une corde, et dégénérait en une substance ligamenteuse très-courte. Un enfant vint au monde sans aucune trace d'anus ; les parties présentaient une égale résistance au toucher depuis les coccyx jusqu'au scrotum. Jamiéson à qui cet enfant fut présenté, pratiqua, à l'endroit qui lui parut le plus convenable, une incision assez profonde dans laquelle il introduisit tout de suite le petit doigt pour trouver l'intestin ; mais ce fut inutilement. Il essaya ensuite le trois-quarts qu'il poussa fort avant ; mais il ne sortit que quelques goûttes de sang : l'enfant mourut le lendemain. A l'ouverture de son corps, Jamiéson découvrit que l'intestin rectum manquait entièrement, et que le colon bouché et rempli de méconium flottait

---

(1) *Advers. Anat.*, *decad.* 2, p. 43.
(2) *Obs. medic*, *centur.* 2, *obs.* 8, p. 222.

dans la cavité du bas-ventre : toutes les autres parties étaient dans leur état naturel (1). Wagner (2) dit avoir examiné un enfant dont l'anus admettait un stylet jusqu'à la profondeur d'un pouce et demi, mais qu'on ne pouvait enfoncer plus avant : l'enfant mourut le dixième jour après sa naissance. On trouva, en examinant son corps, deux espèces de rectum, l'un fort court, qui se terminait à l'anus; l'autre, qui formait la continuité du canal intestinal, était extrêmement rempli de matières fécales et de vents, et se réfléchissait sur la partie supérieure du sacrum auquel il était fortement adhérent.

— *Imperforation de l'anus naturel, accompagnée d'un anus extraordinaire.* Dans ce vice de conformation, l'intestin qui tient lieu du rectum aboutit à un des points de la circonférence du bas-ventre, où il fait fonction d'anus. Dans deux fœtus jumeaux mâles, Méry(3)observa que l'ombilic formait en dehors une espèce de bourrelet de trois à quatre lignes d'élévation au-dessus de la surface du ventre, et était ouvert d'un trou de sept à huit lignes de diamètre. L'intestin colon finissait à ce rebord de l'ombilic, et le perçait d'un trou qui avait une ligne et demie d'ouverture et servait d'anus à ces enfans. Dans un autre fœtus monstrueux, venu à terme sans aucune apparence d'anus, et dont Petit a rendu

----

(1) Essais et obs. de méd. de la Soc. d'Edimbourg, t. 4, art. 52.
(2) *Commer. Litterar.* Norimberg, ann. 1734.
(3) Histoire de l'Académie des Sciences, ann. 1700, pag. 40.

compte à l'Académie des Sciences (1), l'extrémité de l'iléon aboutissait au côté gauche du bas-ventre en forme d'anus. Il n'y avait ni rectum, ni colon, mais seulement une portion du cœcum. Dans un autre fœtus, disséqué par Littre (2), l'intestin iléon s'ouvrait dans une poche charnue qui avait la grosseur et la forme d'un petit œuf de poule; de l'extrémité inférieure de cette poche, sortait un tuyau de trois lignes de longueur et de deux de grosseur, qui se terminait par un trou rond d'une ligne et demie de diamètre à la surface extérieure du ventre, un peu au-dessus de l'endroit où devait être la symphyse des os pubis ; ce trou faisait fonction d'anus.

Il résulte de tout ce que nous avons dit sur l'imperforation de l'anus : 1°. que les enfans chez lesquels le rectum se continue jusqu'aux tégumens et est seulement fermé par une membrane plus ou moins épaisse ou cutanée; ceux qui ont l'anus bien formé et apparent, mais dont le rectum est clos par une membrane mince, située à une hauteur médiocre, peuvent guérir par l'opération usitée en pareil cas, pourvu que cette opération soit pratiquée de bonne heure, et avant que la rétention du méconium ait donné lieu à des accidens qui la rendraient inutile ; 2°. que s'il n'y a aucune trace d'anus, si dans l'endroit où il devrait être la peau est dure, épaisse, enfoncée, l'incision, ou la ponction faite avec le trois-quarts est très-incertaine, parce que le rectum n'existe pas ou est mal conformé. Les succès que quelques auteurs disent avoir obtenus en opérant

____

(1) Année 1716, p. 89.
(2) Mém. de l'Acad. des Scienc., ann. 1709. p. 9.

ont été de courte durée ; le méconium a été évacué, mais la guérison n'a été qu'apparente.

D'après toutes ces considérations, on a proposé, lorsque l'incision ou la ponction a été faite infructueusement, et que la mort de l'enfant est certaine, parce qu'il ne peut rendre le méconium, de faire au côté gauche du ventre, dans l'endroit qui correspond à l'extrémité inférieure du colon, entre la dernière côte et la crête de l'os des îles, une incision longitudinale à cet intestin, afin de procurer pendant toute la vie, une issue libre aux matières stercorales. Littre (1) est le premier qui ait eu cette idée. Cet anatomiste ayant trouvé dans un enfant mort le sixième jour de sa naissance, l'anus sans ouverture et le rectum divisé en deux parties, pensa qu'on pourrait faire utilement une incision au ventre, afin de fixer la partie inférieure du colon à la plaie des tégumens pour qu'elle y fît fonction d'anus. Aucun des auteurs qui ont écrit depuis Littre, sur l'imperforation de l'anus, n'a fait mention du projet d'opération que propose cet illustre anatomiste. M. le professeur Dubois est le premier qui ait osé mettre en pratique ce que Littre n'avait fait que proposer. Il fit cette opération au mois de décembre 1783, sur un enfant né depuis trois jours sans apparence d'anus : cet enfant mourut dix jours après l'opération. A l'ouverture de son corps, on trouva les bords de l'intestin consolidés à la circonférence de la plaie de l'abdomen. Desault pratiqua cette opération au mois d'avril 1794, sur un enfant né depuis quarante huit heures. A l'exa-

---

(1) Histoire de l'Acad. des Scienc. de Paris. ann 1710.

men de l'enfant, ce célèbre Chirurgien ayant reconnu que ce serait envain qu'il tenterait des incisions à l'endroit où l'anus devait exister, fit l'incision conseillée par Littre ; mais elle n'eut point de succès : l'enfant mourut quatre jours après. M. Duret, l'un des premiers Chirurgiens de la marine à Brest, a été plus heureux.

Au mois d'octobre 1793, on lui présenta un enfant qui n'avait point d'anus, et dont les parties sexuelles étaient mal conformées. Il y avait trente-quatre heures que cet enfant était né. En l'examinant attentivement, M. Duret remarqua que les parties de la génération étaient disposées de manière que le scrotum rentrait à l'endroit du raphé, et présentait deux parties égales dont chacune contenait un testicule ; au premier aspect on eût cru voir une fille ; au perinée était le gland percé d'un méat urinaire, laissant sortir librement l'urine ; l'endroit de l'anus n'offrait aucun indice de l'existence du rectum ; la peau avait sa couleur et sa consistance naturelles. Aucune tumeur n'apparaissait dans les efforts que l'enfant faisait pour aller à la selle. M. Duret, jugeant que le cas était extrêmement grave, engagea plusieurs personnes de sa profession à lui donner leurs avis : on résolut de plonger un bistouri dans l'endroit auquel l'extrémité du rectum devait répondre ; mais on ne put parvenir à cet intestin que l'on reconnut manquer à sa partie inférieure, parce que, une sonde introduite assez profondément à travers la plaie, ne rencontra pas de corps dur et tendu qui en indiquât la présence. L'enfant parut sans ressource ; son ventre était fort élevé ; il avait des vomissemens fréquens, et ses membres étaient froids : ce qui annonçait une mort prochaine ; cependant il vivait vingt-quatre heures après. M. Duret proposa alors de lui ouvrir le ventre au bas de la région iliaque gauche, d'aller chercher l'S du colon, de faire une ouverture à cet intestin et de le fixer au voisinage de la plaie. Cette opération fut d'abord essayée sur le corps mort d'un enfant d'environ quinze jours. Les consultans, satisfaits de sa réussite, décidèrent qu'elle serait pratiquée sur le petit malade, qui avait alors trois jours, et M. Duret la lui fit. Il ouvrit l'abdomen au-dessus de la région iliaque, dans l'endroit où l'S du colon formait une tumeur, à la vérité peu apparente, et où le méconium semblait imprimer une couleur plus foncée à la peau : il donna à cette ouverture à-peu-près un pouce et demi d'étendue ; elle servit à introduire dans l'abdomen le doigt indicateur avec lequel il attira au-dehors l'S du colon ; et dans la crainte qu'elle ne rentrât par la suite dans le ventre, il passa dans le mésocolon deux fils cirés ; ensuite il incisa l'intestin en long. Le méconium sortit aussitôt en abondance ; les accidens produits par sa rétention cessèrent, et dès le lendemain l'enfant était déja dans un état assez satisfaisant : il faisait entendre quelques cris que la faiblesse dans laquelle il était avant l'avait empêché de pousser. Les jours suivans les choses allèrent de mieux en mieux. Le cinquième jour, les fils qui soutenaient l'intestin parurent inutiles, on les retira. Le sixième jour, l'ouverture de l'intestin, large d'environ un pouce, livrait passage à la membrane muqueuse renversée ; ce qui donnait à la plaie l'aspect d'un œuf de poule. Le septième jour, l'enfant était guéri et n'avait plus besoin que de la surveillance de ses parens. Lassus dit avoir vu cet enfant à Brest. Il était âgé alors d'onze à douze ans et portait au bas-ventre un anus contre-nature, compliqué d'un double renversement d'intestin.

Callisen a proposé à cette opération une modification importante. Il pense qu'il vaudrait mieux ouvrir la portion lombaire gauche du colon, dans le point où elle est en quelque sorte hors de la cavité du péritoine. L'incision serait faite entre le bord des fausses-côtes et la crête de l'os des îles, parallèlement au bord externe du muscle carré des lombes. Il en résulterait de même un anus contre-nature, mais qui serait moins défavorable, en ce qu'il serait moins gênant et plus éloigné des organes de la génération. Mais le procédé de Callisen offre beaucoup plus de difficultés que celui de Littre, et ces difficultés ne sont pas compensées par les faibles avantages qu'il présente. Le colon, chez les enfans du premier âge, est le plus souvent retenu par une espèce de mésentère qui lui permet en quelque sorte de flotter dans le ventre ; de manière que l'ouverture du péritoine est presque inévitable, comme elle a eu lieu dans un essai que Callisen lui-même a fait sur le cadavre d'un enfant qui avait le rectum imperforé, sans apparence d'anus. Au reste, quel que soit le procédé que l'on adopte, le succès de l'opération est fort incertain. Cependant comme elle est d'une exécution facile, et qu'elle n'est point dangereuse par elle-même, il faut la faire ou être spectateur inutile de la mort de l'enfant. Mais avant de la pratiquer, on ne doit pas laisser ignorer aux parens l'incertitude du seul secours par lequel on puisse sauver la vie de l'enfant, et la nature de l'incommodité qui résultera de l'opération si elle réussit. S'ils se décident en faveur de cette opération, on n'apportera aucun délai à son exécution, dans la crainte que l'enfant ne périsse des suites de la distension et de l'inflammation du conduit intestinal.

ARTICLE II.

Des Corps étrangers dans le Rectum.

Les corps étrangers contenus dans le rectum peuvent venir du dehors, ou s'être formés, soit dans cet intestin, soit dans quelqu'autre point du canal intestinal.

Ceux qui viennent du dehors ont été avalés, et, après avoir parcouru toutes les voies digestives, se sont arrêtés dans le rectum ; ou bien ils ont été introduits dans cet organe par l'anus.

Les corps étrangers qui s'arrêtent dans le rectum après avoir été avalés, sont le plus ordinairement des fragmens d'os, des arêtes de poisson, des noyaux ou quelqu'autre corps dur mêlé aux substances alimentaires. Le temps qui se passe depuis l'ingestion de ces corps jusqu'à leur arrivée dans le rectum, n'offre rien de constant. Souvent il s'est écoulé plusieurs semaines avant que leur présence au-dessus de l'anus cause quelque accident. Leur trajet dans le canal digestif est marqué par des douleurs sourdes, d'abord dans la région de l'estomac, puis dans divers points de l'abdomen où elles sont quelquefois très-vives. Quelques-uns de ces corps étrangers se sont arrêtés momentanément dans l'œsophage, et il a été nécessaire de les pousser dans l'estomac. Parvenus dans ce viscère, ils ont paru quelquefois y séjourner long-temps avant de passer dans les intestins. Arrivés au rectum, voici quels sont les signes qui indiquent leur présence. Le malade éprouve au fondement une douleur obscure ou vive qui souvent devient plus intense dans certains mouvemens; dans la flexion du tronc, par exemple. A cette douleur se joint dans quelques cas une inflammation qui s'étend à plusieurs points de l'anus et qui se termine ordinairement par suppuration, quelquefois par gangrène, presque toujours par la perforation de l'intestin. Dans beaucoup de cas, une fistule est le résultat de cette inflammation. Enfin, chez quelques sujets, à raison du volume du corps étranger, il survient une occlusion complète de l'intestin, de la constipation, l'intumescence de l'abdomen, des nausées, des vomituritions, des vomissemens, etc. Dans quelques cas, la présence du corps étranger dans le rectum donne lieu au gonflement des tumeurs hémorroïdales, à la rétention d'urine, à l'inflammation du bas-ventre.

Tous ces signes ne sont que rationnels : ils peuvent faire soupçonner la cause des accidens qu'on observe ; mais pour la connaître d'une manière certaine, il faut y joindre les signes sensibles. Rarement l'œil peut-il distinguer le corps étranger, à moins qu'il ne soit très-voisin de l'anus , et encore le plus souvent serait-il nécessaire d'y introduire un *speculum ani* pour l'apercevoir. Mais dans tous les cas, le doigt peut atteindre ce que l'œil ne distingue pas ; en conséquence, en le portant dans le rectum, on reconnaît la présence du corps étranger, souvent même sa forme, son volume et les circonstances qui mettent obstacle à son expulsion spontanée.

L'existence d'un corps étranger dans le rectum a été révélée accidentellement dans des circonstances où l'on n'avait pas cru devoir recourir à l'intromission du doigt. Quelquefois la canule d'une seringue, par la résistance qu'elle a rencontrée, a conduit au diagnostic. Dans d'autres cas, le bistouri porté dans un abcès survenu à la marge de l'anus a touché le corps étranger ; ailleurs on l'a trouvé en pratiquant l'opération de la fistule ; chez quelques sujets, en enfonçant une sonde dans les chairs sphacélées qui environnaient l'anus. Tous ces signes sont communs aux corps étrangers qui sont parvenus dans le rectum après avoir été avalés, et à ceux qui y ont été introduits par l'anus. Les circonstances commémoratives font connaître la voie par laquelle ils y sont parvenus.

Quelle que soit cette voie, l'extraction est l'indication commune que présentent ces corps étrangers. Cette extraction est quelquefois facile, et offre quelquefois de grandes difficultés. Si ce corps est libre et peu volumineux, il est dans le plus grand nombre de cas chassé spontanément. S'il était retenu au-dessus du sphincter de l'anus, il suffirait d'introduire des pinces ou des tenettes pour le saisir et l'extraire. S'il est libre et volumineux, et qu'il ne puisse franchir, même à l'aide des tenettes, l'orifice du rectum, on cherche à le briser après avoir pris les précautions nécessaires pour que l'intestin ne soit pas blessé par ses éclats. On ne doit en venir à l'incision de l'anus que lorsque cette opération paraît indispensable. Si le corps étranger est engagé par un de ses bouts dans l'épaisseur du rectum, c'est ordinairement par le bout inférieur ou le plus voisin de l'anus ; il faut alors le saisir par le bout supérieur, le remonter pour dégager l'autre bout, pincer ensuite ce dernier devenu libre, et faire

l'extraction. Si le corps étranger était très-inégal,
que plusieurs de ses aspérités fussent engagées
dans l'épaisseur du rectum, il pourrait être nécessaire de couper les brides formées autour de
lui par les parois de l'intestin.

Si la vessie était distendue par l'urine, on
aurait soin de la vider avec une sonde avant de
procéder à l'extraction du corps étranger. Si
quelque circonstance mettait obstacle au cathétérisme, on devrait, en faisant l'extraction du
corps étranger, l'éloigner le plus possible de la
vessie, dans la crainte de léser la paroi recto-
vésicale, et de donner lieu à une communication entre le rectum et la vessie.

Dans la plupart des cas, les corps étrangers,
poussés avec force par l'anus dans le rectum, y
ont excité de la douleur : les efforts les plus violens d'expulsion ont souvent été inutiles. Une
constipation rebelle a été ordinairement l'effet
de leur présence. Dans quelques cas, la membrane du rectum a été irritée et enflammée par
le contact du corps étranger ; quelquefois elle a
été déchirée par ses aspérités, elle s'est enfoncée
dans les dépressions de sa surface, elle s'est
même invaginée dans ceux qui étaient creux.

Les tenettes qu'on emploie dans l'opération
de la taille ont ordinairement suffi pour saisir et
extraire le corps étranger ; dans quelques cas où
il a fallu le briser, on a été obligé de porter à
la fois deux tenettes dans le rectum pour envelopper entièrement le corps étranger et empêcher que ses débris ne blessassent l'intestin au
moment où on le cassait. Lorsqu'on l'extrait, il
est bon d'avoir un doigt dans le rectum pour
protéger la membrane de cet intestin. Après que
le corps étranger est retiré, il est souvent utile

10.   3

de recourir à la saignée, aux injections émollientes pour modérer les symptômes inflammatoires. Il a été indispensable, dans quelques cas où le rectum s'était invaginé dans la cavité du corps étranger, de le maintenir réduit pendant quelques jours en le remplissant de charpie.

Telles sont les règles générales suivant lesquelles l'extraction des corps étrangers, introduits dans le rectum, doit être faite ; mais il est des circonstances particulières dans lesquelles les moyens dont nous venons de parler doivent être modifiés, d'autres où ils sont insuffisans ; c'est au Chirurgien à parvenir au but par ceux qui lui paraîtront les plus sûrs et les plus prompts, et que son génie lui suggérera.

« Un religieux voulant se guérir d'une colique qui le tourmentait violemment, s'introduisit dans le fondement une bouteille d'eau de la reine de Hongrie, où il y avait un petit trou au bouchon, afin que l'eau distillât peu-à-peu dans l'intestin ; elle entra toute entière dans le rectum, et les tentatives que l'on fit pour la retirer furent inutiles : les pinces, les becs-de-corbin, tous les *speculum ani* furent essayés en vain : bref, on trouva moyen de faire introduire dans le rectum la main d'un petit garçon de huit à neuf ans, qui eût assez d'adresse pour extraire la bouteille. » (1).

Un homme âgé de quarante sept ans, se rendit à l'Hôtel-Dieu le 17 avril 1792, pour se faire ôter de l'intestin rectum un vase de faïence qu'il s'y était introduit depuis huit jours, pour vain-

---

(1) Observations curieuses sur des phénomènes extraordinaires qni regardent la Médecine et la Chirurgie ; par Joseph Nolet, Chirurgien. Obs. xxxiii, pag. 103.

cre, disait-il, une constipation opiniâtre. Ce vase était un pot à confiture dont l'anse s'était cassée et le fond détaché : sa forme était conique et sa longueur de trois pouces. Il avait été introduit par son extrémité la moins large, qui présentait deux pouces de diamètre. Lorsque le malade se présenta à l'hôpital, il avait déja fait lui-même des efforts pour extraire ce corps étranger. L'écoulement du sang et l'excès des douleurs l'avaient forcé de suspendre ses tentatives. La partie supérieure du rectum renversée et invaginée dans le vase y formait une tumeur très-dure qui le remplissait complètement. Les parties environnantes était enflammées et cette circonstance rendait l'extraction plus difficile. Desault fit coucher le malade sur le côté, puis écartant l'intestin des parois du vase, il parvint à saisir celui-ci avec une forte tenette qu'il enfonça le plus haut possible et qu'il fit tenir ferme par un aide. Au moyen de ce point d'appui, et avec une autre tenette introduite de la même manière, il parvint à briser le vase et à le retirer par petites parties sans blesser le rectum. Cette opération ne fut ni longue ni douloureuse, quoiqu'il eût été nécessaire d'introduire les tenettes un grand nombre de fois. Lorsque tous les fragmens eurent été extraits, Desault repoussa la portion renversée du rectum au moyen d'un tampon de charpie, de six pouces de longueur sur deux et demi de diamètre, qu'il enfonça tout entier après l'avoir enduit de cérat. On plaça ensuite au-dehors beaucoup de charpie, plusieurs compresses et un bandage triangulaire qui soutenait le tout. Le pansement fut renouvellé deux fois par jour à cause du devoiement qui ne cessa que le sixième jour. Alors l'intestin ne

se renversait plus lorsque le malade allait à la
selle, et l'on ne fut plus obligé de le maintenir
avec de si gros tampons : on cessa même d'en
placer après le dixième jour, lorsque les déchirures furent cicatrisées, et cet homme sortit de
l'hôpital parfaitement guéri, quinze jours après
l'opération (1).

Un homme s'introduisit profondément dans le
rectum une cheville de bois longue de trois pouces et de deux pouces de diamètre. La colique,
la tension du ventre, la fièvre, la constipation,
la difficulté d'uriner survinrent et durèrent six
jours. L'impossibilité d'extraire avec des pinces
et des tenetttes, ce morceau de bois, suggéra l'i-
dée de se servir d'une vrille qui, introduite à
l'aide du doigt dans le rectum, fut implantée
dans la cheville assez profondément pour ramener au-dehors le morceau de bois, ce qui ne
put s'exécuter toutefois sans causer de vives
douleurs (2).

Marchettis (3) rapporte un fait dans lequel
aucun des moyens précédemment indiqués n'aurait pu être employé. Des étudians qui avaient
projetté de jouer quelque mauvais tour à une
fille publique, s'avisèrent de lui introduire dans
l'anus une queue de cochon qui était gelée : ils
en avaient préalablement coupé les poils un peu
courts, afin qu'ils fussent plus roides et plus piquans. Ils l'introduisirent par la grosse extrémité
dans l'anus, après l'avoir enduite d'huile ; il en
resta environ trois pouces au-dehors. Les premières tentatives que l'on fit pour l'extraire fu-

---

(1) Journal de Chirurg., tom 3. pag. 177.
(2) Mélanges de Chirurgie; par M. Saucerotte, p. 448.
(3) *Obs. med. Chirurg.*, pag. 126.

rent très-douloureuses ; comme elle ne pouvait être tirée qu'à contre-poil, les soies entraient dans les membranes du rectum et causaient à cette fille des souffrances inexprimables. On essaya de dilater le rectum avec un *speculum ;* mais ce moyen ne réussit pas mieux que les autres ; il survint des accidens fort graves, une constipation opiniâtre, des vomissemens, des douleurs vives dans l'abdomen, une fièvre ardente. Marchettis appelé le sixième jour imagina un procédé fort ingénieux : il arrondit un roseau creux à l'une de ses extrémités ; il attacha au bout de la queue, qui était hors du fondement, un gros fil ciré et le passa dans le roseau : il poussa d'une main cette espèce de canule dans le rectum, tandis que de l'autre main il retenait le fil, et par conséquent la queue à laquelle il était fixé. Il parvint à enfermer cette queue dans le roseau et dès-lors son extraction n'offrit plus aucune difficulté. Elle fut suivie de la sortie d'une grande quantité de matières fécales. On fit des injections de lait dans le rectum pendant deux ou trois jours et tous les accidens cessèrent.

Des corps étrangers, enfoncés avec violence dans le rectum, peuvent produire des accidens fort graves, bien qu'ils n'y séjournent pas. Les recueils d'observations contiennent plusieurs faits relatifs à des individus qui ont été empalés accidentellement par des corps pointus ou non, tels qu'une fourche, une queue de billard, et qui ont pénétré par l'anus dans le rectum, à la profondeur de six à huit pouces. Les accidens produits par l'intromission de ces corps étrangers sont le déchirement du rectum, l'hémorragie, des douleurs vives dans le ventre, le gonflement et la tension de cette partie, et dans quelques cas une fièvre violente , la gêne de la respiration, le délire, le refroidissement des extrémités, une chaleur brûlante dans les entrailles, etc. Les moyens antiphlogistiques conviennent alors sous toutes les formes et doivent être employés avec énergie. Leur usage est quelquefois suivi de succès ; mais dans quelques cas, ils sont insuffisans. Le 3.ᵉ volume du Journal de chirurgie de Desault en contient deux exemples : dans l'un, le malade a succombé ; dans l'autre, il est guéri.

Chez quelques-uns des individus qui ont éprouvé cet accident, il est resté dans les parties déchirées quelque portion du corps vulnérant : un éclat de bois, par exemple. Camper a rapporté, dans les Prix de l'Académie de Chirurgie (1), un fait de ce genre, qui offre une particularité remarquable. « Un matelot, dit Camper, tomba du haut d'un mât sur des éclats » de bois dont quelques fragmens lui entrèrent » par l'anus jusque dans la vessie : il en résulta » une fistule urinaire par le rectum. Consulté au » bout d'un an, je sentis les morceaux de bois ; » mais ils résistaient à l'extraction : l'algalie introduite dans la vessie me fit soupçonner que » l'extrémité de ces éclats était encroûtée de matière calculeuse : j'incisai le trajet fistuleux, et » par ce moyen je tirai deux pierres oblongues, » formées au bout de deux morceaux de bois ; » le malade guérit en fort peu de temps, et la » callosité n'y porta aucun obstacle. »

Dans quelques cas, des sangsues introduites dans l'anus ont donné lieu à des accidens qui ont rendu nécessaire leur prompte extraction. Les effets produits par la présence des sangsues

---

1) Tom. XII, pag. 165.

dans le rectum sont la douleur, quelquefois le ténesme et dans quelques cas l'hémorragie. C'est ordinairement quand on pose des sangsues à la marge de l'anus que l'une d'elles se glisse dans l'intestin. Zacutus Lusitanus appelé dans un cas de ce genre, ordonna d'injecter dans le rectum du jus d'oignon; ce remède fit sortir la sangsue presque morte. On a proposé dans le même but la fiente de bœuf, le castoréum, la décoction de tabac ; mais l'eau salée est préférable.

Des corps formés dans l'intérieur même des intestins, peuvent aussi s'arrêter dans le rectum et donner lieu à des accidens plus ou moins graves. Ces corps étrangers sont rarement des calculs biliaires ; presque toujours ce sont des concrétions formées par des matières fécales endurcies et auxquelles on donne le nom de *pierres stercorales*, à cause de leur dureté. Ces concrétions se forment particulièrement dans les cellulosités des gros intestins, dans le cœcum, dans les appendices intestinales, dans les anciennes hernies ou dans une portion d'intestin qui a été réduite après être restée long-temps hors du ventre, et qui offre peu de résistance aux causes qui tendent à la dilater. On les rencontre encore quelquefois au-dessus d'un rétrécissement de l'intestin. Les personnes sédentaires, les gens de cabinet, ceux qui font usage d'alimens échauffans, de substances farineuses, ceux qui abusent de l'opium y sont surtout exposés. Le volume de ces concrétions est quelquefois considérable : on en a vu de deux à trois pouces de diamètre ; leur forme est arrondie ou elliptique, souvent aplatie, au moins d'un côté. Leur couleur est cendrée, grisâtre ou brune ; elles ne sont ni jaunes ni vertes comme les concrétions biliaires.

Leur surface est ordinairement lisse. Elles sont légères proportionnément à leur volume. Elles ont, dans les jours qui suivent leur sortie, une odeur très-fétide, qui se dissipe peu-à-peu et est remplacée par une odeur de savon échauffé. Rarement il existe plusieurs concrétions de cette espèce chez le même individu. Quelques-unes ont pour point central des noyaux.

Les symptômes produits par ces concrétions varient à raison de leur volume et de leur siège. Celles qui sont parvenues dans le rectum doivent nous occuper exclusivement ; avant d'y parvenir elles ont souvent donné lieu à des coliques, à des nausées, à la rareté des évacuations alvines ; quelquefois même une tumeur formée par ces concrétions, avant qu'elles fussent arrivées dans le rectum, a pu être distinguée dans quelque point des parois du ventre, et en imposer pour un squirrhe de la rate ou de tout autre viscère. Dans quelques cas, les coliques produites par la présence des pierres stercorales ont été assez violentes pour obliger les malades à se rouler par terre. Parvenues dans le rectum, elles donnent lieu à quelques symptômes particuliers. Le malade éprouve dans cet intestin une pesanteur incommode, il y sent une sorte de bouchon, pour l'expulsion duquel il fait de longs et fréquens efforts. L'excrétion des matières fécales est difficile et accompagnée quelquefois de sueurs froides et même de mouvemens convulsifs. Dans quelques cas, ce n'est que toutes les deux à trois semaines que l'évacuation alvine a lieu, quelquefois même au bout d'un mois seulement. Enfin, il peut y avoir interception complète des matières fécales, absence de toute évacuation alvine, vomituritions, vomissemens des matières contenues dans l'estomac et dans les intestins. Dans la plupart des cas, l'intromission des liquides dans le rectum rencontre les mêmes obstacles que la défécation ; elle est difficile là où l'excrétion des matières alvines est laborieuse, impossible là où les selles sont complètement supprimées. La constipation, si communément liée à l'affection dont il s'agit, peut également être une des causes qui produisent la formation des calculs stercoraux et un des effets de leur présence. Une autre particularité qu'a présentée quelquefois l'excrétion des matières, c'est qu'elle a eu lieu involontairement dans une attitude déterminée. Quelques malades en exerçant une pression forte sur l'anus croient remarquer que le sentiment de pesanteur, dont ils sont incommodés, est rendu moins pénible. Le gonflement des tumeurs hémorroïdales, la rétention d'urine, due à la pression du calcul sur le col de la vessie, sont encore deux phénomènes qu'on a plusieurs fois observés. La distension des tumeurs hémorroïdales est une circonstance qui a souvent fait méconnaître l'affection principale : on a attribué tous les accidens qu'éprouvait le malade à cette affection, qui n'était elle-même que le symptôme de la présence d'une concrétion stercorale dans le rectum. Dans tous les cas, le signe le plus certain de l'existence de ces concrétions s'acquiert par l'introduction du doigt dans l'intestin. Quelquefois elles sont situées à plusieurs pouces de distance de l'anus, et il faut enfoncer le doigt avec force pour parvenir jusqu'à elles. Quoi qu'il en soit, on les reconnaît à leur résistance, à leur dureté, qui paraît être celle d'un calcul.

Les symptômes généraux produits par ces

concrétions varient, selon qu'elles gênent seulement ou qu'elles empêchent complètement les évacuations alvines. Dans le premier cas, l'affection peut durer pendant des années sans entraîner beaucoup de désordre dans les fonctions. Dans quelques cas, cependant, la diminution de l'embonpoint et des forces en est le résultat. Lorsque l'occlusion de l'intestin est complète, on voit survenir, mais avec moins de rapidité, les signes qui caractérisent l'étranglement d'une tumeur herniaire : les nausées, les vomissemens, l'intumescence progressive du ventre, des douleurs croissantes et les symptômes de l'inflammation du péritoine. Tous ces symptômes, à quelque degré qu'ils se présentent, disparaissent promptement lorsque la concrétion vient à être expulsée, à moins qu'une véritable inflammation ne se soit développée dans le péritoine ou dans les membranes intestinales.

Le diagnostic de ces concrétions est quelquefois très-obscur, et l'ensemble de toutes les circonstances commémoratives ne suffit pas toujours pour établir un jugement. Ce n'est qu'à l'époque où le doigt peut atteindre le corps étranger qu'il ne reste plus d'incertitude sur la cause des accidens.

L'expulsion de ces calculs stercoraux peut être obtenue à l'aide des laxatifs, des lavemens huileux, des vomitifs, ou même avoir lieu spontanément avec des efforts plus ou moins douloureux. Si ces moyens sont insuffisans; il faut procéder à l'extraction du corps étranger. A cet effet, on fait coucher le malade à plat-ventre sur un lit, les jambes en bas; on introduit dans le rectum le doigt indicateur et le médius, trempés dans de l'huile ou dans du blanc d'œuf; on cherche à entraîner la concrétion stercorale au-dehors en recourbant au-dessus d'elle les extrémités de ces doigts. Si l'on n'y parvient pas, on porte dans le rectum des tenettes semblables à celles dont on fait usage dans l'opération de la taille, et on cherche à extraire le corps étranger après l'avoir saisi. Si son extraction présentait encore des difficultés, on dilaterait l'anus avec un *speculum*, ou même on inciserait dans un ou plusieurs sens l'anus et son sphincter ; mais avant d'en venir à cette opération, on devrait chercher à rompre la pierre, et il est sans doute rare qu'on ne puisse y parvenir, parce que ces concrétions sont ordinairement friables.

Il est arrivé quelquefois qu'après l'extraction de quelques fragmens, ou après celle d'une concrétion entière, il s'est fait par l'anus une débacle soudaine de matières dont le Chirurgien a été inondé. On conseille en conséquence de couvrir les fesses d'un linge après avoir introduit la tenette ou les doigts afin de se mettre à l'abri de cette explosion.

Après que le corps étranger est retiré, il faut calmer les symptômes auxquels a donné lieu sa présence et les moyens employés pour l'extraire. Les injections de lait, de liquides mucilagineux et anodins, l'usage d'un suppositoire de beurre de cacao, les boissons rafraîchissantes et quelquefois même la saignée ont été utiles pour combattre la douleur et l'inflammation dont le rectum était le siège.

Outre les pierres stercorales dont nous venons de parler et qui prennent leur origine dans le cœcum ou dans les cellules du colon, y séjournent plus ou moins long-temps avant d'arriver dans le rectum. il peut se former dans celui-ci

un amas de matières fécales qui, par leur séjour, s'endurcissent et acquièrent souvent une
ténacité qui peut être comparée à celle de la terre
glaise. Cet amas de matières fécales dans le rectum est beaucoup plus fréquent que la formation des pierres stercorales dont on n'a qu'un
petit nombre d'exemples. Il a lieu particulièrement chez les femmes avancées en âge, surtout
lorsqu'elles restent long-temps couchées, soit en
maladie ou en bonne santé. Cet amas peut devenir assez considérable pour former une boule
qui rend l'excrétion des matières nouvellement
formées extrêmement difficile. Le ventre se tend,
le malade a de fréquens besoins d'aller à la garde-
robe ; il n'y satisfait que d'une manière impar-
faite ; il éprouve dans le ventre un sentiment
de pesanteur qui s'accroît chaque jour ; la sortie de l'urine est lente et pénible, et quelquefois
les efforts que le malade est obligé de faire rendent la respiration moins libre et causent des
douleurs de tète, avec rougeur au visage et aux
yeux, et gonflement aux veines du cou. Ces
symptômes qui, comme on voit, sont les mêmes
que ceux qui dépendent de la présence d'une
pierre stercorale dans le rectum, suffisent pour
faire soupçonner un amas de matières fécales
dans cet intestin ; mais ils n'en donnent pas la
certitude : on ne peut l'acquérir que par le toucher ; le doigt indicateur graissé de beurre, de
cérat ou trempé dans du blanc d'œuf, et enfoncé
dans le rectum , y sent une espèce de boule plus
ou moins mobile et dans laquelle il peut s'enfoncer. Il est fort aisé de débarrasser le malade
de cet amas fécal. Pour cela, on le place sur le
bord d'un lit dans la posture d'un homme à qui
on voudrait donner un lavement ; on s'assied

près de lui dans une attitude commode et à la hauteur de l'anus. La fesse qui se trouve supérieure étant relevée par un aide, on glisse le doigt indicateur de la main gauche, enduit de cérat, dans le rectum, et on conduit de la droite, au dedans de cet intestin, une espèce de curette à long manche, avec laquelle on divise la matière et on la retire par parties : on peut aussi l'enlever avec les doigts seuls. A cet effet, on introduit l'indicateur et le doigt du milieu l'un après l'autre dans le fondement ; on pousse l'indicateur dans la boule fécale, le plus avant qu'il est possible, et on cherche à la diviser en plusieurs parties, que l'on retire ensuite les unes après les autres, avec les deux doigts réunis et recourbés par le bout. Lorsqu'il ne reste plus dans le rectum que des fragmens de peu d'épaisseur, on en abandonne l'expulsion à la nature que l'on aide en faisant prendre au malade un lavement fait avec trois parties de décoction de graine de lin et une partie d'huile.

Enfin, chez les personnes qui ont éprouvé des accidens dus à la présence d'une pierre stercorale, ou à un amas de matières fécales dans le rectum, on ne doit pas négliger l'emploi des moyens propres à prévenir la formation de nouvelles concrétions ou de nouveaux amas de matière. On leur recommande en conséquence de se tenir le ventre libre par un régime convenable, par les lavemens et par l'usage des laxatifs, de l'huile de palma-christi, de l'eau de Sedlitz, etc. On voit des femmes avancées en âge chez lesquelles, malgré l'usage de ces moyens, il s'amasse de temps en temps dans le rectum des matières qu'on est obligé de retirer par le procédé que nous venons d'indiquer.

Article III.

Des Hémorroïdes.

On entend par *hémorroïdes*, non-seulement un flux de sang fourni par les vaisseaux qui se distribuent à l'intestin rectum, mais encore une ou plusieurs petites tumeurs sanguines, situées sur le contour de l'anus, ou dans l'intérieur de l'intestin et dont le développement précède ou accompagne l'écoulement de sang. Le flux hémorroïdal et les tumeurs hémorroïdales existent souvent ensemble ; mais il n'est pas rare de voir l'écoulement de sang se montrer seul, et il est très-commun d'observer des tumeurs hémorroïdales sans flux de sang. Ces deux sortes d'affections hémorroïdales, identiques sous plusieurs rapports, diffèrent entre elles par un grand nombre de circonstances essentielles. C'est pourquoi il importe de les considérer séparément, après avoir exposé les causes communes qui les produisent, et les phénomènes qui précèdent ou annoncent leur invasion.

Les hémorroïdes sont plus fréquentes dans les villes que dans les campagnes, dans les climats septentrionaux que dans ceux qui sont plus voisins de l'équateur. Elles sont quelquefois l'effet d'une disposition héréditaire, et alors elles commencent plutôt à se montrer. En général c'est depuis la puberté jusqu'à la vieillesse commençante que l'affection hémorroïdale se manifeste ; mais aucun âge n'en est à l'abri ; des enfans en ont été atteints dès les premiers mois ou les premières années de leur vie, et des hommes parvenus au dernier terme de la vieil-

lesse en ont été attaqués pour la première fois.
Toutes choses égales d'ailleurs, les hémorroïdes
sont plus familières aux hommes qu'aux femmes.
Chez ces dernières on ne les observe guère que
par l'effet de causes locales, ou à l'époque de la
cessation des règles ; et encore, lorsqu'elles en
sont attaquées, leurs retours ne sont ni aussi fréquens ni aussi réguliers, et le flux de sang est
moins abondant que dans les hommes. Aucun
tempérament, aucune constitution n'est exempt
des hémorroïdes. Le tempérament sanguin et
bilieux, la constitution pléthorique y sont plus
exposés. En général les individus ayant été sujets
aux hémorragies nasales ou autres sont principalement exposés aux hémorroïdes , surtout
s'ils passent subitement d'une vie active à une
vie sédentaire.

La constipation habituelle et les efforts prolongés pour rendre les matières fécales endurcies
ou pour expulser l'urine retenue par une cause
quelconque, et surtout par le rétrécissement de
l'urètre ; la présence dans le rectum de corps
étrangers , de suppositoires , de vers ; l'usage
fréquent de lavemens chauds, l'exposition répé-
tée à des fumigations émollientes, l'habitude de
s'asseoir sur des coussins de plume , l'abus des
purgatifs drastiques et particulièrement de l'a-
loës ; les alimens échauffans, épicés, les liqueurs
alcooliques, le café, la compression du ventre ;
certaines maladies des organes voisins, de la
prostate, de la vessie, de l'utérus, par exemple;
la suppression d'une évacuation sanguine habituelle, l'omission d'une saignée dont on a contracté l'habitude ; la guérison d'un ulcère ancien, d'un cautère établi depuis plusieurs années :
telles sont les principales causes des affections

hémorroïdales. Quelquefois l'écoulement de sang par le rectum est la crise d'une maladie ; d'autres fois il en est simplement un symptôme.

Les hémorroïdes surviennent assez souvent comme une affection locale, et sans avoir été annoncées par aucun désordre dans les autres parties du corps ; mais ordinairement leur apparition est précédée de douleurs lombaires et dorsales, de tension dans les diverses régions du ventre, de pesanteur et de douleurs de tête, de vertiges, de tristesse, de constipation, de flactuosités, d'engourdissement des membres inférieurs, d'horripilations légères ; et souvent il se joint à ces symptômes un degré plus ou moins considérable de fièvre. Quand la maladie se manifeste ainsi, elle est communément accompagnée d'un sentiment de plénitude, de chaleur, de démangeaison et de douleur à l'intérieur et autour de l'anus ; dans quelques cas, elle est précédée d'un écoulement de matière séreuse par l'anus ; quelquefois cet écoulement séreux, qui est accompagné de gonflement, paraît tenir lieu du flux sanguin et dissiper les symptômes généraux dont nous avons parlé. C'est pourquoi on a nommé cet écoulement séreux, *hémorroïdes blanches*.

Pendant le cours des symptômes généraux, qui annoncent l'effort hémorragique, il se manifeste à la marge de l'anus, ou dans l'intérieur même du rectum, une ou plusieurs tumeurs arrondies, lisses, rénitentes, d'un rouge violet, plus ou moins douloureuses et enflammées. A leur formation succède souvent un écoulement de sang rouge et vermeil. Ce flux sanguin qui amène du soulagement, a lieu pendant que le malade va à la selle ou après la sortie des excrémens, ou bien il est continuel et alors plus abondant. La durée de l'écoulement se borne ordinairement à quelques jours, cependant on l'a vu se prolonger beaucoup plus long-temps, comme nous le dirons par la suite. Mais les tumeurs hémorroïdales ne deviennent pas toujours le siège d'un écoulement sanguin : il arrive souvent que ces tumeurs grossissent, deviennent livides, douloureuses, s'enflamment sans qu'il y ait effusion de sang : on les nomme alors hémorroïdes *aveugles*, ou non-fluentes.

Soit que les tumeurs hémorroïdales rendent du sang, soit qu'elles n'en rendent point, après être restées pendant quelque temps gonflées, rénitentes et douloureuses, elles cessent peu-à-peu de causer de la douleur, diminuent de volume, s'affaissent, se flétrissent, et la peau qui les recouvre devient flasque et ridée : elles disparaissent même quelquefois entièrement lorsqu'elles sont récentes; mais le plus ordinairement, il reste une espèce de petit noyau qui se tuméfie chaque fois que l'effort hémorroïdal se fait sentir et que le malade éprouve une nouvelle attaque d'hémorroïdes.

Il n'y a peut-être point de maladie plus sujette à des retours périodiques que les hémorroïdes ; mais les attaques de cette affection sont le plus souvent irrégulières et séparées par des espaces de temps inégaux. Elles n'offrent du reste entre elles, dans la plupart des cas, presque aucune ressemblance pour l'intensité et la durée des symptômes. Toutefois cette règle n'est pas sans exception, et les auteurs citent un assez grand nombre d'exemples d'hémorroïdes qui reparaissaient régulièrement tous les mois, tous les

10.   4

ans, toutes les saisons, et offraient une succession de phénomènes à-peu-près semblables.

Lorsque la première apparition et les retours périodiques des hémorroïdes ont lieu spontanément, sans cause appréciable, et qu'ils sont précédés de symptômes généraux qui diminuent à mesure qu'elles se développent, on considère alors les hémorroïdes comme liées à l'état général de l'économie animale, à la constitution, et on les nomme par ce motif *constitutionnelles*. Quand les hémorroïdes se manifestent d'abord et se reproduisent ensuite sous l'influence de certaines causes extérieures, on les regarde comme un mal purement local, et on les nomme *accidentelles*. Mais il est à observer que lorsqu'elles se sont reproduites accidentellement un certain nombre de fois, elles contractent souvent une liaison étroite avec la constitution et deviennent une habitude à laquelle l'économie animale ne pourrait être soustraite sans danger.

— Les tumeurs hémorrhoïdales ont leur siège à la circonférence de l'anus ou dans l'intérieur même du rectum, vers sa partie inférieure. De-là, la distinction de ces tumeurs en externes et en internes. Stalh et la plupart de ceux qui l'ont suivi, déduisent la différence de ces tumeurs de la supposition que les internes reçoivent le sang de la veine porte, et les externes des veines hypogastriques ; mais les anastomoses nombreuses de ces vaisseaux ne permettent point d'adopter une pareille hypothèse.

Les tumeurs hémorroïdales externes sont ordinairement séparées et proéminentes sur le bord de l'anus ; quelquefois cependant il n'y a qu'un anneau gonflé, qui imite en quelque sorte par sa forme, la chute de l'anus. Le nombre, le volume, la forme, la couleur de ces tumeurs présentent des différences qu'il importe de remarquer. Dans la première attaque d'hémorroïdes, il n'y a ordinairement qu'une ou deux tumeurs ; dans les attaques subséquentes, les mêmes tumeurs se reproduisent ou se gonflent, et il s'en montre d'autres auprès d'elles : quelquefois elle se multiplient au point qu'elles forment au pourtour du fondement un bourrelet inégal plus ou moins gros. Le plus souvent ces tumeurs sont arrondies et leur base est plus large que leur sommet ; quelquefois elles sont oblongues ou ovoïdes ; d'autres fois alongées, vacillantes, pendantes et ne tiennent à la marge de l'anus que par un petit pédicule. Le plus ordinairement leur surface est lisse, luisante, tendue, d'une couleur rouge, bleuâtre ou violacée, et cette couleur est due au sang dont elles sont remplies ; mais quelquefois elles sont blanchâtres, flasques, affaissées, ridées et ne paraissent qu'un simple prolongement membraneux. Elles sont recouvertes du côté de l'anus par la membrane interne du rectum qui se continue avec la peau qui les couvre en dehors.

Les tumeurs hémorroïdales internes, plus rares que les externes, consistent moins, dans leur commencement, en des tubercules arrondis, circonscrits, qu'en un boursoufflement et un épaississement de la membrane muqueuse du rectum. Cette membrane sort plus ou moins chez presque tous les hommes, lorsqu'ils rendent leurs excrémens, suivant que la dureté des matières fécales occasionne des efforts et une pression plus ou moins considérable sur l'anus ; souvent le sphincter se contracte pendant que

la membrane muqueuse de l'intestin est ainsi
poussée au-dehors, avant que cette dernière
soit rentrée ; cette contraction, en empêchant
la membrane de se replacer et en y gênant en
même temps le retour du sang, l'oblige de se
gonfler considérablement et de former un rebord
saillant autour de l'anus. Cependant le sphincter
se relâche un peu immédiatement après sa forte
contraction, et en conséquence la portion de la
membrane muqueuse qui était sortie rentre
communément dans l'intestin ; mais sa contraction souvent renouvelée augmente beaucoup le
volume et la plénitude du bourrelet ; il se replace
alors plus lentement et avec plus de difficulté ;
et c'est ce qui cause principalement le malaise de
ceux qui sont attaqués d'hémorroïdes internes. Le
rebord interne de ce bourrelet est nécessairement divisé par des espèces de fentes, d'où il
résulte que le tout prend souvent l'apparence
d'un certain nombre de tumeurs séparées : il
n'est pas rare non plus de voir quelques portions du bourrelet se gonfler plus que d'autres,
devenir plus éminentes et former ces petites tumeurs que l'on nomme particulièrement hémorroïdes internes. Tant que ces tumeurs ont peu
de volume, elles sortent constamment lorsque
le malade va à la garde-robe, et rentrent ensuite
avec assez de facilité, quand les efforts nécessaires pour l'expulsion des matières fécales cessent ;
mais lorsque ces mêmes tumeurs ont acquis un
volume considérable, elles ne sortent plus quand
le malade va à la selle, ou ne sortent que dans
les grands efforts que nécessite l'expulsion des
matières dures et volumineuses. Alors leur rentrée est très-difficile, quelquefois même impossible, et le malade est exposé à des accidens dont
nous parlerons bientôt.

La nature des tumeurs hémorroïdales n'est
pas encore parfaitement bien connue. Presque
tous les médecins, tant anciens que modernes,
ont pensé qu'elles sont formées par la dilatation
variqueuse des veines de l'anus et de l'extrémité
inférieure du rectum, et cette idée a servi de
base à tout ce qu'on a dit sur l'étiologie des hémorroïdes. Parce que Le Dran (1) a défini les
hémorroïdes des *excroissances fongueuses* qui
s'élèvent à la marge de l'anus ou dans l'intérieur
du rectum en sa partie inférieure, on a cru
qu'il avait sur ce point des idées plus exactes
que ceux qui l'avaient précédé ; mais en lisant
attentivement ce qu'il dit de la formation des
hémorroïdes et de la manière d'agir des causes
qui les font naître, on voit clairement qu'il partage l'opinion commune et qu'il regarde ces tumeurs comme des varices. Cullen est, je crois,
le premier qui se soit écarté de l'opinion générale relativement à la nature des tumeurs hémorroïdales. Voici comment il s'exprime à ce sujet :
« On a souvent considéré les tumeurs hémorroïdales comme des tumeurs variqueuses, ou
des dilatations de veines ; il est vrai que dans
quelques cas l'ouverture des cadavres a fait voir
des dilatations variqueuses. Néanmoins on ne les
observe pas toujours ; et je présume que ce cas
n'est pas ordinaire, mais que ces tumeurs sont
formées par un épanchement de sang dans le
tissu cellulaire de l'intestin près son extrémité.
Ces tumeurs, surtout lorsqu'elles sont récentes,
contiennent fréquemment un sang fluide, mais
lorsqu'elles ont subsisté long-temps, leur sub-

----

(1) Traité des Opérat. de Chirurg., p. 228.

stance est communément plus ferme. » (1). L'opinion de Cullen a été adoptée par MM. Récamier, Chaussier et autres, et cette opinion a été confirmée par les recherches d'anatomie pathologique auxquelles on s'est livré dans ces derniers temps. L'examen attentif et la dissection exacte des tumeurs hémorroïdales a prouvé que le plus souvent elles sont formées par un tissu spongieux, celluleux, rempli de sang, et analogue à celui qui entoure l'orifice du vagin chez la femme. Elles ne sauraient par conséquent être confondues avec les varices, qui ont une organisation toute différente, offrent une cavité continue à celle des veines, et enveloppée par deux tuniques, dont l'une appartient à l'intestin et l'autre à la membrane des veines. Ajoutez à cela que la manière dont les tumeurs hémorroïdales se développent est entièrement différente de celle dont se forment les varices. Lorsque les hémorroïdes sont habituelles et anciennes, elles offrent quelquefois une texture, une organisation différente de celle dont il vient d'être parlé. En examinant quelques-unes de ces tumeurs anciennes, on a remarqué que le sang, au lieu d'être infiltré dans un tissu spongieux, est renfermé dans une sorte de kyste mince, membraneux, formé sans doute par la condensation des lames du tissu cellulaire qui se trouve entre la membrane muqueuse du rectum et la tunique musculeuse. Le plus ordinairement l'intérieur de ce kyste est lisse, mais quelquefois il paraît hérissé de villosités ; d'autres fois il est celluleux, spongieux, formé par une sorte de parenchyme ou tissu

---

(1) Elém. de Méd.-Prat. ; trad. de Bosquillon, t. 2, pag. 102.

mollasse et fongueux. Il est probable que le sang
qui remplit ce kyste est exhalé par les orifices
un peu dilatés des vaisseaux qui se distribuent
à ses parois. Voilà ce que les recherches anatomiques, auxquelles on s'est livré depuis peu ,
ont appris sur la nature des tumeurs hémorroïdales. Il résulte de ces recherches que ces tumeurs ne sont pas, comme on l'a dit, des varices
ou dilatations des veines de l'anus, ou de l'extrémité inférieure du rectum ; mais on ne peut pas
conclure qu'elles ont fait connaître parfaitement
la nature intime des hémorroïdes. On n'a point
examiné un assez grand nombre de ces tumeurs,
aux diverses époques de la maladie, pour qu'il
ne reste aucun doute à ce sujet. Ainsi nous pensons qu'avant de prononcer sur la nature et l'é-
tiologie des tumeurs hémorroïdales , il faut
attendre de nouvelles recherches d'anatomie pathologique, et l'on ne saurait trop inviter les
Médecins qui s'intéressent aux progrès de l'art,
à saisir toutes les occasions qui se présenteront de faire ces recherches.

Les hémorroïdes anciennes, habituelles, souvent fluentes, sont fréquemment accompagnées
de la dilatation des veines du rectum ; mais cette
dilatation variqueuse, qui s'étend quelquefois au
loin et qui rend les veines noueuses, ne constitue
point des tumeurs hémorroïdales et doit être
considéré comme l'effet et non comme la cause
de ces tumeurs.

Le diagnostic des tumeurs hémorroïdales externes est généralement facile. Les phénomènes
qui précèdent leur apparition, leur forme ronde,
leur couleur bleuâtre ou noirâtre, leur surface
lisse et recouverte d'une membrane mince du
côté de l'anus, et de la peau du côté opposé,

suffisent toujours pour les faire distinguer de certaines excroissances qui se développent aux environs de l'anus, et qui sont presque toujours de nature vénérienne. La formation de ces excroissances est en général précédée par des accidens vénériens primitifs, et souvent accompagnée d'autres symptômes de vérole. D'ailleurs, ces excroissances vénériennes, dont la forme est très-variée, ont une surface granulée, hérissée d'aspérités, de rugosités qui laissent échapper une matière liquide et fétide. Cette disposition de la surface des excroissances vénériennes, sert à les faire distinguer des tumeurs hémorroïdales flétries, qui sont couvertes par une peau flasque et ridée qui devient luisante lorsqu'on l'étend avec les doigts.

Le diagnostic des tumeurs hémorroïdales internes n'est pas toujours exempt de difficulté. Lorsque ces tumeurs sont encore petites, elles se font rarement sentir, et on peut les avoir longtemps sans s'en apercevoir. Mais lorsqu'en grossissant elles commencent à rétrécir le passage des excrémens, la moindre phlogose y occasionne de la chaleur et une douleur peu vive, mais fatigante par sa continuité, lorsque les excrémens qui séjournent dans l'intestin les compriment. Cette chaleur et cette douleur peuvent faire soupçonner l'existence des tumeurs hémorroïdales internes; mais comme elles ont lieu dans d'autres maladies du rectum, elles ne peuvent servir de base à un jugement certain. Il n'y a que l'exploration de l'intestin avec le doigt qui puisse faire connaître le véritable caractère de la maladie. Si on prononçait sur ce point avant cette espèce d'examen, on s'exposerait à commettre une méprise. Combien de fois n'est-il pas arrivé qu'on a traité comme ayant des hémorroïdes internes, des personnes qui étaient affectées d'un cancer, ou de toute autre maladie organique du rectum.

Lorsque les tumeurs hémorroïdales internes ont acquis un volume considérable, elles remplissent quelquefois tellement le rectum, que les excrémens, s'ils sont un peu durs, ont de la peine à passer. Alors ces excrémens mêmes, dans les efforts que les malades font pour les rendre, poussent devant eux le paquet d'hémorroïdes, qui sort enfin au dehors, et leur laisse une issue libre. On sent que cela ne peut se faire sans que la tunique interne de l'intestin à laquelle ce paquet est attaché, ne se prête, s'alonge et se renverse plus ou moins. C'est ce qu'on aperçoit quand on examine les choses immédiatement après une selle : on voit une portion de la tunique interne du rectum faire autour du paquet hémorroïdal une espèce de bourrelet en forme de couronne. Cette masse hémorroïdale est divisée en plusieurs tumeurs plus ou moins grosses, séparées par des sillons dont la profondeur est relative au volume des tumeurs. On reconnaît aisément ces tumeurs pour des hémorroïdes internes, à leur couleur violette ou noirâtre, et à leur consistance qui est beaucoup moindre que celle des tumeurs squirrheuses qui se développent quelquefois dans le rectum. Quand ces hémorroïdes sont sorties, elles ont plus ou moins de peine à rentrer, selon qu'elles sont grosses ou petites, et que le cercle de l'anus est plus ou moins serré. Si les tumeurs hémorroïdales internes sortent ainsi pendant l'excrétion des matières, c'est alors qu'elles jettent plus ou moins de sang, parce que le cercle de l'anus fait une espèce de ligature au-dessus.

Les phénomènes dont les tumeurs hémorroïdales sont toujours accompagnées lors de leur apparition, annoncent un certain degré d'inflammation. Cette inflammation, après avoir subsisté pendant plusieurs jours, diminue peu-à-peu, les tumeurs s'affaissent et cessent d'être douloureuses ; mais, comme nous l'avons dit précédemment, elles ne disparaissent jamais entièrement. Dans cet état, les tumeurs hémorroïdales sont sujettes à s'enflammer de nouveau, soit par le renouvellement du mouvement hémorroïdal ou fluxionnaire qui porte le sang vers l'anus, soit par l'action de causes qui n'ont aucun rapport avec ce mouvement, et qui peuvent être regardées comme purement locales ; telles que le séjour prolongé des matières fécales dans le rectum, leur endurcissement et la difficulté de leur expulsion, un coup à l'anus, une chute sur le siége, l'équitation sur un cheval dont les mouvemens sont durs. Cette inflammation peut être provoquée aussi par des alimens âcres, des boissons spiritueuses, par un exercice violent, principalement par la danse, par l'abus des plaisirs de l'amour, etc. A ces causes communes aux tumeurs hémorroïdales externes et aux internes, on doit ajouter pour ces dernières, lorsqu'elles sont sorties et que l'on n'a pu les replacer, la contraction du sphincter de l'anus, qui étrangle tout ce qui est au-dehors.

L'inflammation des tumeurs hémorroïdales est caractérisée par le gonflement, la tension et la rougeur, par une sensibilité qui les rend douloureuses au moindre attouchement, au passage des matières les moins consistantes, et qui ne permet au malade ni de s'asseoir ni de se tenir debout, enfin par les battemens qui se font sentir au siége du mal. L'intensité de ces symptômes est relative à celle de l'inflammation, qui n'est ni grande ni de longue durée, quand les tumeurs versent du sang. Quelquefois l'inflammation est très-violente, et s'empare non-seulement du tissu cellulaire adjacent, mais encore des organes voisins; quelques malades éprouvent alors une vive douleur dans la région du sacrum, pareille à celle qui résulterait d'un coup violent. Chez l'homme, elle se propage quelquefois jusqu'à la vessie, et il en résulte des accidens plus ou moins graves, des dysuries, des stranguries; et lorsque ces accidens se renouvellent souvent, ils tendent à produire un catarrhe de la vessie. Chez la femme, l'irritation se porte à la matrice et à ses annexes, mais en général avec moins de gravité, parce qu'il arrive rarement que la matrice ne soit pas en état de fournir un écoulement sanguin qui la délivre.

L'inflammation des tumeurs hémorroïdales acquiert ordinairement beaucoup d'intensité, lorsque ces tumeurs sont internes, volumineuses, et qu'elles ont été poussées au dehors par les efforts que font les malades pour rendre les matières stercorales. Alors si on ne les replace promptement, elles restent exposées à la constriction du sphincter qui les étreint comme une corde; leur volume augmente de plus en plus, et leur réduction devient absolument impossible; elles prennent une couleur bleuâtre ou noire; le bourrelet que forme la membrane muqueuse de l'intestin renversée, s'infiltre et se tuméfie davantage; le malade souffre des douleurs violentes qui répondent à la vessie, au périnée, et jusque dans le ventre; il a de la fièvre, de l'insomnie, et s'il n'est promptement et convenablement secouru, quelquefois la gangrène s'empare du paquet hémorroïdal et du bourrelet membraneux qui l'entoure.

Cependant l'inflammation des hémorroïdes se termine ordinairement par résolution ; mais cette terminaison de l'inflammation n'amène pas la disparition complète de ces tumeurs ; comme dans les autres maladies inflammatoires, les accidens s'appaisent, les tumeurs diminuent de volume, se réduisent à des tubercules plus ou moins gros, et dont le volume augmente chaque fois que le mouvement hémorroïdal a lieu spontanément, ou qu'il est provoqué par quelqu'une des causes dont nous avons parlé.

La suppuration est rarement la suite de l'inflammation des tumeurs hémorroïdales ; et lorsque cela a lieu, ce ne sont presque jamais ces tumeurs elles-mêmes qui suppurent et s'abcèdent ; mais il n'est pas rare que leur inflammation s'étende au tissu cellulaire adjacent, et qu'il se forme un abcès qui dégénère en fistule.

L'inflammation des tumeurs hémorroïdales amène rarement la gangrène : cette terminaison de l'inflammation n'a guère lieu que dans les hémorroïdes internes volumineuses, sorties et tellement comprimées par la contraction du sphincter, qu'il est impossible de les réduire. Cet accident est en général très-fâcheux, et peut même devenir mortel. Cependant il a été salutaire à quelques malades qui ont été délivrés pour toujours de leurs hémorroïdes après la chute des escarres.

Il arrive quelquefois que des inflammations successives qui ne se terminent pas complètement par résolution, impriment à la longue une dureté squirrheuse aux tumeurs hémorroïdales.

Dans cet état, ces tumeurs ne diminuent jamais de volume, et elles ne peuvent que s'accroître. Elles s'ulcèrent quelquefois, et jettent une suppuration fétide, acrimonieuse, qui cause aux environs de l'anus des démangeaisons très-incommodes. Elles peuvent devenir cancéreuses; et alors, si on ne se hâte d'en faire l'excision, le mal s'étend au loin et devient incurable. Lorsque les hémorroïdes squirrheuses sont internes, et qu'elles tiennent à la membrane muqueuse de l'intestin par un pédicule qui leur permet de sortir dans les efforts que le malade fait pour se débarrasser des matières fécales, leur réduction est très-difficile, et pendant tout le temps qu'elles restent au-dehors, le malade éprouve de vives douleurs que rien ne peut calmer. Dans ce cas, l'excision de ces tumeurs est encore le seul moyen de faire cesser les souffrances et de prévenir les accidens fâcheux dont le malade est menacé, ou qu'il éprouve déja.

Les tumeurs hémorroïdales peuvent donner lieu à quelques autres maladies de l'anus et du rectum, telles que les gerçures ou fissures, le resserrement spasmodique du sphincter, le squirrhe et le cancer. Mais ces effets sont rarement le résultat immédiat de la présence des tumeurs hémorroïdales : presque toujours d'autres causes concourent avec elles à produire ces affections.

— Les tumeurs hémorroïdales sont fréquemment accompagnées d'un écoulement plus ou moins considérable de sang par l'anus, auquel on a donné le nom de flux hémorroïdal. Ce flux a lieu quelquefois aussi chez des personnes qui n'ont point de tumeurs hémorroïdales ; mais alors il est passager, ne s'annonce par aucun trouble local ni général : le sang coule en abondance par l'anus, même à l'insu du malade. P. Frank rapporte qu'un jeune homme de seize ans, qui jouissait d'une parfaite santé, se trouva le matin à son reveil, baigné dans son sang. Ne connaissant pas les hémorroïdes, il fut effrayé de l'hémorragie, sans en être affaibli ; mais il ne put jamais en découvrir la source. Cet individu est parvenu à l'âge de soixante ans sans éprouver de récidive, ni d'hémorragie supplémentaire. Les cas de cette espèce sont extrêmement rares, et le flux hémorroïdal est presque toujours précédé et accompagné par des tumeurs hémorroïdales. Ce flux a une tendance singulière à la récidive, et lorsqu'il est une fois établi, il revient ordinairement à des intervalles plus ou moins longs et plus ou moins réguliers, jusqu'à l'âge le plus avancé. Cependant il arrive assez souvent, dans le déclin de la vie, que le flux hémorroïdal qui, jusqu'alors, avait été fréquent, cesse d'avoir lieu ; et dans ce cas, les malades sont généralement attaqués d'apoplexie ou de paralysie. Le flux hémorroïdal, comme les autres hémorragies fournies par les membranes muqueuses, a été distingué en actif et en passif, selon qu'il est accompagné de réaction générale ou qu'il est joint à un état de débilité qui paraît concourir à sa production.

Le flux hémorroïdal présente des variétés relatives aux circonstances dans lesquelles le sang s'écoule, quelquefois il ne flue que quand le malade va à la selle, ou après la sortie des excrémens qu'il recouvre sans y être mêlé ; d'autres fois il coule sans que le malade aille à la garderobe ; et alors cet écoulement est en général plus abondant et précédé des phénomènes qui annoncent l'invasion des hémorroïdes , et dont nous avons parlé précédemment. Dans quelques sujets, le sang flue peu-à-peu et sans interruption par l'anus ; chez d'autres, il s'amasse au-dessus du sphincter, et n'est expulsé que lorsque sa présence dans l'intestin produit une sensation analogue à celle que détermine l'accumulation des matières fécales. La durée de l'écoulement se borne ordinairement à quelques jours. Cependant on l'a vu se prolonger jusqu'à vingt, trente, quarante jours et même plusieurs mois ; mais en général, lorsque le flux dure long-temps, il y a lieu de craindre qu'il n'existe quelque affection organique autre que des hémorroïdes, et l'on doit faire les recherches nécessaires pour s'en assurer.

La couleur rouge et vermeille du sang hémorroïdal ne permet pas de douter de sa nature artérielle. Ce sang, comme celui des règles et celui des hémorragies qui ont lieu par la surface des membranes muqueuses en général, s'échappe par l'extrémité des artères capillaires de la membrane interne du rectum. Quelquefois cependant le sang hémorroïdal est en partie artériel et en partie veineux, ou même entièrement veineux ; c'est lorsque les varices du rectum qui compliquent assez souvent les hémorroïdes anciennes viennent à se rompre. Mais cette hémorragie veineuse ne doit pas être confondue avec le véritable flux hémorroïdal : on l'en distinguera non-seulement par la couleur du sang, mais encore par la profusion avec laquelle il coule lorsque les varices sont nombreuses et très-grosses. Ce sang s'amasse dans le rectum, s'y coagule, et les malades le rendent par caillots et en grande quantité à la fois.

La quantité du flux hémorroïdal varie beaucoup : dans la plupart des cas elle est peu considérable ; quelquefois pourtant elle est très-grande ; mais il est fort rare que la perte de sang, surtout les premières fois qu'elle arrive, soit portée au point de faire craindre pour la vie du malade. On trouve dans les auteurs un grand nombre d'exemples de flux hémorroïdaux, de vingt onces et même de deux livres qui se sont répétés souvent et long-temps sans aucune suite fâcheuse. Mais d'un autre côté, des faits nombreux attestent que ces hémorragies excessives et de longue durée ont souvent fait périr les malades.

On pourrait, faute d'attention, confondre le flux hémorroïdal avec d'autres écoulemens de sang par l'anus qui sont essentiellement différens ; tels que le flux hépatique, le dysenterique, le mélæna, l'hématémèse, etc. Mais on distingue aisément ces différentes maladies du flux hémorroïdal, en ayant égard aux symptômes particuliers à chacune d'elles, aux qualités du sang qui est rendu par l'anus, à sa manière d'être par rapport aux matières fécales ; en considérant les symptômes qui ont lieu du côté du fondement, et en explorant avec soin l'anus et le rectum.

Lorsque le flux hémorroïdal est peu abondant, loin de le regarder comme une maladie, on doit voir en lui une évacuation salutaire : c'est un moyen dont la nature se sert pour prévenir ou diminuer l'état pléthorique constitutionnel ou accidentel, de même que la tendance aux maladies inflammatoires. Quelquefois il prévient une hémorragie dangereuse, comme l'hémoptysie, l'hématémèse, l'hématurie ; d'autres fois il remplace ces mêmes hémorragies. On a beaucoup d'exemples de femmes chez lesquelles les règles supprimées ont été remplacées par le flux hémorroïdal. Ce flux sert quelquefois de crise à des maladies aiguës ; ce qui n'arrive guères qu'aux personnes qui ont déja eu des attaques d'hémorroïdes.

Le flux hémorroïdal peut être excessif : on le regarde comme tel lorsque non-seulement il est très-abondant, mais qu'il dure long-temps et revient très-souvent. Il peut alors jeter dans l'épuisement, la fièvre lente, la phthisie, la cachexie et l'hydropisie. Il est souvent entretenu par l'engorgement des viscères du bas-ventre et surtout du foie, comme l'ouverture des cadavres l'a appris.

Le flux hémorroïdal périodique et tempéré, étant, ainsi que nous l'avons dit, salutaire, il est naturel de penser que sa suppression bien plus fréquente que son excès, peut avoir les suites les plus fâcheuses. On a vu cette suppression causer des maladies de toute espèce : l'inflammation des viscères abdominaux, la colique, la cardialgie, l'ictère, l'hypocondrie, l'hydropisie, l'hystérie, l'asthme, la phthysie, l'apoplexie, la paralysie, etc. : quelquefois le sang prend une route étrangère et donne lieu à l'épistaxis, à l'hémoptysie, à l'hématémèse, etc.

Le pronostic des hémorroïdes est subordonné à un grand nombre de circonstances. Celles qui sont survenues en conséquence de l'état général de l'économie animale, ou qui, par leurs retours fréquens se sont unies à cet état général, doivent être regardées comme une affection salutaire qui peut prévenir un grand nombre de maladies, et qu'on ne peut supprimer sans exposer le malade à des accidens très-graves dont aucune précaution ne pourrait peut-être le préserver. Les hémorroïdes purement accidentelles ou qui sont évidemment dues à des causes qui agissent sur la seule partie affectée, ne peuvent être de nul avantage pour l'entretien de la santé ; et lorsqu'elles sont récentes et qu'elles n'ont contracté aucune connexion avec l'économie animale, on peut les guérir sans inconvénient en attaquant leur cause.

Ce que nous disons de l'affection hémorroïdale en général est applicable surtout au flux hémorroïdal en particulier. Lorsque ce flux est modéré et régulier, il devient avantageux en préservant ou en délivrant de beaucoup d'autres affections plus graves ; s'il est excessif, il peut en amener, comme nous l'avons dit, de fort dangereuses.

La situation des tumeurs hémorroïdales et diverses autres circonstances peuvent rendre cette maladie plus ou moins fâcheuse. Les tumeurs externes sont en général moins gênantes que les internes ; celles qui restent long-temps affaissées, flétries, indolentes, et ne s'engorgent que rarement, sont moins graves que celles qui sont habituellement douloureuses et qui s'enflamment souvent : celles-ci le sont d'autant plus que leur volume et leur irritation sont plus considérables. A l'égard des tumeurs hémorroïdales internes, elles sont d'autant plus fâcheuses qu'elles sont plus nombreuses, plus grosses et qu'elles sortent par l'anus en entraînant la membrane interne du rectum. Cette sortie des hémorroïdes, soit qu'elle ait lieu d'habitude et involontairement, ou seulement lorsque le malade va à la selle, est une circonstance très-aggravante de la maladie, et qui oblige quelquefois de recourir à une opération dont nous parlerons bientôt. Chez les femmes l'état de grossesse ajoute aussi à la gravité du pronostic, tant à cause de la difficulté de diminuer les accidens hémorroïdaux, avant le terme de l'accouchement, que de la difficulté que les tumeurs hémorroïdales ajoutent elles-mêmes à cet acte.

Dans le traitement des hémorroïdes, on doit avoir en vue non-seulement de calmer les symptômes fâcheux dont elles sont quelquefois accompagnées, mais encore de guérir radicalement la maladie ou d'en prévenir le retour, lorsqu'on peut le faire sans exposer le malade à des accidens graves. La guérison radicale des hémorroïdes peut être tentée sans inconvénient lorsqu'elles se sont manifestées d'abord comme une affection purement locale, et que par leurs retours fréquens elles n'ont point contracté une liaison intime avec la constitution du malade. On peut aussi tenter avec sécurité la guérison de celles qui sont dues à une cause générale, lorsqu'elles sont récentes, à moins que la nature ne réclame évidemment leur conservation, comme dans le cas où leur apparition a fait cesser une autre maladie. Mais lorsque les hémorroïdes sont anciennes, habituelles, périodiques, quelle qu'en ait été la cause première, on ne peut les faire disparaître entièrement, même en prenant les plus grandes précautions, sans exposer les malades à des accidens très-graves, et peut-être même à périr. Il importe donc beaucoup, avant de tenter aucun remède contre les hémorroïdes, de distinguer celles dont on peut délivrer les malades sans inconvénient, d'avec celles dont on ne pourrait les débarrasser sans leur faire courir les plus grand dangers. Pour atteindre ce but, il faut avoir égard à l'âge et au tempérament du malade, à sa manière de vivre, aux maladies dont ses parens ont été attaqués, à l'époque où les hémorroïdes se sont manifestées, aux phénomènes généraux et locaux qui ont précédé leur apparition, à l'influence qu'elles ont eu sur le système de l'économie animale, ou sur quelque maladie dont le sujet était attaqué avant leur manifestation. Si l'examen attentif de toutes ces circonstances laissait encore du doute sur le véritable caractère des hémorroïdes, il vaudrait mieux s'abstenir de l'emploi des moyens propres à les faire disparaître, que d'exposer le malade à des accidens fâcheux en faisant usage de ces moyens.

Lorsqu'on juge que les hémorroïdes peuvent être supprimées sans inconvénient, on doit se hâter de combattre les causes qui les ont produites afin d'en prévenir le retour et d'empêcher qu'elles ne deviennent habituelles. La pléthore et la constipation étant les deux causes éloignées, les plus ordinaires de l'affection hémorroïdale, c'est vers elles que le médecin doit tourner son attention. On remédie à la pléthore par la saignée, et on empêche son retour par un régime antiphlogistique, une nourriture peu substantielle, végétale, et en augmentant la transpiration par des exercices convenables. A l'égard de la constipation, elle mérite d'autant plus d'attention que rien n'est plus propre à favoriser les congestions sanguines sur l'extrémité inférieure du rectum que le séjour, l'endurcissement des excrémens dans cet intestin, et les efforts que leur expulsion rend nécessaires. Il faut donc constamment s'occuper de détruire cette cause par un régime convenable qui doit être dirigé d'après l'expérience qu'en a chaque individu en particulier; ou si le régime ne suffit pas, par des lavemens émolliens et relâchans, et même par des laxatifs, tels que l'huile de ricin, le tartrite acidule de potasse et les fleurs de soufre, l'eau de Sedlitz, etc. Les malades ne doivent jamais résister au besoin de rendre les excrémens, comme le font certaines personnes pour ne pas interrompre leurs occupations. Lorsque l'intestin est dans un état de sécheresse considérable, il convient de prendre, avant de se présenter à la garde-robe, un clystère composé avec une ou deux onces d'huile de lin, de crême de lait ou de beurre frais, et un peu de bouillon de viande ou de fraise de veau.

Lorsque les hémorroïdes ne peuvent être guéries entièrement, sans inconvénient, et que le malade doit rester assujetti à cette affection, il faut avoir recours au régime et aux moyens dont il vient d'être parlé, pour diminuer autant que possible le nombre et l'intensité des accès et prévenir les accidens dont les hémorroïdes peuvent se compliquer.

Quand le flux hémorroïdal est modéré, il n'y a autre chose à faire que de recommander au malade d'éviter tout excès dans le régime. Mais lorsque le flux devient excessif et qu'il affaiblit le malade, comme il pourrait avoir des suites fâcheuses, on doit se hâter de le modérer : mais avant tout il faut explorer les parties, afin de reconnaître si l'hémorragie ne dépend pas d'un étranglement de la membrane muqueuse du rectum, ou d'une petite tumeur hémorroïdale interne, dont l'extirpation pourra faire cesser l'effusion du sang. Si l'examen des parties ne fait pas connaître la cause du flux sanguin, on fait coucher le malade dans un lit dur, on lui recommande d'éviter tout exercice dans une position droite, de fuir la chaleur; on lui prescrit une diète sévère, des boissons tempérantes et rafraîchissantes, des lavemens émolliens; et si l'état pléthorique et l'excès des forces vitales l'exigent, on pratique une ou deux saignées du bras. Quand ces moyens ne suffisent pas pour modérer l'hémorragie, et dissiper les craintes que toute effusion excessive de sang fait naturellement concevoir, on a recours aux applications réfrigérantes, astringentes sur l'anus, sur les cuisses, sur le ventre; on injecte même dans le rectum de l'eau végéto-minérale, de l'eau froide avec du vinaigre, ou de l'eau alumineuse, en ayant soin de ne pas la pousser trop avant.

Mais si tous ces moyens échouent et que le malade soit menacé d'une mort prochaine, il faut avoir recours aux moyens chirurgicaux. Nous avons dit plus haut qu'il ne faut jamais négliger l'examen des parties : si cet examen faisait reconnaître que le sang est versé par une tumeur hémorroïdale interne qui s'échappe par l'anus lorsque le malade va à la selle, on pratiquerait l'excision de cette tumeur, et cette opération simple et facile ferait cesser l'hémorragie. Si le sang sortait de la surface d'une ou de plusieurs tumeurs hémorroïdales externes, on l'arrêterait sûrement en portant sur l'endroit d'où il coule un fer chauffé à blanc. Ce moyen dont les anciens faisaient fréquemment usage pourrait être employé aussi quand les tumeurs sont internes, si, en faisant pousser l'intestin au-dehors, ou en dilatant l'anus avec le *speculum*, on apercevait le lieu d'où le sang s'écoule. Mais lorsqu'on ne peut pas atteindre le siège de l'hémorragie par le cautère actuel, et que la vie du malade est en danger, on doit recourir à la compression en tamponnant l'intestin suivant la méthode conseillée par Petit, et dont nous parlerons bientôt.

La suppression du flux hémorroïdal habituel, quellequ'en soit la cause, est un accident grave : en conséquence on ne doit rien négliger pour le rappeler ou pour y suppléer. L'application des sangsues à la marge de l'anus, les bains de siège, les lavemens chauds stimulans, les suppositoires irritans aloétiques, les laxatifs, les frictions sur l'anus avec un linge rude ou une feuille de figuier, les ventouses scarifiées sur la région du sacrum ou à la partie interne des cuisses, et si les accidens étaient urgens, comme dans un cas d'apoplexie imminente, les saignées du bras et surtout du pied, sont les moyens les plus usités dans le cas dont il s'agit.

Lorsque les tumeurs hémorroïdales sont gonflées, tendues, douloureuses, enflammées, on doit combattre ces accidens par la situation horizontale, la diète, les boissons adoucissantes et rafraîchissantes, les lavemens émolliens, les lotions, les fomentations, les embrocations, les pommades, les onguens, les cataplasmes émolliens et anodins, et surtout par l'application des sangsues sur les parties tuméfiées.

Quand les hémorroïdes sont externes, ces moyens suffisent ordinairement pour calmer l'inflammation, modérer les douleurs et amener une grande diminution dans le volume des tumeurs qui se flétrissent peu-à-peu. Mais lorsqu'elles sont internes et qu'elles sont sorties dans les efforts que le malade a faits pour aller à la garde-robe, ces remèdes auraient peu d'effet si on ne commençait par faire rentrer les tumeurs et la membrane interne du rectum qu'elles entraînent avec elles,

La réduction de ces parties est donc l'indication
la plus urgente ; mais cette réduction n'est pas
toujours possible ; l'inflammation est quelquefois
si considérable que les moindres efforts, le plus
léger attouchement occasionnent des douleurs
horribles, et qu'on ne pourrait, sans de grands
inconvéniens, tenter de repousser en dedans les
hémorroïdes. On doit se borner à l'usage des
remèdes généraux et locaux dont nous avons parlé, et en attendre le résultat. Dans certains cas,
la compression que les tumeurs éprouvent de la
part du sphincter est si forte qu'elle cause la gangrène. Cet accident est rarement aussi grave
qu'on pourrait le croire : la mortification n'attaque que la membrane muqueuse et ne se propage point au-dessus de ce qui est soumis à l'é-
tranglement : la séparation des parties se fait avec
promptitude, et si la maladie locale n'est accompagnée d'aucune affection générale, le malade
ne tarde pas à être guéri. J'ai vu plusieurs cas
de cette espèce. Bien plus, il arrive quelquefois
que la gangrène détruit les tumeurs hémorroïdales et en délivre entièrement le malade ; mais
alors le rétrécissement de l'extrémité inférieure
du rectum est à craindre, et pour le prévenir,
on doit faire usage des mèches pendant long-
temps.

Lorsque les tumeurs hémorroïdales sont assez
nombreuses et assez volumineuses pour mettre
obstacle au passage des excrémens, qu'elles sont
habituellement enflammées et fort douloureuses,
qu'elles versent une quantité de sang assez considérable pour affaiblir le malade et le faire tomber dans la cachexie ; enfin, lorsque étant internes elles sortent habituellement en entraînant la
membrane interne du rectum, et surtout lors-

qu'elles ne peuvent plus être réduites, on doit se déterminer à les emporter. Les incisions que quelques auteurs conseillent de pratiquer sur ces tumeurs, en pareil cas, ne procurent qu'un soulagement momentané ; peu de temps après, les accidens se renouvellent, aggravés même par les cicatrices qui rendent les tumeurs encore plus dures. La ligature, l'excision, les caustiques et le cautère actuel sont les moyens dont on peut faire usage pour détruire les tumeurs hémorroïdales. La situation de ces tumeurs, leur volume, leur figure, sont autant de circonstances qui peuvent déterminer à employer un de ces moyens préférablement aux autres.

La ligature a le double avantage de ne point effrayer les malades et de ne point exposer à l'hémorragie qui accompagne presque toujours l'excision de ces tumeurs ; mais ces avantages sont contre-balancés par de graves inconvéniens. L'application de la ligature est souvent fort difficile et toujours très-douloureuse ; les tumeurs résistent quelquefois à la ligature, ne tombent pas et s'ulcèrent en se boursoufflant ; comme il serait imprudent de les lier toutes à la fois, l'irritation produite par les premières ligatures augmente beaucoup l'engorgement de celles qu'on n'a pas encore liées : enfin la ligature peut donner lieu aux accidens les plus graves, à une inflammation très-vive, à des convulsions, et même à tous les symptômes qui accompagnent l'étranglement de l'intestin ou de l'épiploon. J. L. Petit rapporte deux cas dans lesquels la ligature a causé ce formidable accident. Une femme à qui il avait lié trois hémorroïdes dont le pédicule était étroit et la position favorable au succès de cette opération, ne ressentit pas d'abord beaucoup de dou-

leur. Cinq heures après elle fit dire à Petit qu'elle
éprouvait des coliques qui s'étendaient le long
du colon. Elle fut saignée quatre fois sans être
soulagée. A la fin il coupa les ligatures qui ne
pouvaient plus être relâchées, tant elles étaient
enfermées profondément dans l'épaisseur des parties tuméfiées. Les douleurs s'appaisèrent en peu
de temps. Les ligatures n'étaient restées que vingt-
quatre heures; cependant les hémorroïdes étaient
devenues noires et la peau était coupée à leur base.
Petit les emporta sans qu'il y eût la moindre effusion de sang.

Une autre malade auquel on avait pareillement
lié des hémorroïdes, ne put être sauvé quoiqu'on eût coupé les ligatures vingt-quatre heures
après leur application. Les nausées, le hoquet,
les vomissemens et les douleurs excessives qui
étaient promptement survenus n'avaient pu être
calmés par les saignées, les boissons et les topiques calmans. Ces symptômes durèrent avec la
même intensité après qu'on eut coupé les ligatures, et le malade mourut à la fin du deuxième
jour. Petit compare ces symptômes à ceux d'un
étranglement d'intestin. Depuis que ces deux
faits se sont passés sous ses yeux, il n'a plus fait
usage de la ligature dans le traitement des tumeurs hémorroïdales. Il ne faut pas croire cependant que la ligature produise souvent des accidens aussi facheux. J. L. Petit dit avoir employé
bien des fois ce moyen sans inconvénient; il n'y
a renoncé, comme nous venons de le dire, qu'a-
près avoir observé les faits que nous venons de
rapporter. Pott a pratiqué très-souvent la ligature des hémorroïdes et la recommande même
de préférence à l'excision, parce que, d'une part,
comme nous l'avons déjà dit, elle n'expose pas

au danger de l'hémorragie, et que de l'autre, elle effraye moins les malades. Cependant comme cette ligature peut donner lieu à des accidens graves, on ne l'emploie guères aujourd'hui que sur des sujets qui ont une répugnance invincible pour l'excision, et dont les tumeurs ont un pédicule étroit.

On s'est servi quelquefois des caustiques pour détruire les tumeurs hémorroïdales; mais outre qu'ils ne sont pas applicables à tous les cas, ils ont l'inconvénient d'étendre leur action beaucoup plus loin que l'endroit sur lequel ils sont appliqués, ensorte qu'ils détruisent souvent, non seulement les tumeurs hémorroïdales, mais encore les parties environnantes que l'on a intérêt de ménager. Aussi a-t-on renoncé entièrement à leur usage.

Le cautère actuel a été fort employé par les anciens pour détruire les tumeurs hémorroïdales. Mais ce moyen est si douloureux et les suites en sont ordinairement si orageuses qu'il a été abandonné. Aujourd'hui on ne s'en sert guères que pour réprimer un flux hémorroïdal excessif fourni par des hémorroïdes extérieures, ou pour arrêter l'hémorragie qui résulte de l'ablation de ces tumeurs, lorsque le cours du sang ne peut être arrêté autrement.

L'excision des tumeurs hémorroïdales est le moyen le plus sûr et le plus prompt d'en délivrer les malades; mais cette opération donne souvent lieu à une hémorragie considérable, et qui quelquefois même a été mortelle parce qu'on n'a pas employé le moyen propre à l'arrêter, ou que l'application de ce moyen a été mal dirigée. Quelques auteurs ont pensé que cette hémorragie n'arrivait jamais que dans le cas où l'on avait pris une varice pour une tumeur hémorroïdale. Mais il est difficile d'admettre cette opinion vaguement énoncée, sans être appuyé d'aucun fait positif et bien observé. L'excision peut être faite non-seulement lorsque les tumeurs sont externes, mais encore quand elles sont implantées dans le rectum, et qu'elles entraînent au-dehors la membrane muqueuse de cet intestin. On prépare le malade à cette opération, en lui faisant observer une diète assez sévère pendant quelques jours, en le mettant à l'usage d'une boisson tempérante et adoucissante, telle que du bouillon de veau ou du poulet, et en débarrassant les gros intestins des matières stercorales, par le moyen des lavemens. Cette préparation est surtout nécessaire lorsque les tumeurs hémorroïdales sont internes. Voici comment on procède à l'opération.

Le malade est couché sur le bord de son lit dans la posture d'une personne qui va recevoir un lavement. Lorsque les tumeurs sont externes et qu'elles occupent tout le pourtour de l'anus, il est indifférent de faire coucher le malade sur le côté gauche ou sur le côté droit ; mais s'il n'y en a que d'un côté, il doit être couché sur ce côté là. On engage le malade à faire quelques efforts afin que les tumeurs se développent mieux à l'œil du Chirurgien, et se prêtent plus facilement à l'application des instrumens. On saisit les tumeurs l'une après l'autre avec une pince à dissection ou avec une érigne double, et on les coupe près de leur base avec un bistouri, ou avec de bons ciseaux, lorsque les tumeurs ont un pédicule étroit. Quelques auteurs ont conseillé d'exciser les tumeurs, non à leur base, mais à leur partie moyenne, afin de ne pas blesser le vaisseau qui y apporte le sang. Ce précepte est trop dénué de fondement pour qu'il soit nécessaire de le discuter. Lorsque les tumeurs occupent les deux côtés de l'anus, on doit commencer l'excision par celles qui sont du côté sur lequel le malade est couché, afin de n'être pas incommodé par le sang dans l'excision de celles qui occupent le côté opposé. Quelques Chirurgiens ont proposé, d'après Galien, de placer une ligature à la base de la tumeur, et ensuite d'en couper la portion excédente. Cette double opération n'est pas nécessaire.

L'excision des tumeurs hémorroïdales externes donne rarement lieu à une hémorragie considérable, et la compression suffit presque toujours pour arrêter le sang. Cependant s'il continuait à couler malgré la compression la plus forte et la plus méthodique, il ne faudrait pas hésiter à toucher les surfaces saignantes avec un fer rouge.

L'excision des tumeurs hémorroïdales internes est plus difficile et beaucoup plus grave que celle des externes. Aussi ne doit-on l'entreprendre que lorsqu'elle est d'une nécessité indispensable. Les instrumens nécessaires pour pratiquer cette opération, sont une aiguille courbe enfilée d'un fil ciré, long d'environ deux pieds, un bistouri droit ordinaire, un autre bistouri droit à lame étroite, terminée par un bouton; les choses qui servent au pansement sont de la charpie, des compresses et un bandage en T double. Avec la charpie, on forme plusieurs bourdonnets liés, des plumasseaux et un gros tampon oblong, ni trop dur, ni trop mou; sur l'un des deux bouts de ce tampon, on met en croix deux gros cordons de fil ciré qui se nouent sur le bout opposé, et dont les quatre extrémités sont réunies de manière à n'en former que deux. Si les hémorroïdes ne sortent que quand le malade va à la selle, il faut prendre ce temps pour l'opération ou lui donner un lavement pour l'exciter à aller à la garde-robe et les faire sortir.

Lorsque les tumeurs sont sorties, on fait coucher le malade sur le bord de son lit, comme nous l'avons dit plus haut. Si les tumeurs sont distinctes et séparées, on passe dans chacune d'elles une anse de fil, ou on les accroche avec des érignes ; mais si, comme cela a lieu le plus ordinairement, elles forment un gros bourrelet divisé en plusieurs portions séparées par des enfoncemens plus ou moins profonds, on passe une anse de fil dans chaque portion. Si on ne les assujettissait pas toutes, la douleur de la première que l'on couperait occasionnerait une contraction de l'anus, et les autres pourraient rentrer, ce qui rendrait l'excision difficile et peut-être même impossible. Les choses étant disposées comme il vient d'être dit, le Chirurgien saisit les deux extrémités du fil qui traverse la tumeur, ou la portion du bourrelet par laquelle il veut commencer l'opération, et il donne à tenir les autres fils à un aide. Il tire à lui l'anse de fil pour rendre la tumeur plus saillante en dehors, et il la coupe à sa base avec le bistouri dont il tourne le dos vers le centre de l'anus. Il excise de la même manière, l'une après l'autre, toutes les tumeurs, ou les portions du bourrelet dans lesquelles il a passé un anse de fil. La plupart des auteurs recommandent d'inciser d'abord la membrane qui recouvre les tumeurs et de la détacher autant qu'il se peut d'avec elles. Cette précaution leur parait nécessaire, surtout lorsqu'il y a plusieurs tumeurs à extirper, pour ne pas faire éprouver une aussi grande perte de substance aux parois de l'anus, et prévenir par-là le rétré-

cissement de cette partie. Mais la membrane
muqueuse qui recouvre les tumeurs hémorroïdales est tellement unie à leur substance qu'il
est presque impossible de l'en séparer, et cette
séparation est rendue plus difficile encore par le
sang qui coule lorsque cette membrane est incisée, et qui masque toutes les parties. On prévient
le rétrécissement de l'anus et de l'extrémité inférieure du rectum par l'usage des mèches, et
surtout en incisant l'anus et le sphincter qui l'entoure, après qu'on a extirpé les tumeurs. Cette
incision a un autre avantage ; c'est de faciliter
l'introduction du tampon et des bourdonnets
que la contraction spasmodique du sphincter
rend très-difficile. Pour faire cette incision lorsque les tumeurs sont enlevées, je porte le doigt
indicateur gauche dans le fondement, je conduis
la lame du bistouri boutonné le long de ce doigt,
et lorsqu'elle a pénétré jusqu'à un pouce et demi
environ au-dessus de l'anus, j'en dirige le tranchant vers le bord de cette ouverture, et en retirant l'instrument je coupe le sphincter, la peau
de la marge de l'anus et le tissu cellulaire envi-
ronnant, à la profondeur de six lignes.

Lorsque l'opération est terminée, il faut procéder au pansement ; mais auparavant on doit
recommander au malade de faire des efforts
comme pour aller à la selle, afin de faire sortir
le sang qui s'est épanché dans le rectum. On
graisse les environs de l'anus et l'extérieur du
tampon avec du cérat, ce qui donne la facilité
de l'introduire dans le rectum avec une pince à
anneaux. Ce tampon doit être enfoncé le plus
haut possible, afin qu'il se trouve au-delà des
vaisseaux ouverts : ensuite on remplit la partie
inférieure de l'intestin avec des bourdonnets

liés, et l'anus et l'incision qu'on y a faite avec d'autres bourdonnets qu'on couvre de plusieurs plumasseaux. Cela fait, on écarte les deux cordonnets auxquels tient le tampon et on les range l'un à droite, l'autre à gauche; on place dans leur intervalle un gros rouleau de charpie le plus dur possible; on pousse ce rouleau contre l'anus avec une main, pendant qu'avec l'autre main on tire à soi les deux cordonnets pour faire descendre le tampon qu'ils embrassent, et lorsque ce tampon est arrêté et ne peut plus descendre, on noue les cordonnets sur le rouleau de charpie placé entre eux. On met des compresses sur la charpie, et le tout est soutenu avec un bandage en T double, dont les chefs inférieurs doivent être le plus serrés possible. Cet appareil exerce une pression forte sur toute la surface du rectum et de l'anus, et s'il est bien appliqué, on n'a rien à craindre de l'hémorragie. Mais si l'appareil mal appliqué ne produit point une compression assez forte pour arrêter le sang, l'hémorragie continue, et les suites en sont d'autant plus fâcheuses que le sang, ne pouvant sortir par l'anus qui est bouché exactement, remonte dans l'intestin et le remplit. On juge que cette hémorragie intérieure a lieu, par la faiblesse du malade, la pâleur du visage, les sueurs froides, les coliques et les envies pressantes d'aller à la garde-robe. Alors on doit se hâter de lever l'appareil pour le réappliquer d'une manière plus méthodique aussitôt que le rectum s'est débarrassé spontanément ou au moyen d'un lavement, du sang qui le remplit. Cette précaution est d'autant plus nécessaire que s'il restait du sang dans l'intestin, sa présence donnerait lieu à des envies d'aller à la selle. Au

reste ces envies, soit qu'elles dépendent de la présence du sang épanché ou de celle de l'appareil,
sont quelquefois si pressantes que le malade ne
peut s'empêcher de faire des efforts qui pourraient déplacer l'appareil, si on n'avait la précaution de le faire comprimer fortement par la
main d'un aide. Un malade auquel j'avais excisé
un bourrelet hémorroïdal très - considérable,
éprouva, cinq ou six heures après l'opération,
un violent ténesme qui lui fit faire des efforts
si grands pour aller à la selle que l'appareil en
fut entièrement déplacé ; et comme le spasme
continuait encore après la sortie du tampon qui
avait été introduit dans l'intestin, le malade
croyant avoir besoin d'aller à la garde-robe, se
plaça sur une chaise percée et continua à pousser
de toutes ses forces. Heureusement que j'arrivai
chez lui au moment où l'accident venait d'arriver.
Il était extrêmement faible, pâle, couvert de
sueur et près de tomber en syncope ; le sang
ruisselait abondamment de l'anus. J'appliquai
aussitôt un nouvel appareil, je le fis comprimer
par la main d'un aide pendant le reste du jour,
j'exhortai le malade à ne faire aucun effort pour
aller à la selle. L'hémorragie ne reparut point
et le malade guérit. Mais sa convalescence fut
très-longue, parce qu'il avait perdu une quantité excessive de sang.

Il est très-probable que cet homme serait
mort s'il n'eût été promptement secouru. On a
vu des malades mourir quelques heures après
l'opération, d'une hémorragie qu'on n'avait pas
soupçonnée, parce que le sang ne sortait pas au-
dehors, et dont l'existence n'a été reconnue que
par l'ouverture des corps. J. L. Petit raconte
qu'un jeune Chirurgien extirpa imprudemment

des tumeurs hémorroïdales qu'il jugeait extérieures, quoiqu'elles ne le fussent pas et qu'elles
n'eussent été que poussées au-dehors. Effrayé par
la quantité de sang qui sortit d'abord, ce jeune
Chirurgien introduisit de la charpie dans le
rectum, jusqu'à ce que le sang ne sortant plus
au-dehors, il crut l'avoir arrêté ; mais le sang
n'ayant point d'issue par l'anus avait coulé dans
le rectum : le malade tomba en défaillance et
mourut quatre ou cinq heures après ; J. L. Petit en fit l'ouverture ; il trouva le rectum et
presque tout le colon pleins de sang noir, moitié fluide, moitié coagulé.

Il résulte de ce qui vient d'être dit, que l'hémorragie est toujours à craindre après l'excision
des tumeurs hémorroïdales internes, et. qu'on
ne saurait prendre trop de précautions pour se
mettre en garde contre ce terrible accident.
Ainsi, quelque soin que le Chirurgien ait apporté
dans l'application de l'appareil, il ne doit pas
perdre de vue un instant le malade pendant les
premières vingt-quatre heures, et s'il ne peut
rester auprès de lui, il doit y laisser un aide
intelligent et capable de remédier à l'hémorragie
si elle survenait.

La compression que l'appareil exerce sur le
col de la vessie et sur le commencement de l'u-
rètre empêche quelquefois le malade d'uriner.
Alors il faut introduire une sonde de gomme
élastique dans la vessie, et l'y laisser. Si l'on
attendait, pour sonder le malade, que la vessie
fût distendue au point de former une tumeur
au-dessus du pubis, cet organe perdrait une
partie de sa faculté contractile, et l'usage de la
sonde deviendrait nécessaire pendant long-temps,
comme je l'ai vu plusieurs fois.

S'il survient des symptômes d'inflammation., on les combat par les saignées, par l'application d'un grand nombre de sangsues sur l'hypogastre, par les fomentations et les cataplasmes émolliens et anodins, et par les boissons rafraîchissantes. Dans tous les cas le malade doit être tenu à la diète la plus sévère. L'appareil doit rester en place pendant quatre à cinq jours. Dans le cas où l'on serait obligé de le lever plutôt, eu égard au besoin que le malade aurait d'aller à la garde-robe, il faudrait ne le faire qu'avec la plus grande circonspection et le replacer tout de suite. Au premier pansement, on enlève la charpie extérieure, on dénoue ou l'on coupe les cordonnets qui tiennent au tampon ; on retire les bourdonnets liés, et le tampon lui-même s'il peut sortir avec facilité ; sinon, l'on attend pour l'ôter que la suppuration ait relâché et dégorgé les parties. Les pansemens suivans consistent à introduire dans l'anus, à la profondeur de quatre pouces environ, une grosse mèche de charpie enduite de cérat. Si l'on négligeait l'usage de cette mèche, ou si l'on y renonçait trop tôt, l'anus se rétrécirait et la sortie des matières fécales deviendrait extrêmement difficile. J. L. Petit rapporte qu'un homme à qui il avait coupé un bourrelet hémorroïdal, n'ayant pas voulu souffrir la mèche assez long-temps, éprouva un resserrement si considérable de l'anus qu'à peine y pouvait-on passer un canon de seringue. Lorsque les matières étaient liées, elles sortaient comme d'une filière. A l'aide des lavemens, il porta son incommodité plus de deux ans, ayant souvent le rectum bouché par des matières épaisses que les lavemens ne délayaient que difficilement. Pendant ce temps, Petit lui proposa plusieurs fois de lui dilater l'anus. Il ne voulut pas y consentir. L'opération lui fut faite dans la suite par un autre Chirurgien, mais sans succès.

L'opération qui convient dans ce cas, consiste à inciser l'anus à droite et à gauche dans une étendue assez grande pour permettre l'introduction d'une grosse mèche de charpie, dont on continue l'usage pendant long-temps, même après que les plaies sont cicatrisées. J'ai pratiqué cette opération avec un plein succès dans un cas semblable à celui que J. L. Petit rapporte.

Quel que soit le procédé que l'on emploie pour détruire les tumeurs hémorroïdales, on doit, lorsqu'elles sont anciennes, et surtout lorsqu'elles fluent habituellement et périodiquement, se conformer au précepte d'Hippocrate, qui veut qu'on laisse une tumeur pour ne point contrarier la nature, en lui fermant tout-à-coup une voie de décharge qu'elle s'était ouverte.

ARTICLE IV.

Chute et renversement du Rectum.

Pendant long-temps on n'a eu que des notions imparfaites sur cette maladie. Morgagni (1) se plaignait qu'on manquât d'observations précises et de recherches anatomiques qui pussent servir de base à une description exacte. Il regrettait que cette matière n'eût pas été l'objet d'un traité particulier. Depuis cette époque, la chute du rectum a été mieux observée et ses diverses es-

---

(1) *De Sed. et caus. morb.*, *Epistola* 35, *Art.* I.

pèces ont été signalées. On a reconnu qu'il en existe deux principales : dans l'une, c'est le rectum lui-même qui forme une tumeur qui sort par l'anus ; dans l'autre, c'est le colon qui, renversé, invaginé dans le rectum, se montre hors de l'anus.

— Dans la première espèce, le rectum renversé comme un doigt de gant, sort à travers l'anus, et forme une tumeur plus ou moins considérable; mais ce n'est pas la totalité de l'intestin qui se renverse ainsi : le rectum est trop fortement uni aux parties voisines pour que son renversement total soit possible. La tumeur n'est produite que par la membrane muqueuse qui s'alonge, se relâche, abandonne les autres tuniques intestinales, et se porte en dehors en se repliant sur elle-même. Le succès de l'opération par laquelle on enlève cette tumeur avec l'instrument tranchant, ou on la détruit avec le cautère actuel ; sa guérison par la gangrène qui s'en empare quelquefois, sont autant de preuves qu'elle est formée uniquement par la membrane muqueuse du rectum. Un fait observé par Levret (1) confirme encore cette vérité. En portant le doigt dans le vagin d'une femme qui avait une tumeur livide, sanguinolente, fétide, de la grosseur du poing, produite par ce qu'on appelle improprement *chute du rectum,* Levret observa que le vagin et la matrice étaient dans leur situation naturelle, ce qui n'aurait pu avoir lieu si la totalité de l'intestin fût sortie hors de l'anus.

La tumeur qui résulte de la sortie de la membrane muqueuse du rectum par l'anus, se dé-

____

(1) Obs. sur les Polypes. pag. 169.

veloppe lentement, ne se montre d'abord que lorsque le malade va à la selle, et s'étend rarement à plus de deux pouces au-delà de l'anus. Cette tumeur, dont l'apparition n'est point précédée de douleurs locales dans le ventre, se présente sous la forme d'un bourrelet plus ou moins épais autour du fondement, large et arrondi en bas, borné en haut par le cercle de l'anus auquel il est continu, et dont l'extrémité libre a dans le milieu une ouverture froncée d'où sortent les excrémens. Ce bourrelet est tuberculeux et environné de plis ; il est rougeâtre, mollasse ou tendu, gluant, sanguinolent et peu douloureux. Lorsqu'une hémorroïde interne, poussée au-dehors, entraîne la membrane muqueuse du rectum, ou que cette membrane relâchée et alongée dans un point de la circonférence de l'intestin, sort de l'anus, la tumeur est piriforme, unie, dure, soutenue par un pédicule plus ou moins large, adhérent à cet intestin, souvent à peu de distance de l'anus, et libre du côté opposé.

La chute de la membrane interne est fréquente chez les enfans, particulièrement chez ceux qui, tourmentés par des coliques, par des vers, par une pierre dans la vessie, etc., crient continuellement et font des efforts violens. On l'observe aussi chez quelques adultes calculeux ou sujets aux hémorroïdes, à la constipation, au ténesme, à la rétention d'urine, etc. Il n'est pas rare de la voir chez des sujets fort avancés en âge et attaqués depuis long-temps de la dysenterie.

Lorsque le renversement de la membrane interne du rectum est récent et peu considérable, c'est une simple incommodité qui ne cause presque point de douleur et qui n'a aucune influence sur la santé. Dans ce degré de la maladie, la membrane sort par l'anus lorsque le malade va à la selle ; mais aussitôt que les efforts nécessaires pour l'expulsion des excrémens , cessent, elle rentre spontanément, ou si elle reste au dehors, la moindre pression avec les doigts suffit pour la faire rentrer, et la plupart des malades sont habitués à faire eux-mêmes cette réduction. Mais si la maladie est abandonnée à elle-même, elle augmente par degrés ; la tumeur devient plus grosse, plus difficile à réduire, et lorsqu'on l'a fait rentrer, si elle n'est pas contenue par un moyen convenable, elle ressort au plus léger effort : dans cet état, la maladie est plus incommode ; elle rend l'excrétion des matières stercorales douloureuse, la position assise pénible, la démarche embarrassée. Cependant on peut vivre long-temps avec cette maladie tant qu'il est possible de repousser la tumeur, et de la contenir après qu'on a été à la selle. Mais lorsque la tumeur reste constamment au dehors, la membrane muqueuse exposée sans cesse à l'action de l'air, aux frottemens, augmente de volume, devient fongueuse, s'ulcère, verse du sang et du pus, et devient irréductible. Peu-à-peu la santé s'altère, les digestions se font mal, le malade tombe dans la langueur, la perte du sang l'épuise et le fait périr. J. N. Binninger, (1) rapporte qu'un enfant âgé de huit ans avait depuis plus de six mois un renversement du rectum qu'on ne put maintenir réduit. La tumeur, sans être absolument douloureuse, versait continuellement du sang. Cet enfant mourut dans la fièvre lente et le marasme.

____

(1) *Obs. et curat. medicinal.*, *Cent.* 2, *Obs.* 62, *pag.* 198.

La femme observée par Levret, et dont nous avons parlé plus haut, était âgée de soixante ans. Depuis vingt-cinq ans ou environ qu'elle avait perdu ses règles, elle était sujette au renversement du rectum. Toutes les fois qu'elle allait à la selle, la tumeur sortait, mais elle la faisait rentrer aisément, et il n'y paraissait plus le moment d'après. Lorsque Levret examina cette femme, il y avait vingt-quatre heures qu'elle n'avait pu faire rentrer sa tumeur qui était de la grosseur du poing, livide, fétide et versait du sang en abondance. Levret pensa que cette tumeur pouvait être extirpée, et la malade soustraite par là au danger qui la menaçait ; mais on ne voulut point suivre son avis. Cette femme fut transportée à l'Hôtel-Dieu, où elle succomba quelques jours après à la perte de son sang qui exsudait de la tumeur.

La chute du rectum peut aussi devenir dangereuse et même mortelle par l'étranglement de la tumeur et la gangrène qui en est la suite. Cependant cet accident n'a pas toujours une issue fâcheuse : il peut même devenir salutaire et procurer la guérison de la maladie.

Le renversement du rectum se guérit facilement chez les enfans, lorsqu'il n'est pas considérable, ancien et habituel. Sa guérison est difficile chez les adultes, surtout lorsqu'ils ont des hémorroïdes ; elle est presque impossible dans les vieillards.

Les indications qu'il présente sont différentes selon que la maladie est récente ou ancienne, simple ou compliquée. Lorsqu'elle est récente, que la membrane muqueuse ne se montre au dehors que quand le malade va à la selle, et qu'elle rentre ensuite spontanément ou par la plus légère pression, on se borne à l'usage des bains

de siège froids, aux fomentations et aux injections d'eau ferrugineuse, de décoction de roses
de Provins, de racines de tormentille, d'écorce
de grenade, etc., à laquelle on ajoute du vin
rouge.

Lorsque la tumeur ne rentre pas spontanément
après l'expulsion des matières fécales, il faut en
faire la réduction le plus tôt possible pour ne pas
laisser la membrane muqueuse exposée à l'action
du sphincter et au contact de l'air. Cette réduction
est facile lorsque le renversement est récent et
ne forme qu'un bourrelet sans hémorroïdes et
sans inflammation. On l'opère de la manière suivante : le malade debout et panché en devant,
ou le ventre appuyé sur le bord d'un lit et ses
fesses rapprochées, le Chirurgien place sur la tumeur un morceau de linge fin enduit de cérat ;
ensuite il enfonce le doigt indicateur et le linge
dans l'intestin, et lorsque la tumeur est rentrée,
il retire le doigt pendant qu'il soutient l'anus avec
les doigts de l'autre main ; ensuite il retire le linge.
Si ce procédé ne réussit point, on repousse l'intestin de bas en haut et un peu de devant en arrière par des mouvemens demi-circulaires à droite
et à gauche. Si la tumeur est alongée en forme
de boudin, la réduction est plus difficile, surtout chez les enfans qui crient et serrent l'anus.
Alors, après avoir fomenté la tumeur avec du
vin tiède, ou de l'eau et de l'huile, si elle est
desséchée, on presse circulairement près des tégumens l'intestin sorti, et on le repousse peu-
à-peu dans le ventre avec les doigts pendant que
ceux de l'autre main retiennent la partie rentrée.
Quelquefois on ne parvient à faire rentrer la tumeur qu'au bout de plusieurs heures, après avoir
tenu le malade couché sur le côté, le bassin éle-

vé, et avoir appliqué sur le fondement des compresses imbibées d'eau tiède.

Lorsque la maladie est ancienne et la tumeur considérable, souvent l'intestin replacé sort quelque temps après, et l'on est obligé de le contenir au moyen d'un bandage convenable. Sans cette précaution, l'action de marcher, d'aller en voiture, la toux, le plus petit effort font sortir la tumeur. On a imaginé un grand nombre de bandages pour contenir l'intestin rectum ; mais la plupart de ces bandages sont sujets à se déranger et ne remplissent pas toujours l'objet qu'on se propose. Celui qui nous paraît le plus convenable a son point fixe sur les épaules, ce qui le rend plus solide et moins variable dans son action. Ce bandage se compose, 1.° de deux bretelles élastiques semblables à celles dont on se sert ordinairement, mais qui se joignent par leurs extrémités antérieures et postérieures où est fixée une boucle ; 2.° d'une pelote ovale un peu molle, convexe du côté de l'anus, concave du côté opposé, ou d'un morceau d'ivoire de même forme et percé de plusieurs trous pour la sortie des vents ; 3.° de deux courroies, dont l'une, simple, est fixée à l'extrémité postérieure de la pelote ou du morceau d'ivoire, et l'autre double, est attachée à son bout antérieur : la courroie postérieure monte derrière le bassin et va se fixer à l'extrémité postérieure des bretelles au moyen de la boucle qui s'y trouve ; les deux parties de la courroie antérieure, après avoir passé au côté interne des cuisses, se réunissent antérieurement vers le milieu du ventre en une seule bande qui s'attache à la boucle placée à l'extrémité antérieure des bretelles, ce qui donne au malade la facilité, même en marchant, de relâcher et de serrer à volonté son bandage. Les courroies doivent , comme les bretelles , être élastiques , afin qu'elles puissent s'alonger ou se raccourcir pour se prêter aux différens mouvemens du malade. Ce bandage peut être placé immédiatement sur la peau ou sur la chemise ; mais il gêne moins lorsqu'il est placé sur la peau.

Lorsque la chute du rectum ne peut être contenue par ce bandage , on peut avoir recours à un autre moyen que j'ai employé avec succès , et qui a même quelquefois procuré la guérison de la maladie. Ce moyen consiste à pousser dans le fondement une grosse mèche de charpie enduite de cérat. Quand cette mèche est introduite , on place sur l'anus un gros tampon de charpie , on met une compresse sur ce tampon , et le tout est soutenu avec un bandage en T double.

Le malade doit apporter beaucoup d'attention dans le choix de ses alimens afin d'éviter également la constipation et la diarrhée. Si malgré cette attention il est constipé , on lui fait prendre de temps en temps des lavemens , on lui recommande de se tenir debout quand il va à la selle, de ne pas laisser l'intestin long-temps au-dehors, et d'user de lotions froides.

Si la chute du rectum peut être empêchée par les moyens dont nous venons de parler , et que les malades prennent les précautions qui viennent d'être indiquées , ils peuvent vivre avec cette infirmité et jouir d'ailleurs d'une assez bonne santé. Mais quand il est impossible de contenir le rectum , le bourrelet formé par la membrane muqueuse, surmonté quelquefois de tumeurs hémorroïdales , se gonfle de plus en plus ; cette membrane devient fongueuse, s'ulcère et laisse suinter du pus, une sérosité âcre et une quantité de sang considérable , comme nous l'avons dit précédemment ; la maladie parvenue à ce degré, mine, si on l'abandonne à elle-même, la santé la plus robuste, et fait périr dans le marasme et la langueur. On ne peut prévenir cette fin funeste qu'en excisant la tumeur ou en la cautérisant avec un fer rougi au feu. L'excision se fait avec un bistouri ou des ciseaux courbes sur le plat. On enlève l'un après l'autre les deux côtés du bourrelet accrochés avec une érigne, ou dans lesquels on a passé avec une aiguille une anse de fil ciré avec laquelle on les tire à soi. On arrête l'hémorragie plus ou moins abondante qui accompagne cette opération, en tamponnant suivant le procédé qui a été décrit à l'article des hémorroïdes. C'est sans doute la crainte de cette hémorragie qui a empêché beaucoup de Chirurgiens d'entreprendre l'opération ; mais il s'en est trouvé un grand nombre d'autres qui n'ont pas été arrêtés par cette crainte et qui ont guéri les malades en faisant l'excision. Sabatier parle de deux individus attaqués de la chute du rectum, dont l'un avait été obligé de garder le lit pendant huit à dix ans, et l'autre perdait journellement deux à trois palettes de sang, ce qui l'avait conduit à un état de cachexie qui faisait craindre pour sa vie. Tous deux furent guéris par la rescision du bourrelet formé par la membrane muqueuse. J'ai moi-même pratiqué plusieurs fois cette opération avec succès.

On peut obtenir le même résultat en appliquant et promenant sur toute la surface de la tumeur un fer rouge, et en répétant cette application à des intervalles plus ou moins éloignés jusqu'à la destruction totale de la tumeur. Ce moyen conseillé par les auteurs les plus anciens, a été vanté surtout par Marc-Aurèle Severini. qui dans son enthousiasme pour le cautère actuel, appelle lâches les médecins qui l'empêchèrent de traiter par ce procédé un homme de la famille équestre des Surgenti, chez lequel la chute du rectum datait de vingt ans, et n'avait éprouvé aucune amélioration par l'usage de toutes sortes de remèdes (1). Voici comment il s'exprime à cet égard. Nous nous servons des propres expressions de Théophile Bonet, son traducteur.

« Il y a à Naples un gentilhomme de la maison des Surgenti, lequel est sujet à un renversement du rectum avec grandes douleurs et autres accidens, sans avoir senti aucun soulagement des médicamens. Dieu veuille qu'il ne tombe pas un jour en une paralysie de cette partie qui sort si souvent, ou qu'elle ne devienne livide, ou qu'il n'y arrive une gangrène, vu principalement qu'il est avancé en âge et que la chaleur naturelle va toujours en diminuant. Je dis ceci avec regret, parce que je le vois abandonné par nos médecins, comme si le remède le plus efficace de tous, savoir le feu appliqué sur la partie, n'était pas capable de consumer toute cette humidité superflue qui est cause de la rélaxation. J'avais formé le dessein d'entreprendre de guérir une incommodité qui date de vingt ans; mais cette belle occasion m'a été ôtée par nos lâches médecins. » Malgré les éloges prodigués par Severini au cautère actuel pour la guérison du renversement chronique de la membrane muqueuse du rectum, ce moyen a été généralement peu employé. Aussi ne trouve-t-on dans les auteurs presque aucune observation bien détaillée du traitement de cette maladie par le feu. La suivante, qui a été communiquée à Lassus par M. Kluyskens, professeur de

---

(1) *De medicin. efficaci cxopyricâ, cap.* 95.

chirurgie et Chirurgien en chef de l'hôpital civil de Gand, est trop intéressante pour ne pas trouver place ici. « Un jeune homme de vingt-deux ans, d'un assez bon tempérament, avait depuis un an un renversement du rectum avec ténesmes douloureux, évacuations alvines sanguinolentes et même hémorragie. Les digestions se faisaient mal ; la tumeur avait le volume du poing d'un adulte et était parsemée d'un grand nombre de vaisseaux variqueux. On pouvait la réduire : mais il était impossible de la maintenir dans sa place naturelle, malgré l'usage d'un tampon de charpie introduit dans l'anus. Des lavemens toniques et calmans, le vin, le quinquina et autres remèdes fortifians furent insuffisans. M. Kluyskens eut recours au cautère actuel. Il fit, dans l'espace d'environ six semaines, sept à huit applications du fer rouge, de cinq jours en cinq jours, sur toute la surface de la tumeur. Elle diminua successivement de volume : le ténesme et l'hémorragie cessèrent. La suppuration, d'abord abondante, devint moins considérable. La tumeur réduite, on introduisit dans l'anus une tente de charpie enduite de cérat. Peu-à-peu l'intestin se rétrécit, les ulcères se cicatrisèrent, et le malade parfaitement guéri dans l'espace de deux mois, ne fut plus exposé au renversement du rectum, lors même qu'il rendait des matières stercorales avec effort. »

La seconde espèce de la maladie qui nous occupe n'est pas, à proprement parler, une chute du rectum ; elle n'a de commun avec celle-ci que de donner lieu à une tumeur rougeâtre, molle, qui fait saillie à travers l'anus. Cette maladie consiste dans l'invagination de l'iléon, du colon, ou du commencement du rectum. La nature de cette affection a été long-temps méconnue. Saviard est le premier qui ait soupçonné, d'après la longueur de la tumeur, qu'elle ne pouvait être produite par le rectum seul, et que probablement l'intestin colon sorti par l'anus, en formait la plus grande partie. Il ajoute que ce qui l'a confirmé dans cette pensée, c'est qu'il a observé que ceux qui éprouvent ces grandes chutes d'intestin ont ordinairement des envies de vomir qui procèdent du tiraillement que le déplacement du colon fait éprouver à l'estomac par l'intermédiaire du grand épiploon. La conjecture de Saviard a été prouvée par un certain nombre de faits, et notamment par le suivant. Un enfant de trois ans et demi souffrait presque continuellement depuis trois mois des douleurs de ventre souvent accompagnées de vomissement. Le 16 juillet 1766, il fut attaqué d'un renversement assez considérable du rectum. M. Robin reconnut la chute du fondement, et fit quelques tentatives infructueuses pour la réduction. Il attribua le défaut de succès au volume de la tumeur, aux cris et aux efforts de l'enfant. On appliqua des linges doux humectés fréquemment de lait tiède ou d'eau de guimauve. Le lendemain on essaya encore inutilement la réduction. M. Robin sentait, par l'intromission du doigt, des corps étrangers extraordinaires, comme des excroissances charnues ou des matières fécales accumulées. Le vomissement continuel était un symptôme qui n'accompagne pas ordinairement la chute de l'anus. On appela un autre Chirurgien, qui maniant la tumeur extérieure avec moins de ménagement, parvient à la faire rentrer avec une violence que Robin n'aurait osé employer. Cette réduction ne le tranquillisait pas sur le sort de l'enfant, parce que les accidens continuaient, et qu'il fut impossible de donner un lavement à cause de la résistance qu'il y avait dans le rectum au-dessus de l'anus. La mort termina les maux du malade, le vingt du mois. À l'ouverture du corps, on aperçut que l'intestin rectum, à sa partie supérieure, recevait dans sa cavité les intestins cœcum et colon. Ces trois intestins furent enlevés, et en les examinant avec attention, on vit très-distinctement l'invagination du cœcum et de la plus grande partie du colon dans l'extrémité inférieure de ce dernier, et dans la partie supérieure du rectum. Elle commençait à plus de onze pouces de l'anus, et finissait à cinq ou six pouces au-dessus. Il ne fut pas possible de retirer la portion qui formait l'intussusception : elle avait contracté de fortes adhérences au-dehors seulement, à l'endroit du repli ; elle était libre et flottante intérieurement (1).

La mobilité de la portion iliaque du colon, et la situation fixe du rectum, favorisent cette invagination qui le plus souvent se fait tout-à-coup, dans les efforts de l'accouchement, ou pendant l'opération de la taille, surtout chez les enfans qui poussent de hauts cris. Quelquefois cependant elle se fait peu-à-peu pendant le cours d'une fièvre vermineuse, d'une dysenterie, ou à la suite d'une chute sur les fesses, sur les lombes. La tumeur qui résulte de cette invagination, présente une longueur que n'a jamais celle qui dépend du renversement de la membrane muqueuse du rectum. La chute de cet intestin, que Saviard soupçonna être formée par l'invagination du colon, était longue d'un pied. Dans un cas rapporté par Fabrice d'Aquapendente (2), la tumeur avait la longueur de l'avant-

---

(1) Mém. de l'Acad. de Chir., t. 11, pag. 551.
(2) *De Chirur. Op. C. de An. procid. pag.* 585.

bras, et la grosseur des deux avant-bras réunis ;
le malade la faisait rentrer lui-même avec facilité.
Muralt a inséré dans les Ephémérides des curieux
de la nature (1), un fait analogue. Le sujet était
la femme d'un forgeron à laquelle cette maladie
était survenue pendant le travail de l'accouchement. Haller (2) parle d'une femme dont l'intestin
colon invaginé dans le rectum, pendait hors de
l'anus, de la longueur d'un pied. On pouvait
faire rentrer la tumeur, mais elle ressortait
aussitôt : la malade mourut.

Cette espèce de tumeur est cylindrique, mollasse, rouge, et de sa surface suinte de la mucosité et même du sang. Son extrémité inférieure
présente une ouverture froncée dans laquelle on
peut introduire le doigt. Son extrémité supérieure
ou sa base, plus ou moins resserrée, au lieu d'être
continue au cercle de l'anus, comme dans le renversement de la membrane muqueuse du rectum,
lui est contiguë, ensorte qu'on peut promener
un stylet mousse et même le doigt entre la circonférence de la tumeur et le rectum. Cette circonstance, jointe à la manière dont la tumeur s'est
formée et à sa longueur, sert à faire distinguer
l'invagination du colon dans le rectum, du renversement de la membrane muqueuse de ce dernier. D'ailleurs l'invagination du colon dans le
rectum, et sa sortie hors de l'anus, sont fréquemment précédées et accompagnées d'accidens qui
n'ont point lieu dans le simple renversement de
la membrane interne du rectum. Ces accidens
sont des douleurs de colique, des nausées, des

---

(1) *Decad.* 2, *ann.* 1. *Obs.* 113, *in Schot.*
(2) *Opusc. Pathol.*, *Obs.* 53, *p.* 310.

10.

vomituritions, des vomissemens, du tenesme, la difficulté d'aller à la selle et d'uriner.

Les symptômes et le danger de cette maladie varient à raison de la promptitude avec laquelle elle s'est formée. Lorsqu'elle a paru peu-à-peu, elle ne produit que de la gêne dans l'excrétion des matières fécales et de l'urine; la tumeur rentre et sort avec assez de facilité, et le malade peut vivre long-temps avec cette incommodité. Lorsqu'elle s'est montrée d'une manière soudaine, et qu'une tumeur d'un pied et même plus de longueur s'est formée subitement hors de l'anus à la suite d'une chute sur les fesses ou sur l'abdomen, ou pendant un effort violent, les symptômes de l'étranglement surviennent avec rapidité, et la mort arrive dans l'espace de peu de jours avec ou sans gangrène de l'intestin invaginé. La gangrène de la tumeur paraît avoir constamment entraîné la mort. Cependant il serait possible que dans quelques cas, comme on l'a observé pour les invaginations internes, la séparation de la portion d'intestin gangrenée ne détruisît pas la continuité du conduit intestinal, et que le malade se rétablît.

Dans quelques cas la tumeur ne descend pas hors de l'anus; c'est seulement en portant le doigt dans le rectum qu'on la distingue. On est conduit à faire cette exploration par le sentiment de pesanteur que le malade ressent dans cette région, et par la difficulté qu'il éprouve à aller à la selle.

Les moyens à employer contre cette invagination varient selon qu'elle s'est formée lentement ou tout-à-coup. Dans le premier cas, on repousse la tumeur dans le rectum le plus profondément possible: on peut chercher, à l'aide des lavemens ou de douches ascendantes, à rendre cette réduction plus complète ; on conseille au malade de garder la position horizontale, et même de se coucher sur un lit disposé de telle manière que la poitrine soit moins élevée que le bassin. Une longue mèche de charpie, un cylindre de gomme élastique poussés profondément dans le rectum, peuvent aussi concourir à maintenir l'intestin réduit. On conseille un régime qui prévienne également la constipation et le dévoiement.

Si l'invagination a été subite, on doit de même chercher d'abord à réduire l'intestin, quand l'inflammation des parties déplacées n'y met pas obstacle. Si cette inflammation s'y oppose, on a recours à la saignée du bras, à l'application des sangsues à l'anus, aux embrocations et aux fomentations émollientes et anodines, etc. ; après quoi on cherche à repousser la tumeur en joignant au taxis la position la plus favorable à la rentrée des parties. Lorsque la tumeur est étranglée par le cercle de l'anus, si les moyens dont il vient d'être question ne suffisent pas pour faire cesser l'étranglement, et si les accidens sont urgens, on incisera un côté de l'anus avec un bistouri, ensuite on procédera à la réduction. Mais dans beaucoup de cas cette réduction est incomplète : la tumeur extérieure est repoussée dans le rectum, mais l'invagination existe à l'intérieur, et avec elle tous les symptômes de l'étranglement auquel le malade succombe. C'est ce qu'on a remarqué dans une des observations rapportées plus haut.

ARTICLE V.

Des Abcès à la marge de l'Anus.

Les abcès à la marge de l'anus sont très-fréquens : la grande quantité de tissu cellulaire graisseux qui environne l'extrémité inférieure du rectum, la nature même des fonctions de l'anus, l'obstacle que les matières fécales accumulées dans l'intestin apportent à la circulation, toutes ces causes qui concourent à produire les hémorroïdes, et l'irritation que déterminent ces tumeurs elles-mêmes, sont autant de circonstances propres à donner lieu à la formation de ces abcès et à expliquer leur fréquence.

Les abcès de l'anus ont été distingués en grands ou gangréneux, en moyens ou phlegmoneux, et en petits ou tuberculeux. Mais il est bon d'observer que cette distinction n'est point fondée sur la nature même de ces abcès, mais bien sur l'étendue et l'intensité de l'inflammation qui les produit.

— *Abcès gangréneux.* Les grands abcès de la marge de l'anus sont très-souvent envahis par la gangrène. Leur développement est quelquefois spontané; d'autres fois ils ont pour cause une contusion ou la perforation du rectum par un corps étranger, qui, après avoir parcouru toute la longueur du conduit intestinal et être parvenu dans le rectum, s'est engagé dans les tuniques de cet intestin. Ces abcès occupent rarement tout le pourtour de l'anus; dans presque tous les cas ils sont bornés à l'un des côtés, mais ils s'étendent au loin dans le tissu cellulaire de la fesse. Le gonflement considérable, la rougeur livide de la peau, la flaccidité des chairs sous le doigt, caractérisent ces vastes dépôts, sur lesquels on voit presque toujours se former une ou plusieurs escarres dans lesquelles un stylet pénètre sans résistance.

L'ouverture de ces abcès doit être faite aussitôt

que la tumeur commence à s'amollir et présente de la fluctuation à sa partie moyenne. C'est le seul moyen d'en arrêter les progrès : les antiphlogistiques les plus énergiques seraient insuffisans pour enrayer leur marche rapide.

— Les abcès médiocres ou *phlegmoneux* se déclarent quelquefois au déclin d'une maladie aiguë dont ils semblent être la crise. Le plus souvent ils surviennent chez des personnes bien portantes et sans aucune cause à laquelle on puisse les attribuer.

On aperçoit d'abord sur les côtés de l'anus une tumeur circonscrite, profonde, dont la base se perd dans les graisses : cette tumeur est accompagnée de chaleur, de douleur, et la peau qui la couvre ne tarde pas à devenir rouge. L'excrétion des matières fécales et quelquefois même celle de l'urine est laborieuse ou même impossible, et un mouvement fébrile plus ou moins violent, selon l'intensité des symptômes locaux, se joint à ces derniers. L'emploi des moyens antiphlogistiques ne prévient pas la suppuration qui est la terminaison constante de l'engorgement inflammatoire du tissu cellulaire qui environne l'extrémité inférieure du rectum. Si, comme on l'a observé dans quelques circonstances rares, la résolution s'opère, elle est incomplète ; il reste presque toujours un noyau d'engorgement qu'on peut regarder comme le germe d'une nouvelle tumeur qui finira tôt ou tard par suppurer.

Dans les abcès qui se forment à la marge de l'anus, le pus se creuse, pour ainsi dire, un foyer qui a pour parois, en dedans le rectum, en dehors la paroi correspondante du bassin, en haut le muscle releveur de l'anus, et en bas les tégumens. Lorsqu'on ouvre ces abcès, on trouve l'intestin dénudé et comme aminci par la fonte purulente du tissu cellulaire graisseux qui l'environne. Cette dénudation s'étend plus ou moins haut suivant la grandeur de l'abcès : quelquefois l'intestin est percé. On s'est demandé si dans ces cas là la perforation du rectum est antérieure à l'abcès, et si l'abcès est le résultat de l'infiltration des matières stercorales dans le tissu cellulaire, ou bien si cette perforation est postérieure à l'abcès et produite par cet abcès même. La plupart des auteurs ont regardé les abcès de la marge de l'anus comme postérieurs à la perforation de l'intestin ; mais cette perforation ne peut point être considérée comme une condition nécessaire au développement de la tumeur : nous ajouterons même, que dans les cas où un corps étranger enfoncé dans les tuniques du rectum est la cause des accidens qui surviennent, ce n'est pas à la perforation de l'intestin qu'il faut attribuer ces accidens, mais à la présence même du corps étranger, qui irrite les parties dans lesquelles il est engagé, de la même manière qu'une épine introduite dans le doigt devient la cause d'un panaris.

On doit ouvrir de bonne heure les abcès phlegmoneux de l'anus, comme les abcès gangréneux, afin de prévenir leur extension illimitée, et les ravages que le pus pourrait occasionner dans un endroit abondamment pourvu de tissu cellulaire graisseux. Tous les praticiens sont d'accord sur ce point, que les abcès d'une certaine étendue à la marge de l'anus doivent être promptement ouverts et avant que la fluctuation y soit très-sensible ; mais ils ne le sont pas sur la manière dont on doit les ouvrir. Les uns veulent qu'on se borne à une simple incision des tégumens ; les autres recommandent de fendre l'intestin et même d'en emporter une partie lorsqu'il est extrêmement aminci. Les derniers fondent leur précepte sur l'impossibilité d'obtenir la réunion complète des parties, sur le danger des fistules consécutives, sur l'inconvénient de pratiquer deux opérations au lieu d'une. Mais trop de raisons militent en faveur de la méthode opposée pour qu'elle ne soit pas suivie préférablement à l'autre. En faisant une simple incision pour donner issue au pus, on évite quelquefois l'incision du rectum qui n'est pas toujours nécessaire, et dans ce cas-là, en suivant la première méthode, on aurait pratiqué sans nécessité une opération qui peut donner lieu à des accidens. Cette incision du rectum dans toute sa portion dénudée n'est pas sans danger, et le plus souvent elle n'est pas indispensable; car presque toujours la perforation de l'intestin est voisine de l'anus et la dénudation s'étend à plusieurs pouces au-dessus. De plus, cette incision ne prévient pas constamment les fistules consécutives; on le conçoit facilement en réfléchissant que dans un grand nombre de cas l'incision ne passe pas dans l'endroit de la perforation, et que dès-lors le recollement de l'intestin peut être incomplet. Cette méthode ne met donc pas tout-à-fait à l'abri d'une seconde opération. Si, à la suite d'une simple incision, il reste une fistule, l'opération nécessaire pour la guérir se fait avec une connaissance parfaite de l'étendue et de la direction qu'il faut donner aux incisions : il y aura, comme l'a dit Foubert, moins de parties à fendre et à emporter ; le recollement des parois de l'abcès sera fait, et marquera précisément quelles sont les parties qu'on doit attaquer ; on ne risque alors ni de diviser inutilement des parties saines, ni de ne pas comprendre dans l'incision celles qui doivent être divisées. L'ouverture de l'abcès et l'incision consécutive du rectum, sont à la vérité deux opérations, mais ce sont deux opérations très-simples et de beaucoup moindre conséquence que les grandes incisions qu'on pratiquerait en suivant le précepte que nous combattons. Enfin, nous ajouterons que dans quelques cas d'abcès à la marge de l'anus, il y a, comme Foubert en a rapporté plusieurs exemples, et comme beaucoup de praticiens ont eu occasion de l'observer, il y a, dis-je, perforation, non pas du rectum, mais du canal de l'urètre. On peut juger combien serait peu rationnelle dans de pareilles circonstances l'incision de l'intestin. Concluons: en se bornant à la simple ouverture de l'abcès, la nature opère le recollement de toutes les parties qui en sont susceptibles, et s'il reste une fistule, elle aura le moins d'étendue possible ; l'opération nécessaire pour la guérir sera simple, peu douloureuse ; le succès en sera certain. Du reste, pour mettre sa réputation à l'abri, le Chirurgien doit prévenir le malade, ou les personnes qui l'entourent, qu'il restera peut-être une fistule, et en faire connaître les raisons. Nous croyons cependant qu'il est des cas où il faut inciser le rectum malade : c'est seulement lorsque l'abcès a une petite étendue, ou lorsque les tuniques de l'intestin sont altérées, déjà rompues, ou qu'elles se déchirent sous le doigt porté dans l'intérieur de l'abcès.

Voici de quelle manière l'incision doit être faite dans les abcès phlegmoneux comme dans les abcès gangréneux : on fait coucher le malade sur le côté de la maladie, la cuisse correspondante étendue et l'autre cuisse fléchie. On plonge obli-

'quement un bistouri pointu dans l'une des extrémités de la tumeur, et le poussant vers l'autre extrémité, on fait une incision d'une étendue suffisante pour que le pus s'écoule librement. Cette incision doit être parallèle à l'anus, c'est-à-dire, dirigée de derrière en devant, parce que c'est presque
toujours dans ce sens que la tumeur présente son
plus grand diamètre. Quand l'incision est faite, on
porte le doigt indicateur de la main gauche dans
le foyer, afin de s'assurer de l'état de l'intestin et
de l'étendue de l'abcès ; on juge par-là, s'il convient de pousser l'incision jusqu'aux extrémités
du dépôt, ou même de lui donner la forme d'un
T, en fendant sa lèvre externe dans une étendue
proportionnée au décollement de la peau. L'opération achevée, on remplit mollement la plaie
avec de la charpie sur laquelle on place des compresses que l'on soutient avec un bandage en T
double. Les pansemens subséquens se font à plat
avec un plumasseau enduit de cérat.

Lorsque le malade doit guérir sans fistule, la
plaie est cicatrisée dans l'espace de six semaines
ou de deux mois. Dans le cas contraire, la plaie
se reduit à une très-petite étendue, et cesse alors
de faire des progrès vers sa guérison. Si l'on
y porte à cette époque un stylet, il pénètre
à une profondeur plus ou moins grande en se
dirigeant vers le rectum. Le doigt indicateur introduit en même temps dans cet intestin fait connaître s'il y a perforation ou seulement dénudation. On juge alors, d'après l'état général du sujet et d'après la disposition des parties malades,
s'il faut en venir à l'opération de la fistule, ou la
différer. En général, on ne doit se déterminer à
pratiquer cette opération que quand on a la certitude que la maladie ne peut guérir autrement.

Combien n'a-t-on pas vu de malades à qui l'opération de la fistule eût été faite inutilement si l'on se fût hâté de la pratiquer, puisqu'ils ont guéri sans ce moyen ? C'est surtout lorsque la fistule monte très-haut le long de l'intestin sans communiquer dans sa cavité, et que le malade a beaucoup maigri, que l'on ne doit pas se presser de faire l'opération de la fistule. On a vu souvent alors la maladie guérir par le seul retour de l'embonpoint. Parmi un certain nombre d'exemples de cette guérison spontanée, nous nous bornerons à en citer un qui nous a paru fort remarquable. M. ***, d'une grande stature, d'un certain embonpoint, éprouvait depuis environ six mois, dans l'excavation du bassin, une douleur sourde et profonde qui augmentait lorsqu'il urinait ou qu'il allait à la garde-robe. L'examen le plus attentif des environs de l'anus et l'introduction du doigt dans le rectum ne faisaient rien éprouver à quoi l'on pût attribuer cette douleur. Tout-à-coup il survint au fondement un engorgement pâteux qui gardait l'impression du doigt, et sur lequel la peau n'avait pas changé de couleur. Des cataplasmes furent appliqués sur la tumeur. Au bout de trois jours une fluctuation profonde se fit sentir des deux côtés de l'anus. Je fis à droite et à gauche une incision proportionnée au volume de la tumeur. Il sortit une quantité prodigieuse de pus fétide. Six semaines après, les plaies étant réduites à une très-petite étendue, je les sondai : le stylet pénétra à plus de quatre pouces de profondeur, le long de l'intestin qui était dénudé sans être percé. L'étendue de ces fistules jointe à la perte de l'embonpoint, m'éloignèrent de l'idée que j'avais d'abord eue de fendre l'intestin à droite et à gauche. Je pensai que le recollement

pourrait avoir lieu , et les fistules se guérir spontanément si le malade reprenait de l'embonpoint.
Je lui conseillai d'aller respirer l'air natal , et de
suivre un régime analeptique. Je ne fus pas trompé dans l'espoir que j'avais conçu. Six mois après,
le malade revint à Paris ; les fistules s'étaient cicatrisées et il était sous tous les rapports dans
un état de santé parfaite. J'eus occasion de le re-
voir plusieurs années après : aucun accident n'é-
tait survenu.

— Les *abcès tuberculeux* ou tubercules suppurés
de la marge de l'anus , dépendent presque toujours de la perforation de l'intestin , produite elle-
même par l'inflammation d'une hémorroïde interne. Cette perforation , très-étroite et très-
voisine de l'anus , laisse transsuder les humidités stercorales dans le tissu cellulaire qui environne l'intestin, au-dessus du sphincter externe ,
et c'est l'irritation produite par ces humidités
qui donne lieu au tubercule inflammatoire. Dans
beaucoup de cas , le tubercule est si peu douloureux que les malades croient être simplement
affectés d'hémorroïdes , et ne réclament pas les
secours de l'art. Cependant la tumeur s'ouvre ;
il en sort un pus sanguinolent qui tache les vête-
mens , et le Chirurgien consulté alors aperçoit
auprès de l'anus une petite ouverture dans le contour de laquelle la peau est brunâtre et amincie ;
un stylet porté dans cette ouverture s'y enfonce
en se dirigeant du côté de l'intestin. Quelquefois
cette ouverture se ferme , le trajet fistuleux disparaît , et la guérison est complète et durable :
mais le plus souvent il reste une fistule.

La conduite à tenir dans le traitement de ces
abcès tuberculeux n'est pas la même que dans les

cas où l'inflammation occupe une certaine étendue. Ici, il fallait inciser la tumeur, là, on se
borne à en favoriser la suppuration. On couvre
le tubercule d'un emplâtre de diachylon gommé
ou d'onguent de la mère, s'il est très-petit : on
préfère un cataplasme de farine de graine de lin
et d'eau de guimauve, s'il est plus volumineux
et que sa marche soit tout-à-fait aiguë. On laisse
à la nature le soin d'expulser le produit de la suppuration. Après la rupture de l'abcès, on panse
à plat avec un plumasseau couvert de cérat; et
s'il reste une fistule, on ne se détermine à l'opérer
qu'après avoir attendu un temps assez long pour
être certain que le recollement des parties ne peut
avoir lieu sans cette opération.

ARTICLE VI.

Des Fistules à l'anus.

Les fistules à l'anus succèdent constamment à
un abcès formé dans le voisinage de cette partie.
Ces fistules sont de deux espèces : savoir, les fistules stercorales, et les fistules non stercorales.
Dans les premières, il y a perforation du rectum ;
il y a seulement dénudation de cet intestin dans
les secondes. Les fistules stercorales ont été sub-
divisées en complètes et en incomplètes. Elles
sont complètes lorsqu'elles ont deux orifices, l'un
extérieur dans le voisinage de l'anus, et l'autre
intérieur, dans l'intestin. Elles sont incomplètes
lorsqu'elles n'ont qu'un orifice intérieur dans le
rectum, sans s'ouvrir au dehors. Long-temps
dans les écoles on a nommé celles-ci fistules borgnes et internes. On donnait le nom de borgnes
et externes aux fistules non-stercorales dans lesquelles l'intestin n'est pas percé.

Plusieurs auteurs, parmi lesquels on en compte quelques-uns dont l'autorité est d'un grand poids en Chirurgie, ont revoqué en doute l'existence de cette dernière espèce de fistules. Suivant eux, un abcès à la marge de l'anus, sans perforation de l'intestin, ne peut jamais dégénérer en fistule, et doit toujours guérir comme les abcès des autres parties, lorsqu'il est convenablement ouvert. Ils ajoutent que dans toutes les fistules à l'anus, il y a un orifice interne, et que si dans quelques cas il n'a pas été aperçu, il faut l'attribuer à son étroitesse, qui n'a pas permis d'y introduire un stylet. J'ai partagé long-temps cette opinion, et je la partagerais peut-être encore si je n'avais eu d'autres preuves du contraire que le grand nombre de fistules que j'ai observées sans pouvoir leur trouver d'orifice interne, et dans lesquelles l'incision du rectum a été suivie de la guérison : je pourrais penser que l'orifice fistuleux interne resté sur un des bords de l'incision de l'intestin n'a pas mis obstacle à la guérison et n'a pas donné lieu à la récidive de la fistule. Mais ayant eu occasion de disséquer le corps de plusieurs personnes mortes avec une fistule à l'anus, je me suis convaincu que chez quelques-unes, ces fistules n'avaient aucune communication dans l'intestin. Aussi l'existence de la fistule borgne externe est-elle pour moi une chose démontrée. Si l'on demandait par quelle cause les abcès de la marge de l'anus, sans perforation de l'intestin, dégénèrent si souvent en fistule, pendant que les abcès des autres parties ne se terminent pas ainsi, je répondrais qu'on peut trouver la raison de cette différence dans la disposition anatomique des parties. Ici, en effet, les parois de l'abcès sont formées en dehors par le bassin qui ne peut se rapprocher du rectum, et en dedans par le rectum qui tend sans cesse à s'éloigner du bassin par l'effet de la contraction de ses fibres musculaires. L'accumulation des matières fécales dans le rectum pourrait bien, en écartant les parois de cet intestin, les rapprocher de la partie correspondante du bassin, et favoriser leur réunion; mais cette distension du rectum n'est que momentanée, le besoin de rendre les matières se fait bientôt sentir, et les parois de l'abcès s'écartent de nouveau. Enfin, quand la maladie dure depuis quelque temps, les parois de la fistule deviennent fongueuses et cette disposition met encore obstacle à la guérison. On n'a pas d'ailleurs ici la ressource de la compression expulsive qu'on emploie si utilement à la suite des différens autres abcès. Ces causes me paraissent si propres à produire la fistule, que je suis surpris qu'elle n'ait pas constamment lieu à la suite de tous les abcès à la marge de l'anus. Au reste, il est d'observation que les fistules sont d'autant plus fréquentes que les abcès sont plus vastes, et que le rectum par conséquent est dénudé dans une plus grande étendue. Nous admettons en conséquence trois espèces de fistules à l'anus : la fistule stercorale complète, l'incomplète, et la fistule non stercorale.

La fistule stercorale complète se présente sous plusieurs formes, et a reçu, à raison de ces formes, des dénominations particulières. On nomme fistule simple celle qui n'a qu'un seul trajet et un seul orifice à la peau ; fistule composée, celle qui présente plusieurs orifices externes et plusieurs trajets qui aboutissent tous à un seul orifice interne ; fistule compliquée, celle qui est accompagnée de callosités, de décollement de la peau

dans une plus ou moins grande étendue, de la
carie du coccyx ou de celle du sacrum; fistule
double, celle qu'accompagne une autre fistule placée ordinairement du côté opposé.

Voici les signes des fistules stercorales complètes : il existe un écoulement habituel près de
l'anus; on y aperçoit une ou plusieurs ouvertures
qui se sont formées à la suite d'un abcès. Lorsqu'on
comprime les parties voisines, il sort par cette ouverture une humeur purulente ou sanieuse, quelquefois des matières fécales délayées, des vents
ou des vers ascarides ou lombricoïdes. Si, après
avoir fait coucher le malade sur le côté, on introduit dans l'ouverture cutanée de la fistule, un
stylet mousse, il pénètre plus ou moins profondément et s'approche du rectum. Si en même
temps on porte dans l'intestin le doigt indicateur
enduit de cérat, d'huile ou de beurre, il rencontre à nu le stylet qui a pénétré dans le rectum, ou on le distingue à travers les parois
amincies et dénudées de cet intestin ; car il est à
observer que quelquefois le stylet ne peut arriver
jusque dans le rectum, soit parce que l'ouverture
interne de la fistule est très-étroite, soit parce
que le trajet qui y conduit présente des tortuo-
sités qui l'arrêtent. Comme il est de quelque importance de constater la perforation du rectum,
et de connaître le lieu de cette perforation, on
peut y faire pendant quelques jours des injections d'eau tiède, afin de dilater peu-à-peu la
fistule; on connaît mieux aussi, après ces injections, le nombre de ses ouvertures et ses sinuosités, et cette connaissance est importante pour
l'opération.

Dans quelques cas, des fistules urinaires dont
l'orifice extérieur était voisin de l'anus, ont été

prises pour des fistules du rectum. Une telle erreur peut avoir des conséquences fort graves. Il importe de la signaler et d'indiquer les signes à l'aide desquels on peut l'éviter.

Les fistules urinaires versent un pus peu consistant, qui exhale une odeur urineuse, et qui tache en blanc les linges du malade, tandis que les fistules stercorales fournissent un liquide dont la couleur tire toujours sur le brun, au moins par intervalles. Les orifices des fistules urinaires sont ordinairement étroits, calleux; une sorte de corde, distincte à travers les tégumens, marque leur trajet, et se dirige vers le périnée, au lieu de se porter du côté du rectum. Mais les principaux signes de ces fistules sont : 1.° de fournir une quantité plus abondante de liquide au moment de l'éjection de l'urine; 2.° d'avoir été précédées et d'être accompagnées de difficulté dans l'excrétion de ce liquide; 3.° d'être jointes à une sensation douloureuse dans un point du canal de l'urètre à chaque évacuation de l'urine. Cette sensation douloureuse est produite par le passage d'une certaine quantité d'urine dans la fistule à son orifice intérieur.

Les fistules stercorales complètes ne sont pas susceptibles de guérir spontanément; mais dans le plus grand nombre des cas, elles peuvent être traitées avec succès par les moyens chirurgicaux. C'est seulement lorsque leur orifice se trouve à une distance telle de l'anus que le doigt ne peut y atteindre, ou bien lorsque leurs orifices et leurs sinuosités sont très-nombreux, qu'elles sont disposées en arrosoir, suivant l'expression consacrée, qu'on peut les regarder comme incurables; hors ces cas, la guérison n'en est pas impossible et elle doit être tentée, si l'état général du sujet n'y met pas obstacle. Il est, en effet, quelques cas dans lesquels on ne peut pas espérer la cicatrisation de la plaie à cause de l'état de dépérissement du malade. Il en est d'autres où la suppression de l'écoulement purulent qui a lieu par cette voie pourrait accélérer la marche d'une autre affection qu'il importe de ralentir le plus possible : telle est la fistule à l'anus chez les phthisiques, et dont la guérison a paru hâter les progrès de la maladie des poumons, malgré les exutoires au moyen desquels on a cherché à remplacer la suppuration qui avait lieu par la fistule. Dans d'autres circonstances la fistule est liée à une autre maladie, à un cancer du rectum, par exemple.

La fistule stercorale incomplète ou borgne et interne, n'a, comme nous l'avons dit, qu'un seul orifice, et cet orifice est intérieur. Voici à quels signes on reconnaît cette affection. Le malade rend du pus par le fondement au moment où il va à la selle ; ce pus est étendu sur les excrémens, sans être mêlé avec eux. La défécation est accompagnée de douleur, et la compression exercée par le doigt à l'extérieur de l'anus, ou dans le rectum même, provoque une sensation pénible. La couleur de la peau est souvent altérée dans l'endroit qui correspond au mal ; elle est livide, dure et empâtée. Si l'on explore avec le doigt l'intérieur du rectum, on y reconnaît des inégalités qui ne sont pas naturelles à cette partie et qui indiquent le lieu de l'ouverture interne de la fistule, rarement éloigné de l'anus. Cette fistule a encore des signes commémoratifs : elle succède à une tumeur inflammatoire qui, formée près de l'anus, s'est vidée par le rectum, et a donné lieu à un écoulement habituel de pus.

Beaucoup de moyens ont été proposés pour la

10.   8

guérison des fistules stercorales complètes et incomplètes ; les principaux sont les injections , les suppositoires emplastiques , les caustiques, la ligature , l'excision et l'incision.

Les injections ont rarement été conseillées par les gens de l'art comme un moyen curatif. Dionis rapporte qu'à l'époque où Louis XIV fut affecté de la fistule à l'anus, plusieurs malades furent envoyés aux eaux de Barège , traités par les injections de ces eaux sulfureuses , et qu'ils revinrent dans le même état où ils étaient avant leur départ. Les eaux de Bourbon furent aussi essayées : le résultat fut le même.

Les suppositoires emplastiques ne conviennent que dans bien peu de cas : dans les fistules récentes et superficielles ; encore existe-t-il d'autres moyens plus sûrs, plus efficaces et par conséquent préférables.

Les caustiques ont été très-anciennement employés. Hippocrate les a recommandés, et a décrit la manière de s'en servir. Il employait une tente de linge , imbibée de suc de grande tithymale , saupoudrée de vert-de-gris. D'autres ont fait usage de la même manière de divers onguens corrosifs. Sabatier pensait que si des circonstances particulières ou la volonté des malades portait le Chirurgien à y avoir recours , il devrait introduire d'abord dans l'orifice externe de la fistule , un trochisque de minium ou quelqu'autre escarrotique. Ce trochisque serait retiré douze à quinze heures après , et lorsque l'escarre serait détachée, on en introduirait successivement plusieurs autres ; en garnissant de charpie le côté correspondant à la fesse , et s'approchant de plus en plus de l'anus, on détruirait la paroi rectale de la fistule.

L'excision, ou mieux l'extirpation des parois de la fistule, est un procédé que les Chirurgiens des derniers siècles ont beaucoup préconisé. Elle consiste à enlever avec le bistouri toutes les callosités qui forment les parois de la fistule, toutes les sinuosités qu'elle peut offrir. Mais cette opération donne lieu à une plaie si vaste et à des accidens si graves qu'on l'a entièrement abandonnée. Quelques Chirurgiens conseillent encore d'y recourir dans les fistules très-compliquées ; mais dans les cas où le mal est porté à ce haut degré, il vaut mieux s'abstenir de toute opération que de compromettre la vie du malade, dans le but incertain de le délivrer d'une incommodité avec laquelle il peut vivre fort longtemps. L'excision se pratiquait de la manière suivante : une sonde d'argent longue et flexible introduite dans l'orifice extérieur de la fistule était poussée jusque dans le rectum ; le doigt indicateur porté dans cet intestin, courbait la sonde de manière à la ramener au-dehors et en faire une anse autour de laquelle on portait le bistouri pour extirper toutes les parties embrassées par la sonde. On promenait le doigt dans cette vaste plaie, et si l'on y distinguait quelque partie dure et calleuse, on l'excisait encore.

La ligature et l'incision sont aujourd'hui les deux seuls procédés que l'on suive. Bien que la dernière soit dans tous les cas préférable, il est cependant quelques circonstances dans lesquelles la pusillanimité du malade oblige le Chirurgien à employer la ligature.

Celle-ci a été conseillée par Hippocrate et par Celse. Des fils de chanvre, de soie, de crin, de plomb, ont été employés successivement. Foubert se servait de cette dernière substance qu'il conduisait à l'aide d'une sonde d'argent disposée à-peu-près en lardoire. Voici sa manière d'opérer. Le malade étant couché sur le bord d'une table, les jambes en haut et un peu écartées, un aide maintenait les fesses ouvertes ; le Chirurgien introduisait par son extrémité la plus petite, la sonde garnie de son fil de plomb, dans l'orifice externe de la fistule ; il portait alors le doigt dans le rectum, et continuait à pousser la sonde dans l'orifice fistuleux. L'extrémité de la sonde était courbée et ramenée vers l'anus où elle entraînait le fil de plomb. Après avoir dégagé celui-ci on rapprochait ses deux bouts et les tordant ensemble, ils produisaient un certain degré de constriction qu'on augmentait progressivement. Le fil devait être enveloppé à l'extérieur de coton cardé ou de charpie, surtout chez les personnes grasses. A mesure que l'anse se rapprochait des tégumens, le fond de la fistule se cicatrisait, ensorte que la cure était complète lorsque le fil avait achevé la section ; ou s'il restait une plaie, elle n'exigeait qu'un traitement fort simple.

A ce procédé, qui est souvent difficile à exécuter et accompagné de douleurs fort vives quand l'orifice interne est situé à une certaine distance de l'anus, Desault a proposé d'en substituer un autre qui lui a souvent réussi. Le malade est couché sur le côté de la fistule, les fesses sont écartées ; le Chirurgien porte dans le rectum le doigt indicateur gauche, tandis qu'avec la main droite il introduit dans l'ouverture externe de la fistule un stylet cylindrique qu'il conduit doucement jusque dans le rectum. Sur ce stylet il dirige une canule qui l'embrasse exactement et est conduite par lui jusque dans le rectum. On retire le stylet. Si l'orifice interne est voisin de l'anus, le fil de plomb poussé dans la canule peut être pris par le doigt et entraîné au-dehors; mais s'il en est éloigné, on le saisit avec des pinces qui ont une fente dans laquelle il s'engage. Le fil de plomb glissant dans une canule ne cause pas les douleurs que produit nécessairement la sonde flexible dans tout le trajet fistuleux, lorsqu'on la replie pour l'entraîner au-dehors. Si le stylet ne pénètre pas dans l'orifice interne, et qu'il ne trouve l'intestin que dénudé, Desault a proposé de substituer au stylet mousse, un petit trois-quarts avec lequel on perce le rectum. Au lieu de tordre ensemble les deux bouts du fil de plomb, Desault les faisait passer dans l'intérieur d'un tube d'argent aplati, large de deux lignes, long de cinq ou six, et dont l'extrémité inférieure présente une entaille sur chacun de ses côtés. Les bouts de cette canule doivent être très-mousses, de peur qu'ils ne coupent la ligature. Lorsque les extrémités du fil étaient engagées dans la canule, Desault poussait celle-ci jusqu'à l'ouverture externe de la fistule, les passait dans les fentes, chacune de son côté, les repliait et les coupait à la longueur d'une ligne et demie. Enfin, il plaçait des deux côtés de petits bourdonnets de charpie pour garantir les parties voisines.

L'incision est dans tous les cas préférable aux autres méthodes. Cette opération consiste à fendre toutes les parties comprises entre le trajet fistuleux, l'intestin et l'anus inclusivement. On y prépare le malade en diminuant pendant les deux ou trois jours qui la précèdent, la quantité de ses alimens, en lui faisant prendre dans la matinée quelques tasses de bouillon de poulet ou de veau, un lavement la veille du jour où il doit être opéré, un autre quelques heures avant l'opération.

On a inventé un grand nombre d'instrumens pour pratiquer cette opération : ceux dont on se sert généralement aujourd'hui sont, 1.° un bistouri droit dont la pointe doit avoir de la solidité, sans quoi elle pourrait se casser dans la gouttière du gorgeret où elle s'implante toujours un peu. Il est bon d'avoir des bistouris de différentes longueurs destinés à cette opération, parce qu'il est des cas où un bistouri plus long que ceux dont on se sert ordinairement est indispensable ; 2.° une sonde cannelée d'argent ou d'acier, sans cul-de-sac, une autre sonde cannelée d'argent mince et flexible ; 3.° un gorgeret d'ébène ou de buis pour servir de point d'appui au bistouri et garantir les parties voisines. Ce gorgeret, concave d'un côté, convexe de l'autre, a sept pouces de long et sept à huit lignes de large. Sa gouttière a trois lignes de profondeur. L'une de ses extrémités est arrondie, et forme un cul-de-sac semblable à celui d'une sonde cannelée : la gouttière ne se continue point jusqu'à l'autre extrémité qui est plane du côté de la gouttière dans l'étendue d'environ un pouce et demi, ce qui rend l'instrument plus facile à tenir. Outre ces instrumens, il faut avoir une pince à dissection, des fils cirés, un porte-mêche, du cérat, une mêche de charpie, des bourdonnets, des plumasseaux, plusieurs compresses longues et un bandage en T double.

Le malade doit être couché sur le bord de son lit et maintenu par des aides, comme pour l'ouverture d'un abcès au fondement ou pour l'excision des tumeurs hémorroïdales. Lorsque l'orifice interne de la fistule est très-voisin de l'anus,

on peut employer le procédé suivant : on introduit la sonde cannelée mince et flexible dans
l'orifice externe de la fistule , et on porte en
même temps le doigt indicateur de la main
gauche dans le rectum. Lorsque le bout de la
sonde est arrivé près des tuniques de cet intestin, on cherche l'orifice interne de la fistule, on
le traverse, et on ramène la sonde par l'anus ;
après quoi on fait glisser la pointe du bistouri le
long de la cannelure, et on coupe toutes les parties qui se trouvent devant cette cannelure, c'est-
à-dire, la peau, l'intestin et l'anus.

Mais lorsque l'orifice interne de la fistule est
placé à une certaine hauteur, on ne pourrait ramener la sonde par l'anus sans produire des di-
vulsions, des dilacérations plus ou moins grandes et très-douloureuses ; il faut alors se servir
du gorgeret. On introduit dans la fistule la sonde
cannelée sans cul-de-sac, et on s'assure que son
extrémité a franchi l'orifice interne avec le doigt
indicateur de la main gauche porté dans l'intestin;
on retire ce doigt pour mettre à sa place le
gorgeret enduit de cérat sur sa convexité, la
gouttière tournée du côté de la fistule. On engage l'extrémité de la sonde dans cette gouttière,
et après avoir fait jouer les deux instrumens l'un
sur l'autre, pour bien s'assurer qu'ils se touchent
immédiatement, on confie le gorgeret à un aide
qui le doit tenir solidement en l'inclinant du côté
de la fesse. Alors le Chirurgien conduit dans la
cannelure de la sonde qu'il tient lui-même, la
lame du bistouri et l'enfonce jusqu'au gorgeret.
Lorsqu'elle y est parvenue, les parties qui doivent
être coupées se trouvent comprises entre ces deux
instrumens. Pour inciser ces parties, le Chirurgien incline d'abord un peu le bistouri vers le

gorgeret afin de couper autant du tranchant que de la pointe, et de faire agir l'instrument plutôt en sciant qu'en pressant. Il tire le bistouri à soi sans abandonner le gorgeret, et il divise ainsi de la manière la plus régulière toutes les parties qui s'offrent au tranchant du bistouri. Quand ces parties sont coupées, la cavité fistuleuse et celle du rectum n'en forment plus qu'une seule. Le Chirurgien s'assure que l'incision a été complète en retirant ensemble la sonde et le gorgeret, c'est-à-dire, sans qu'ils cessent de se toucher. Si quelque portion n'a pas été incisée, et les arrête, il porte encore le bistouri dans la cannelure de la sonde, l'enfonce jusqu'au gorgeret, et en le ramenant en dehors sans quitter cet instrument et dans la direction de la première incision, il coupe ce qui a échappé dans celle-ci.

Si la fistule est simple, il suffit de fendre le trajet fistuleux et d'étendre un peu l'incision vers la fesse. Si la peau est décollée dans une plus ou moins grande étendue, il faut non-seulement la fendre, mais encore l'exciser, afin de rendre la plaie plate. La conservation de la peau décollée, lors même qu'elle n'est pas amincie, rendrait la guérison de la plaie longue, difficile et peut-être impossible, en sorte qu'on serait obligé de l'enlever consécutivement, ce qui pourrait faire croire que l'opération a été manquée. Lorsque l'intestin est dénudé au-dessus de l'endroit où il est percé, il faut, après avoir incisé le trajet fistuleux, fendre la portion décollée avec des ciseaux que l'on conduit dans l'intestin à la faveur du doigt indicateur. Si l'on négligeait cette portion d'intestin dénudée et flottante, il serait à craindre qu'elle ne s'opposât à la guérison de l'intérieur de la plaie, ou même qu'elle ne donnât lieu à la récidive de la maladie. Lorsque la fistule a plusieurs sinus qui aboutissent tous à un orifice commun, on doit les fendre successivement suivant le même procédé. Il peut alors être nécessaire d'emporter la portion de peau qui les sépare. On se décide particulièrement ici d'après l'état de cette peau. Lorsqu'elle est amincie, altérée ou décollée, il faut l'exciser; on la conserve au contraire quand elle paraît ne devoir pas retarder ou empêcher la cicatrisation de la plaie.

S'il y a des callosités dans le trajet fistuleux, il est rarement nécessaire de les emporter ou de les détruire : il suffit d'y faire des scarifications en différens sens pour que la suppuration en amène la fonte.

Si la fistule était si étroite que la sonde quoique très-fine ne pût y pénétrer ou en parcourir toute l'étendue, il faudrait la dilater par le moyen des corps susceptibles de se gonfler, ou par les caustiques.

On voit, d'après ce qui vient d'être dit, que l'opération de la fistule à l'anus ne consiste pas toujours, comme beaucoup d'auteurs le disent, dans la simple incision du trajet fistuleux, et que cette opération doit être modifiée suivant l'état de la maladie. Nous devons dire encore qu'avant de procéder au pansement, on doit faire toutes les recherches nécessaires pour s'assurer s'il n'y a pas quelque sinus caché qui s'opposerait à la guérison de la plaie, et nécessiterait par la suite une nouvelle opération. Ces recherches sont surtout indispensables lorsque la fistule a été précédée d'un abcès considérable.

Le pansement consiste dans l'introduction d'une mèche de charpie enduite de cérat qu'on pousse dans le rectum avec un porte-mèche. Cette mèche doit être conduite le long du doigt indi-cateur de la main gauche placé dans le rectum et introduite jusqu'au dessus de l'angle supérieur de la plaie entre les lèvres de laquelle on l'engage ensuite, afin de prévenir leur agglutination qui laisserait subsister le trajet fistuleux. Après avoir placé la mèche, on remplit le reste de la plaie avec de la charpie, et l'on tamponne avec plus ou moins de force selon qu'une hémorragie est plus ou moins à craindre. Si malgré ces précau-tions il en survient une, on aura recours pour la suspendre au mode de tamponnement que nous avons décrit à l'article des hémorroïdes.

Le régime du malade à la suite de l'opération de la fistule, est le même qu'après les autres grandes opérations de Chirurgie. Seulement ici plus qu'ail-leurs il importe d'exiger une diète sévère, et de plus, il faut choisir des alimens qui fournissent peu de matières fécales, et qui ne soient pas pro-pres à lâcher le ventre, afin d'éviter au malade les douleurs que produit l'excrétion de ces ma-tières, surtout dans les jours qui suivent immé-diatement l'opération.

Il n'est pas rare qu'il survienne à la suite de l'o-pération de la fistule à l'anus de la difficulté d'u-riner, ou même une rétention d'urine, surtout lorsqu'il a été nécessaire de tamponner la plaie. On combat la difficulté d'uriner par les boissons rafraîchissantes et diurétiques. S'il y a rétention d'urine, il faut sonder le malade, et même laisser à demeure dans la vessie une sonde de gomme élastique, pour n'être pas obligé de l'introduire de nouveau chaque fois que le besoin d'uriner se fait sentir.

On lève le premier appareil au bout de deux ou trois jours : on panse d'abord à plat avec un plumasseau couvert de cérat; mais ensuite on revient à l'usage de la mèche qui est indispensable pour que la cicatrisation se fasse de l'extérieur vers l'intérieur. Toutefois si la fistule est simple et qu'elle ait très-peu de profondeur, on peut se passer de mèche dans les pansemens. Dans tous les autres cas, quoi qu'en aient dit quelques Chirurgiens et Pouteau en particulier, on ne doit jamais se dispenser d'y avoir recours. J'ai vu plusieurs fois l'opération n'avoir point de succès, par cela seul qu'on avait négligé l'usage de la mèche, et j'ai remarqué que ce retour de la fistule avait lieu particulièrement chez les personnes d'un embonpoint considérable, dont le sinus fistuleux était profond, et son orifice externe fort éloigné de l'anus. Les lèvres de la plaie se réunissent alors du côté de l'intestin, et la cicatrisation marche à l'extérieur avec beaucoup de rapidité; mais lorsque la plaie extérieure est réduite à la largeur d'une lentille, elle cesse de faire des progrès vers la guérison, ou si elle se couvre d'une pellicule mince, cette pellicule se déchire bientôt; en portant un stylet dans la plaie, il pénètre profondément, se dirige du côté de l'intestin et l'on s'aperçoit que la fistule n'est pas guérie. Dans un cas de cette espèce où l'opération n'eut aucun succès, parce que le malade n'avait pas voulu supporter la mèche, je fis une seconde opération au bout de deux mois et demi ou trois mois, je pansai la plaie avec une mèche et j'obtins une guérison complète.

La plaie qui résulte de l'opération de la fistule à l'anus, guérit suivant les mêmes lois que les autres plaies. Les bords s'affaissent, se rapprochent, se réunissent en partie : le reste se couvre d'une pellicule mince, et la cicatrice est enfoncée en manière de gouttière. Cette dernière circonstance a fait croire à plusieurs Chirurgiens que les bords de cette gouttière se cicatrisaient isolément comme le font les bords d'une plaie aux lèvres, lorsqu'elle n'a pas été réunie par première intention ; mais il suffit de comparer la profondeur de la plaie à celle de la gouttière que forme la cicatrice pour se convaincre du contraire.

Dans la fistule stercorale incomplète ou borgne et interne, on commence par rendre la fistule complète en plongeant la pointe d'un bistouri dans l'endroit où correspond le fond de la fistule ; ensuite on se conduit comme dans la fistule complète. Si l'altération de couleur de la peau, l'engorgement du tissu cellulaire, la sensibilité à la pression ne faisaient pas connaître l'endroit précis du mal et sur lequel il faut plonger le bistouri, on pourrait placer dans le rectum une grosse mèche qui, en s'opposant au passage du pus dans l'intestin, déterminerait son accumulation dans le foyer, et rendrait plus manifeste au pourtour de l'anus le lieu qu'il occupe.

— Les fistules non stercorales succèdent à un abcès formé dans le tissu cellulaire graisseux qui environne l'anus. Comme nous l'avons déja dit, ces fistules sont entretenues par la disposition anatomique des parties qui ne peuvent pas se mettre en contact immédiat. Elles offrent à-peu-près les mêmes symptômes que les fistules dans lesquelles le rectum est perforé, avec cette différence seulement qu'il ne s'écoule par leur orifice extérieur que du pus auquel ne se mêlent jamais ni vents ni matières stercorales. Un stylet introduit dans le trajet fistuleux rencontre le rectum dénudé ; et si l'on porte le doigt dans cet intestin, on distingue l'instrument à travers les parois intestinales, mais on ne le sent pas à nu comme dans les fistules complètes. Ces signes toutefois peuvent induire en erreur : des fistules qu'on avait cru borgnes et externes ont fini par être reconnues pour des fistules stercorales complètes. On ne peut guérir les fistules borgnes et externes qu'en fendant l'intestin depuis le fond de la fistule jusque et y compris l'anus. Quelques auteurs et entre autres J. L. Petit, ont pensé qu'on pourrait obtenir leur guérison en agrandissant la fistule par une incision dirigée vers la fesse, et qui donne à la plaie la figure d'un triangle dont la base est tournée vers les tégumens. L'expérience m'a appris que cette opération est inutile. Dans tous les cas où je l'ai tentée moi-même, ou vu pratiquer par d'autres, elle n'a point eu de succès. Ainsi l'opération nécessaire pour guérir la fistule non stercorale ou borgne et externe, soit qu'on la considère sous le rapport des parties intéressées, ou sous celui du procédé opératoire, ne diffère point de celle que l'on pratique dans la fistule stercorale complète.

Lorsqu'une fistule à l'anus est incurable, ou qu'on ne juge pas à propos d'en entreprendre la guérison, il faut recommander au malade des soins de propreté, l'usage des lavemens et un régime convenable pour tenir le ventre libre.

ARTICLE VII.

De la Fissure ou Gerçure de l'Anus, accompagnée du resserrement spasmodique du sphincter.

Nous avons vainement cherché la description de cette maladie dans les livres des anciens. Albulcasis , il est vrai, fait mention d'une maladie qu'il nomme *fissure de l'anus*, et qu'il ne décrit point ; mais peut-on penser qu'il ait voulu parler de l'affection dont nous allons exposer les signes et le traitement, lorsqu'il conseille de gratter ces fissures avec l'ongle et l'instrument tranchant, jusqu'à ce qu'elles se gonflent et s'excorient, puisque l'excoriation est son principal caractère? Il ajoute que, par ce moyen , et avec l'aide de Dieu, la maladie cessera. Il est évidemment question, d'après cela, de toute autre chose.

Sabatier fait remarquer en passant, dans sa *Médecine opératoire*, qu'il survient assez fréquemment à l'intérieur de la marge de l'anus des excoriations superficielles, étroites et longues, aussi douloureuses que difficiles à guérir. Il est étonnant, ajoute-t-il , qu'aucun auteur n'en ait encore parlé. Sabatier s'arrête là : il ignorait sans doute, et je ne savais pas moi-même, il y a peu de temps encore, que dans un *Traité de la fistule à l'anus*, publié en 1689, par L. Lemonnier, il est question des fissures à l'anus, dont l'auteur parle en ces termes.

« Les rhagades ou fissures sont de petits ulcères douloureux, piquans et sans grosseurs, qui suivent la longueur des rides du fondement, et qui ressemblent assez à ces engelures ou crevasses que le froid produit aux lèvres et aux mains pendant l'hiver ; elles sont quelquefois causées par l'endurcissement des matières fécales, qui s'étant amassées dans le rectum en gros volume, et rendues après, par un excès de chaleur , le dessèchement et leur séjour , excorient ou fendent le sphincter et l'anus en passant. »

Cet auteur pense que ces fissures peuvent aussi dépendre de la dysenterie, du virus vénérien; il dit qu'elles sont superficielles ou profondes, extérieures ou intérieures, *traitables* ou *malignes*; enfin, il propose pour les guérir les mêmes moyens que ceux qu'on emploie pour les autres parties, les huiles, les graisses combinées avec diverses substances végétales et minérales.

On voit, d'après ce que dit Lemonnier, qu'il a connu les gerçures de l'anus; mais celles dont il parle sont-elles les mêmes que celles que nous avons observées? Je ne le crois pas, puisqu'il prétend que les unes sont l'effet du passage des matières fécales, et qu'elles cèdent à des embrocations huileuses ou graisseuses, que les autres sont dues à la dysenterie et cessent avec elle, et que d'autres sont produites par le virus vénérien et exigent l'emploi du mercure, tandis que l'espèce de gerçure dont nous allons donner la description ne dépend d'aucune de ces causes, et ne cède à aucun de ces moyens.

La fissure ou gerçure de l'anus n'est point une maladie rare. Dans le cours de ma pratique, je l'ai traitée chez cent individus au moins; c'est d'après ma propre observation seulement que je la décrirai.

Les adultes paraissent être presque exclusivement sujets à cette maladie; je ne l'ai jamais vue chez des enfans ou des adolescens. La plupart des personnes qui en ont été atteintes étaient âgées de vingt-cinq à quarante ans; quelques-unes étaient au-dessus de cet âge, une seule avait plus de soixante ans.

Aucune classe de la société n'en paraît être à l'abri : les deux sexes y sont également exposés; mais les femmes en sont peut-être attaquées plus souvent que les hommes.

Le signe caractéristique de la fissure est une douleur fixe dans un point du contour de l'anus. Cette douleur est toujours plus vive pendant les évacuations alvines ; elle se calme peu-à-peu dans l'intervalle des évacuations. Le sphincter de l'anus est tellement contracté, que l'introduction du doigt, d'une mêche ou d'une canule, est très-difficile et excessivement douloureuse.

Les causes de cette affection sont fort obscures : nous avons observé seulement que chez beaucoup de malades elle a été précédée de gonflement hémorroïdal, et que chez quelques-uns des hémorroïdes avaient été excisées précédemment.

La maladie commence d'une manière insensible : l'excrétion des matières fécales est accompagnée de chaleur et de cuisson ; quelques heures après l'évacuation, toute sensation génante cesse ; le malade croit avoir les hémorroïdes ou être échauffé. Quelquefois ces symptômes se dissipent au bout de quelques jours, surtout si l'on s'abstient de boissons échauffantes, si l'on prend des lavemens, et si l'on fait des lotions fréquentes d'eau froide.

Mais bientôt la chaleur, les cuissons reparaissent ; l'excrétion des matières devient plus pénible, et le malaise qu'elle laisse dure plus long-temps. Les déjections sont quelquefois mêlées d'un peu de sang ; les douleurs augmentent. Les boissons laxatives qu'on conseille ordinairement alors, les clystères, un régime rafraîchissant apportent un peu de soulagement. Cependant ces moyens cessent d'avoir de l'effet ; et, malgré leur usage, le mal fait des progrès. Quelques malades sont obligés, pour se procurer une selle, de prendre un purgatif toutes les quarante-huit heures, et chaque jour, deux, trois ou quatre lavemens, jusqu'à ce qu'il survienne une évacuation.

S'ils restent plusieurs jours sans aller à la selle, les douleurs qu'ils éprouvent ensuite en y allant sont plus cruelles encore, et ils les comparent à celles que produirait un fer brûlant introduit dans le rectum. Quelques malades sont agités alors d'une sorte de contraction convulsive générale, ou ils tombent en défaillance. Il reste, à la suite de l'excrétion, non seulement une douleur vive, mais des élancemens et des pulsations semblables à ceux qui se font sentir dans une partie enflammée. J'ai vu une dame qui ressentait un mouvement fébrile après chaque évacuation. Du reste, dans le cours de cette maladie, les douleurs n'augmentent pas d'une manière égale et progressive, elles s'accroissent ou diminuent par intervalles, et en raison de certaines circonstances. Un exercice violent, l'usage du vin, des liqueurs, des alimens chauds ou pris en grande quantité exaltent constamment le mal ; l'influence du régime est si marquée, que quelques malades ne prennent qu'en tremblant une très-petite quantité d'alimens, tourmentés par l'idée des douleurs qu'ils éprouveront pour se débarrasser du résidu. Chez certaines femmes, les douleurs augmentent à l'époque des règles ; j'en ai vu une qui éprouvait régulièrement tous les huit jours un accroissement très-marqué dans ses souffrances : il est probable que cette périodicité dépendait de quelque particularité dans les habitudes de la malade.

Lorsque la douleur se fait sentir, les moindres circonstances peuvent l'exaspérer ; l'action de tousser, d'uriner, de sauter, suffit quelquefois ; tel malade ne peut rester debout et immobile, tel autre ne peut demeurer assis. J'ai connu un homme que cette dernière circonstance contrai-

guit à changer d'état, et à prendre une profession
dans laquelle il travaillait debout.

La douleur qui accompagne et qui suit l'excrétion alvine, est en général, proportionnée au
volume et à la dureté des excrémens. Les matières très-volumineuses sont arrêtées par la constriction du sphincter, et lorsqu'il s'en présente
à l'anus, elles excitent des efforts pénibles, longs
et inutiles, jusqu'à ce qu'elles soient amollies
par des injections et les mucosités qu'exhale le rectum. Toutefois, l'évacuation des matières peu
consistantes ne se fait pas sans douleurs : j'ai vu
un malade qui en éprouvait de très-vives, quoiqu'il eût la diarrhée. Bien plus, l'excrétion des
vents même est quelquefois douloureuse, gênée
ou impossible. J'ai guéri une dame qui, tourmentée par le besoin et l'impossibilité de rendre
les flatuosités intestinales, s'était astreinte à la
pénible incommodité de porter une sonde de
gomme élastique dans le rectum.

Lorsque la maladie dure depuis un certain
temps, aux symptômes locaux dont je viens de
parler se joignent l'amaigrissement, une suscep-
tibilité extrême du genre nerveux, quelquefois
l'hypocondrie, quelquefois même la rétention
d'urine.

Telle est communément la marche de la maladie ; tels sont les principaux symptômes qu'ont
éprouvés les personnes qui ont eu recours à mes
conseils. Voici ce que m'a présenté l'examen du
rectum.

A l'extérieur, rien de remarquable à la vue ;
chez quelques malades, j'ai aperçu des tumeurs
hémorroïdales; chez d'autres, de petits boutons
qui m'ont toujours paru, ainsi que les hémorroïdes, n'avoir aucun rapport avec la fissure ;

chez deux ou trois seulement , j'ai vu un écoulement léger que je crois également étranger à cette maladie.

Dans quelques cas , on aperçoit dans le point du contour de l'anus où le malade ressent de la douleur (c'est ordinairement à droite ou à gauche), on aperçoit, dis-je, l'extrémité inférieure de la gerçure ; mais le plus souvent ce n'est qu'en appuyant avec force sur la fesse correspondante, et en ouvrant un peu l'orifice du rectum qu'on l'entrevoit; chez quelques malades , aucun effort ne peut la rendre visible.

Le doigt indicateur ne pénètre qu'avec difficulté dans le rectum ; son introduction est toujours très-douloureuse ; la douleur est intolérable si on appuie fortement sur la gerçure , et le malade se précipite en avant pour échapper au tourment qu'il ressent. Le doigt éprouve une constriction remarquable ; cette constriction , très-forte et constante , est un des signes caractéristiques de la maladie. On ne sent d'ailleurs sur la membrane muqueuse du rectum ni tumeur, ni dureté ; on remarque sur un point une dépression alongée et parallèle à la longueur de l'intestin ; d'autres fois même, on ne reconnaît le lieu qu'occupe la fissure qu'à la douleur que cause en cet endroit la pression qu'on y exerce.

Si nous mettions plus d'importance à suivre un ordre très-méthodique , qu'à bien caractériser une maladie inconnue jusqu'à présent , nous n'aurions pas commencé cet article par la description de la fissure. En effet, la gerçure de l'anus est constamment accompagnée de la constriction spasmodique des sphincters ; mais cette constriction existe quelquefois sans gerçure, peut-être même celle-ci n'est-elle qu'un effet ou une complication de la première. Nous avons observé bien plus souvent la fissure , ou , si l'on veut, la constriction avec fissure , que la constriction sans fissure. Nous avons trouvé entre le nombre relatif de ces deux maladies , ou de ces deux états de la même maladie , le rapport de neuf à un : voilà notre excuse. Il est probable cependant que lorsque la constriction et la gerçure existent , ces deux affections n'ont pas commencé simultanément : ou la gerçure a amené la constriction, ou la constriction a précédé la gerçure ; de sorte que l'une de ces affections serait primitive, et l'autre accessoire ou consécutive ; mais je n'ai jamais vu de gerçure sans constriction , et j'ai plusieurs fois rencontré celle-ci sans fissure. L'incision des sphincters fait disparaître la fissure, sans qu'il soit nécessaire de porter sur elle l'instrument tranchant. On pourrait présumer d'après cela, ce me semble , que l'affection principale est le resserrement spasmodique ; j'abandonne à d'autres cette discussion , qui ne peut être d'aucune utilité pratique. Du reste , que la constriction existe seule , ou qu'elle soit accompagnée de gerçure , la marche de la maladie est absolument la même , les symptômes sont semblables dans les deux cas , et ils exigent le même traitement. Je dois cependant indiquer ici ce que la constriction spasmodique sans gerçure m'a offert de particulier.

Je crois qu'elle peut être , comme je l'ai dit ailleurs , congénitale. J'ai vu deux personnes chez lesquelles elle a commencé pour ainsi dire avec la vie. La liquidité , la mollesse des matières fécales , dans les premières années de la vie , rendent plus supportable leur excrétion ; mais à mesure qu'on avance en âge , les déjections stercorales deviennent plus épaisses , plus abondantes, les douleurs de l'anus plus aiguës pendant et après la sortie des matières que chaque jour rend plus difficile. L'introduction du doigt cause une douleur très-vive ; il est fortement serré, mais, sur quelque point de l'anus qu'il appuie, la douleur n'augmente pas.

Ce que nous venons de dire nous dispense de parler longuement du diagnostic de ces deux maladies. La constriction spasmodique du sphincter, la douleur qui accompagne et qui suit les évacuations alvines, l'absence de tout écoulement, de toute lésion dans la structure de l'anus, la longue durée de la maladie, sont des signes communs au resserrement spasmodique et à la fissure. Celle-ci offre de plus une douleur fixe dans un point quelconque du pourtour de l'anus et une ulcération superficielle, parallèle aux rides de la membrane muqueuse. Nous pensons que ces caractères particuliers doivent empêcher qu'on ne confonde cette maladie avec une autre, ce qu'on avait fait cependant jusqu'à présent.

Parmi les malades qui se sont adressés à moi, le plus grand nombre avaient déja eu recours à plusieurs personnes de l'art. Chez la plupart, le mal avait été méconnu. L'un avait été traité d'une prétendue maladie du foie ; l'autre, d'une affection de la rate ; celui-ci d'une maladie vénérienne ; celui-là, d'un vice dartreux ; chez un malade, on avait attribué le mal à une trop grande incurvation du coccyx ; chez presque tous les autres, on avait cru qu'il était causé par des hémorroïdes internes. Les remèdes administrés d'après ces opinions n'avaient produit aucun effet, et l'incision de l'anus, en faisant disparaître ces prétendus principes dartreux, vénérien, hémorroïdal , n'a laissé aucun doute sur la véritable nature de la maladie.

Si les symptômes et la marche de la constriction spasmodique et de la fissure de l'anus étaient peu connus , le traitement curatif l'était bien moins encore ; on n'avait employé chez la plupart des malades auxquels j'ai donné mes soins , que des moyens palliatifs , qui souvent n'avaient apporté aucun soulagement. Parmi ces moyens, les uns avaient pour but de diminuer la consistance des matières stercorales , les autres de calmer la douleur et la chaleur du fondement et d'en affaiblir la sensibilité. Ainsi on prescrivait un régime rafraîchissant , on défendait l'usage des alimens excitans , des boissons échauffantes ; quelques malades ont d'eux-mêmes réduit à moitié, ou à moins encore , la quantité ordinaire de leurs alimens ; d'autres se sont astreints à la pénible sujétion de prendre de deux jours l'un une potion purgative. La plupart faisaient un usage fréquent de clystères simples ou laxatifs ; ils y avaient recours deux , trois et quatre fois chaque jour. Ces moyens procurent d'abord quelque soulagement , mais au bout d'un certain temps, ils deviennent inutiles, et n'apportent pas même un adoucissement momentané. Les fumigations d'eau chaude , de décoction de cerfeuil ou d'infusion de sureau , les aspersions froides , les bains entiers , les demi-bains , l'application des sangsues, les injections narcotiques, les suppositoires et les pommades opiacées , ont quelquefois rendu les douleurs plus supportables ; mais ils ont toujours été insuffisans pour guérir la maladie, et souvent même pour en diminuer les souffrances ; une seule fois cependant j'ai guéri, par quelques-uns de ces moyens , une gerçure de l'anus avec constriction médiocre : le traitement a été long et suivi avec persévérance. J'ai obtenu de bons effets d'une pommade composée avec

$$\left.\begin{array}{l} \text{Sain-doux} \dots\dots\dots\dots\dots\dots\dots \\ \text{Suc de joubarbe} \dots\dots\dots\dots\dots \\ \text{— de morelle} \dots\dots\dots\dots\dots \\ \text{Huile d'amandes douce} \dots\dots \end{array}\right\} \ \tilde{a}\text{a} \ \text{ʒ iv.}$$

On fait fondre cette pommade à une douce chaleur, et on en injecte deux ou trois cuillerées dans le rectum avec une petite seringue : on répète cette injection deux ou trois fois dans la journée.

Chez la plupart des malades que j'ai traités, j'ai employé ces remèdes avant d'en venir à des moyens plus énergiques ; dans tous, excepté dans celui dont je viens de parler, ils n'ont pu me dispenser d'y recourir.

Plusieurs de ces malades avaient fait usage de mêches de charpie pour dilater l'orifice du rectum ; mais, loin de diminuer le resserrement, elles ont eu souvent un effet contraire ; l'irritation causée par leur présence a augmenté quelquefois la constriction des sphincters à tel point, que bientôt les mêches les plus petites, la canule même d'une seringue, ne pouvaient la surmonter. D'autres fois, sans augmenter la constriction, les mêches ont tellement exaspéré les douleurs, que les malades, ne pouvant les supporter, les retiraient peu d'instans après les avoir introduites. Dans aucun cas je n'ai observé de bons effets de ce moyen ; il a toujours été inutile ou nuisible. (1)

____

(1) L'emploi du cautère cultellaire qui a été tenté, à ce qu'on rapporte, par Guérin, ne pourrait réussir que

Tels étaient les moyens dont avaient déjà fait usage les premiers malades qui vinrent réclamer mon secours. L'inutilité de ces moyens m'empêcha d'y revenir lorsqu'on les avait tous essayés ; mais si l'un d'eux avait été omis, j'en prescrivais l'usage, et toujours inutilement. Je conçus l'espoir de remédier plus directement à la gerçure, que je regardais comme la cause des douleurs, en la convertissant, par une incision, en une plaie simple. Je fus encouragé à tenter cette opération par quelques malades eux-mêmes, qui, tourmentés par des souffrances insupportables, étaient décidés à se soumettre à tout ce qui pourrait offrir quelque espoir de guérison. J'opérai: le succès surpassa mon attente ; les douleurs déchirantes disparurent à l'instant, et, malgré l'irritation que causait à la plaie le passage des matières, leur excrétion n'était pas, à beaucoup près, aussi pénible ; la fissure disparut, la constriction cessa. Ce dernier résultat me conduisit à essayer l'opération contre le resserrement spasmodique sans fissure ; j'obtins le même succès. Plus tard, ayant rencontré des malades chez lesquels la gerçure occupait la partie antérieure ou la partie postérieure de l'anus, endroits sur lesquels il ne serait pas sans inconvénient de porter l'instrument tranchant, je me suis décidé à inciser latéralement, sans tenir compte de la gerçure qui a toujours disparu d'elle-même après l'opération. Enfin, l'expérience m'a appris que, dans le cas de constriction considérable, une seule incision

---

dans les cas au moins très-rares où la gerçure ne serait pas accompagnée de constriction, à moins qu'on n'étendît son action jusqu'aux sphincters, ce qui ne serait pas sans inconvénient.

n'est pas suffisante, et qu'il est nécessaire d'en faire deux, une à droite, l'autre à gauche.

Voici de quelle manière je pratique cette opération : le malade a pris, trois jours avant, un purgatif doux, et le jour même un lavement laxatif, afin de débarrasser le conduit intestinal, et pour que le besoin d'aller à la selle ne se fasse pas sentir pendant plusieurs jours. Je le fais coucher sur le côté, comme pour l'opération de la fistule à l'anus ; je porte le doigt indicateur de la main gauche, enduit de cérat, dans le rectum, et sur ce doigt, je fais glisser à plat un bistouri dont la lame très-étroite est coupée carrément et arrondie à son extrémité. Le tranchant de ce bistouri est alors dirigé vers le côté droit ou gauche selon le lieu qu'occupe la gerçure, et je divise d'un seul coup les membranes intestinales, les sphincters, le tissu cellulaire et les tégumens. Je forme ainsi une plaie triangulaire dont le sommet répond à l'intestin et la base à la peau ; il est quelquefois nécessaire d'alonger celle-ci ; je le fais d'un second coup de bistouri. Dans quelques cas, l'intestin fuit devant l'instrument tranchant, et la plaie du tissu cellulaire s'étend plus haut que celle de l'intestin ; il faut alors introduire de nouveau le bistouri dans le rectum pour prolonger l'incision de l'intestin.

Lorsque la constriction est extrême, je fais deux incisions semblables, l'une à droite et l'autre à gauche, et lorsque la gerçure est située en avant ou en arrière, je ne la comprends pas dans l'incision.

On introduit ensuite dans la plaie ou dans les deux plaies une grosse mèche, qui empêche que les bords de la division ne se réunissent d'une manière irrégulière. On tamponne légèrement avec de la **charpie**, on applique plusieurs compresses longuettes, et le tout est maintenu par un bandage semblable à celui dont on fait usage dans l'opération de la fistule à l'anus. Il est rare qu'il survienne une hémorragie ; une compression légère suffit toujours pour arrêter le sang.

On ne lève ce premier appareil qu'au bout de deux ou trois jours, et l'on panse ensuite à plat avec un plumasseau couvert de cérat jusqu'à ce que la cicatrice soit entièrement formée ; dans les premiers jours, le pansement doit être renouvelé plusieurs fois dans la journée, et chaque fois on lave la plaie et ses environs avec de l'eau de guimauve ; la plaie est guérie ordinairement au bout d'un mois ou six semaines ; dans quelques circonstances, la cicatrisation n'a été achevée qu'après le second mois ou dans le cours du troisième, mais d'autres fois aussi, la plaie a été entièrement guérie le vingtième jour ; elle l'a été une seule fois le quinzième.

Tous les malades sur lesquels j'ai pratiqué cette opération, ont guéri radicalement, complètement et sans retour des douleurs, de la fissure et de la constriction,

Tel est le résultat de mes observations sur une maladie jusqu'à présent méconnue, et contre laquelle on a employé des remèdes très-souvent inutiles, quelquefois nuisibles, et toujours insuffisans.

Je vais terminer cet article en rapportant quelques-unes des nombreuses observations qui lui ont servi de base.

Obs. Ire. *Constriction avec fissure.* Marie Aguette, âgée de vingt-six ans, entra à l'hôpital de la Charité, le 9 septembre 1809. Deux ans et demi avant cette époque, elle avait commencé à éprouver dans le rectum des douleurs qui devenaient plus vives pendant l'excrétion des matières fécales ; six mois après, il était survenu des tumeurs hémorroïdales sur lesquelles on avait appliqué des sangsues, et qui, plus tard, avaient été excisées. Après cette opération, les douleurs devinrent plus fortes ; elles n'étaient pas continues, et se faisaient sentir quelquefois sans cause appréciable ; mais, le plus souvent, elles se manifestaient ou après un éternuement, ou après un accès de toux, pendant un long décubitus sur le dos, ou l'action trop prolongée d'être assise. Elles augmentaient aussi à l'époque des règles ; mais c'est surtout dans les efforts pour aller à la selle qu'elles se faisaient sentir. Tous les muscles étaient alors en contraction, et la malade, en proie à un tourment inoui, saisissait avec force tous les objets qui l'environnaient. Lorsque les matières avaient de la consistance, elles étaient en même temps peu volumineuses, ordinairement teintes de sang, et les douleurs qu'elles produisaient au passage étaient déchirantes. Les déjections étaient-elles liquides, les cuissons devenaient plus supportables, quoique très-vives. Les lavemens produisaient quelque allégement, mais l'introduction de la canule était si difficile et si douloureuse, que la malade ne se décidait que fort rarement à y recourir. L'introduction du doigt dans l'anus, qui fut plusieurs fois examiné par le Chirurgien ordinaire de la malade, produisit constamment des douleurs atroces, surtout à droite. Après beaucoup de remèdes, on avait tenté un traitement mercuriel, auquel cette femme se soumit pendant neuf mois, malgré la conscience de sa bonne conduite. Enfin elle vint à l'hôpital.

Tous les symptômes dont je viens de parler étaient les mêmes. Je portai mon doigt dans le rectum, je le sentis fortement pressé, et je découvris à droite une fissure; en pressant sur cette fissure, les douleurs s'accrurent d'une manière horrible. Trois jours après je l'opérai : au bout de quinze jours, les selles furent libres et sans douleurs ; elle quitta l'hôpital le 2 novembre (deux mois après l'opération).

Obs. II. — *Gerçure et Constriction de l'anus.* (C'est la malade qui parle). « Au mois de mai 1810, je fus attaquée de violentes douleurs en allant à la garde-robe : on traita cela d'hémorroïdes, on me fit mettre les sangsues, et j'en éprouvai du soulagement. Les grandes douleurs cessèrent; mais tout le reste de l'été, je souffris toujours un peu. Au mois de décembre suivant, il me prit encore une crise de souffrances affreuses : les douleurs devenaient beaucoup plus violentes une heure après avoir été à la garde-robe, et duraient six, sept ou huit heures consécutives. On eut encore recours aux sangsues, traitant toujours cela d'hémorroïdes; mais, cette fois les sangsues ne produisirent aucun effet, les souffrances revinrent avec la même violence à la suite de chaque évacuation. On me mit alors au régime doux et rafraîchissant, aux bains de siège, demi-bains et bains entiers. J'avais des jours où je ne souffrais que très-peu ; mais après, tous les huit jours, il me prenait des crises plus violentes que les premières. Enfin, depuis le mois de mai dernier, je n'ai pas eu un moment de relâche, il ne m'a plus été possible d'aller à la garde-robe sans éprouver des douleurs atroces : il me semblait alors que quelque chose me déchirait au passage, et j'éprouvais pendant les sept à huit heures qui suivaient l'excrétion un battement continuel, des élancemens, un resserrement et une sécheresse très-douloureuse, comme si l'on eût enfoncé un fer rouge dans la partie malade. Les douleurs étaient si violentes qu'elle me donnaient la fièvre. On employa encore les mêmes moyens rafraîchissans; mais sans succès : on voulut introduire des mèches enduites de cérat et d'opium pour calmer; souvent on ne pouvait y parvenir, et, quand on réussissait à les introduire un peu, on me faisait horriblement souffrir. On consulta M. Boyer, qui ordonna des injections; elles calmèrent la violence des douleurs, mais ne détruisirent pas le mal. M. Boyer me dit que l'opération pouvait seule me guérir radicalement; je m'y décidai, et en effet, peu de jours après, j'allais à la garde-robe presque sans aucune souffrance, et depuis je continue à y aller sans ressentir aucune douleur. »

Obs. III. — *Constriction sans gerçure*. Madame De***, dès l'âge où les premiers développemens de la raison apprennent à comparer, se plaignit d'une difficulté extraordinaire dans l'expulsion des matières fécales. Attribuant ce phénomène à un tempérament échauffé, ses parens s'en occupèrent fort peu, lui firent prendre quelques lavemens par intervalles, et laissèrent ainsi s'écouler plusieurs années. Vers l'âge de quinze à seize ans, Madame De*** ne pouvait satisfaire ce besoin sans le secours des lavemens, et alors des douleurs assez vives accompagnèrent et suivirent les évacuations; le sentiment de déchirement et de picotement qui les caractérisait fit soupçonner des hémorroïdes. Ces douleurs, qui d'abord étaient supportables et de peu de durée, devinrent graduellement plus vives, et se prolongèrent de quinze à seize heures après les selles. Il en résulta une irritation locale habituelle qui rendit même les lavemens simples insuffisans; on eut recours au savon, au sel, etc., pour les rendre plus efficaces. L'exaltation de la douleur fit présumer quelque chose d'extraordinaire.

Tous les Médecins et Chirurgiens du pays que Madame De*** habitait alors, furent consultés : ceux du Hâvre et de Rouen le furent aussi. L'un d'eux introduisit pendant trois mois des mèches de charpie enduites de cérat. Souffrant de plus en plus, la malade vint à Paris; elle y consulta ensemble ou séparément Desault, Vicq d'Azyr, Sabatier, M. Portal. Pendant plusieurs mois, Chopart introduisit des mèches : les douleurs devinrent atroces, les lavemens impuissans; enfin l'anus se rétrécit à tel point, qu'il ne put plus admettre la canule de la seringue. Madame De*** eut recours aux purgatifs; elle prenait médecine tous les deux jours, mais il en résulta un amaigrissement extrême et des douleurs inouïes pendant les évacuations.

Fatiguée de traitemens pénibles, et perdant même l'espérance de guérir, en se fondant sur l'assertion de Desault, qui sans ménagement lui affirma qu'elle périrait si elle ne pouvait supporter les mèches, la malade renonça au secours de la médecine pendant près de quatre ans.

Cependant, pressée par ses amies, elle consentit à recourir à mes soins; elle n'hésita pas même à se soumettre à l'opération que je lui proposai. Je fis deux incisions latérales sur les sphincters de l'anus; j'entretins l'écartement avec des mèches. La cicatrisation fut prompte, et les évacuations devinrent faciles; toutes les douleurs cessèrent, et la malade reprit l'embonpoint et la gaîté qu'elle avait perdus.

Obs. IV.ᵐᵉ *Constriction sans fissure.* Laurent Cisterne éprouva, à l'âge de trente-un ans, après une longue constipation, des douleurs vives à l'anus, que les efforts qu'il faisait pour aller à la selle rendaient atroces. Dès ce moment les évacuations alvines ne purent se faire qu'avec des souffrances inouïes, qui duraient quatre ou cinq heures. Lorsqu'il était debout ou couché, il souffrait peu; mais assis, les douleurs se faisaient sentir plus vivement : il crut donc devoir quitter son métier de cordonnier.

Pendant trente mois, les laxatifs purent seuls produire quelque soulagement : tous les autres remèdes furent sans effet.

Il entra à l'hôpital de la Charité le 26 novembre 1809. En explorant l'anus, je découvris, du côté droit, un peu au-dessus de cette ouverture, un point dur, épais et comme calleux : ce point était très-douloureux et le siège principal de la douleur pendant les selles. Le sphincter se contractait fortement sur mon doigt, surtout lorsqu'il pressait ce point dur. Je mis le malade à la diète et à l'usage des délayans; je prescrivis un léger purgatif, le lendemain un lavement, et le jour suivant je coupai le sphincter en travers sur le point dur, épais et douloureux dont j'ai parlé. La plaie se cicatrisa lentement : pendant quelque temps, les matières fécales causèrent, en passant sur la plaie et ensuite sur la cicatrice, quelques douleurs obscures; mais cette partie cessa d'être sensible, et lorsque, plusieurs mois après sa sortie de l'hôpital, cet homme vint nous voir, comme nous l'en avions prié, il était parfaitement guéri.

Obs. V.me *Constriction sans fissure.* Alexis Cuby, âgé de 52 ans, éprouvait, depuis deux ans et demi environ, en allant à la selle, des douleurs qui, peu vives dans le commencement, et se faisant sentir seulement par intervalles, devinrent tellement aiguës, que le malade les comparait à un fer rouge qu'on lui aurait introduit dans le rectum. L'usage des lavemens préparés avec des substances narcotiques ne procura qu'un soulagement passager; tous les autres remèdes furent également sans succès. Cuby vint me consulter : je lui dis qu'une opération seule pourrait mettre fin à ses souffrances. Il entra à l'hôpital de la Charité. L'anus était tellement serré, que mon doigt ne pénétra qu'avec peine et en causant de vives douleurs dans l'intestin rectum. Vers le côté gauche je crus sentir une gerçure : c'est là que le malade prétendit éprouver les douleurs les plus aiguës.

Après avoir préparé le malade pendant quelques jours, je fendis le sphincter sur le point le plus douloureux, sur l'endroit même où j'avais cru rencontrer une fissure. Je fis continuer l'usage des mêches pendant quarante-un jours. Le malade sortit de l'hôpital peu de temps après, pouvant aller depuis un mois à la garde-robe, sans éprouver la moindre douleur.

Obs. VI.me *Constriction et fissure.* Depuis deux ans, une ouvrière en linge, âgée de trente-six ans, éprouvait, dans l'intérieur de l'anus, des douleurs qui, peu vives d'abord, avaient fini par devenir insupportables, surtout quand elle allait à la garde-robe. Lavemens émolliens, bains, potions, rien ne la soulageait. Elle entra à l'hôpital de la Charité le 8 juillet 1811. L'anus paraissait être dans l'état naturel ; mais quand je voulus porter mon doigt dans le rectum, j'éprouvai une forte résistance, et j'excitai de grandes douleurs. Je sentis à droite et un peu en arrière une fissure et une petite excroissance assez dure. Les tourmens que je causais étaient affreux ; j'abrégeai mes recherches. Le 2 août, la malade prend un lavement à sept heures du matin. A neuf, je coupe à droite et à gauche le sphincter. Cinq jours après, la malade rend une selle presque sans souffrir. Les mèches les plus grosses finissent par ne causer aucune douleur. La malade quitta l'hôpital le 16 septembre.

Obs. VII.ᵐᵉ Constriction et fissure. Louise Richeraud, âgée de vingt-un ans, souffrait depuis trois mois de vives douleurs pour rendre, par le moyen des lavemens, quelques excrémens durs et menus, lorsqu'elle vint à l'hôpital de la Charité. Les saignées locales, les suppositoires avaient été employés en vain.

L'anus était fortement contracté, et gercé à sa partie gauche et un peu postérieure ; je fendis sur la gerçure même. Pendant les sept premiers jours qui suivirent l'opération, la rétention des urines nous contraignit d'employer le cathétérisme. Au bout de vingt-deux jours, les mèches les plus grosses pénétrant dans l'anus sans causer de douleurs, et la malade allant librement à la selle, on cessa tout traitement.

Obs. VIII. Constriction et fissure. Madame***, âgée de vingt-six ans, avait toujours joui d'une bonne santé, lorsque, dans un voyage pour se rendre à Orléans, la voiture dans laquelle elle était versa. Elle ne fut point blessée ; mais elle eut une grande frayeur, qui fut suivie de quelques accidens nerveux. Il survint peu de temps après des hémorroïdes et une constipation fort opiniâtre. Lorsque les selles se rétablirent, leur évacuation devint de plus en plus difficile et accompagnée de vives douleurs, malgré les lavemens, les bains de vapeur, les laxatifs , etc. Les tentes, les mèches, les suppositoires furent aussi sans effet. Son médecin ayant aperçu une gerçure au côté droit de l'anus, soupçonna une cause vénérienne et conseilla l'emploi du mercure. La malade effrayée, me consulta : elle était alors maigre, pâle, faible, ne pouvait plus sortir, ne se nourrissait que d'alimens liquides, et ne goûtait presque plus de repos. L'introduction du doigt dans l'anus lui causa des douleurs cruelles qui se prolongèrent pendant plusieurs heures, et lui firent pousser des cris aigus.

Je pratiquai une incision, qui comprenait la fissure et fendait la totalité du sphincter. Pendant l'inflammation de la plaie il y eut encore quelques douleurs occasionnées par l'introduction des mèches ; mais ensuite elles se dissipèrent pour ne plus reparaître.

Obs. IX. *Fissure et constriction.* Madame M. ***, âgée de cinquante-six ans, pendant la convalescence d'une fièvre ataxique, éprouva une constipation qui dura près de deux mois ; les matières, grosses comme des marrons et très-dures, n'étaient expulsées qu'avec les plus grands efforts, quoique les lavemens et les doux laxatifs ne fussent pas négligés. Peu à peu les évacuations devinrent plus difficiles, furent précédées et accompagnées de douleurs très-vives, qui duraient plusieurs heures, et laissaient la malade pendant une partie de la journée dans un état de stupeur inexprimable. Le sommeil de la nuit était souvent interrompu par des mouvemens convulsifs. La malade avait appris par expérience combien il était dangereux de passer un seul jour sans aller à la garde-robe : elle avait renoncé aux alimens solides et au vin, et ne vivait que de fruits, de potages, de bouillons et de lait. Plusieurs praticiens de Paris s'accordèrent à lui conseiller l'usage des mêches, qu'elle ne put supporter, quelque minces qu'elles fussent. Un suppositoire de gomme élastique fut tout aussi inutile : ces moyens parurent même aggraver la maladie.

Après quatre ans de tourmens, elle vint me consulter. Je reconnus une gerçure sur le côté droit de l'anus, et un spasme du sphincter. Je fis l'incision sur la gerçure même, et bientôt la malade put aller à la selle sans douleur : depuis cinq ans elle jouit d'une bonne santé.

Obs. X.° *Constriction et fissure.* Je fus consulté au mois de décembre 1809, par M. N.***, qui avait au côté gauche et antérieur de l'anus, une gerçure superficielle accompagnée d'un resserrement spasmodique.

Quinze ans auparavant, ayant fait un voyage à Genève en poste, et après un excès de table, il avait éprouvé une constipation et une dysurie qui résistèrent long-temps aux bains, aux fomentations, aux lavemens, à une ample saignée. Les veines hémorroïdales se gonflèrent : les sangsues calmaient à la fois des douleurs vagues des membres, et affaissaient les hémorroïdes ; mais bientôt les douleurs devinrent presque permanentes et les selles très-douloureuses, quelle que fût d'ailleurs la consistance des matières.

De retour à Paris, M. N.*** consulta plusieurs hommes de l'art, qui conseillèrent le régime le plus sévère, les boissons relâchantes, les mêches, etc. : rien ne le calma.

Quand je l'opérai, la coarctation de l'anus était

très-grande, les évacuations extraordinairement douloureuses. L'opération fut faite sur la fissure même : elle ne fut suivie d'aucun accident, et eut le résultat le plus heureux.

Obs. XIe *Fissure et constriction.* M. Poug... de Chartres, âgé de quarante-ans, avait une fissure à l'anus avec constriction spasmodique du sphincter. Trop faible quand je l'opérai pour me donner sur sa maladie tous les détails que je désirais, voici ce qu'il m'écrivit plusieurs mois après sa guérison.

« Dès l'âge de dix-huit ans, j'avais des hémorroïdes. J'ai toujours eu le fondement étroit, et les selles ont toujours été pour moi un peu difficiles. En 1806, je fis une maladie grave. Mes hémorroïdes devinrent très-douloureuses ; une d'elles se fit voir à l'extérieur de l'anus ; des sangsues ne me calmèrent point ; j'éprouvais, en allant à la garde-robe, les douleurs les plus vives. Dans les efforts auxquels j'étais obligé, il se fit, je crois, un déchirement à six lignes dans l'anus : depuis cette époque, le mal a toujours été en augmentant ; je passai dix-sept jours sans dormir. Je vivais de bouillon de poulet, de raisin et de poires, afin d'éviter de faire des excrémens. Au bout d'un mois, mes douleurs se calmèrent ; cependant, l'anus était à peine assez large pour recevoir le bout d'une canule. Vers la fin de 1808, j'allai à Paris consulter M. *** : j'avais le teint jaune, le foie embarrassé ; il me prescrivit une boisson apéritive et l'application de vingt sangsues, etc. L'anus était peu douloureux alors ; mais au printemps de 1809, les douleurs se rallumèrent avec plus de force ; je retournai à Paris consulter le même Chirurgien. Il explora l'anus, et m'ordonna d'y introduire des mèches :

je ne le fis point, mais j'allai consulter un autre médecin, qui me prescrivit des laxatifs et des douches ascendantes. J'exécutai de suite ce dernier remède. La seconde douche causa des douleurs si vives, que je ne pus la supporter : c'est alors que j'eus recours à vous, Monsieur. Voilà votre réponse écrite.

« Il existe sur la partie gauche du bord de » l'anus, une excroissance hémorroïdale divisée » en deux portions. Entre ces deux portions est » une fissure ou gerçure qui se prolonge dans » l'anus, à la hauteur de cinq ou six lignes. Les » douleurs qu'éprouve M. en allant à la garde- » robe et après avoir rendu les excrémens, dé- » pendent uniquement de la fissure et de la con- » striction spasmodique du sphincter. J'ai observé » plusieurs fois cette maladie, et je n'ai trouvé » de moyen de la guérir, qu'une incision qui » convertit la fissure en une plaie simple qui » fait cesser la constriction du sphincter, lequel » se prête alors très-aisément à la sortie des ex- » crémens. » Je fis voir cette consultation à M. Pinel, qui fut entièrement de votre avis : vous savez ce que j'éprouvai lors de l'opération. Ma santé, dans ce moment, est très-bonne. Je n'ai plus aucune douleur à l'anus ; nulle difficulté pour aller à la selle ; plus d'hémorroïdes, seulement un peu de chaleur lorsque j'ai fait des exercices violens et trop multipliés : alors je prends un lavement, et tout se dissipe. Je chasse fréquemment ; je n'ai plus d'ennui, et ma santé ne fut jamais meilleure. »

Obs. XII. *Constriction et fissure.* C'est encore le malade qui parle. Il avait une fissure à l'anus avec constriction spasmodique du sphincter. Nous supprimons seulement quelques détails inutiles de son récit.

« J'ai aujourd'hui trente-cinq ans : à l'âge de trente-deux ans, j'éprouvai des douleurs violentes d'estomac, accompagnées de vomissemens ; elles durèrent trois jours. Deux ans après, ces douleurs reparurent, mais avec plus d'intensité et de persévérance ; j'en fus tourmenté pendant un mois ; j'étais sanguin et coloré, je devins pâle et bilieux. Le docteur Saiffert me prescrivit ses pilules ; j'en prenais assez chaque jour pour amollir les selles, j'en fis usage pendant sept mois. Après le second mois, je ressentis à l'anus une cuisson faible, mais très-prolongée ; le doigt me faisait reconnaître un léger gonflement et une dureté de la grosseur d'un pois fort petit. Je sentais de la douleur après les selles. En marchant, je souffrais moins ; assis, j'oubliais très-vite la douleur, mais immobile et debout, je la trouvais souvent aiguë et peu supportable : je continuai mes pilules ; insensiblement les douleurs se prolongèrent ; elles devinrent plus aiguës, et m'incommodèrent au moins un quart de la vie. Mon médecin examina l'anus, le trouva sain, à un léger gonflement près. Il me prescrivit une tisane. Je pris sur moi de m'administrer des fumigations et des lotions de lait. Inutiles soins ! Le moment des lotions, celui des fumigations passés, je souffrais de nouveau plus vivement, plus long-temps ; je sentais les progrès du mal. Descendre un haut marche-pied de voiture me fut pénible ; l'action de tousser me gênait, celle d'éternuer était pour moi redoutable, et je n'urinais qu'à la dernière extrémité, tant le jeu de l'anus était sensible ; je devins morose, triste. Je cessai enfin l'usage des pilules

purgatives ; les bains, les sangsues, les lavemens n'arrêtaient point la marche de la maladie. Les mèches que M. B... m'introduisit pendant trois semaines me causèrent de la douleur
et n'amènerent aucun changement favorable.
Fatigué de remèdes, inquiet sur la nature de
mon mal..., je consultai M. Boyer : après avoir
employé pendant deux mois et demi, d'après
son conseil, des infusions et une pommade qui
me soulagèrent un peu sans me guérir, je me
résolus à subir l'opération dont il m'avait, dès
sa première visite, fait prévoir la nécessité. Elle
a été faite le 20 octobre 1808. Le lit m'a été nécessaire pendant trois jours. Je me suis fait conduire en voiture au spectacle le seizième jour.
On a supprimé la mèche au bout de deux mois,
et dès-lors le peu de gêne que j'éprouvais a cessé.

Je me crois parfaitement guéri : mes selles
sont faciles ; elles contiennent quelquefois un
peu de mucosité, ce qui n'exciterait pas mon
attention si je n'avais, pour y songer, l'expérience de ma maladie. J'ai besoin d'un peu plus
de propreté, mais je ne souffre pas. »

Obs. XIII. *Constriction et fissure.* M. P.***, né-
gociant, âgé de trente-quatre ans, d'un tempérament nerveux, avait depuis plusieurs années
des hémorroïdes qui le faisaient souffrir de
temps à autre. En 1816, les constipations auxquelles il était sujet, devinrent plus opiniâtres ;
il s'y joignit de la pesanteur sur le fondement ;
les selles bientôt furent laborieuses, les lavemens
émolliens et les boissons laxatives indispensables.

Cependant la constipation fait des progrès,
les clystères ne suffisent plus pour délayer les
matières ; les évacuations alvines sont précédées,
accompagnées et suivies de douleurs violentes.

La durée et l'intensité des douleurs augmentent ; elles laissent à peine quelques instans de relâche : le ventre se météorise ; il se fait par l'anus un suintement séro-purulent ; le besoin d'aller à la selle est précédé d'une anxiété particulière ; l'intestin semble entraîné par les matières qui s'arrêtent à son orifice.

M. P.*** vint me consulter. J'aperçus au côté droit de l'anus une fissure placée entre deux petits boutons hémorroïdaux très-durs ; le sphincter était extraordinairement serré. Je proposai l'opération, à laquelle le malade se prépara par quelques lavemens émolliens et narcotiques. Je la fis le 22 avril 1818, en coupant le sphincter sur la fissure même, et en enlevant les deux boutons hémorroïdaux.

Trois jours après l'opération, je substituai à la mèche qui avait été introduite, et qui irritait beaucoup le malade, un simple plumasseau enduit de cérat. Tous les pansemens subséquens furent faits de même. Il devint cependant nécessaire de couper, au bout de cinq semaines, une bride qui s'était formée dans la plaie, et qui en avait arrêté la cicatrisation, probablement parce qu'on avait négligé de placer la charpie entre ses bords. Huit jours après cette petite opération, la cicatrice était solide, les selles faciles et la guérison assurée.

ARTICLE VIII.

Des Polypes du Rectum.

Il s'élève quelquefois de la membrane muqueuse du rectum, comme de celle de tous les autres organes, des tumeurs molles, spongieuses ou fongueuses, auxquelles on donne le nom de polypes. Ces polypes diffèrent entre eux à raison de leur situation, de leur figure, de leur volume et de leur texture. Ils occupent en général la partie du rectum qui est voisine de l'anus ; quelquefois néanmoins ils sont assez éloignés de cet orifice pour que le doigt ne puisse les atteindre. Leur forme est presque toujours arrondie, ou en poire ; ils adhèrent à la membrane muqueuse tantôt par une base large, tantôt par un pédicule étroit. Leur volume varie depuis celui d'un pois jusqu'à celui d'un œuf de poule : rarement ils deviennent plus gros. Leur texture est molle, variqueuse, et souvent ils paraissent formés de la réunion de plusieurs lobes.

Les symptômes produits par les polypes sont en partie les mêmes que ceux de plusieurs autres maladies du rectum : une pesanteur habituelle dans cette région, la difficulté d'aller à la selle, le ténesme, etc. Ces signes sont fort équivoques et l'on ne peut porter aucun jugement sur l'espèce de maladie dont le rectum est le siège, à moins que dans les efforts pour aller à la garde-robe la tumeur ne sorte d'elle-même, et qu'elle ne s'offre à la vue et au toucher. Le plus souvent, c'est en introduisant le doigt dans le rectum que le Chirurgien peut connaître l'existence du polype, son volume, le lieu de son insertion, la largeur de sa base, etc.

Les polypes du rectum ne sont point en général dangereux. Quelquefois ils se détachent spontanément, comme on en voit un exemple dans l'ancien journal de médecine, T. XV, p. 57. Mais dans le plus grand nombre des cas, c'est seulement par des secours chirurgicaux que le malade peut en être delivré.

Voici comment. On injecte un liquide dans le rectum, et l'on recommande au malade de faire des efforts pour l'expulser; la contraction simultanée du diaphragme et des muscles abdominaux provoque la sortie du lavement, des matières fécales et du polype lui-même. On fait alors coucher le malade sur le côté, comme dans l'opération de la fistule, et l'on embrasse le pédicule du polype avec une ligature que l'on serre fortement; on excise ensuite la tumeur au-dessous du lien, et à une distance assez grande pour qu'il n'échappe pas. Après l'excision, le pédicule rentre avec la ligature qui se détache au bout d'un certain nombre de jours.

Il n'est pas rare qu'il survienne après la rentrée du pédicule, une hémorragie abondante : le malade éprouve le besoin d'aller à la selle et il rend du sang en partie liquide et en partie coagulé. Il importe d'arrêter promptement l'hémorragie. A cet effet on administre des lavemens d'oxycrat froid, et si malgré ces lavemens, le sang continue à couler, on tamponne l'intestin suivant le procédé décrit précédemment.

Si la tumeur ne peut pas être poussée hors du rectum, l'application des moyens chirurgicaux offre beaucoup plus de difficulté. Ou bien la tumeur est implantée dans un lieu où le doigt peut atteindre ; ou bien elle est hors de la portée du doigt. Dans le premier cas, si elle a un pédicule étroit, on peut tenter de couper ce pédicule avec des ciseaux conduits sur le doigt et dirigés par lui; les injections d'oxycrat, d'eau alumineuse sont ordinairement suffisantes pour arrêter l'hémorragie qui suit cette opération. Si le sang continue à couler malgré ces injections, on a recours au tamponnement.

Desault, ou plutôt le rédacteur de ses Œuvres chirurgicales, pense que la ligature est encore le seul moyen qui convienne dans le cas où le polype implanté à une certaine hauteur ne peut être poussé hors de l'anus. Mais on conçoit combien cette ligature doit être difficile, surtout lorsque le doigt ne peut pas toucher la tumeur et faire connaître le siège précis du polype et la manière dont il est uni avec la membrane muqueuse du rectum. Si l'on ajoute à cela que souvent l'étroitesse naturelle de l'anus est encore augmentée par la contraction du sphincter que provoque la présence des instrumens, on aura une idée des difficultés qui accompagnent cette opération. On rapporte dans l'ouvrage cité plus haut l'exemple d'un polype du volume d'un œuf, placé à six pouces au-dessus de l'anus, dont Desault fit la ligature avec les instrumens dont il se servait pour lier les polypes de la matrice. L'opération présenta beaucoup de difficultés, ce que l'on conçoit facilement, surtout lorsque l'on considère que le pédicule de la tumeur était à une telle hauteur que le doigt ne pouvait point l'atteindre. Le polype se détacha au bout de huit jours, et le malade fut entièrement guéri. Un tel exemple ne doit pas faire autorité, et toutes les fois que le doigt ne peut toucher la tumeur, il faut s'abstenir d'une opération semblable, et craindre de lier, au lieu d'un polype, une tumeur de toute autre nature, dont la section pourrait être mortelle. C'est ce qui arriverait inévitablement dans le cas, par exemple, où le colon, invaginé dans le rectum, formerait la tumeur.

J'ai observé une maladie du rectum qui a la plus grande analogie avec les polypes. Le fils d'un des portiers du bois de Boulogne, âgé de quinze ou seize ans, d'une petite stature et d'une constitution faible, éprouvait depuis long-temps un ténesme habituel et un écoulement muqueux et sanguinolent par l'anus, lorsqu'il s'aperçut qu'en allant à la garde-robe, il lui sortait du rectum une sorte de tumeur qui se réduisait d'elle-même lorsqu'il cessait de faire des efforts. On avait pris cette tumeur pour une chute du rectum, et l'on y avait fait peu d'attention. Cependant la tumeur avait augmenté graduellement; sa rentrée était devenue plus difficile, et une plus grande quantité de sang et de mucus s'en écoulait. Il y avait trois ans que la maladie existait, lorsqu'on me présenta le malade. Il était faible, épuisé; son teint était jaune et plombé. La tumeur qui sortait par l'anus au moment de l'excrétion des matières, avait le volume des deux poings, et était formée de plusieurs portions dont l'ensemble représentait assez bien une fraise de veau. Cette tumeur était molle, fongueuse, marbrée; il suintait de sa surface une mucosité très-abondante. La réduction en était facile, parce que l'anus était très-dilaté. Le doigt introduit dans l'intestin après la rentrée de la tumeur, rencontrait de toutes parts des fongosités qui paraissaient prendre naissance de toute la surface de la membrane muqueuse. Le dépérissement progressif du malade annonçant une mort prochaine et inévitable, je présentai l'excision de ces fongosités comme le seul moyen de guérison. Les parens du jeune homme montrèrent d'abord beaucoup d'éloignement pour l'opération; mais ils finirent par y consentir. Voici de quelle manière je la pratiquai : le malade ayant pris un lavement pour faire sortir la tumeur, celle-ci se montra entière hors de l'anus par les efforts violens que j'engageai le malade à faire. Il se coucha sur le bord de son lit, dans la même position que pour l'opération de la fistule à l'anus. Je passai à l'aide d'une aiguille des fils cirés dans les différentes portions de la tumeur, afin de les retenir au-dehors. Je les excisai toutes successivement, employant tantôt le bistouri, tantôt les ciseaux, selon que l'un ou l'autre de ces instrumens me paraissait plus propre à remplir mon objet. Le sang ruissela en abondance de toute la surface de la plaie pendant l'opération. Lorsqu'elle fut achevée, et que la portion qui correspondait au rectum fut rentrée, l'hémorragie continua à l'intérieur, et il s'épancha rapidement une grande quantité de sang dans le rectum. Je recommandai au malade de faire des efforts pour l'expulser, après quoi je tamponnai suivant la méthode de J. L. Petit. La dilatation du rectum était si grande qu'il fallut pour le remplir une quantité étonnante de charpie. Il ne survint aucun accident, à l'exception d'une rétention d'urine pour laquelle il fallut sonder le malade, et laisser la sonde dans la vessie jusqu'au troisième jour que l'appareil fut levé. De grosses mèches de charpie, enduites de cérat, furent introduites dans le rectum; on y fit des injections d'eau d'orge miellée, et on continua l'emploi de ces moyens pendant deux mois. La santé du malade s'améliora, et on le croyait entièrement guéri. Cependant l'excroissance qu'on n'avait pas pu enlever en totalité, ne tarda guères à augmenter de volume, et au bout de dix-huit mois elle était devenue aussi considérable qu'avant l'opération. Le succès temporaire de la première excision porta les parens du malade, et le malade lui-

même à en demander une seconde. Je cédai à
leurs sollicitations ; elle eut comme la première
une sorte de succès. J'ai perdu le malade de vue
et j'ignore ce qu'il est devenu ; je suis très-porté
à croire que la maladie se sera reproduite et aura
fait périr ce jeune homme.

Trioen raconte dans son recueil d'observation, un fait qui offre beaucoup d'analogie avec
celui que je viens de rapporter. Une fille âgée de
trente-six ans devint enceinte et tomba dans une
profonde mélancolie. Elle fut attaquée d'hémorroïdes internes très-douloureuses, avec constipation opiniâtre et évacuation de sang par l'anus.
Un purgatif qu'elle prit détermina la sortie d'une
tumeur volumineuse, ulcérée et squirrheuse, **qui**
mettait obstacle au passage des matières stercorales. On en fit l'excision avec l'instrument tranchant, et par des soins méthodiques cette fille parut être parfaitement guérie. Peu de temps après
on sentit encore dans le rectum et du côté opposé à celui de la tumeur extirpée, une multi-
tude d'excroissances fongueuses qu'on excisa en
partie. Mais le nombre en était si considérable
qu'on ne put retrancher toutes celles qu'on
sentait avec le doigt. Cette fille, accablée de douleurs, mourut avec une suppuration fétide et
gangreneuse dans le rectum (1).

Le Dran a décrit sous le nom d'hémorroïdes,
une tumeur qui n'était autre chose qu'un polype du rectum. Un homme, âgé de plus de
soixante ans, était tourmenté d'hémorroïdes internes. Depuis très-long-temps elles entraînaient
le fondement en dehors toutes les fois qu'il allait
à la selle ; et alors il sortait un corps charnu et

______

(1) Trioen, *Observ. med. chirur. fascicul.*, *p.* 55.

spongieux soutenu par les vaisseaux qui le nourrissaient, à peu-près comme une grappe de raisin est suspendue par sa queue. Le malade perdait beaucoup de sang et de sérosité, ce qui le rendait si faible qu'il ne pouvait plus marcher. Il avait beaucoup de peine à faire rentrer cette grappe après chaque selle, et quand elle était rentrée, il ne souffrait plus. On lui avait ordonné les remèdes qu'on avait cru les plus propres à arrêter le sang, empêcher l'ulcération et resserrer l'excroissance; mais cela n'avait produit aucun effet salutaire. Le Dran lui fit l'opération en présence de plusieurs de ses confrères. Il lia d'abord le pédicule de la tumeur, et le coupa ensuite au-dessous de la ligature, puis il fit rentrer la marge de l'anus et une portion du rectum qui faisaient un bourrelet au-dehors. Il enfonça dans l'anus un gros tampon de charpie trempé dans une eau styptique.

Deux jours après, il retira le tampon qui avait été lié d'un cordon différent de celui dont il avait entouré le pédicule de la tumeur, pour le reconnaître. Le malade fut six jours sans aller à la selle, et le huitième jour la ligature tomba. On fit après cela des injections d'eau vulnéraire durant quatre jours. Depuis ce temps le malade n'a pas eu la moindre incommodité. Son fondement n'est plus sorti, comme il faisait auparavant; son teint, ses forces sont revenus (1).

ARTICLE IX.

Des Affections vénériennes de l'Anus et du Rectum.

Ces affections se présentent sous trois formes

---

(1) Observ. de Chirur. Obs. LXXXVIII. p. 228.

principales : des chancres, des rhagades et des excroissances.

Les chancres de l'anus et du rectum sont assez fréquens dans les deux sexes. Ils peuvent être primitifs ou consécutifs : dans le premier cas, ils sont produits par l'application immédiate du virus vénérien, dans des actes antiphysiques ; dans le second, ils peuvent être dus à une cause analogue, mais le plus souvent ils surviennent chez des personnes qui, plus ou moins de temps auparavant, ont contracté la vérole par les voies génitales.

Des hémorroïdes ulcérées ou des déchiremens de l'anus, produits par l'intromission ou l'expulsion d'un corps très-volumineux, peuvent offrir quelque ressemblance avec des chancres. Mais les ulcérations hémorroïdales ont été précédées d'inflammation, et sont souvent encore supportées par des prolongemens de la peau. Les déchirures de l'anus, produites par une distension forcée, ont une forme alongée ; elles occupent le pourtour même du fondement ; une certaine quantité de sang s'est écoulée et une douleur vive s'est fait sentir lors de leur formation.

Les chancres de l'anus sont communément d'une guérison plus difficile que ceux des autres parties, à raison de la dilatation et du resserrement alternatifs de cette partie. On cherche à rendre ces mouvemens moins nuisibles en tenant le ventre libre et en atténuant le volume et la consistance des matières fécales, mais l'inconvénient est diminué sans être enlevé.

Le traitement de ces ulcères est local et général : on les bassine avec des liquides émolliens, mucilagineux et narcotiques ; on introduit, dans le rectum, des mèches de charpie enduites de cérat mercuriel : on prescrit à l'intérieur un traitement convenable pour détruire, dans toute l'économie, le virus syphilitique. Quelquefois il reste à la suite de ces chancres, lorsqu'ils ont été contractés par un commerce antiphysique, un suintement ichoreux par l'anus. Du reste, ces diverses affections vénériennes ne donnent point lieu à l'engorgement des glandes lymphatiques de l'aîne, comme celles qui ont leur siège sur les organes de la génération.

Les chancres les plus dangereux sont ceux de l'intérieur du rectum. Ils détruisent quelquefois la paroi recto-vaginale chez la femme, la paroi recto-vésicale chez l'homme, et cette perforation est presque toujours incurable. M. Cullerier l'a vu deux fois se guérir spontanément ; mais jamais elle n'a paru céder aux moyens dirigés contre elle.

Les rhagades sont des gerçures qu'on observe assez fréquemment entre les plis de l'anus, et qui dépendent très-souvent du virus vénérien. Elles sont quelquefois primitives, mais dans le plus grand nombre des cas elles tiennent à la syphilis constitutionnelle. Lorsqu'elles sont superficielles et peu douloureuses, que leurs bords sont unis et souples, et qu'elles fournissent un pus de bonne qualité, elles ne présentent aucun danger et se guérissent assez facilement. Dans les conditions opposées, et surtout lorsqu'elles causent des douleurs vives dans la marche, la défécation, elles sont d'une guérison fort difficile. Dans les deux cas, le traitement est à-peu-près le même : on prescrit le mercure à l'intérieur, on y associe les sudorifiques, si la maladie est ancienne. On emploie localement d'abord les soins de propreté, et sur la fin du traitement les topiques mercuriels. Les opiacés conviendraient si l'ulcération était accompagnée de douleurs vives.

Les excroissances syphilitiques dont l'anus est le siège, ont, ainsi que celles qui occupent les organes de la génération, des noms variés ; on les nomme condylômes, fics, crêtes-de-coq, framboises, mûres, etc., selon l'aspect particulier qu'elles offrent. Ces excroissances n'occupent presque jamais le rectum. M. Cullerier n'en a jamais observé qui eussent leur siège au-dessus du sphincter. Mais plusieurs fois il a rencontré des excroissances qu'on eût dit venir de la membrane muqueuse du rectum, et qu'un examen attentif faisait connaître avoir leur siège à quelques lignes seulement au-dessus du sphincter.

On a dit que plusieurs espèces d'excroissances telles que les fics, les crêtes, les condylômes, étaient presque toujours le résultat d'un commerce contre-nature : mais cette opinion est erronnée, et le plus souvent ces symptômes se montrent à la suite d'une syphilis contractée par d'autres voies.

Les excroissances qui se montrent à l'anus ne sont pas toujours vénériennes. Dans quelques cas elles succèdent à des tumeurs hémorroïdales flétries, et peuvent disparaître en partie par l'usage des topiques émolliens et onctueux.

Les excroissances vénériennes du pourtour de l'anus cèdent quelquefois au traitement général ; les topiques mercuriels, comme la solution convenablement étendue de sublimé corrosif, l'onguent mercuriel, les dissipent souvent ; dans d'autres cas, il faut les détruire avec les caustiques, la ligature ou l'instrument tranchant. Ces divers moyens conviennent dans des circonstances particulières.

Les caustiques légers peuvent être employés contre les végétations qui semblent formées par la dilatation des vaisseaux sanguins, surtout lorsque ces végétations sont récentes, rouges et molles.

Les caustiques plus actifs doivent servir contre les excroissances qui font corps avec la peau. L'instrument tranchant serait toujours préférable, si la pusillanimité des malades n'y mettait pas quelquefois obstacle.

La ligature est applicable aux excroissances solitaires et supportées par un pédicule étroit.

L'excision avec le bistouri ou les ciseaux est préférable dans le plus grand nombre des cas à tous les autres moyens.

ARTICLE X.

Du Cancer du Rectum.

Le cancer du rectum se présente sous des formes très-variées. Plus d'une fois des hommes fort habiles ont confondu cette affection avec des maladies bien moins graves. Il importe donc de décrire ce cancer avec les modifications principales qu'il peut offrir, et d'indiquer exactement les signes qui le distinguent des maladies qui lui ressemblent.

Il attaque les deux sexes : quelques médecins l'ont observé plus fréquemment chez les femmes ; je l'ai rencontré plus souvent chez les hommes. Comme les autres affections cancéreuses, celle-ci se montre dans l'âge mûr, de trente à cinquante ans. J'ai eu toutefois occasion de l'observer chez un jeune homme de dix-huit ans. Les causes occasionnelles sont communément fort obscures ; dans quelques cas, l'irritation entretenue par des hémorroïdes, par une affection dartreuse ou syphilitique du pourtour de l'anus, par une constipation habituelle, paraît donner lieu au développement de cette maladie.

Le cancer du rectum occupe quelquefois l'anus ou quelque point peu éloigné de cet orifice. Le plus souvent il est situé à un ou deux pouces au-dessus.

Les premiers symptômes que le malade éprouve sont de la pesanteur, de la gêne au fondement, quelquefois des tiraillemens, des douleurs cuisantes, momentanées, qui se font particulièrement sentir pendant l'excrétion des matières fécales. Cette excrétion devient difficile, douloureuse ; elle est suivie chez quelques sujets d'un écoulement glaireux ou sanguinolent. Si l'on examine alors les parties affectées et que le mal occupe l'anus même, on trouve ordinairement un seul tubercule sur un point de sa circonférence ; ce tubercule augmente de grosseur et finit souvent par envahir tout le pourtour de cette ouverture : il présente au reste successivement tous les degrés d'altération qui appartiennent aux maladies de ce genre. Quand l'affection a son siège dans l'intérieur même du rectum, tantôt elle y forme un bourrelet circulaire, dur, qui rétrécit plus ou moins la largeur de l'intestin, et le réduit à une sorte de filière par laquelle il ne peut passer que des matières liquides ou du moins très-molles ; tantôt elle consiste en une ou plusieurs tumeurs qui tiennent à l'intestin par une base large, le remplissent plus ou moins complètement , et apportent plus ou moins d'obstacle au passage des matières. Le doigt introduit dans le rectum reconnaît ces diverses dispositions et jusqu'à quel point est porté le rétrécissement de l'intestin ; mais il ne peut pas toujours distinguer les limites du mal, soit parce qu'il s'étend au-delà du point que le doigt peut atteindre , soit parce que le rétrécissement est tel que le doigt ne peut le traverser et apprécier son étendue en hauteur. Souvent cette exploration est accompagnée de beaucoup de douleur.

Cette affection fait des progrès continuels , mais lents. Le volume et la dureté du cancer deviennent de plus en plus considérables ; il s'y forme des bosselures , des anfractuosités : les douleurs qui, dans le principe, avaient été sourdes , deviennent souvent aiguës , lancinantes. L'excrétion des matières fécales est accompagnée chez quelques individus de souffrances si atroces qu'ils se privent de prendre des alimens pour se soustraire au tourment d'aller à la selle. Chez quelques-uns, la défécation, après avoir été douloureuse, devient impossible , et l'occlusion de l'intestin peut entraîner la mort, soit avec rupture du conduit intestinal au-dessus de l'obstacle, soit avec les symptômes d'un iléus. Quelquefois une inflammation du péritoine produit le même effet. Dans le plus grand nombre des cas, la mort n'arrive pas aussi rapidement ; elle vient au contraire lentement et avec tous les signes de la cachexie cancéreuse. Quelquefois l'ulcération du rectum s'étend aux parties contiguës ; il se forme une perforation dans la paroi recto-vésicale chez l'homme ou vagino - rectale chez la femme. Dans d'autres cas, les tégugumens du pourtour de l'anus deviennent le siège de végétations cancéreuses. Souvent un écoulement continuel et involontaire de matières sanieuses par l'anus ajoute encore à tout ce que l'état du malade présente de fâcheux, et contribue à hâter le terme fatal. Ce terme est souvent précédé par l'infiltration des membres abdominaux.

Le diagnostic de cette maladie est ordinairement facile pour l'homme qui examine le rectum avant de juger. Plusieurs fois des médecins, qui ont négligé de porter le doigt dans cet intestin, ont pris pour des hémorroïdes ou pour une diarrhée idiopathique un cancer que l'exploration leur eût fait aisément reconnaître. Il est plusieurs autres affections du rectum qui peuvent davantage simuler celle dont il est question. Tel est l'engorgement lymphatique du pourtour de l'anus qui donne quelquefois lieu à un rétrécissement dur, inégal, bosselé, des membranes du rectum, et par suite à des ulcérations fort douloureuses. Mais ces tumeurs ont cela de particulier qu'elles disparaissent par la pression long-temps continuée, par celle qu'exercent des mèches par exemple ; elles n'entraînent point d'ailleurs les symptômes de la cachexie cancéreuse. C'est dans des cas de ce genre que Desault et Vigarous ont obtenu, par ce moyen, la guérison de prétendus cancers du rectum. Les ulcères vénériens de l'anus, négligés ou mal traités, donnent quelquefois lieu à un engorgement qui a l'aspect d'un squirrhe ; mais les circonstances qui ont précédé, et l'emploi du mercure conduisent ordinairement à reconnaître la nature de la maladie. Il est vraisemblable que Morgagni a commis une méprise de ce genre dans les cas où il a vu le *cancer du rectum* guéri par les préparations mercurielles.

Le cancer du rectum est une maladie constamment mortelle. Si quelques médecins ont prétendu qu'il était curable, c'est sur des erreurs de diagnostic qu'il faut rejeter cette assertion. Quelques-uns, peut-être, ont considéré comme une guérison l'amélioration passagère que produit chez certains malades l'usage des mèches ou des bougies. Pour moi, j'ai souvent employé ce moyen dans des cas qui paraissaient très - favorables, et je n'en ai jamais obtenu d'autre effet que d'agrandir l'espèce de détroit par lequel les matières s'échappaient, et de rendre leur sortie plus facile. Cette compression est surtout utile lorsque l'affection est encore à l'état de squirrhe. Elle produit aussi de bons effets dans l'engorgement vénérien et dans l'engorgement lymphatique. Mais si ce moyen peut être utile lorsque la maladie est encore à l'état de squirrhe, elle est nuisible lorsqu'elle a dégénéré en cancer, surtout lorsque celui-ci est ulcéré ou fongueux. L'introduction des mèches est alors douloureuse, elle cause des déchiremens qui exaspèrent le mal et peuvent en accélérer les progrès ; souvent même les malades qui sont tourmentés par le besoin d'aller à la selle ne peuvent les supporter. Au reste, lorsqu'on y a recours, il faut se conformer aux règles suivantes : on augmente peu - à - peu leur volume, et lorsqu'on est arrivé à une certaine grosseur, on leur donne plus d'épaisseur du côté par lequel on les introduit que du côté opposé qui doit être embrassé par l'anus ; cette dernière partie ne peut ni ne doit être dilatée ; les mèches doivent être enduites de cérat dans les cas ordinaires, de cérat et d'onguent mercuriel lorsque la maladie reconnaît pour cause le virus vénérien ; de cérat opiacé dans les cas où le rectum est le siège de douleurs vives : enfin, il faut employer un porte-mèche assez long pour que le corps dilatant soit poussé au-delà du rétrécissement, lorsque cela est possible.

L'extirpation conseillée par quelques Chirurgiens, dans le cancer du rectum, nous paraît être constamment ou impossible ou nuisible. On conçoit bien que si une tumeur cancéreuse, à base étroite, se développait au pourtour de l'anus, l'extirpation pourrait en être faite avec quelque espoir de succès ; mais il est si rare que la maladie se présente sous cette forme, que l'on n'a peut-être encore jamais eu occasion de l'observer.

Si le cancer du rectum paraissait lié à une diathèse dartreuse, on devrait, dans le principe surtout, administrer un traitement approprié au vice dartreux. Si l'on soupçonnait une maladie vénérienne, on aurait recours au mercure ; mais avant de se déterminer à faire usage de ce médicament, on devra peser les avantages et les inconvéniens qui peuvent en résulter, et ne pas perdre de vue que ce traitement sera aussi nuisible si l'affection est cancéreuse, qu'il peut être utile si elle est vénérienne.

Quelques praticiens administrent dans le cancer du rectum l'extrait ou la poudre de ciguë ; mais ce remède, toujours insuffisant dans le traitement des maladies cancéreuses, quel que soit leur siège, est souvent nuisible dans le cancer du rectum, comme j'ai eu plusieurs fois occasion de m'en assurer.

En conséquence, soit qu'on ait recours à l'introduction des mèches, soit que quelqu'une des circonstances indiquées mette obstacle à leur emploi, le traitement du cancer du rectum est toujours palliatif. On recommande au malade un régime doux, propre à tenir le ventre un peu libre ; on diminue la consistance des matières fécales en injectant dans le rectum, à l'aide d'une canule de gomme élastique portée au-dessus du rétrécissement, un liquide mucilagineux ; on aurait même recours de temps à autre à un doux laxatif, si les premiers moyens étaient insuffisans. Dans les cas où les digestions sont pénibles et lentes, on administre les extraits de genièvre, de chicorée, de quinquina. Si les douleurs sont très-vives et causent de l'insomnie, on prescrit l'opium par la bouche ou en injections dans le rectum, à doses progressivement plus fortes, à mesure que l'habitude en émousse l'action.

CHAPITRE II.

Maladies des Parties génitales de l'homme.

ON distingue ces maladies en celles qui attaquent les enveloppes des testicules, les testicules eux-mêmes et le cordon spermatique, et en celles qui affectent la verge.

ARTICLE I.

Des Maladies des enveloppes du Testicule.

Ces maladies sont, outre les plaies, l'inflammation, la gangrène et les ulcères, l'hydrocèle, l'hématocèle et le varicocèle.

— Les plaies du scrotum sont fort rares, parce que cette partie est peu exposée à l'action des corps vulnérans. Leurs symptômes ne présentent rien de particulier et leur traitement rentre dans ce qui a été dit en général sur les plaies simples et compliquées.

— L'inflammation du scrotum produite par des causes extérieures, ne mérite pas non plus une description spéciale. L'inflammation érysipélateuse qui survient spontanément offre quelques particularités que nous devons faire connaître. Elle détermine communément un gonflement considérable, s'étend à la peau de la verge, et dans quelques cas même, au canal de l'urètre et jusque dans la vessie; le prépuce devient volumineux, difforme, il y a phimosis passager et souvent tuméfaction des glandes inguinales. La marche de cet érysipèle est très-prompte et souvent il se termine par gangrène. Cet accident est en général plus effrayant que dangereux : dans la plupart des cas, non-seulement les malades guérissent, mais encore on voit dans un temps assez court, quelques semaines, par exemple, la cicatrice se former sur les ulcérations que laisse la chute des escarres. Dans le traitement de cette espèce d'érysipèle, on fait usage des poudres très-fines de quinquina, de camphre et de myrrhe, ou de cérat camphré étendu sur des plumasseaux.

Dans quelques cas l'érysipèle du scrotum a paru être la crise d'une maladie aiguë. On trouve un exemple de ce genre dans le 42.ᵉ volume de l'ancien Journal de médecine.

—La gangrène du scrotum est quelquefois la suite des contusions de cette enveloppe des testicules; souvent elle succède à l'érysipèle, comme nous venons de le dire; d'autres fois aussi elle est due à une cause morbifique, qui, après avoir produit un trouble général dans les fonctions, semble se déposer sur cette partie; une infiltration d'urine dans le tissu cellulaire des bourses peut amener le même résultat. Dans ces diverses circonstances, le traitement doit être modifié selon la cause qui produit la gangrène. Plusieurs auteurs ont parlé de la reproduction du scrotum gangrené; mais il est démontré aujourd'hui que cette régénération n'est qu'apparente, et que dans le cas où, à la suite d'un gonflement inflammatoire considérable de cette partie, il se forme une ou plusieurs escarres, même fort grandes, ces escarres ne correspondent qu'à une portion du scrotum ; la laxité de cette enveloppe permet facilement aux parties restantes de se réunir entre elles. Toutefois il n'est pas impossible que le scrotum ne se gangrène en totalité ; mais alors la cicatrice serait beaucoup plus longue à se former, et elle n'acquerrait pas l'aspect propre aux tégumens de cette partie.

— Des ulcères de diverses espèces peuvent se developper sur les bourses. Ceux qu'on y observe le plus souvent succèdent à la séparation des escarres, après l'érysipèle gangreneux, ou sont produits et entretenus par le virus syphilitique.

Les plaies qui suivent la séparation des escarres se cicatrisent quelquefois d'elles-mêmes ; mais chez les sujets affaiblis, ou scrophuleux, ou atteints d'une maladie grave, quelquefois ces plaies se convertissent en ulcères, qui souvent s'étendent en serpentant vers les parties voisines. On parvient à arrêter leur progrès par un pansement méthodique avec le cérat camphré, un digestif animé ou des poudres aromatiques, et par l'emploi des médicamens internes appropriés à l'état du malade.

Les ulcères vénériens du scrotum sont quelquefois primitifs : ils se développent quelques jours après un coït impur, et sont l'effet immédiat du virus syphilitique, qui dans l'acte même a été mis en contact avec le scrotum. M. Cullerier a vu des ulcères de ce genre paraître peu après le coït, chez des individus qui d'après les précautions qu'ils avaient prises, n'avaient pu contracter le syphilis par la verge elle-même. D'autres fois ces ulcères vénériens du scrotum sont consécutifs; on voit d'abord sur cette partie des boutons ou des pustules qui se transforment en ulcères; dans les deux cas, ces ulcères une fois formés, ont l'aspect propre aux ulcères syphilitiques : ils sont peu enfoncés, leur surface est grisâtre, leurs bords taillés à pic. L'usage du mercure à l'intérieur et à l'extérieur procure communément une guérison prompte.

De l'Hydrocèle.

On donne le nom d'hydrocèle à une tumeur aqueuse des bourses. On distingue plusieurs espèces d'hydrocèles, selon que la sérosité qui forme la tumeur occupe telle ou telle partie du scrotum, et selon qu'elle est répandue dans les cellules du tissu cellulaire, ou amassée dans une poche. Lorsque le liquide est infiltré dans les cellules du tissu cellulaire, la maladie s'appelle hydrocèle par infiltration : elle prend le nom d'hydrocèle par épanchement quand il est amassé dans une poche. L'hydrocèle par infiltration diffère selon que la sérosité est répandue dans toute l'étendue des bourses, ou qu'elle est infiltrée seulement dans les cellules du tissu cellulaire qui unit les vaisseaux spermatiques entre eux : dans le premier cas, on l'appelle simplement hydrocèle par infiltration, ou œdème du scrotum ; et dans le second on la nomme hydrocèle cellulaire du cordon spermatique. La sérosité qui forme l'hydrocèle par épanchement peut être amassée dans différens endroits : le plus ordinairement elle occupe la tunique vaginale ; quelquefois elle

est contenue dans un kyste provenant de l'adossement des lames du tissu cellulaire du cordon
spermatique, et d'autres fois dans un sac herniaire. Delà la distinction de l'hydrocèle par épanchement, en hydrocèle de la tunique vaginale,
hydrocèle enkystée du cordon, et hydrocèle dans
un sac herniaire. Le plus ordinairement il n'existe
qu'une de ces trois espèces d'hydrocèles par
épanchement chez le même individu; quelquefois cependant il en existe deux ; Le Dran les
a trouvées réunies toutes trois.

De l'Hydrocèle par infiltration ou Œdème du Scrotum.

Cette espèce d'hydrocèle est rarement idiopathique ; presque toujours elle est symptomatique, c'est-à-dire l'effet d'une autre maladie.

L'hydrocèle par infiltration idiopathique n'a
guère lieu que chez les enfans à la mamelle, soit
qu'elle vienne de la pression à laquelle les bourses
ont été exposées, ou de l'irritation que les urines
dont elles sont souvent baignées, exercent sur
elles : elle a lieu quelquefois aussi chez les vieillards, dont le scrotum lâche et pendant est irrité par les frottemens qu'il éprouve, et par une
certaine quantité d'urine que les personnes fort
avancées en âge perdent presque toujours involontairement. Cette espèce d'hydrocèle est rarement considérable et ne s'étend jamais au-delà
des bourses. On y rémédie par des soins de propreté et par des topiques résolutifs, tels qu'un
mélange d'eau de chaux et d'eau-de-vie, une
décoction de roses de Provins, etc. Chez les vieillards, on doit joindre à ces moyens l'usage d'un
suspensoir.

L'hydrocèle par infiltration symptomatique est souvent la suite de l'hydropisie ascite, de l'hydrothorax, de l'anasarque, ou même de l'œdème des jambes et des cuisses. Elle se présente sous la forme d'une tumeur molle qui occupe ordinairement la totalité du scrotum; elle est sans douleur, sans chaleur, sans rougeur; l'impression du doigt sur cette tumeur persiste quelques instans et ne disparaît que peu-à-peu. Si la tuméfaction est médiocre, on voit encore quelques rides sur le scrotum; le raphé correspond exactement au milieu de la tumeur, et l'on distingue à droite et à gauche, les testicules vers son centre; le cordon spermatique est libre, et conserve son volume naturel. Si la tumeur est très-volumineuse, les rides de la peau ont disparu; cette membrane est tendue et lisse; la tumeur est plus dure, la chaleur y est diminuée; la peau de la verge participe à l'infiltration, et le prépuce contourné sur lui-même met souvent obstacle à la sortie de l'urine. Les symptômes communs à toutes les hydropisies, et ceux qui sont propres à l'anasarque, accompagnent du reste les phénomènes locaux qui viennent d'être énoncés. On peut encore joindre à ces symptômes l'adhérence intime du scrotum à la tumeur, et l'impossibilité de faire rouler cette dernière sous les tégumens, de soulever ceux-ci, comme on le peut souvent dans l'hydrocèle par épanchement.

L'œdème du scrotum n'exige le plus souvent que des moyens internes appropriés à la maladie dont il est l'effet. Mais dans quelques cas où cette affection est portée au plus haut degré, les remèdes internes ne sont pas assez efficaces, ou n'agissent pas assez promptement, et il est nécessaire d'y joindre les moyens chirurgicaux, surtout quand le volume extrême du scrotum empêche le malade de s'asseoir, l'oblige de tenir continuellement les cuisses très-écartées, et fait craindre même la gangrène par l'excessive distension des tégumens; enfin les secours de la chirurgie sont encore indiqués quand la distorsion du prépuce met obstacle à la sortie de l'urine. Dans tous ces cas, il est urgent de procurer une issue à la sérosité en pratiquant des incisions ou des mouchetures.

Autrefois on faisait sur chaque côté du scrotum une incision longitudinale, parallèle au raphé, d'une étendue et d'une profondeur relatives au volume de la tumeur. Ces incisions qui pénètrent profondément dans le tissu cellulaire procurent un dégorgement abondant et un prompt affaissement de la tumeur; mais comme les parties ont perdu leur ressort et que la vie y est languissante, la gangrène s'en empare presque toujours, et cet accident ajoute singulièrement à la gravité de la maladie principale, ou hâte la mort des malades. On a renoncé à ces incisions depuis long-temps.

Les mouchetures qui n'entament que l'épiderme et la surface de la peau n'ont point les inconvéniens des incisions, et leur effet est le même. A la vérité elles se ferment promptement, et l'on est dans la nécessité de les renouveller souvent; mais comme elles ne sont point douloureuses, les malades en laissent faire tant qu'on veut. On les pratique avec une lancette, et on les multiplie autant que cela paraît nécessaire, en ayant l'attention de laisser entre elles un intervalle assez grand pour que les aréoles inflammatoires qui les environnent souvent au bout de quelques jours, ne puissent se réunir. Ces mouchetures guérissent d'elles-mêmes, sans le secours d'aucun topique ; on se contente de couvrir la partie d'un linge fin. S'il y en a quelques-unes qui suppurent, on les panse avec du cérat étendu sur du linge.

Les mouchetures ne sont pas toujours sans inconvénient : j'ai vu des cas où elles ont produit la gangrène de tout le scrotum. Cet accident serait à craindre surtout si la peau des bourses était érysipélateuse, comme cela arrive fréquemment. Ainsi on ne doit avoir recours aux mouchetures que dans les cas de nécessité absolue, et on ne doit jamais les pratiquer lorsque l'hydrocèle par infiltration est accompagnée de l'inflammation érysipélateuse du scrotum.

De l'*Hydrocèle celluleuse ou par infiltration du Cordon spermatique.*

On a donné ce nom à une tumeur formée par de la sérosité infiltrée dans les cellules du tissu cellulaire du cordon spermatique. On comprendra aisément comment la sérosité reste dans ces cellules sans se répandre dans tout le tissu cellulaire du scrotum, si l'on considère, 1.° que les parties qui composent le cordon sont unies entre elles par du tissu cellulaire qui est un prolongement de celui qui entoure ces parties dans le ventre ; 2.° que les lames les plus intérieures de ce tissu s'introduisent dans les intervalles des vaisseaux qui forment le cordon spermatique, les distinguent les uns des autres et les unissent ensemble ; 3.° que les lames excentriques, plus épaisses et plus larges, forment à ces vaisseaux une gaîne membraneuse commune qui est re-

couverte par le crémaster, et qui se continue
avec la lame externe de la tunique vaginale ; 4.°
enfin que le tissu cellulaire du cordon n'a aucune communication avec celui qui est placé
immédiatement sous la peau, puisqu'il en est
séparé par la gaine membraneuse dont nous
venons de parler.

L'hydrocèle celluleuse du cordon se présente
sous un aspect différent, selon son volume. Tant
qu'il est médiocre, le sac scrotal n'a aucune apparence de maladie, excepté seulement que là
où la peau n'est pas ridée, il semble plus gros,
pend plus bas de ce côté que de l'autre, et paraît plus lourd lorsqu'on le suspend légèrement
dans la paume de la main. Le testicule avec son
épididyme se distingue parfaitement par le toucher au-dessous de la tuméfaction, et son état
naturel n'est point altéré. Le cordon spermatique est beaucoup plus gros qu'il ne doit être,
et il semble qu'on sente à travers les tégumens
une varice, ou une hernie épiploïque. Lorsque
l'hydrocèle est plus considérable, elle se présente sous la forme d'une tumeur oblongue qui
s'étend depuis le testicule jusqu'à l'anneau inguinal. Cette tumeur, plus large inférieurement
que supérieurement, et en quelque sorte pyramidale, est indolente, compressible, sans fluctuation. Elle paraît se retirer ou monter doucement par une pression légère et soutenue; mais
elle retombe aussitôt que la pression cesse, et
cela aussi facilement lorsque le malade est couché que lorsqu'il est debout. Elle est accompagnée ordinairement d'un sentiment de pesanteur dans la région lombaire. Si l'infiltration est
bornée au cordon spermatique, l'anneau inguinal n'est point dilaté et on peut sentir distinc-

tement le cordon qui passe à travers cette ouverture. Mais si l'infiltration se propage au tissu cellulaire qui entoure les vaisseaux spermatiques dans le bas-ventre, l'anneau est élargi, et l'augmentation de volume du tissu cellulaire qui passe dans cette ouverture, produit au toucher une sensation qui diffère peu de celle que cause une hernie épiploïque.

Cette maladie est quelquefois purement locale, de cause externe, et bornée au tissu cellulaire du cordon, sans altération de la constitution. D'autres fois c'est une suite de l'anasarque, un symptôme de cachexie, et l'infiltration s'étend jusque dans le bas - ventre.

Le diagnostic de l'hydrocèle celluleuse du cordon spermatique présente quelquefois beaucoup de difficulté. On peut la prendre pour une varice du cordon et surtout pour une hernie épiploïque. Dans certains cas, sa ressemblance avec cette dernière maladie est telle qu'il est presque impossible de distinguer ces deux affections l'une de l'autre. Alors l'examen le plus attentif de tous les phénomènes de la maladie ne suffit pas toujours pour faire éviter une méprise. Mais cette méprise n'a aucune conséquence fâcheuse, si, prenant la tumeur pour une hernie, on n'applique un bandage qu'autant qu'elle peut être complètement réduite ; et si, la prenant pour une hydrocèle, on ne se détermine à l'ouvrir que lorsqu'elle est purement locale.

Tant que l'hydrocèle celluleuse du cordon est petite, elle est à peine un objet chirurgical. L'application des remèdes spiritueux, aromatiques, ne la guérit point, mais elle peut en ralentir les progrès ; et l'usage d'un suspensoir suffit ordinairement pour faire cesser les légères incommodités qu'elle cause. Mais lorsqu'elle est considérable, elle devient fort incommode tant par son volume que par son poids ; alors si le malade veut en être débarrassé, il faut avoir recours à une opération sans laquelle il serait impossible d'espérer une guérison radicale. Cette opération consiste à inciser la tumeur dans toute sa longueur, afin de donner issue au fluide séreux et quelquefois visqueux, qui est infiltré sous la membrane commune dans le tissu cellulaire du cordon. On couvre la plaie d'un linge fin sur lequel on place de la charpie qu'on soutient avec des compresses et un bandage convenable. Pendant les trois ou quatre premiers jours la sérosité continue à couler abondamment : ensuite la suppuration lui succède, et amène l'affaissement total de la tumeur et la guérison de la plaie. Si le testicule se tuméfie et devient douloureux peu de jours après l'incision, on a recours aux cataplasmes émolliens. Lorsque la maladie est purement locale et bornée au cordon, l'opération est sans danger et la guérit radicalement ; mais lorsque l'infiltration s'étend jusque dans le bas-ventre, surtout lorsque l'œdème du cordon est l'effet d'une cachexie générale, l'opération peut devenir mortelle. Il faut se borner alors à un traitement palliatif, ou guérir, s'il est possible, la maladie principale.

De l'Hydrocèle de la Tunique vaginale.

De toutes les espèces d'hydrocèles par épanchement, la plus commune est celle qui a son siège dans la tunique vaginale. La surface de cette tunique et celle du testicule sont continuellement humectées par la sérosité qui suinte des artères capillaires, et qui est sans cesse résorbée par les vaisseaux destinés à cet usage. Cette sérosité sert à tenir ces surfaces humides et à empêcher qu'elles ne deviennent adhérentes entre elles. Si la sérosité vient à être exhalée en plus grande quantité qu'à l'ordinaire, ou si son absorption régulière est empêchée par une cause quelconque, elle s'accumule par degrés, et en distendant le sac qui la contient, donne naissance à la maladie dont il est ici question.

L'hydrocèle de la tunique vaginale présente des différences relatives au volume et à la figure de la tumeur, aux qualités du liquide qui la forme, à l'épaisseur de la tunique vaginale, à la situation et à l'état du testicule, aux diverses circonstances accidentelles dont la maladie peut être accompagnée.

Le volume de la tumeur offre beaucoup de variétés. Dans les commencemens, elle est si peu volumineuse que les malades la portent souvent pendant long-temps sans s'en apercevoir. Son volume augmente par degrés et devient quelquefois si considérable qu'elle contient plusieurs livres de liquide. En général, elle est d'autant plus grosse qu'elle est plus ancienne. Cependant il n'est pas très-rare de voir des hydrocèles qui, après avoir acquis un volume médiocre, demeurent en quelque sorte stationnaires, ou ne font que des progrès très-lents. L'accroissement de la tumeur est toujours en raison de la quantité de l'exhalation et de l'extensibilité de la tunique vaginale. On voit des sujets chez lesquels cette tunique est si peu extensible, que la tumeur ne prend jamais un gros volume et alors elle résiste fortement à la pression du doigt et présente une rénitence considérable. On en voit d'autres chez lesquels cette tunique se prête aisément à la distension, en sorte que la tumeur prendra un volume énorme, sans devenir très-dure.

Dans le principe de la maladie, la tumeur est ordinairement ronde ; mais à mesure qu'elle augmente elle s'alonge, devient oblongue, ou plutôt elle prend la forme d'un ovale dont la grosse extrémité est tournée en bas. La résistance inégale de la tunique vaginale dans ses différens points, une adhérence contre-nature du testicule avec cette tunique, l'usage long-temps continué d'un suspensoir, sont autant de circonstances qui peuvent influer sur la forme de la tumeur et la rendre fort irrégulière. Elle offre aussi quelquefois un rétrécissement transversal, une espèce de large gouttière plus ou moins profonde, qui la partage en deux parties dont l'inférieure est toujours la plus grosse. Quelquefois la tumeur se développe surtout en haut, et monte jusqu'à l'anneau inguinal, au point de permettre à peine de distinguer le cordon spermatique qu'elle recouvre. Cette disposition se remarque particulièrement chez les enfans, où la tunique vaginale couvre toute la partie du cordon comprise entre l'anneau et le testicule.

Le liquide qui forme l'hydrocèle de la tunique vaginale est une sérosité en partie coagulable, de couleur citrine, semblable à celle des autres hydropisies des membranes séreuses. Quelquefois cette sérosité est verdâtre, brune, sanguinolente, semblable à de la lavure de chairs.

On pourrait croire, au premier coup-d'œil, que la sérosité qui s'épanche entre le testicule et la tunique vaginale, en distendant cette tunique, doit en diminuer l'épaisseur, et par conséquent que les parois de la poche qui renferme le liquide doivent être d'autant plus minces que la tumeur est plus volumineuse; mais l'examen anatomique des parties, et ce qu'on observe en pratiquant l'opération nécessaire pour guérir la maladie, démontrent le contraire. On observe en effet que, dans les hydrocèles récentes et d'un volume médiocre, la tunique vaginale conserve son épaisseur naturelle, tandis que dans les hydrocèles anciennes et volumineuses, son épaisseur est considérablement augmentée. Cette augmentation d'épaisseur de la tunique vaginale est l'effet ordinaire d'un accroissement de nutrition; mais elle peut dépendre aussi d'un certain degré d'inflammation produite par une violence externe quelconque.

On aurait une fausse idée de la situation du testicule et de sa manière d'être dans l'hydrocèle de la tunique vaginale, si l'on s'imaginait que cet organe est suspendu au milieu du liquide dont cette tunique est remplie, et que, entouré de toutes parts par ce liquide, il est libre et flottant, pour ainsi dire, et peut se porter de côté et d'autre. La disposition naturelle des parties ne permet pas que les choses soient ainsi. La tunique vaginale, quoique assez mince, paraît néanmoins composée de deux lames, une externe plus épaisse, et l'autre interne beaucoup plus mince. La lame externe dégénère supérieurement en un tissu cellulaire qui se continue avec les lames les plus extérieures de celui qui environne les vaisseaux qui forment le cordon spermatique. La lame interne abandonne l'externe le long du bord postérieur et supérieur du testicule, et sur la partie inférieure du cordon, puis se réfléchit sur cette partie du cordon, sur l'épididyme et le testicule qu'elle recouvre, se confondant tellement avec la tunique albuginée qu'il est impossible de l'en séparer. Ainsi la lame interne de la tunique vaginale se comporte relativement à la partie inférieure du cordon spermatique, au testicule et à l'épididyme, absolument comme le péritoine par rapport aux viscères abdominaux; c'est-à-dire, que si on pouvait l'enlever de dessus le testicule, l'épididyme et le cordon, on aurait un petit sac sans ouverture et on verrait que ces parties sont hors de ce sac. Il résulte de là que la sérosité, en s'amassant dans la tunique vaginale, éloigne cette tunique du testicule qui reste attaché à la partie postérieure de la tumeur, tantôt plus haut, tantôt plus bas, selon la manière dont la tunique vaginale se prête à son extension. Le changement de forme de la tumeur, produit par la compression long-temps continuée d'un suspensoir, une adhérence contre-nature d'un point de la tunique vaginale avec le testicule, peuvent influer sur la situation de cet organe : j'ai vu une hydrocèle d'un volume considérable, qui, par la manière dont elle était comprimée par un suspensoir, avait pris une forme oblongue de devant en arrière ; le testicule était situé à la partie antérieure de la tumeur, et aurait pu être blessé par le trois-quarts, si l'on eût enfoncé cet instrument dans l'endroit où on le plonge ordinairement. Avant de faire la ponction d'une hydrocèle, on doit donc s'assurer de la situation du testicule, pour ne pas s'exposer à le blesser : nous indiquerons plus bas les signes auxquels on connaît le lieu de la tumeur que cet organe occupe.

Lorsque l'hydrocèle est simple, l'organisation du testicule n'est point altérée ; mais très-souvent le volume de cet organe est augmenté, sa structure est ordinairement relâchée, et les vaisseaux spermatiques sont fréquemment variqueux. Quelquefois le volume du testicule diminue, et cet organe est en quelque sorte atrophié.

L'hydrocèle de la tunique vaginale peut être compliquée de l'épaississement de cette tunique, d'une affection du testicule, ou de quelqu'autre maladie des parties voisines. Quand l'hydrocèle est ancienne et volumineuse, la tunique vaginale est toujours un peu plus épaisse que dans l'état naturel ; mais comme cette légère augmentation d'épaisseur est un effet ordinaire de la maladie, et qu'on ne peut en tirer aucune conséquence pour les indications curatives de l'hydrocèle et pour les moyens de les remplir, on ne la regarde pas comme une complication. Mais lorsque la tunique vaginale a acquis une épaisseur de trois, quatre, six, dix lignes et au-delà, que son tissu est dense, serré, comme lardacé, cet état est une véritable complication, et une complication d'autant plus grave qu'elle nécessite presque toujours l'opération de la castration. Elle reconnaît ordinairement pour cause des inflammations successives déterminées par une violence extérieure. J'ai vu un cas où elle succéda à l'injection d'une hydrocèle très-volumineuse et nécessita l'opération de la castration.

L'hydrocèle de la tunique vaginale est plus souvent compliquée de l'engorgement du testicule que de l'épaississement morbifique de cette tunique. Cet engorgement est de deux sortes. Quelquefois c'est une simple tuméfaction du testicule qui devient plus gros et plus dur que dans l'état naturel ; d'autres fois c'est un engorgement squirrheux et même cancéreux de cet organe. Dans le premier cas, l'épanchement séreux précède l'engorgement du testicule, et cet engorgement se dissipe par les mêmes moyens qui conviennent pour la cure radicale de l'hydrocèle. Dans le second cas, au contraire, le testicule est d'abord affecté, et par là l'absorption ne se fait plus également et régulièrement, ce qui donne lieu à la congestion d'une certaine quantité de liquide, et produit cet état mixte qu'on appelle *hydro-sarcocèle*. Mais ici, l'épanchement est réellement la conséquence de l'affection squirrheuse du testicule, et c'est de cette affection que doivent être tirées les inductions curatives de la maladie et non de l'épanchement séreux. L'hydrocèle de la tunique vaginale se trouve jointe quelquefois à l'hydropisie enkystée du cordon, à une hernie inguinale, ou à quelqu'autre maladie des parties génitales. Mais la coexistence de ces maladies ne change rien aux indications propres à chacune d'elles.

L'hydrocèle de la tunique vaginale peut survenir dans tous les âges : elle est fréquente dans l'âge mûr, et on l'observe quelquefois dans les premières années de la vie ; dans quelques cas, elle existe au moment même de la naissance ; mais presque toujours alors elle est liée à une disposition particulière de la tunique vaginale, dont la communication avec la cavité du péritoine n'est pas encore interrompue. On a désigné par l'épithète de congénitale cette variété de l'hydrocèle, qui a des caractères particuliers dont nous parlerons plus bas.

Le défaut de proportion entre la quantité de

sérosité exhalée dans la tunique vaginale, et celle qui est absorbée, doit être regardée comme la cause prochaine ou immédiate de l'hydropisie de cette tunique. Cette disproportion dépend quelquefois de ce que la sérosité est exhalée en plus grande quantité qu'elle n'est absorbée ; d'autres fois, de ce que l'exhalation restant la même, l'absorption est diminuée. Dans le premier cas, qui est le plus rare, l'hydrocèle est active et ses progrès sont rapides ; dans le second, qui est le plus ordinaire, l'hydrocèle est passive, et son développement est lent, graduel et en même temps tellement exempt de douleur que le malade y fait rarement attention, jusqu'au moment où la tumeur a acquis un certain volume. Mais quelles sont les causes qui amènent ces changemens dans l'exhalation et l'absorption de la sérosité qui lubréfie la surface du testicule et celle de la tunique vaginale? C'est ce qu'on n'a pas encore suffisamment éclairci. Des froissemens, des contusions, une tuméfaction inflammatoire légère du testicule, la compression et l'irritation du cordon ont quelquefois précédé le développement de l'hydrocèle, mais le plus souvent cette maladie s'est déclarée sans cause manifeste.

L'hydrocèle de la tunique vaginale se présente sous la forme d'une tumeur qui n'occupe que l'un des côtés du scrotum, à moins qu'il n'existe deux hydrocèles, ce qui n'est pas extrêmement rare; cette tumeur est d'abord peu volumineuse, ronde, molle, compressible et avec fluctuation ; non-seulement elle ne disparaît pas, mais même elle ne diminue pas quand on la comprime, et l'impression du doigt n'y reste point comme dans l'œdème. Ensuite, à mesure que la tumeur

augmente de volume, elle devient oblongue, un
peu plus grosse inférieurement que supérieurement, dure, incompressible et sans fluctuation :
quelquefois elle est si dure et si rénitente que
l'on pourrait, faute d'attention, la prendre pour
un engorgement squirrheux du testicule. Dans
les commencemens de la maladie, pendant que
la tumeur est encore peu volumineuse, molle et
compressible, on peut aisément toucher le testicule à travers la sérosité qui l'environne, et
on le trouve à la partie postérieure inférieure
de la tumeur ; on peut aussi sentir le cordon
spermatique. Mais lorsque l'hydrocèle a acquis
un volume considérable, qu'elle s'est étendue
jusqu'à l'anneau, qu'elle est dure, incompressible, on ne peut distinguer ni le cordon, ni le
testicule : on remarque seulement que la tumeur
est plus dure et plus sensible à la pression dans
l'endroit où cet organe est placé, que partout
ailleurs. Le scrotum conserve ses rides et la verge
son volume naturel, tant que la tumeur est d'une
grosseur médiocre ; mais lorsqu'elle devient
énorme, les rides des bourses s'effacent, la verge
diminue de volume et semble disparaître entièrement. Cela vient de ce que la peau de cet organe
est entraînée par la tumeur, au point que le
prépuce disparaît entièrement, et qu'il ne reste
plus qu'une ouverture par laquelle l'urine s'é-
chappe. Dans cet état, le corps de la verge est
couché sur la partie interne de la tumeur où
on le peut sentir à travers les tégumens, et dans
l'érection il se développe encore assez pour
servir à l'acte du mariage. La pesanteur spécifique de l'hydrocèle est beaucoup moindre, à
volume égal, que celle des autres tumeurs qui
peuvent se former dans les bourses, et notam-

ment que celle du sarcocèle. Pour apprécier cette pesanteur, on place la main sous la tumeur, qu'on soulève légèrement; ensuite on l'abandonne à son propre poids et on la laisse tomber sur la main. En soupesant ainsi la tumeur à plusieurs reprises, les personnes qui en ont l'habitude en tirent un grand parti pour le diagnostic. La fluctuation du liquide épanché et la transparence de la tumeur sont les deux phénomènes les plus propres à caractériser l'hydrocèle; mais ces phénomènes ne sont pas toujours également marqués, et quelquefois même ils n'existent pas. Pour connaître s'il y a fluctuation, on touche la tumeur avec les deux mains; l'une placée à l'opposé de l'autre, et alors on comprime alternativement, non avec toute la main, mais seulement avec les deux pouces, de manière que celui qui cesse de comprimer reste sur la tumeur pour sentir le flot de l'eau que renvoie l'autre pouce; ainsi alternativement l'eau est poussée par l'un des pouces, pendant que l'autre reçoit le flot qui lui est renvoyé. Une autre manière de reconnaître la fluctuation est de placer une des mains sur un côté de la tumeur, et d'imprimer, du côté opposé, une secousse légère et prompte au liquide en frappant la tumeur avec l'extrémité de l'index ou du médius rapidement porté dans l'extension après avoir été fléchi sur le pouce, en lui donnant ce qu'on nomme vulgairement des chiquenaudes. Pour observer s'il y a transparence, on se met dans un lieu obscur; on embrasse la partie postérieure de la tumeur avec la main gauche, et on tire le scrotum en arrière, afin d'en effacer les rides; on place le bord cubital de la main droite sur sa partie antérieure afin d'intercepter la lumière ; ensuite on porte la vue sur un de ses côtés, pendant qu'on fait tenir une bougie allumée au côté opposé ; de manière que la lumière soit obligée de traverser la tumeur avant d'arriver aux yeux. Dans certains cas, la transparence est si grande qu'il suffit pour la reconnaître d'examiner la tumeur au grand jour. Mais le plus souvent on est obligé de se servir d'une lumière et de placer le malade dans le lieu le plus obscur. Quelquefois même ce n'est qu'en examinant la tumeur attentivement pendant long-temps, et en variant la position de la lumière que l'on parvient à découvrir sa transparence. Cette transparence est un signe certain de l'hydrocèle ; mais elle n'existe pas toujours. L'épaississement considérable de la tunique vaginale, l'opacité du liquide qu'elle contient empêchent la lumière de traverser la tumeur et la privent de transparence. Celle-ci ne fait pas seulement connaître que la tumeur est une hydrocèle, elle fait juger encore du lieu que le testicule occupe, et jusqu'à un certain point, du volume de cet organe. Toutefois il est bon d'observer que l'étendue de la partie opaque n'est pas toujours proportionnée au volume du testicule, qui ne peut être bien apprécié qu'après l'évacuation du liquide contenu dans la tunique vaginale.

Lorsque l'hydrocèle est congénitale, elle présente, comme celle qui attaque les adultes, une tumeur légère, transparente, élastique, etc. ; mais elle offre de plus un phénomène particulier : c'est sa disparition par la pression. La communication de la tunique vaginale avec la cavité du péritoine n'étant point interrompue, le liquide reflue dans le ventre, et revient ensuite dans les bourses en obéissant aux lois de la pesanteur.

Lorsque l'hydrocèle de la tunique vaginale présente tous les phénomènes dont nous venons de parler, son diagnostic est facile. Mais lorsque plusieurs de ces phénomènes manquent, et surtout la transparence et la fluctuation, on pourrait se méprendre sur le caractère de l'hydrocèle et la confondre avec quelqu'une des autres tumeurs qui se forment dans les bourses. Dans ces cas difficiles, on ne peut éviter une méprise qu'en réfléchissant mûrement sur les symptômes propres à chacune de ces tumeurs, et sur toutes les circonstances qui ont précédé.

Le pronostic de l'hydrocèle de la tunique vaginale n'offre en général rien de fâcheux. Elle est par elle-même, tout-à-fait indolente, et si elle produit quelquefois par son poids, un petit degré de malaise dans le cordon et dans la région lombaire, on le fait cesser en soutenant la tumeur avec un suspensoir. Il n'est pas rare de voir des personnes qui portent une hydrocèle depuis quinze, vingt ans et même plus, sans éprouver d'autre incommodité que celle qui résulte du volume de la tumeur, qu'on est obligé de vider de temps en temps au moyen de la ponction. Mais l'hydrocèle ne reste pas toujours dans son état de simplicité. La tunique vaginale peut se rompre dans des efforts considérables ou par une forte pression, et le liquide qu'elle contient s'infiltrer dans le tissu cellulaire des bourses et de la verge, et les distendre prodigieusement. Ordinairement cette infiltration se dissipe en peu de temps, et l'hydrocèle revient comme auparavant : quelquefois cependant elle ne reparaît plus et le malade se trouve guéri radicalement. J'ai vu une

fois cette infiltration produire un abcès gangréneux à la suite duquel la guérison fut radicale.
Mais le plus souvent lorsque la rupture de la tunique vaginale est l'effet d'une forte pression sur
la tumeur, cette tunique s'enflamme, s'épaissit,
et si l'hydrocèle se reproduit, le liquide qui la
forme est rougeâtre ou brun par le mélange d'une
certaine quantité de sang. Dans quelques cas
l'épaississement de la tunique vaginale est si considérable que l'on ne peut guérir la maladie qu'en
excisant cette tunique, et quelquefois même en
enlevant le testicule dont la tunique albuginée
est devenue aussi très-épaisse. On conçoit qu'a-
lors le pronostic de l'hydrocèle est plus ou moins
fâcheux selon le volume de la tumeur, le degré
d'épaississement de la tunique vaginale et l'état
du testicule.

La cure de l'hydrocèle est ou palliative ou radicale. La cure palliative consiste à vider la tumeur par une ponction que l'on réitère de temps
en temps. La cure radicale consiste non-seulement à faire sortir la sérosité qui remplit la tunique vaginale; mais encore à empêcher qu'elle
ne s'y amasse de nouveau.

De la cure palliative de l'Hydrocèle.

Beaucoup de personnes attaquées d'une hydrocèle, craignant de se soumettre à une opération douloureuse pour guérir radicalement de
cette maladie, préfèrent recourir de temps à
autre à la ponction qui est une opération simple, facile et peu douloureuse. Cette opération
est la seule qui doive être employée chez les personnes très-âgées, chez celles dont la santé est
habituellement mauvaise, et chez celles dont

l'hydrocèle est excessivement volumineuse. La ponction peut être faite avec le trois-quarts ou avec la lancette. Le premier de ces instrumens est le seul dont on se serve aujourd'hui, parce qu'il rend l'opération plus simple, qu'il expose moins à ouvrir des vaisseaux dont la lésion pourrait causer une effusion de sang dans la tunique vaginale, et qu'il donne plus sûrement issue à tout le liquide épanché.

Le lieu de la tumeur où la ponction doit être faite mérite une attention particulière à raison de la situation du testicule. Pratiquée dans l'endroit qui correspond à cet organe, elle serait dangereuse et inutile : dangereuse, parce qu'en blessant le testicule elle pourrait provoquer une inflammation grave; inutile, parce qu'elle ne donnerait point issue au liquide épanché. Hors le cas d'adhérence contre nature, le testicule étant placé, comme nous l'avons dit précédemment, à la partie postérieure et moyenne de la tumeur, c'est à la partie antérieure et inférieure que l'on doit faire la ponction. La transparence de la tumeur à cet endroit, la fluctuation qui y est ordinairement bien distincte, l'absence de toute douleur par une forte pression, font connaître d'une manière certaine que le testicule n'y adhère point, et qu'on peut, sans crainte de blesser cet organe, y plonger le trois-quarts. S'il se présentait des signes contraires, on ferait la ponction sur le côté externe de la tumeur. Lorsque la ponction a été pratiquée une ou plusieurs fois, ces précautions ne sont pas à négliger, parce que le testicule peut avoir contracté des adhérences dans l'endroit où le trois-quarts a pénétré. Il m'est arrivé une fois d'enfoncer cet instrument dans le testicule, en faisant la ponction dans l'endroit où je l'avais faite la fois précédente. La douleur vive que le malade éprouva, la résistance que l'instrument rencontra, et la non-sortie de la sérosité lorsque j'eus retiré le poinçon, me firent connaître que j'avais piqué le testicule. Je retirai l'instrument ; je le plongeai dans le côté externe de la tumeur et je donnai issue au liquide épanché. Heureusement il ne survint aucun accident. Six mois après je traitai cette hydrocèle par la méthode de l'injection et la guérison fut radicale. Voici de quelle manière on pratique la ponction.

Le malade est couché dans son lit ou assis sur le bord d'une chaise, les cuisses écartées ; le Chirurgien placé à la droite du malade, quel que soit le côté de la maladie, saisit la tumeur avec la main gauche de manière à tendre la peau et à pousser en bas la sérosité. De la main droite il prend le trois - quarts préalablement graissé avec de l'huile, du suif ou du cérat ; il le tient à poignée par le manche et il place le doigt indicateur sur la canule afin de fixer l'étendue à laquelle l'instrument doit pénétrer ; il le plonge dans la partie antérieure inférieure de la tumeur, en le dirigeant de bas en haut et de devant en arrière, de manière à s'éloigner du testicule. Le défaut de résistance fait connaître que l'instrument est parvenu dans le sac. Alors le Chirurgien prend la canule entre deux doigts et la retient, tandis qu'avec l'autre main il retire le le poinçon. La sérosité s'écoule et les enveloppes du testicule reviennent sur elles-mêmes : il faut avoir soin que la canule les suive dans leur rétraction, sans quoi l'écoulement du liquide serait bientôt suspendu. Quand il est achevé, on retire la canule doucement en la tournant alternativement à droite et à gauche entre les doigts, tandis que de l'autre main on soutient la peau. Lorsque la canule est sur le point de quitter le sac on la dégage d'un seul coup.

On applique une compresse sur le scrotum et on le maintient relevé à l'aide d'un suspensoir. Les topiques répercussifs dont on faisait autrefois usage dans le but de prévenir une nouvelle accumulation de sérosité, n'ont aucune efficacité. Le jour de l'opération, le malade doit garder le repos.

Cette petite opération cause à peine une légère douleur au malade quand elle est faite avec un instrument bien acéré ; quelques gouttes de sang s'échappent de la plaie quand la canule est retirée, et la cicatrisation s'opère en peu de jours ; elle est souvent complète en vingt-quatre heures.

La ponction de l'hydrocèle, toute simple qu'elle est, peut donner lieu à plusieurs accidens, tels que la piqûre du testicule, son inflammation et une hémorragie intérieure.

La piqûre du testicule peut presque toujours être prévenue quand, avant de plonger le trois-quarts dans la tumeur, on emploie les moyens propres à faire connaître le lieu qu'il occupe. Toutefois l'épaisseur et la distension des enveloppes du testicule, l'opacité du liquide et quelques autres circonstances peuvent amener cet accident sans qu'il y ait de la faute de l'opérateur. Lorsque le bout du trois - quarts pénètre dans le testicule, on s'en aperçoit à la douleur que le malade éprouve, à une résistance qu'on ne rencontre pas quand l'instrument plonge dans un liquide, et quelquefois à un écoulement de sang par la canule, lorsqu'on a ôté le poinçon. On doit alors retirer promptement la canule.

plonger le trois-quarts dans un autre endroit, et s'il s'écoule du sang par la première piqûre en favoriser la sortie par des pressions ménagées sur la tumeur, si ces pressions ne sont pas douloureuses.

L'inflammation du testicule est quelquefois la suite de la blessure de cet organe. Je dis quelquefois, parce que dans deux cas où il m'est arrivé de plonger le trois-quarts assez avant dans le testicule, il n'est survenu aucun accident. Cette inflammation a lieu le plus souvent sans que cet organe ait été blessé et sans qu'on puisse en assigner la cause. Elle survient deux ou trois jours après l'opération et se manifeste par un gonflement et une tension considérables; on la combat avec les remèdes ordinaires. Lorsqu'elle est portée à un degré assez haut pour produire l'adhérence du testicule à la tunique vaginale, elle est suivie de la guérison radicale de la maladie, comme je l'ai observé plusieurs fois.

L'hémorragie qui a lieu dans la tunique vaginale succède quelquefois, comme l'inflammation du testicule, à la blessure de cet organe; elle peut dépendre aussi de la lésion d'un vaisseau sanguin de ses enveloppes extérieures. Cet accident était beaucoup plus fréquent lorsqu'on pratiquait la ponction avec une lancette; le trois-quarts, qu'on emploie aujourd'hui, écarte les fibres des tissus plutôt qu'il ne les divise. Si l'hémorragie dépend de la blessure du testicule, la sérosité qui s'écoule par la canule aussitôt qu'on a retiré le poinçon est sanguinolente et le devient en général d'autant plus que la quantité de liquide encore contenu dans la tunique vaginale est moins considérable. La sérosité s'écoule pure au contraire, lorsque les vaisseaux des en-

veloppes ont seuls été divisés : la présence de la
canule retarde l'hémorragie qui n'a lieu qu'après
qu'on a retiré cet instrument. Dans ce dernier
cas, le sang peut passer dans la tunique vaginale
ou s'infiltrer dans le tissu cellulaire. Les mêmes
moyens ne conviennent pas dans les deux cas.

Lorsque le sang est infiltré dans le tissu cellulaire des bourses, si l'infiltration est médiocre,
on se contente d'appliquer sur le scrotum des
fomentations résolutives. S'il survenait de l'inflammation, les topiques émolliens seraient préférables. Quand la quantité de sang infiltré est plus
grande, il convient de lui donner issue au moyen
d'une incision proportionnée à l'espace qu'il occupe ; mais on ne doit pratiquer cette incision
que lorsqu'il s'est écoulé un espace de temps
assez long pour faire juger que la résolution est
impossible.

Si l'hémorragie a lieu dans la tunique vaginale,
on peut de même recourir aux résolutifs ou aux
émolliens, quand le sang y est en petite quantité. Ces moyens sont insuffisans, si la résolution
n'a pas lieu ; à plus forte raison, si la distension
de la tunique vaginale est considérable ; on
a recours alors à l'incision de cette membrane.
Mais on ne doit le faire qu'après avoir reconnu d'une manière certaine, par une ponction préliminaire, la nature du liquide épanché.
Lorsqu'on a incisé le sac dans lequel le sang est
contenu, si ce liquide continue à couler, on
doit examiner d'où il vient ; s'il est fourni par
un vaisseau de la tunique vaginale, le tamponnement suffit presque toujours pour en suspendre l'écoulement ; s'il vient du cordon spermatique, il faut tâcher de lier le vaisseau ouvert ;
mais s'il était impossible de faire cette ligature

partielle, et que l'hémorragie fût assez abondante pour compromettre la vie du malade, on serait contraint de lier le cordon en totalité, d'où résulterait la perte ou l'atrophie du testicule. La même ligature a quelquefois été nécessaire lorsque les vaisseaux intérieurs du testicule ont été divisés par la pointe du trois-quarts et que la membrane albuginée s'est trouvée distendue par le sang.

Cure radicale de l'Hydrocèle.

La cure radicale de l'hydrocèle peut être tentée sans inconvénient toutes les fois que cette affection est simple et que l'individu qui en est atteint jouit d'ailleurs d'une bonne santé. L'âge avancé du sujet, la coexistence d'une hernie ancienne et surtout d'une hernie congénitale, le mauvais état de l'urètre, de la prostate ou du col de la vessie sont autant de circonstances dans lesquelles on doit se borner aux moyens palliatifs dont nous avons parlé.

On ne peut guérir radicalement l'hydrocèle de la tunique vaginale qu'en déterminant dans cette tunique et dans la tunique albuginée, une inflammation assez forte pour qu'il en résulte une adhérence totale de ces deux membranes entre elles; ou en emportant la tunique vaginale qui est le siège et la source de la maladie. Les topiques employés dans l'intention de favoriser l'absorption du liquide épanché, sont presque toujours sans effet : quelquefois néanmoins ils ont réussi chez les enfans. C'est à l'aide des procédés chirurgicaux qu'on peut en général guérir cette maladie. Ces procédés sont l'incision, l'excision, la cautérisation, le séton, la tente et les injections.

De l'Incision.

L'incision consiste à ouvrir la tunique vaginale dans toute la longueur de la tumeur, à la remplir avec de la charpie dans la vue d'exciter dans toute sa surface et sur celle de la tunique albuginée une inflammation à la suite de laquelle il se développe sur ces membranes des bourgeons charnus qui les font adhérer entre elles. Pour la pratiquer, le malade étant couché sur le bord droit de son lit et le Chirurgien placé du même côté, on saisit la tumeur de la main gauche, de manière à tendre la peau des bourses; on coupe cette membrane de haut en bas dans toute la longueur de la tumeur avec un bistouri convexe; on fait ensuite à la partie supérieure du sac une ouverture assez grande pour pouvoir y introduire deux doigts avec lesquels on le soutient pour l'éloigner du testicule, et on achève de l'inciser avec un bistouri boutonné; on le remplit de charpie fine que l'on a soin d'enfoncer le plus en arrière possible, entre le testicule et la tunique vaginale, afin qu'il ne reste aucun point de leur surface qui ne soit exposé à son action. On place des compresses sur la charpie, et le tout est soutenu avec un bandage convenable.

Le malade est mis à la diète et à l'usage des boissons rafraîchissantes et tempérantes. Au bout de vingt-quatre ou trente-six heures, le testicule et ses enveloppes se gonflent. Si le gonflement est médiocre, on se contente d'envelopper le scrotum d'un cataplasme émollient; s'il est considérable, on a recours à la saignée et aux autres moyens antiphlogistiques. On ne lève l'appareil que le quatrième ou le cinquième jour ; on n'enlève que la charpie qui se détache facilement, et on attend pour ôter celle qui est collée immédiatement au testicule, qu'elle soit bien mouillée par la suppuration. Dans les premiers jours, on panse la plaie avec des plumasseaux couverts de digestif simple ou de cérat ; mais lorsque la suppuration est bien établie, on panse avec de la charpie sèche que l'on a soin de placer entre le testicule et la tunique vaginale, afin d'empêcher qu'ils ne contractent entre eux des adhérences partielles, et qu'il ne se forme des vides où le pus serait retenu pendant la cure, et dans lesquels la sérosité pourrait s'amasser de nouveau et donner lieu au renouvellement de l'hydrocèle, comme on l'a vu assez souvent.

Ce procédé a quelquefois causé des accidens très-graves, tels que la fièvre, des douleurs vives dans le testicule, les reins et le ventre, le gonflement énorme et même la rupture du testicule dont une partie de la substance s'est échappée sous forme de bouillie grisâtre et inorganique, mais dans laquelle on distinguait aisément les filamens qui constituent les tuyaux séminifères. Il arrive aussi quelquefois que les enveloppes du testicule se retirent en arrière, l'abandonnent presque entièrement et le laissent à nu. Alors la surface de cet organe se couvre de bourgeons charnus qui deviennent la base d'une pellicule mince qui tient lieu de tégumens. Il est rare que cette opération soit accompagnée d'hémorragie ; cependant Pott en cite un exemple ; mais le malade était mal disposé pour l'opération, et il eût mieux valu ne pas l'entreprendre. Le sang qui suintait de toute la surface de la plaie, ne put être arrêté et le malade succomba le sixième jour.

Ces divers accidens et la récidive de la maladie, qui a lieu quelquefois, ont fait abandonner ce procédé. L'hydrocèle reparaît lorsque l'adhérence de la tunique vaginale avec le testicule n'est pas complète. Il se forme alors une nouvelle congestion séreuse dans l'endroit où les surfaces exhalantes sont encore libres. Dans quelques cas même, il s'est formé plusieurs collections aqueuses distinctes, comme Bertrandi en rapporte un exemple, et il a été nécessaire de pratiquer une opération pour chacune d'elles. Il s'est quelquefois passé trois et même six mois avant que l'hydrocèle se montrât de nouveau. On avait proposé, dans le but de prévenir le retour de la maladie, à la suite de ce procédé, d'exercer une compression méthodique sur le testicule, et d'user de lotions astringentes sur la fin du traitement ; mais l'insuffisance de ces moyens est trop évidente pour qu'on se détermine à les employer.

De l'Excision.

L'excision consiste à disséquer et à enlever la plus grande partie ou la totalité de la tunique vaginale. Voici de quelle manière on la pratique.

Le malade étant couché comme dans le procédé qui vient d'être décrit, on incise la peau dans toute la longueur de la partie antérieure moyenne de la tumeur ; on la sépare de la tunique vaginale en dedans et en dehors, en coupant le tissu cellulaire qui les unit, et on pousse cette séparation jusqu'auprès de l'endroit où la tunique vaginale se réfléchit sur l'épididyme et le testicule. En faisant cette dissection, on doit avoir la double attention de conserver le plus possible de tissu cellulaire sur la face interne du scrotum, et de ne point intéresser la tunique vaginale avant de l'avoir découverte dans toute la partie que l'on veut emporter. Si l'on dépouillait la peau du tissu cellulaire qui la double et qui lui transmet une partie des vaisseaux qui servent à la vivifier et à la nourrir, on rendrait sa réunion au testicule moins facile, et on l'exposerait à tomber en gangrène, comme cela est arrivé quelquefois. Si l'on ouvrait la tunique vaginale avant de l'avoir entièrement séparée de la peau, son affaissement produit par l'écoulement de la sérosité rendrait ensuite cette séparation plus difficile. Lorsque la tunique vaginale est découverte, on l'incise dans toute sa longueur; ensuite on la retranche avec des ciseaux le plus près possible du testicule, pendant qu'un aide soutient cet organe. L'opération achevée, on remplit la cavité avec de la charpie sèche sur laquelle on met des compresses, puis un bandage convenable. Dans le reste de la cure on se conduit comme nous l'avons dit en parlant de l'incision.

Cette opération est beaucoup plus douloureuse que l'incision, et peut donner lieu aux mêmes accidens que celle-ci. On dit que le procédé de l'excision a sur tous les autres un avantage incontestable, celui de produire toujours une guérison radicale. Cette assertion est démentie par l'expérience. En effet, on a vu souvent, et je l'ai observé moi-même deux fois, l'hydrocèle revenir après cette opération. Pour que cela arrive, il suffit qu'une petite portion de la tunique vaginale qui n'a pu être enlevée, par la crainte de blesser les vaisseaux spermatiques ou l'épi-

didyme, ne se couvre point de bourgeons charnus, et n'adhère pas au testicule. Voilà pourquoi on recommande d'introduire à chaque pansement de la charpie entre le testicule et ses enveloppes, afin que la réunion de ces parties s'o-
père successivement de derrière en devant. Cet
inconvénient de l'excision, et surtout les douleurs qu'elle cause et les accidens graves dont
elle est quelquefois accompagnée, l'ont fait abandonner. Aujourd'hui on ne la pratique guère
que dans le cas d'épaississement considérable de
la tunique vaginale, et dans celui où une hématocèle exige qu'on fasse l'ouverture de cette membrane. Dans ce dernier cas, on préfère l'excision
de la tunique vaginale à sa simple incision, parce
qu'elle procure plus sûrement la guérison radicale de la maladie.

De la Cautérisation.

On ne s'est pas toujours servi de l'instrument
tranchant pour ouvrir l'hydrocèle dans toute sa
longueur, afin d'exciter, dans le sac qui contient
les eaux, une inflammation et une suppuration
qui lui fassent contracter des adhérences avec
le testicule. Plusieurs Chirurgiens ont conseillé
de l'ouvrir avec des caustiques; quelques-uns ont
proposé même le cautère actuel. Paul d'Ægine,
Marc-Aurèle Severini, et quelques autres, ont
recommandé ce moyen, qui du reste a été rarement mis en usage. Mais le cautère potentiel a
été fréquemment employé. Son action curative
a été conçue de plusieurs manières : 1.° il n'est
pas douteux, a-t-on dit, que la perte de substance qu'il détermine, ne prévienne une réunion trop prompte, et qu'en fournissant pendant

long-temps une issue à la sérosité, elle ne soit beaucoup plus propre à en prévenir par la suite l'accumulation, qu'une simple plaie dont les lèvres se cicatrisent immédiatement après l'écoulement du liquide; 2.° on a pensé aussi que le caustique, qui détruit dans une étendue plus ou moins considérable les enveloppes de la tumeur, pouvait se mêler au liquide, et lui donner une qualité stimulante propre à exciter l'inflammation de la membrane qui le renferme; 3.° enfin on a dit que la présence de l'escarre déterminant dans les parties voisines une inflammation, celle-ci pouvait s'étendre à toute la tunique vaginale, et devenir ainsi un moyen de guérison. Quoi qu'il en soit de la valeur de chacune de ces explications, il est probable que toutes ont quelque chose de vrai, et que ces diverses causes concourent à la guérison des malades que l'on opère suivant ce procédé.

Parmi les Chirurgiens qui ont employé la cautérisation, les uns ont produit une escarre aussi longue que la tumeur et d'une certaine largeur, les autres ont simplement appliqué le caustique dans un espace étroit où sa présence n'a déterminé qu'une escarre ronde de six à dix lignes de diamètre. Par le premier mode on a plus de chances pour obtenir la cure radicale; par le second, on est moins exposé à des accidens, et sur-tout à l'inflammation du testicule et du cordon spermatique. Voici de quelle manière on exécute ce procédé : on applique sur la partie antérieure et inférieure de la tumeur un morceau de potasse caustique capable de faire une escarre de la grandeur d'une pièce d'un franc. On l'y laisse assez long-temps pour qu'il étende son action jusqu'à la tunique vaginale; on détermine en conséquence le temps pendant lequel il doit rester appliqué, d'après son activité connue et l'épaisseur présumée des enveloppes de la tumeur. Lorsqu'on lève le caustique, il faut mettre sur l'escarre un emplâtre d'onguent de la mère. On s'aperçoit, au bout de vingt-quatre heures, que les bourses deviennent dures, tendues, phénomène qui dépend sans doute de l'inflammation de la tunique vaginale. Un mouvement fébrile, avec douleur au scrotum, aux reins et au ventre, accompagne ce gonflement et persiste un ou deux jours, rarement davantage. Si cet état durait plus long-temps ou s'aggravait, on aurait recours à la saignée et aux autres moyens antiphlogistiques. L'escarre se détache, tombe au bout de huit à dix jours, et laisse la tunique vaginale à découvert. Quelque temps après, cette tunique s'ouvre, la sérosité s'écoule et la tumeur s'affaisse par degrés. La tunique vaginale s'exfolie, et à chaque pansement il s'en sépare des lambeaux pendant cinq à six semaines. Durant ce temps, le scrotum diminue de volume et perd de sa dureté. Lorsqu'il est dégorgé, la cicatrice commence et ne tarde pas à être complète ; elle adhère au testicule qui ne se montre pas pendant la cure.

Ce procédé ne réussit pas toujours ; mais il a cela de commun avec tous les autres, sans en excepter même l'excision. Ce n'est donc pas à cause de son insuffisance qu'il a été abandonné ; mais parce qu'on a trouvé d'autres moyens dont l'exécution est plus facile, et qui sont tout aussi sûrs.

Du Séton.

Ce procédé consiste à passer dans la tumeur, suivant sa longueur, une bandelette de linge effilée, ou mieux encore un séton composé de plusieurs brins de soie ou de coton, et à l'y laisser pendant un certain temps, afin d'exciter un tel degré d'inflammation, tant dans la tunique vaginale que dans la tunique albuginée, qu'il en résulte une cohérence générale et parfaite entr'elles.

Cette opération étant entièrement abandonnée aujourd'hui, il serait inutile de décrire les divers modes qui ont été proposés pour l'exécuter. Cependant nous ne croyons pas devoir nous dispenser de faire connaître celui que Pott a imaginé, parce qu'il est d'une exécution aussi simple que sûre et facile, et que ce célèbre Chirurgien, qui avait adopté presque exclusivement la méthode du séton, l'a employée avec succès sur un très-grand nombre de sujets de tout âge, depuis six ans jusqu'à soixante et au-delà.

Les instrumens qu'il employait sont, 1.º un trois-quarts dont la canule a quatre lignes de diamètre; 2.º une canule d'argent longue de cinq pouces et d'une grosseur telle qu'elle peut aisément passer à travers la canule du trois-quarts; 3.º une sonde longue de six pouces et demi, garnie d'un côté d'une pointe d'acier pareille à celle du trois-quarts, et de l'autre, d'une ouverture propre à recevoir le séton. Celui-ci est formé de grosse soie à coudre dont on réunit un nombre de brins suffisant pour remplir la canule. Voici de quelle manière on procède à cette opération. Après avoir donné issue à la sérosité avec le trois-quarts enfoncé dans le lieu ordinaire, on introduit la canule d'argent dans celle qui est restée dans la tumeur, et on la dirige vers la partie supérieure de la tunique vaginale. Quand elle y est parvenue, on passe à travers cette seconde canule la sonde garnie du séton, et avec cette sonde on perce la tunique vaginale et les tégumens de dedans en dehors; on tire la sonde et avec elle le séton; après quoi on ôte les deux canules. Cette opération donne quelquefois lieu à des accidens assez graves, et notamment à une inflammation vive du testicule, qui réclame l'emploi des remèdes antiphlogistiques. Quand la douleur et le gonflement commencent à se calmer, vers le dixième ou douzième jour, on enlève une partie du séton en retirant quatre ou cinq brins de soie, et on continue ainsi jusqu'aux derniers; on place sur chaque orifice un petit plumasseau, et on couvre la totalité du scrotum de cérat de Saturne. L'écoulement de matière qui se fait par ces ouvertures est peu abondant. La tunique vaginale ne s'exfolie point; elle reste entière et se colle à la tunique albuginée. Mais cette adhésion n'est pas toujours complète, et alors la maladie peut récidiver. Le séton excite une trop forte irritation dans l'endroit où il est placé, et il n'en produit pas toujours une assez grande dans toute l'étendue de la tunique vaginale; d'où il résulte que l'hydrocèle peut se reproduire dans une partie éloignée de celle où le séton a agi immédiatement. Cet inconvénient n'a pas peu contribué à faire abandonner ce procédé.

De la Tente.

C'est dans l'ouvrage de Franco que la cure de l'hydrocèle par l'introduction d'une tente dans la tunique vaginale a été décrite pour la première fois. Il faut, dit-il, faire aux bourses une ouverture de trois ou quatre travers de doigt, mais dont l'étendue réponde cependant à l'âge du malade et au volume de la tumeur. Cette plaie sera tenue ouverte avec une tente de charpie, d'étoupes, de linge ou d'éponge, plus large que ronde, et trempée dans de l'huile rosat. Paré conseillait d'ouvrir la tumeur à sa partie inférieure, et Guillemeau à la partie supérieure, ce qui n'était pas sans inconvénient. Thévenin, avant de placer la tente, ouvrait l'hydrocèle avec une traînée de pierre à cautère, afin que la plaie fût plus long-temps à se cicatriser : c'était combiner la cautérisation avec la tente.

Monro proposa un autre moyen qui a de l'analogie avec la tente : c'est l'irritation du sac au moyen de l'extrémité de la canule du trois-quarts laissée quelque temps dans la tumeur. D'autres ont proposé, dans le même but, l'introduction d'une bougie ou d'une canule de plomb.

Les Chirurgiens qui ont proposé ce moyen de guérir l'hydrocèle, avaient pensé qu'à l'aide de ces agens mécaniques on pourrait augmenter et suspendre à volonté l'inflammation de la tunique vaginale, et qu'aussitôt qu'elle serait assez intense, il suffirait de retirer la canule pour en arrêter les progrès; mais l'expérience n'a pas confirmé cette opinion. Elle prouve, au contraire, que l'inflammation une fois excitée, continuait et faisait même des progrès après que la cause avait cessé d'agir. Les accidens ont plusieurs fois été assez graves pour compromettre la vie des malades; ensorte qu'on a entièrement renoncé à ce procédé, qui, sans offrir sur les autres aucun avantage, est plus incommode pour le malade, à raison de la gêne que cause la présence prolongée de la canule dans la tumeur, surtout lorsque le malade fait quelques mouvemens. Toutefois plusieurs Chirurgiens, et en particulier Pott, ont fréquemment mis en usage ce procédé sans jamais avoir observé de résultats fâcheux.

De l'Injection.

Le procédé de l'injection est le moins ancien de tous; néanmoins l'inventeur n'en est pas connu d'une manière bien exacte. Monro en avait attribué les premiers essais à un Chirurgien du même nom que lui, attaché au régiment de Hume. Mais cette opinion n'est pas établie sur des documens assez certains pour pouvoir être admise avec une pleine confiance. L'alcool, qu'on a d'abord employé, causait une inflammation trop forte. On y a renoncé, et l'on a reconnu que le vin avait une propriété assez stimulante pour produire d'une manière sûre l'inflammation nécessaire à la guérison.

La méthode de l'injection étant généralement employée aujourd'hui, soit à raison de sa plus grande certitude, soit parce qu'elle donne moins souvent lieu à des accidens consécutifs et que son exécution est facile, nous y insisterons plus longuement que sur les autres.

L'injection réussit d'autant mieux, et la guérison est d'autant plus prompte, que la tumeur est moins volumineuse. Alors en effet la tunique vaginale revient plus exactement sur elle-même pour s'appliquer sur le testicule et contracter des adhérences avec lui. D'un autre côté, comme après l'opération le testicule et ses enveloppes acquièrent un volume égal à celui que présente la tumeur, il en résulte que plus celle-ci est grosse, plus il faut de temps pour que ces parties reviennent à leur volume naturel. Ajoutez à cela que lorsque la tumeur a un volume médiocre, on détermine l'inflammation dans une surface moins considérable, et dès-lors on la rend d'autant moins grave. Lors donc qu'une hydrocèle est d'une grosseur énorme, il faut, avant d'entreprendre la cure radicale par la méthode de l'injection, pratiquer une ponction préliminaire et attendre que la tumeur ait acquis le tiers ou la moitié du volume qu'elle présentait d'abord, pour procéder à l'injection. Cette ponction préalable a un autre avantage, c'est de faire connaître le volume et l'état du testicule; connaissance qu'on ne peut acquérir exactement avant la ponction, ni par le toucher ni par la transparence de la tumeur. Lorsque l'opération est indiquée, voici de quelle manière on y procède.

On commence par raser le pubis et le scrotum du côté où l'opération doit être faite. On a du vin très-chaud et du vin froid, afin de pouvoir donner à leur mélange, au moment de l'injection, la température convenable. Il faut que le doigt puisse supporter à peine la chaleur du vin : elle doit être d'environ 50 à 52°. Les instrumens nécessaires sont un trois-quarts un peu moins gros que celui qui sert à la ponction du ventre, et dont la canule ne doit point avoir de cannelure ; une seringue d'argent ou d'étain

pouvant contenir dix à douze onces de liquide,
et dont le tube doit entrer dans la canule du
trois-quarts et s'y adapter exactement ; un vase
pour recevoir le liquide qui s'écoule par la canule, du cérat ou du suif pour graisser l'instrument ; quelques compresses et un suspensoir sont aussi nécessaires.

Tout étant prêt, on fait coucher le malade sur
le dos, les cuisses écartées. Le Chirurgien, placé
à sa droite, fait la ponction comme dans la cure
palliative, avec cette différence néanmoins qu'a-
près avoir retiré le poinçon, il enfonce profondément la canule dans les bourses, afin que la
tunique vaginale, en revenant sur elle-même,
ne l'abandonne point. Il favorise, par des pressions méthodiques, l'écoulement de la sérosité,
et cherche à le rendre complet. Il introduit alors
dans la canule le tube de la seringue ; celle-ci
est soutenue par un aide chargé de pousser le vin
dans la tunique vaginale. Cette partie de l'opération exige une attention toute particulière de
la part du Chirurgien et de l'aide. Le Chirurgien
doit tenir lui-même la canule du trois-quarts
avec le pouce et le doigt du milieu sans l'enfoncer ni la retirer, évitant d'en appliquer le bout
contre la tunique vaginale, ce qui empêcherait
le vin d'y pénétrer ou ne lui permettrait d'y entrer
que très-difficilement. L'aide doit tenir le corps
de la seringue avec la main gauche, et pousser
le piston avec la main droite d'une manière continue, mais lente et graduée ; il ne doit cesser
de pousser que lorsque la tumeur a repris à-peu-
près le volume qu'elle avait avant la ponction.
Il arrive quelquefois que l'aide ne peut plus faire
avancer le piston de la seringue avec quelque

force qu'il le pousse, avant que la tumeur ait
acquis ce volume. Cela vient de ce que la canule
ayant été enfoncée trop avant, son extrémité est
appuyée contre la tunique vaginale ; il faut alors
que le Chirurgien la retire un peu pour permettre
au vin de prendre la place de la sérosité. Si l'on
continuait l'injection lorsque la tumeur a pris
un volume égal à celui qu'elle présentait avant
la ponction, on ferait éprouver à la tunique vaginale une distension trop forte, et l'on pourrait
causer une espèce d'éraillement de ses fibres, ce
qui favoriserait l'infiltration d'une certaine quantité de vin dans le tissu cellulaire, comme je l'ai
vu plusieurs fois. Lorsque ce liquide a été injecté
en quantité convenable, l'aide retire la seringue,
et le Chirurgien applique le bout du doigt indicateur de la main gauche sur l'ouverture de la
canule afin que le vin ne s'échappe pas. Ce liquide doit séjourner trois à quatre minutes dans
la tunique vaginale ; ensuite on le laisse sortir,
et aussitôt on en injecte une nouvelle quantité
et on la laisse dans la tunique pendant le même
temps. Deux injections suffisent dans presque
tous les cas. On en fait un plus grand nombre
cependant lorsque la tumeur est fort volumineuse, les enveloppes épaisses et la sensibilité
obtuse ; ce qu'on reconnaît au peu de douleur
produite par les premières injections. On doit
alors non-seulement injecter une nouvelle quantité de vin, mais le mettre à une température
plus élevée. On reconnaît, dans tous les cas,
que l'irritation est suffisante, lorsque le malade
éprouve un sentiment de pression sur le testicule, une douleur vive dans le trajet du cordon des vaisseaux spermatiques, et même quelquefois dans la région lombaire. Quand on a

donné issue au vin de la dernière injection, il faut chercher à en faire sortir les dernières gouttes, d'abord en comprimant légèrement les enveloppes du testicule, ensuite en pompant, avec la seringue adaptée à la canule, le liquide et l'air qui n'ont pas été expulsés par la compression.

Lorsque l'opération est terminée, on applique sur les bourses des compresses imbibées de vin chaud, et l'on en continue l'usage jusqu'à ce que le gonflement inflammatoire soit porté au degré convenable, ce qui arrive ordinairement le cinquième ou le sixième jour. On substitue alors aux compresses imprégnées de vin chaud, des cataplasmes émolliens que l'on remplace par des cataplasmes résolutifs lorsque la période inflammatoire est passée. Enfin, on termine la cure en couvrant les bourses d'un emplâtre de savon que le malade doit porter jusqu'à ce que le testicule soit revenu à son volume naturel.

Telle est la manière dont on pratique aujourd'hui l'injection. Les principales modifications qui ont été proposées sont relatives à l'espèce de liquide injecté. Quelques Chirurgiens ayant observé que le vin ne procure pas toujours la guérison radicale de l'hydrocèle avaient proposé d'y ajouter de l'alcool, d'y faire macérer des substances aromatiques et astringentes ; d'autres, comme nous l'avons dit, ont employé les injections d'alcool pur, quelques-uns une dissolution de pierre à cautère, etc. Mais l'expérience a fait préférer le vin comme réussissant presque toujours, et ne donnant presque jamais lieu à des accidens graves.

Souvent on peut reconnaître peu de jours après l'opération quel en sera le succès. S'il se développe dans tout le côté du scrotum qui correspond à la tumeur, un gonflement inflammatoire, on peut être certain de la réussite de l'injection ; si au contraire le gonflement n'a pas lieu, la maladie se reproduira très-probablement.

Le gonflement qui succède à l'injection de vin dans la tunique vaginale est souvent considérable ; il paraît porter à la fois sur le testicule et sur ses enveloppes ; mais il est dû principalement à l'exhalation d'un liquide séro-albumineux dans la tunique vaginale qui a reçu immédiatement l'action du liquide irritant, et qui, enflammée, devient le siège, comme la plèvre et le peritoine, dans les affections analogues, d'une sécrétion séro-albumineuse plus ou moins abondante. Pendant long-temps on a méconnu la présence de ce liquide séro-albumineux et l'on a attribué surtout à la tuméfaction du testicule l'augmentation de volume des bourses ; mais aujourd'hui il est difficile de ne pas reconnaître que la cause que nous venons d'indiquer a la plus grande part à ce phénomène. Cette théorie est d'ailleurs confirmée par plusieurs faits observés dans notre hôpital et par quelques ouvertures de cadavres.

Il arrive quelquefois que l'inflammation de la tunique vaginale se propage aux parties voisines avec assez de violence pour produire un abcès ; mais cet accident n'intéresse point le testicule et ne met pas obstacle à la guérison radicale de la maladie.

Un autre accident qui a lieu quelquefois à la suite de l'opération de l'hydrocèle par la méthode de l'injection, c'est l'infiltration du liquide injecté dans le tissu cellulaire du scrotum. Cette infiltration peut dépendre de plusieurs causes : 1.° de l'éraillement de la tunique vaginale exces-

sivement distendue par l'injection d'une trop
grande quantité de vin ; 2.° de la cannelure qui
existe sur la canule de quelques trois-quarts,
laquelle permet au vin de s'échapper de la tunique vaginale ; 3.° de ce que la canule du trois-
quarts n'ayant pas été enfoncée assez avant dans
la tumeur, est abandonnée par la tunique vaginale lorsque la sérosité achève de s'écouler, ensorte que le vin, au lieu de s'épancher dans cette
tunique, s'infiltre dans le tissu cellulaire, si
l'aide qui est chargé de la seringue continue à
en pousser le piston malgré la résistance qu'il
éprouve à le faire avancer. Dans les deux premiers cas, la quantité de vin qui s'infiltre étant
très-peu considérable, ce liquide peut être re-
sorbé ; ou s'il produit de l'inflammation, elle
est médiocre, et se termine ordinairement par
résolution. Cependant quelquefois elle amène
de la suppuration et il se forme un abcès ; mais
cet abcès a peu d'étendue, et il en sort rarement
des lambeaux de tissu cellulaire gangréné. Dans
le troisième cas, la quantité de vin infiltré dans
le tissu cellulaire peut être assez grande pour
donner lieu à une inflammation gangréneuse
que son étendue a rendu quelquefois très-grave
et même mortelle. Nous avons coutumé de citer
dans nos leçons un exemple qui montre toute la
gravité d'un semblable accident, et que nous
rapporterons ici succinctement. Un jeune homme
de vingt-quatre ans, d'un tempérament bilieux,
fut opéré d'une hydrocèle du côté gauche qui
était très-volumineuse, quoique la maladie ne
datât que de huit mois. Après que le trois-
quarts eut été plongé dans la tumeur et la sérosité évacuée, l'opérateur confia à un aide la canule du trois-quarts, et lui-même il poussa dans

la tunique vaginale toute la quantité de vin contenue dans la seringue ; et sans laisser sortir le
vin, il fit une seconde, puis une troisième injection du même liquide. A la dernière cependant
les douleurs devinrent tellement vives qu'on laissa
écouler tout de suite une partie du vin. On s'a-
perçut alors que la canule avait abandonné la
tunique vaginale et que le vin s'était infiltré dans
le tissu cellulaire. On chercha à le faire sortir,
mais sans succès. On se borna à placer une mèche
de charpie dans l'ouverture faite par le trois-
quarts, après l'avoir un peu agrandie, et l'on
couvrit les bourses avec un cataplasme émollient.
Les douleurs furent très-vives le jour de l'opération et le devinrent davantage encore pendant la
nuit suivante et la journée du lendemain ; le
scrotum offrait un gonflement énorme ; le ventre
devint douloureux. Le troisième jour, l'inflammation avait gagné la verge. Deux saignées furent
pratiquées. A cinq heures il survint du délire,
à sept le malade mourut. A l'ouverture du cadavre, on trouva quatre à cinq onces de pus
sanguinolent dans la tunique vaginale. Le tissu
cellulaire du scrotum contenait une matière purulente rougeâtre ; le cordon des vaisseaux spermatiques était tuméfié ; les viscères abdominaux
portaient l'empreinte de l'inflammation la plus
vive.

L'infiltration du vin dans le tissu cellulaire des
bourses ne peut être considérée comme un inconvénient attaché à la méthode de l'injection ; elle
dépend de celui qui opère et non de la méthode
qu'il a suivie. Si le Chirurgien a le soin de tenir
lui-même la canule du trois-quarts et de suivre
la rétraction des enveloppes du testicule, l'instrument reste dans la tunique vaginale, et le malade

est à l'abri de l'accident dont nous venons de parler. Au reste, lorsqu'on s'aperçoit que le vin s'est infiltré en grande quantité dans le tissu cellulaire des bourses, pour prévenir les accidens que sa présence pourrait causer, et afin de donner issue au vin, il convient de faire une incision d'une étendue proportionnée à celle de l'infiltration, et de favoriser la sortie du vin par une pression méthodique.

On a reproché encore au procédé de l'injection d'être souvent insuffisant, c'est-à-dire de ne pas prévenir le retour de la maladie; de n'être pas applicable aux hydrocèles anciennes, ni à celles où l'épaisseur de la tunique vaginale est augmentée; enfin, d'être dangereux quand le testicule n'est pas parfaitement sain. Il nous sera facile de répondre à chacune de ces objections par les résultats de notre expérience.

Nous avons vu plusieurs malades chez lesquels l'opération n'avait pas prévenu la récidive de la maladie; mais nous avons constamment remarqué que cela n'était arrivé que parce que les injections avaient été faites avec trop de ménagement, ou parce qu'après l'opération on n'avait pas employé les moyens propres à soutenir l'irritation et à favoriser le développement de l'inflammation, ou qu'on n'avait pas insisté assez long-temps sur l'usage de ces moyens. Chez quelques-uns de ces malades le vin n'avait pas été injecté assez chaud, ou n'avait pas séjourné assez long-temps dans la tunique vaginale; chez les autres l'usage des fomentations avec le vin chaud ou quelqu'autre liqueur excitante avait été négligé, ou bien l'on avait substitué trop tôt à ces fomentations les cataplasmes émolliens; ensorte qu'on avait arrêté l'inflammation que devaient produire les injections, ou qu'on l'avait éteinte avant qu'elle fût assez forte pour déterminer l'adhérence de la tunique vaginale avec le testicule. L'application sur les bourses de compresses trempées dans du vin chaud immédiatement après l'injection et pendant les jours suivans, est tellement importante, que chez quelques individus, c'est autant par leur usage prolongé que par l'injection elle-même que l'inflammation adhésive s'est développée. C'est au moins ce qui semble être arrivé lorsque le gonflement inflammatoire ne s'est montré que sept ou huit jours après l'opération, comme nous l'avons vu plusieurs fois. Au reste nous avons observé que tous les malades chez lesquels la maladie s'était reproduite ont été guéris radicalement lorsque la même opération a été faite selon les règles que nous avons exposées.

C'est sans fondement que l'on a prétendu que la méthode des injections n'était pas applicable aux hydrocèles anciennes, ni à celles dans lesquelles la tunique vaginale est plus épaisse que dans l'état naturel. En effet, l'expérience m'a appris que quelque volumineuse que soit une hydrocèle, l'injection en procure toujours la guérison radicale, si elle est faite de manière à exciter une irritation assez grande pour produire l'inflammation adhésive. J'ai remarqué seulement qu'alors la guérison est beaucoup plus longue, comme je l'ai dit précédemment. À l'égard de l'épaisseur contre-nature de la tunique vaginale, à moins qu'elle ne soit extrême, elle n'empêche pas le succès de l'injection, parce que cette tunique, quoique plus épaisse que dans l'état naturel, conserve toujours assez de sensibilité pour que l'inflammation puisse s'en emparer.

L'état sain du testicule est sans contredit une des circonstances les plus essentielles au succès de l'opération de l'hydrocèle par la méthode de l'injection. Toutefois, un certain degré d'engorgement de cet organe n'est point une contre-indication à l'opération, et ne l'empêche point de réussir. Nous l'avons pratiquée plusieurs fois dans cette circonstance, et nous avons eu la satisfaction de guérir en même temps l'hydrocèle et l'engorgement du testicule. Mais lorsque cet organe est tuméfié, après avoir fait la ponction, avant de pousser le vin dans la tunique vaginale, on cherche à apprécier la nature de l'engorgement. Si le testicule est un peu plus gros que dans l'état naturel, sans être beaucoup plus dur; si sa surface est égale, s'il est indolent, l'injection peut être faite. L'inflammation qu'elle produira, en faisant passer l'engorgement du testicule de l'état chronique à l'état aigu, en favorisera la résolution, en même temps qu'elle produira l'adhérence de cet organe avec la tunique vaginale. Si, au contraire, le testicule est beaucoup plus gros que dans l'état naturel, s'il est inégal, bosselé, s'il présente une dureté squirrheuse, et surtout si le malade y éprouve des douleurs lancinantes, l'injection ne doit pas être faite. A la vérité elle produirait l'adhérence du testicule avec la tunique vaginale, et préviendrait par conséquent un nouvel épanchement de sérosité; mais à coup sûr, elle hâterait la dégénération cancéreuse de la tumeur.

Il est facile de conclure de ce qui vient d'être dit sur les divers procédés proposés pour guérir radicalement l'hydrocèle de la tunique vaginale, que celui de l'injection mérite la préférence sur tous les autres , au moins dans le plus grand nombre des cas, si ce n'est dans tous.

Lorsque le diagnostic de la maladie est obscur, et que l'on a presque autant de raisons de croire à un sarcocèle qu'à une hydrocèle, on doit préparer ce qui est nécessaire pour l'injection et ce qui convient pour l'opération de la castration. Ensuite, au lieu d'inciser la peau dans toute la longueur de la tumeur et d'ouvrir la tunique vaginale pour s'assurer de la nature de la maladie, comme quelques auteurs le conseillent, il faut plonger le trois-quarts dans la partie antérieure et inférieure de la tumeur. Si la ponction fait reconnaître que la maladie est une hydrocèle, on procédera de suite à l'injection, et l'on épargnera au malade les douleurs et les accidens de l'excision, que l'on serait obligé de pratiquer si l'on avait d'abord incisé la peau et ouvert la tunique vaginale. Si la ponction montre au contraire que la maladie est un sarcocèle, on procédera sur-le-champ à la castration, et la ponction n'aura aucun inconvénient.

En terminant ce qui a rapport à l'hydrocèle de la tunique vaginale, nous ferons remarquer que les divers procédés qui viennent d'être décrits ne sauraient convenir dans l'hydrocèle congénitale. La cure de celle-ci consiste à faire rentrer l'eau dans le ventre par une pression méthodique, et à l'y maintenir avec un brayer dont la pelote porte exactement sur l'anneau. Bientôt la nature ferme l'ouverture du prolongement du péritoine qui donne naissance à la tunique vaginale, comme elle l'aurait fait sans l'obstacle qui s'y opposait, et l'enfant se trouve débarrassé de son incommodité.

De l'Hydrocèle enkystée.

L'hydrocèle enkystée a été ainsi nommée, parce que la sérosité qu'elle contient est renfermée dans une poche formée par la pression et la condensation des lames du tissu cellulaire. Cette espèce d'hydrocèle est infiniment plus rare que celle de la tunique vaginale. Cependant on l'a rencontrée assez souvent, particulièrement chez les enfans.

L'hydrocèle enkystée occupe très-souvent la partie moyenne du cordon spermatique, entre le testicule et l'aîne. Elle se présente sous la forme d'une tumeur oblongue, plus ou moins volumineuse, et dont la tension est telle, quel que soit son volume, qu'on ne sent point ordinairement la fluctuation du liquide qu'elle renferme. Elle est parfaitement circonscrite et n'a aucune communication en haut avec la cavité abdominale, en bas avec celle de la tunique vaginale. On sent distinctement le testicule et l'épididyme au-dessous de la tumeur, dont ils sont absolument indépendans. Souvent aussi on distingue très-bien la partie supérieure du cordon dans l'aîne. Cette tumeur est rénitente, élastique, et lorsqu'on frappe légèrement dessus, elle résonne comme si elle ne contenait que de l'air ; aussi quelques Chirurgiens l'ont-ils regardée comme une tumeur venteuse qu'ils ont nommée *pneumatocèle*. Elle conserve constamment le même volume, soit que le malade se couche, soit qu'il se lève ; elle ne reçoit aucune impulsion des efforts de la toux, de l'éternuement, du vomissement, etc. La compression ne la fait point disparaître : cependant j'ai vu un enfant de cinq à six ans chez lequel on pouvait faire rentrer la tumeur par l'anneau inguinal, en la poussant de bas en haut selon la direction du cordon ; et aussitôt qu'on cessait de comprimer, elle reparaissait : aussi l'avait-on prise pour une hernie. On évitera cette méprise en considérant que la disparition de l'hydrocèle, par la pression, n'est point une véritable réduction, comme celle d'une hernie, mais bien un déplacement de la tumeur qui, lorsqu'elle a franchi l'anneau, se fait apercevoir à travers la paroi abdominale qu'elle soulève. La transparence de la tumeur servira aussi à faire éviter la méprise dont il s'agit. Cette transparence est en général plus difficile à apercevoir dans l'hydrocèle enkystée que dans celle de la tunique vaginale ; mais elle est toujours assez marquée chez les enfans pour ne laisser aucun doute sur la nature de la maladie. L'hydrocèle enkystée n'occasionne aucune douleur ; et à moins qu'elle ne soit d'un volume très-considérable, ce qui est très-rare, elle ne cause aucune incommodité.

Le diagnostic de l'hydrocèle enkystée est facile lorsqu'elle est simple ; il n'en est pas de même quand elle est compliquée avec quelqu'autre maladie des mêmes parties ; avec l'hydrocèle vaginale, par exemple, ou avec une hernie inguinale. Toutefois, voici les signes auxquels on peut reconnaître la complication.

Si la tumeur se prolonge jusqu'à la partie inférieure du scrotum, on reconnaîtra qu'elle est compliquée d'hydrocèle de la tunique vaginale lorsqu'on ne distinguera point le testicule par le toucher, et lorsque en même temps les différentes parties de la tumeur ne présenteront pas au doigt une résistance égale. En effet, si le liquide est contenu en totalité dans un kyste, aucun point n'est plus résistant que les autres ; mais s'il est renfermé en partie dans un kyste et en partie dans la tunique vaginale, l'endroit qui correspond à l'union du testicule avec le cordon spermatique, offre toujours une consistance que ne présentent pas les parties voisines soutenues seulement par de la sérosité. Quelquefois aussi, la tumeur est comme partagée par un enfoncement transversal. Ajoutez à cela que si l'on fait la ponction à la partie inférieure de la tumeur, l'écoulement d'une certaine quantité de sérosité ne fait pas disparaître le haut de la tumeur, au-dessous duquel on distingue parfaitement le testicule par le toucher. Une seconde ponction pratiquée plus haut est nécessaire pour effacer entièrement la tumeur. Cette circonstance est quelquefois le seul signe auquel on puisse connaître la complication dont il s'agit.

Si la tumeur s'étend en haut jusqu'à l'anneau inguinal, cette disposition peut faire soupçonner une complication de hernie. Pour s'en assurer, on demandera au malade si la tumeur du cordon s'est élevée peu-à-peu vers l'anneau, ou si une seconde tumeur est descendue de l'anneau vers la première ; on examinera si elle rentre en partie dans l'abdomen par la pression, par le décubitus horizontal sur le dos ; si elle augmente pendant la toux, l'éternuement, etc. ; si les évacuations alvines sont dérangées. Ces diverses circonstances, attentivement pesées, laisseront rarement du doute sur l'existence d'une hernie. On aura une certitude complète si l'on parvient à réduire momentanément la hernie, l'hydrocèle restant seule dans le lieu qu'occupaient les deux tumeurs.

Le traitement de l'hydrocèle enkystée est en général le même que celui de l'hydrocèle de la tunique vaginale ; les mêmes procédés peuvent être mis en usage. La simple incision de la tumeur n'est pas toujours sans danger. Pott a vu une fois cette opération donner lieu à des accidens mortels. L'injection est encore ici préférable à tous les autres procédés, bien qu'elle ne réussisse pas aussi constamment que dans l'hydrocèle de la tunique vaginale. On conçoit aisément la raison de cette différence. La tunique vaginale, qui renferme un corps globuleux, contracte facilement avec lui des adhérences, au lieu que la membrane accidentelle, dans laquelle est contenue la sérosité de l'hydrocèle enkystée, forme une simple cavité dont les parois opposées se mettent plus difficilement en contact.

Chez les enfans, l'injection n'est pas toujours nécessaire pour obtenir la guérison radicale de l'hydrocèle enkystée ; quelquefois la tumeur se dissipe spontanément, ou à l'aide de fomentations résolutives. Si malgré l'emploi de ce moyen la maladie persiste, on peut procurer une issue à la sérosité en perçant la tumeur avec une lancette. Il arrive souvent que cette simple ponction fait disparaître la maladie pour toujours ; cet effet a lieu quelquefois même chez les adultes.

De l'Hydrocèle qui se forme dans un sac herniaire.

Un sac herniaire peut devenir le siège d'un épanchement séreux dans deux circonstances différentes, savoir : lorsque ce sac renferme les viscères abdominaux qui forment la hernie, ou bien lorsque ces viscères ayant été réduits et contenus depuis long-temps au moyen d'un bandage, le sac de la hernie, lequel est presque toujours irréductible, a perdu toute communication avec la cavité du bas-ventre, par l'oblitération de son col résultant de la pression de la pelote du bandage qui a servi à maintenir la hernie. Ainsi l'hydrocèle du sac herniaire est avec hernie, ou sans hernie.

L'hydrocèle du sac herniaire avec hernie n'a lieu que dans les hernies anciennes, volumineuses et avec dilatation considérable de l'anneau. La sérosité qui forme cette espèce d'hydrocèle peut venir de la cavité abdominale dans un sujet qui est attaqué tout à la fois d'une hernie et d'une hydropisie ascite, ou être exhalée par les parois mêmes du sac herniaire. Dans le premier cas, la sérosité épanchée dans le ventre tombe dans le sac herniaire, le distend et donne au scrotum un volume considérable. La tumeur qui en résulte est lisse, indolente, avec fluctuation. Quelquefois elle diminue de volume lorsqu'on la comprime, l'eau refluant de la cavité du sac herniaire dans celle de l'abdomen, et réciproquement. Si l'on fait une ponction dans l'endroit le plus déclive de la tumeur, on donne issue non-seulement à la sérosité contenue dans le sac herniaire, mais encore à une grande partie de celle qui est épanchée dans le ventre. Dans un cas pareil, Morand évacua dix pintes d'eau en faisant la ponction au scrotum. Il est possible encore que la hernie étant guérie depuis long-temps par l'usage du bandage, le sac herniaire qui subsiste toujours, dont l'entrée ne se ferme presque jamais exactement, et dont les parois ne se collent point l'une à l'autre, à moins qu'il n'y survienne une inflammation ; il est possible , dis-je, que le sac se remplisse d'une partie de l'eau qui est répandue dans le ventre , si la personne vient à être attaquée d'une hydropisie ascite. Le Dran raconte qu'ayant fait une fois la ponction avec le trois-quarts , à une pareille hydrocèle, l'eau épanchée s'évacua ; mais apparemment que l'ouverture que le trois-quarts avait faite au sac herniaire ne se ferma pas aussi promptement que celle de la peau ; car il s'infiltra, dans tout le tissu cellulaire du scrotum, une quantité prodigieuse d'eau, de manière qu'il devint deux fois aussi gros que la tête. Sans doute cette eau venait de l'abdomen. En moins de quinze jours cette infiltration se dissipa , mais l'hydrocèle du sac herniaire reparut peu de temps après. Ainsi cette maladie ne peut guérir qu'avec l'ascite qui l'a occasionnée.

L'hydrocèle du sac herniaire avec hernie, dont la sérosité est exhalée par le sac herniaire lui-même, n'a guère lieu que dans les descentes très-volumineuses et non-réductibles. Dans ce cas l'eau épanchée dans le sac y est quelquefois en si grande quantité, qu'il ne serait pas prudent, quand même on le pourrait, de la faire refluer dans le ventre. Monro rapporte un fait de cette nature. Un homme âgé portait depuis long-temps une hernie inguinale qui n'avait pas été réduite depuis plusieurs années. La tumeur était enfin devenue d'une grosseur monstrueuse ; elle descendait jusqu'auprès des genoux. Le malade était obligé de garder le lit et de rester sur le dos ; il ressentait, tant dans la tumeur que dans les lombes, des douleurs si violentes, qu'elles l'empêchaient de dormir. Il était faible et très maigre. Il y avait quelques endroits de la tumeur où l'on sentait distinctement la fluctuation de la liqueur épanchée, et où les doigts ne démêlaient point cette substance solide et inégale qu'on sentait partout ailleurs. Ni l'eau, ni les viscères ne pouvaient rentrer dans le bas-ventre. On plongea un petit trois-quarts dans l'un des endroits où l'on sentait plus distinctement la fluctuation, et où les tégumens étaient plus minces : l'on donna issue à six livres de sérosité limpide. On sentit alors pleinement les circonvolutions des intestins et les inégalités de l'épiploon ; mais aucune de ces parties ne put être réduite. Le malade se trouva beaucoup soulagé, et il n'y avait aucun symptôme d'étranglement. On ne jugea pas à propos de lui faire d'autre opération ; on le laissa jouir du peu de temps qu'il avait à vivre et du bonheur d'être délivré de ses cruelles douleurs.

L'hydrocèle du sac herniaire sans hernie peut être formée, comme nous l'avons dit plus haut, par de la sérosité qui vient de l'abdomen, lorsqu'une personne qui est attaquée d'hydropisie ascite a été guérie auparavant d'une hernie par la compression d'un bandage, sans que l'orifice du sac herniaire soit entièrement oblitéré. Cette espèce d'hydrocèle peut être produite aussi par l'exhalation de la sérosité dans un sac herniaire dont l'entrée est fermée et dont la cavité n'a plus aucune communication avec celle de l'abdomen ; mais ce cas est extrêmement rare. Le Dran l'a rencontré une fois sur un homme qui avait du même côté trois hydrocèles différentes, savoir : une hydrocèle par épanchement dans la tunique vaginale, une hydrocèle enkystée et une hydrocèle dans un sac herniaire dont l'orifice était complètement oblitéré.

Il est difficile de distinguer cette espèce d'hydrocèle du sac herniaire et sans hernie, de l'hydrocèle enkystée du cordon spermatique, surtout
lorsque celle-ci s'étend jusqu'à l'anneau inguinal. Ce n'est guères qu'en ayant égard aux circonstances commémoratives que l'on peut établir cette distinction. Si le malade a été attaqué
d'une hernie inguinale scrotale qui a été contenue par un bandage ; si la pression de la pelote du bandage a donné lieu à des élancemens
et à des douleurs dans le cordon spermatique,
et si, après que ces douleurs se sont appaisées il
s'est formé au-dessous de l'aîne, dans le trajet du
cordon, une tumeur oblongue, indolente, qui a
augmenté peu-à-peu de volume et dans laquelle
on sent de la fluctuation, on ne peut méconnaître une hydrocèle du sac herniaire.

Ce n'est qu'en fendant la tumeur dans toute
sa longueur et en excitant la suppuration de
l'intérieur du sac herniaire qu'on peut espérer
de guérir cette espèce d'hydrocèle. Il serait dangereux dans ce cas de recourir aux injections,
parce que si la communication de la cavité du
sac avec celle de l'abdomen n'était pas entièrement interrompue, le liquide injecté pourrait
pénétrer dans cette dernière cavité, et donner
lieu à des accidens qu'il ne serait pas au pouvoir
du Chirurgien d'arrêter.

De l'Hématocèle.

Ce que nous avons dit de l'extravasation du
sang dans les enveloppes du testicule, qui a lieu
quelquefois à la suite de la ponction de l'hydrocèle, nous dispense d'entrer ici dans de longs
détails sur l'hématocèle. On a donné ce nom à

la tuméfaction du scrotum produite par l'infiltration du sang dans le tissu cellulaire de cette partie, ou par son épanchement dans la tunique vaginale et quelquefois par ces deux causes ensemble. L'hématocèle n'est presque jamais spontanée. Elle succède presque toujours à l'ouverture de quelques vaisseaux, soit par l'effet d'une contusion ou d'une plaie accidentelle, soit par suite d'une opération pratiquée sur les bourses.

L'hématocèle formée par l'infiltration du sang dans le tissu cellulaire du scrotum est une véritable ecchymose. Cette espèce d'hématocèle, ainsi que toutes les ecchymoses, est produite par toutes les causes capables de rompre de petits vaisseaux cutanés, et notamment par une contusion. Elle se forme aussi quelquefois après l'opération de la taille, comme nous l'avons dit en parlant de la lithotomie. On la reconnaît à la couleur noirâtre, violette, jaunâtre du scrotum, qui, peu tuméfié, conserve ses rides naturelles et permet de distinguer le testicule qui n'est nullement affecté. Cette hématocèle se termine presque toujours par résolution. On favorise l'absorption du sang infiltré à l'aide des topiques spiritueux aromatiques, comme dans toutes les ecchymoses.

Le sang s'infiltre quelquefois dans le tissu cellulaire du cordon spermatique, à la suite de la rupture de l'une des branches de la veine spermatique, causée par une chute, un coup ou un violent effort pour soulever un fardeau. Cette infiltration se forme subitement et donne lieu à une tumeur qui recouvre le cordon spermatique et s'étend jusqu'à la partie latérale du scrotum. La circonstance dans laquelle cette tumeur s'est manifestée, le sentiment équivoque de fluctuation qu'elle donne, la situation distincte du testicule au-dessous d'elle, son étendue jusqu'à l'anneau inguinal qu'elle remplit de manière à empêcher d'y distinguer le cordon, sont autant de circonstances qui l'ont fait prendre quelquefois pour une hernie. On évitera aisément cette méprise en réfléchissant que si une hernie formée subitement n'est point étranglée, il est facile d'en faire la réduction, et que si elle est étranglée, le malade éprouve des symptômes qui n'ont jamais lieu dans la tumeur sanguine dont il s'agit. Cette tumeur peut subsister long-temps dans le même état, mais elle se dissipe rarement par résolution : le sang est accumulé en trop grande quantité pour qu'il puisse être résorbé. On est obligé d'inciser la tumeur dans toute son étendue pour donner issue à ce liquide. Lorsque cette incision est faite, et que le sang en partie fluide et en partie coagulé, que contient la tumeur, est exprimé et abstergé avec une éponge, on cherche à découvrir la crevasse d'où il sortait. Rarement on la trouve, parce que le sang est arrêté lorsqu'on se détermine à ouvrir la tumeur. On couvre la plaie d'un linge fin sur lequel on place de la charpie qu'on soutient avec des compresses et un bandage convenable. La suppuration s'établit, et la plaie pansée comme une plaie simple se cicatrise sans obstacle. Le testicule reste un peu gonflé à cause de l'irritation que le premier appareil exerce sur le cordon spermatique. Cependant Pott (1) a vu survenir, après l'ouverture de la tumeur, une hémorragie qu'il ne fut pas possible d'arrêter, et qui rendit nécessaire la castration.

L'hématocèle formée par du sang épanché dans

---

(1) Traité de l'Hydrocèle. pag. 165, obs. 51.

la tunique vaginale n'a guères lieu qu'à la suite
de la ponction de l'hydrocèle. Nous en avons
parlé en traitant de cette opération.

Du Varicocèle ou Cirsocèle.

Les mots varicocèle et cirsocèle ont la même
étymologie ; ils désignent l'un et l'autre une tumeur formée par des veines variqueuses. Cependant la plupart des auteurs ont attaché à ces deux
mots une signification un peu différente : ils ont
nommé varicocèle la dilatation des veines du
scrotum, et cirsocèle la dilatation variqueuse de
la veine spermatique et de ses rameaux. Mais les
veines du scrotum sont si petites que leur dilatation variqueuse est difficile et très-rare ; et lorsqu'elle a lieu indépendamment d'une maladie du
testicule ou du cordon spermatique, elle est si
peu considérable qu'elle ne cause aucune incommodité, et qu'on peut à peine la regarder comme
une maladie. C'est donc presque toujours dans
les veines du cordon spermatique qu'a lieu la dilatation dont il s'agit ; et lorsque cette dilatation
est assez considérable pour pouvoir être regardée
comme une maladie, on la désigne indifférem-
ment par le nom de varicocèle, ou par celui de
cirsocèle.

Le varicocèle peut exister dans tous les âges ;
mais les jeunes gens y sont plus sujets que
les adultes et les vieillards. On l'observe plus
souvent du côté gauche que du côté droit,
ce que l'on a attribué à la pression que les matières stercorales, accumulées dans la portion
iliaque du colon, exercent sur les veines spermatiques gauches. Les causes ordinaires de cette
maladie sont les efforts réitérés que font en allant
à la garde-robe ceux qui sont habituellement

constipés, la compression des veines spermatiques par des matières stercorales dures amassées dans les gros intestins, par des obstructions du bas-ventre, les contusions du cordon spermatique, sa compression par la pelote d'un bandage, et en général tout ce qui s'oppose au retour du sang. Mais comme ces causes ne produisent pas, chez tous les sujets qui sont exposés à leur action, la dilatation des veines spermatiques, il est infiniment probable que la principale cause de cette dilatation est une faiblesse particulière des parois des veines.

Lorsque le varicocèle ne fait encore que commencer, il ne se montre pas à l'extérieur par des signes apparens; mais souvent une douleur aux reins, une sorte de pesanteur dans le scrotum et dans le cordon spermatique, des coliques fréquentes, un sentiment de fatigue après le plus léger exercice indiquent aux praticiens exercés le début de la maladie. Au bout d'un temps plus ou moins long, le varicocèle se montre avec des signes non-équivoques. On distingue au-dessus du testicule une tumeur ordinairement noueuse, molle, pyramidale, dont la base se confond avec l'épididyme, et dont le sommet approche de l'anneau, ou même se perd dans cette ouverture. Cette tumeur disparaît en partie par la pression, par l'action du froid, par la position horizontale gardée quelque temps : elle est toujours plus volumineuse le soir que le matin. Cette affection est plus incommode que dangereuse : il est fort rare qu'elle donne lieu à des accidens graves. Cependant chez quelques malades le testicule diminue de volume et s'atrophie; dans d'autres, il se ramollit, se désorganise; la tumeur variqueuse acquiert un volume considérable.

et l'opération de la castration devient indispensable.

Le diagnostic du varicocèle offre quelque obscurité dans le début : il en peut présenter encore lorsque la tumeur a acquis un volume considérable. Souvent en effet quand le scrotum est parvenu à une grosseur énorme, il est difficile de reconnaître l'état des parties.

Lorsqu'il se présente une tumeur de ce genre, on doit examiner d'abord si le mal occupe les deux côtés, ce qu'on reconnaît facilement à la vue et au toucher, parce que le raphé est incliné du côté malade, si le mal est borné à un côté ; au lieu qu'il reste à la partie moyenne s'il y a deux varicocèles à la fois. On passe ensuite à l'examen des testicules et des cordons en descendant de ceux-ci vers ceux-là, ou en remontant du testicule vers le cordon, selon que l'un ou l'autre est plus apparent, et l'on reconnaît s'ils ont le volume et la consistance qui leur sont naturels ou si l'un ou l'autre est altéré. En rapprochant des signes fournis par cet examen les circonstances commémoratives, on parvient presque toujours à distinguer le varicocèle des autres affections qui peuvent lui ressembler. Nous sommes ainsi arrivés à reconnaître une tumeur de ce genre chez un homme qui croyait avoir une hernie et qui portait un bandage depuis plusieurs années. Nous eûmes beaucoup de peine à le convaincre que sa tumeur n'était pas herniaire, et qu'il fallait cesser l'usage d'un moyen qui n'était propre qu'à aggraver sa maladie.

Le varicocèle est une maladie incurable. Les bains froids, les topiques astringens, toniques et résolutifs, diminuent momentanément le volume de la tumeur : mais dès qu'on cesse leur usage, les veines se remplissent de nouveau et la tumeur reprend sa première grosseur. On doit donc s'attacher à borner les progrès du mal, et à en diminuer la gêne au moyen d'un suspensoir qui maintient le scrotum et les testicules relevés. On conseille au malade de prendre aussi souvent que ses occupations le lui permettront, la position horizontale. On combat la constipation par un régime convenable et par les lavemens. On a conseillé, on a tenté même l'extirpation des veines dilatées ; mais cette opération, fort difficile à exécuter, n'a pas eu toujours des résultats heureux : la maladie d'ailleurs peut se reproduire. La castration serait un moyen sûr de guérir le varicocèle ; mais on ne doit se déterminer à cette opération que lorsqu'il est compliqué d'une affection squirrheuse ou cancéreuse du testicule.

Plusieurs auteurs, tant anciens que modernes, ont décrit une tumeur du scrotum à laquelle ils ont donné le nom de pneumatocèle, parce qu'ils ont cru qu'elle était formée par de l'air. Mais l'existence de cette maladie, à laquelle on dit que les enfans sont particulièrement sujets, n'est point encore démontrée par des faits bien constatés ni par des raisonnemens sans replique. Il est probable que la tumeur qui a été prise par les nourrices et par des personnes ignorantes, pour un pneumatocèle, n'était autre chose qu'une hernie intestinale, ou une hydrocèle de la tunique vaginale.

ARTICLE II.

Des Maladies des Testicules.

Les principales maladies des testicules sont les plaies, l'inflammation, l'atrophie, l'engorgement chronique et le sarcocèle. Ces organes peuvent être attaqués de ces diverses maladies lorsqu'ils sont parvenus dans le scrotum ou lorsqu'ils sont encore dans le voisinage de l'anneau inguinal.

Des Plaies des Testicules.

Les testicules sont rarement atteints par les corps vulnérans : toutefois ils peuvent être contus, divisés ou déchirés dans les mêmes circonstances que le scrotum. Le diagnostic de ces plaies est facile. Le peu d'épaisseur des enveloppes de ces organes permet de reconnaître facilement, au fond de la plaie, la membrane blanche qui les couvre immédiatement, ou même leur substance vasculaire, dans le cas où la tunique albuginée est intéressée dans l'endroit qui correspond à la plaie extérieure. Si la blessure a été faite par un instrument contondant, le testicule froissé avec plus ou moins de force, ne tarde pas à s'enflammer, à se tuméfier, et souvent une partie de sa substance est poussée à travers la plaie de la membrane albuginée : cette substance peut être entraînée au-dehors par la suppuration, ou par le Chirurgien lui-même, s'il lui arrive de ne pas reconnaître les vaisseaux séminifères. Nous transcrirons ici deux faits rapportés par J. L. Petit, qui sont propres à mettre en garde contre une aussi fâcheuse erreur. Un malade, à qui il avait ouvert un abcès du testicule, éprouvait une diminution notable dans les accidens ; « cependant il » sortait toujours, par l'ouverture de la tunique » albuginée, une substance que je croyais être » du pus quand elle était fluide, ou une sépara- » tion de quelques escarres quand elle avait » quelque consistance ; mais m'étant aperçu que » quand ces lambeaux résistaient à leur sépara- » tion, il sortait un peu de sang, je crus qu'il » fallait ouvrir davantage pour voir le fond, ce » que je fis ; et alors je reconnus que c'était la » propre substance du testicule que je tirais, la- » quelle n'étant composée que de petits vaisseaux, » se développait comme un peloton de fil, de la » même manière qu'on les développe dans les » testicules du rat, de l'homme et de la plupart » des animaux. Je cessai de tirer, et même d'es- » suyer ce qui sortait par l'ouverture faite à la » membrane, que je pansai par la suite avec un » plumasseau plat trempé dans le baume de Fio- » raventi ; je continuai d'appliquer sur le reste » de la plaie le digestif ordinaire, et il ne sortit » plus rien de semblable ni au pus, ni aux es- » carres ou lambeaux dont il s'agit. La plaie du » corps du testicule se mondifia, et les chairs » se réunissant au reste, il n'y eut qu'une seule » plaie qui fut assez promptement cicatrisée ; le » testicule fut adhérent à la cicatrice, et il était » extrêmement diminué de grosseur, parce qu'il » avait perdu plus d'un tiers de sa propre sub- » stance que j'avais tirée à chaque pansement. »

« J'ai vu depuis, ajoute J. L. Petit, un pa- » reil cas où je fus appelé trop tard pour éviter » cette faute. Toute la substance du testicule avait été tirée ; il ne restait que l'épididyme,

» lequel était gonflé assez considérablement pour
» qu'on le prît pour le testicule même ; je ne fis
» point connaître ce qui en était en présence du
» malade. Étant sorti, mon confrère inquiet du
» prétendu testicule, me demanda mon avis ; il
» fut surpris de la confession que je lui fis de la
» faute que j'avais commise et encore plus lors-
» que je la comparai à celle qu'il venait de faire :
» ayant rappelé toutes les circonstances, il con-
• vint que cela pouvait être ; il me pria de voir
» de temps en temps le malade, ce que je fis avec
» plaisir. L'épididyme qu'il croyait être le testi-
» cule, parce qu'il était tuméfié, devint dur,
» et grossit encore davantage ; et comme le cor-
» don spermatique pouvait permettre l'amputa-
» tion, je la proposai ; elle fut faite, et nous exa-
» minâmes à loisir la partie enlevée. Nous re-
» connûmes ce que j'avais dit, que le testicule
» avait été, pour ainsi dire, dévidé comme un
» peloton de fil, que la membrane albuginée
» était restée seule, et que, jointe à l'épididyme,
» elle formait avec lui le corps gonflé et endurci
» qu'on avait pris pour le testicule. »

Les plaies des testicules, à moins qu'elles ne
soient très-petites, comme la piqûre faite par
un trois-quarts ou par une lancette, sont presque toujours accompagnées d'accidens inflammatoires graves et qui peuvent entraîner la perte
de ces organes. Cependant on trouve dans les
auteurs plusieurs observations qui prouvent que
ces plaies ne sont pas toujours aussi dangereuses,
et qu'elles peuvent guérir sans que le testicule
perde de son volume ni que son organisation soit
altérée.

Dans le traitement de ces plaies, l'objet important est de prévenir l'engorgement inflamma-

toire, et de le combattre lorsqu'il est survenu. Les saignées du bras, les boissons rafraîchissantes et adoucissantes, une diète sévère et les topiques émolliens et anodins se présentent naturellement pour remplir cet objet.

A l'égard de la plaie elle-même, si elle est faite par un instrument piquant, on se contente de la couvrir d'un plumasseau enduit de cérat, on enveloppe le scrotum d'un cataplasme émollient et d'un suspensoir. Si la plaie est faite par un instrument tranchant, on en rapproche les bords, et on les maintient en contact avec des bandelettes agglutinatives peu serrées ; si le scrotum déchiré dans plusieurs sens et présentant plusieurs lambeaux, laissait le testicule à nu, exposé au contact des corps extérieurs, comme on l'a vu plusieurs fois dans les plaies contuses, il faudrait rapprocher les lambeaux et les tenir réunis par un ou plusieurs points de suture très-lâches, panser ensuite avec un plumasseau enduit de cérat ou d'un digestif simple, et couvrir les bourses d'un cataplasme émollient. On emploie d'ailleurs les moyens généraux propres à combattre l'engorgement inflammatoire du testicule, qui ne manque jamais d'accompagner ces plaies. Par la suite on se conduit comme dans le traitement des plaies qui guérissent par suppuration. Si la substance intérieure du testicule se présente dans la plaie, on doit, comme nous l'avons dit plus haut, se donner de garde de l'enlever en la prenant pour la matière de la suppuration.

Lorsque le testicule a été fortement contus et froissé, l'engorgement inflammatoire qui s'en empare est quelquefois si considérable, qu'il entraîne la perte de l'organe, dont la substance est détruite par la suppuration, ou s'échappe sous la forme de pus brun, mêlé de filets qui ne sont autre chose que les vaisseaux séminifères. Pour prévenir cet accident, J. L. Petit conseille de faire des scarifications plus ou moins profondes sur la membrane albuginée. Mais on conçoit que ces scarifications ne peuvent être pratiquées que lorsque le testicule a été mis à découvert par l'instrument même qui a fait la blessure, ou par les incisions que l'on a été obligé de pratiquer pour donner issue à du sang extravasé dans les enveloppes de cet organe, comme dans le cas suivant rapporté par Petit. « Un cavalier du régiment des cuirassiers reçut un coup de pied de cheval sur le scrotum ; en six heures de temps, la partie devint noire et grosse comme la tête. On le pansa avec des compresses trempées dans l'eau de vie camphrée ; on le saigna copieusement ; mais malgré cette pratique, on fut obligé d'ouvrir le scrotum des deux côtés : il sortit quantité de sang coagulé, et il en resta beaucoup qui était infiltré dans le tissu cellulaire. Les testicules ne paraissaient point gonflés ; mais à la levée du premier appareil, ils parurent l'être considérablement. » En les examinant, Petit remarqua une fluctuation qu'il jugea être causée par un liquide épanché dans la tunique vaginale : il ouvrit des deux côtés dans toute l'étendue de cette tunique : il en sortit beaucoup de sanie et des caillots de sang ; les testicules n'étaient pas considérablement gonflés et douloureux. Ce ne fut qu'à la levée du second appareil qu'ils parurent un peu plus gros, durs, très-sensibles et d'une couleur brune. Petit fit une incision de huit à dix lignes à chaque testicule, coupant la membrane albuginée

jusqu'à la substance du testicule. Il sortit beaucoup de sanie ; la couleur fut sur le champ moins
noire, et encore moins le lendemain ; si bien
qu'elle se dissipa hors deux points grands comme
l'ongle qui tombèrent en pourriture. Cette pourriture n'eut point de suite, parce que Petit, pro-
fitant des fautes passées, ne tira point les filets
spermatiques.

Après la guérison des plaies des testicules, il
arrive souvent que le volume de ces organes est
diminué, par suite de la suppuration ou de la
déperdition de substance qui a eu lieu.

De l'Inflammation des Testicules.

L'inflammation des testicules est une maladie
que l'on observe fréquemment. Elle peut occuper les deux testicules à la fois ou successivement, ou bien être bornée à un seul.

Les causes de cette inflammation sont très-
nombreuses et très-diverses. Celles qui y donnent lieu le plus ordinairement sont les efforts
que l'on fait pour lever un fardeau, les plaies,
les contusions du testicule, les irritations exercées
sur le canal de l'urètre par la présence d'une bougie ou d'une sonde, la contusion du col de la vessie
dans l'extraction difficile de la pierre, la suppression
de la blennorrhagie ; les vices vénérien et arthritique, la métastase des oreillons, l'accumulation
du sperme dans les conduits séminifères et le
canal déférent, sa rétention au moment où l'éjaculation allait se faire, des évacuations trop répétées de cette matière, etc. La sensibilité vive des
testicules et la délicatesse de leur tissu peuvent
encore être considérées comme des circonstances propres à favoriser le développement de cette
maladie.

Les symptômes de cette inflammation sont la douleur, la tuméfaction, la chaleur dont le testicule est le siège ; quelquefois le scrotum conserve sa couleur naturelle, mais ordinairement il devient plus ou moins rouge. La douleur se propage le long du cordon spermatique qui est plus ou moins gonflé ; elle s'étend vers les lombes, est supportable quand le malade est couché, augmente quand il se tient debout et que le testicule est abandonné à son propre poids. Le pouls s'accélère, la chaleur de tout le corps augmente, l'urine est rare et foncée en couleur.

Cette inflammation a ordinairement une marche très-rapide : en peu de jours, quelquefois même en peu d'heures, le testicule acquiert un volume considérable et présente une tension extrême. Cette inflammation peut se terminer par résolution, par suppuration, par induration, quelquefois par métastase, rarement par gangrène. La résolution est la terminaison la plus ordinaire et la plus heureuse ; mais souvent elle est incomplète ; le testicule, ou du moins l'épididyme, reste plus volumineux qu'il ne l'était avant l'inflammation. Dans quelques cas fort rares, le testicule devient plus petit qu'il n'était auparavant.

La durée de cette affection est souvent longue. La première période est très-courte ; mais la dernière, dans le cas le plus ordinaire, celui de la résolution, dure ordinairement trois semaines ou un mois, quelquefois beaucoup plus.

On combat l'inflammation du testicule par les saignées plus ou moins répétées. selon l'intensité des symptômes, l'âge et le tempérament du malade ; par les cataplasmes émolliens et anodins, les demi-bains ou les bains de fauteuil, les boissons rafraîchissantes, une diète plus ou moins sévère, selon la violence de l'inflammation et le degré de fièvre qu'elle produit. Lorsque la douleur est extrême plusieurs auteurs recommandent les sangsues comme le moyen le plus propre à combattre cette inflammation ; et aujourd'hui que l'on fait un abus si déplorable des sangsues, la plupart des praticiens en appliquent un grand nombre sur le scrotum et sur le trajet du cordon spermatique ; mais j'ai remarqué que l'irritation, causée par leurs morsures, est beaucoup plus nuisible que le dégorgement qu'elles produisent, et qui se bornant à la peau, ne peut être avantageux. On recommande au malade de garder la position horizontale, et l'on tient les testicules relevés au moyen d'un suspensoir, pour prévenir les tiraillemens douloureux qu'ils exercent sur le cordon, et les froissemens auxquels ils seraient exposés dans les mouvemens du corps. On doit toujours avoir soin de tenir le ventre libre, au moyen des lavemens : l'accumulation des matières fécales dans le rectum pouvant gêner le retour du sang veineux et augmenter la congestion qui existe dans les organes voisins.

Outre ces moyens qui conviennent à toutes les inflammations des testicules, il en est quelques-uns qui ont rapport à la cause morbifique particulière de la maladie. Ainsi l'inflammation du testicule qui dépend de la suppression de la blennorrhagie réclame l'emploi des remèdes propres à rappeler cet écoulement. Celle qui paraît due à la cessation d'un flux hémorroïdal exige l'application des sangsues à l'anus. Si l'inflammation est causée par l'irritation qu'exerce sur l'urètre une sonde ou une bougie, on cesse l'usage de ces instrumens, excepté néanmoins dans les cas où le malade ne peut uriner sans le secours de la sonde, comme dans la paralysie de la vessie.

Lorsque l'inflammation commence à diminuer, beaucoup de praticiens appliquent sur la partie des résolutifs stimulans, dans la vue de hâter la résolution de l'engorgement ; mais cette conduite a souvent ramené l'inflammation et quelquefois fait dégénérer la tumeur en squirrhe. Tant qu'il reste dans la partie un principe d'irritation, quoique les symptômes de la maladie se soient amoindris, on doit continuer les cataplasmes émolliens qui suffisent presque toujours pour conduire l'engorgement à une entière résolution. Mais lorsque la tumeur a cessé d'être douloureuse, si la résolution s'opère lentement, on doit chercher à la hâter en recourant aux résolutifs et même aux fondans.

Il reste souvent, après la résolution de l'engorgement inflammatoire du testicule, un peu de gonflement à cet organe et surtout à l'épididyme ; quelquefois aussi ces parties conservent une sensibilité plus grande que dans l'état naturel ; ce gonflement, cette sensibilité rendent le testicule très-susceptible de s'enflammer de nouveau : on doit donc recommander à ceux qui ont été attaqués de cette maladie d'éviter soigneusement tout ce qui pourrait en provoquer le retour. L'usage habituel d'un suspensoir est alors un des principaux moyens prophylactiques.

Lorsque l'inflammation du testicule est très-intense, et qu'on n'a point mis en pratique dans le commencement les moyens propres à en favoriser la résolution, elle se termine quelquefois par suppuration. La violence des symptômes inflammatoires et les douleurs pulsatives doivent faire craindre cette terminaison. On reconnaît que la suppuration est faite, à la mollesse de l'endroit où elle existe, à la fluctuation qui s'y fait sentir. L'abcès qui résulte de cette terminaison peut avoir son siège sous la peau du scrotum ou dans le corps du testicule. Dans le premier cas, si l'abcès est très-petit, si la tumeur s'élève en pointe, et que la peau qui la couvre s'amincisse promptement, on applique sur le sommet de la tumeur un emplâtre d'onguent de la mère, et on abandonne l'ouverture de l'abcès à la nature; mais pour peu qu'il soit considérable, on doit l'ouvrir avec l'instrument tranchant aussitôt que la fluctuation se fait sentir : si l'on attendait qu'il s'ouvrît de lui-même, la peau s'amincirait considérablement avant de se rompre, et il resterait probablement une fistule, dont on ne pourrait obtenir la guérison qu'en incisant la peau, et peut-être même en l'excisant si elle était extrêmement amincie.

Lorsque l'abcès a son siège dans le testicule même, la résistance que la tunique albuginée oppose au pus, l'empêchant de se porter vers l'extérieur, il arrive souvent que la substance du testicule est ramollie et en quelque sorte désorganisée avant que l'existence du pus se manifeste par sa fluctuation. Après l'ouverture de l'abcès qui alors est presque toujours faite tardivement, la plaie fournit à chaque pansement une substance grisâtre que l'on a prise, comme nous l'avons dit précédemment, pour du pus mal lié, pour des lambeaux de tissu cellulaire, et qui n'est autre chose que les conduits séminifères; si on les tire, ils se dévident, pour ainsi dire, comme un peloton de fil, et il ne reste ensuite que l'épididyme et la tunique albuginée. Il est nécessaire d'être en garde contre cette illusion, et d'ouvrir l'abcès du testicule aussitôt que la fluctuation est sensible.

Quelque méthodique que soit le traitement de ces abcès, l'ulcère reste souvent fistuleux ; à plus forte raison cet accident arrive-t-il lorsque la maladie a été négligée ou mal traitée. Ces sortes de fistules sont souvent accompagnées de callosités ; le testicule, l'épididyme et le cordon des vaisseaux spermatiques restent gonflés et durs, et il suinte par l'ouverture de la fistule une matière tantôt purulente et tantôt claire. Quelquefois le scrotum est percé de plusieurs trous ; et s'il y en a quelqu'un qui se cicatrise, il s'en forme d'autres par de petits abcès qui se renouvellent de temps en temps.

La guérison de ces fistules est extrêmement difficile à moins que l'inflammation du testicule qui y a donné lieu, ne reconnaisse point pour cause le virus vénérien. Dans ce dernier cas, il faut commencer par faire subir au malade un traitement anti-syphilitique général, complet et méthodique. On éprouve souvent dans ces occasions que l'emploi du mercure et les cataplasmes émolliens appliqués sur la partie suffisent pour fondre les duretés et dissiper les engorgemens ; de sorte que les fistules guérissent d'elles-mêmes ; mais si le vice local résiste à ces moyens par la quantité de callosités et la disposition des sinus, on les attaquera avec l'instrument tranchant ou avec les caustiques, pour détruire les obstacles qui s'opposent à la réunion des fistules.

L'induration est à craindre lorsque le testicule étant très-gros et très-dur, les autres symptômes inflammatoires n'ont pas une intensité proportionnée : elle est à craindre aussi lorsque les répercussifs, et notamment la terre des couteliers, pétrie avec de l'huile et du vinaigre rosat, ayant été appliquée intempestivement, la tumeur a diminué de volume et est devenue beaucoup plus dure. Quand on a lieu de craindre l'induration de la tumeur, on doit recourir aux moyens que nous indiquerons bientôt en traitant de l'engorgement chronique des testicules.

La terminaison de l'engorgement inflammatoire des testicules par métastase n'a guère été observée que dans le cas où cet engorgement succède à celui des parotides : plusieurs fois alors la réapparition de la maladie dans ces glandes a coïncidé avec sa disparition dans les testicules.

Lorsque le gonflement du testicule et du cordon spermatique est très-intense, l'inflammation peut se terminer par gangrène. Il y a une cause particulière capable de donner lieu à cet accident : c'est l'étroitesse et la rigidité de l'anneau inguinal, qui comprime le cordon spermatique, déja gonflé lui-même par l'engorgement du testicule. Or l'on conçoit que l'étranglement formé par cet anneau doit d'autant plus augmenter, que le gonflement du cordon devient plus considérable; de sorte que le retour des liquides étant suspendu, la partie tombe nécessairement en gangrène. Pour prévenir cet accident, il faut avoir recours aux saignées faites de proche en proche, aux cataplasmes émolliens et aux demi-bains. Mais si ces moyens ne procurent point le relâchement de l'anneau et la liberté de la circulation dans les vaisseaux du cordon spermatique, il ne faut pas hésiter à faire la même opération que pour le bubonocèle; elle consiste à débrider la partie qui cause l'étranglement. Mais si on n'a pas agi assez vîte pour empêcher la gangrène, ou si, amenée par l'excès de l'inflammation et de l'engorgement du testicule, elle a fait des progrès si rapides qu'on n'a pu les parer, il faut alors faire les incisions qu'on juge nécessaires pour dégorger la partie ; et si elles ne suffisent pas pour borner le mal, il faut se hâter d'amputer le testicule pour empêcher que la gangrène ne s'étende jusque dans le ventre, en suivant le trajet du cordon des vaisseaux spermatiques.

De l'Atrophie des Testicules.

Un testicule, ou même tous les deux peuvent diminuer de volume peu-à-peu, et même disparaître entièrement. Cette maladie, à laquelle on a donné le nom d'atrophie des testicules, peut dépendre de plusieurs causes. Chez les enfans attaqués de hernie, la compression du cordon spermatique par des bandages mal faits, a produit quelquefois une telle diminution du volume du testicule, que cet organe n'était pas plus gros qu'un pois. Le même effet a eu lieu dans des cas de hernies scrotales non réduites, probablement par la pression constante de l'intestin sur le testicule. On a vu dans une hydrocèle, cet organe réduit presque à rien par le foulement de l'eau. La suppuration du testicule est presque toujours suivie de son atrophie, surtout lorsqu'on s'est mépris sur la nature de la substance que l'ulcère fournit à chaque pansement, et qu'on a tiré les vaisseaux séminifères en croyant n'enlever que du pus mal lié, ou des débris de tissu cellulaire. L'atrophie du testicule succède quelquefois, mais rarement, à la simple inflammation survenue spontanément, ou causée par l'irritation de l'urètre : le testicule devient gros, douloureux, et commence ensuite à diminuer, comme dans la résolution d'une inflammation ordinaire; mais cette diminution ne s'arrête pas; lorsque l'organe est réduit à son volume naturel il devient plus petit, rapetisse encore et disparaît entièrement. On a vu quelquefois le testicule se flétrir et se réduire presque à rien à la suite de l'application long-temps continuée des topiques astringens et résolutifs, pour remédier à la dilatation variqueuse des veines spermatiques. Dans tous ces cas, la cause du dépérissement du testicule est évidente; mais on a vu ces organes se flétrir et disparaître tout-à-fait sans aucune maladie antécédente et sans cause appréciable. L'atrophie d'un seul testicule ne nuit point essentiellement à la virilité; mais lorsque les deux testicules sont atrophiés, les hommes sont inhabiles à l'acte de la génération.

On ne connaît aucun moyen propre à arrêter les progrès de l'atrophie des testicules. Le mercure, la ciguë, les bains froids, l'électricité ont été tentés sans succès.

De l'Engorgement chronique des Testicules.

L'engorgement chronique du testicule présente presque toujours les apparences extérieures du sarcocèle ou cancer des testicules; mais il en diffère essentiellement en ce qu'il est souvent susceptible de résolution, ou que s'il ne se résout point, les malades peuvent le porter long-temps sans qu'il fasse des progrès, sans qu'il s'étende dans le cordon spermatique et sans qu'il exerce une influence nuisible sur le système de l'économie animale.

Cet engorgement chronique peut être borné à un testicule ou attaquer ces deux organes en même temps. Cette dernière circonstance contribue beaucoup à faire distinguer cet engorgement du sarcocèle, qui n'attaque presque jamais qu'un seul testicule. Tantôt l'engorgement occupe seulement l'épididyme, tantôt il attaque l'épididyme et le testicule ; quelquefois l'une de ces parties est beaucoup plus engorgée que l'autre.

L'engorgement chronique des testicules peut être produit par des causes variées. Souvent il succède à l'inflammation de ces organes ; quelquefois il survient peu-à-peu, soit par l'action du virus vénérien, du vice scrophuleux ou du vice rhumatismal ; soit par quelqu'autre cause plus ou moins difficile à apprécier.

Les symptômes principaux de cet engorgement chronique sont, indépendamment de l'augmentation de volume du testicule, qui peut offrir des degrés divers, un sentiment de pesanteur, de tiraillement, qui se prolonge dans le trajet du cordon spermatique, lorsque la tumeur est abandonnée à son propre poids. Cette tumeur, qui conserve presque toujours la forme du testicule, est indolente, même à une pression médiocre, et le malade n'y éprouve point d'élancemens : sa dureté est peu considérable, et sa surface n'offre point d'inégalités. Parvenu à un certain degré, cet engorgement cesse de faire des progrès, et les malades peuvent le porter long-temps, quelquefois même toute leur vie, sans qu'il prenne un mauvais caractère, et sans qu'il cause d'autres incommodités que celles qui résultent de sa pesanteur, et que l'on peut faire cesser en soutenant la tumeur au moyen d'un suspensoir.

Avant d'entreprendre la cure de l'engorgement chronique du testicule, on doit chercher à en connaître la cause, et surtout à le distinguer du sarcocèle. Mais cette distinction est presque toujours très-difficile, ensorte qu'on est exposé d'une part, à emporter un testicule que l'on aurait pu conserver et rendre à son état naturel, par l'emploi des moyens propres à résoudre l'engorgement, ou avec lequel le malade aurait pu vivre sans éprouver d'accidens fâcheux ; et de l'autre, à tenter, au grand préjudice du malade, de guérir par les médicamens un mal qui ne peut cesser que par l'extirpation du testicule.

A l'égard de la cause de la maladie, si l'on excepte le cas où l'induration du testicule a été précédée par une inflammation aiguë, provenant d'un agent externe ou mécanique, il est presque toujours très-difficile de l'assigner au juste, soit que l'engorgement chronique du testicule ait succédé à l'inflammation de cet organe, ou qu'il se soit formé spontanément, sans inflammation précédente. Il y a lieu de croire qu'il dépend du virus vénérien, lorsque le malade a été attaqué de blennorrhagie ou de chancres qui ont été mal traités ; qu'il existe actuellement, outre l'engorgement du testicule, quelques symptômes de la vérole, comme des pustules, des ulcères de la gorge, des exostoses avec douleurs nocturnes, etc. Dans ce cas, si les deux testicules sont affectés en même temps, cette circonstance ajoute singulièrement aux raisons que l'on a de croire à la nature vénérienne de la maladie.

Si le malade affecté d'un engorgement chronique du testicule n'a jamais eu de maladie syphilitique, s'il présente les caractères physiques 'des scrophules, s'il a éprouvé ou s'il éprouve actuellement quelques-uns des effets que le vice scrophuleux a coutume de produire, il est très-probable que la maladie du testicule est causée par ce vice. Lorsque l'engorgement chronique du testicule a lieu chez une personne attaquée de la goutte ou de rhumatisme, et qu'il est survenu après la disparition d'un accès de l'une ou de l'autre de ces maladies, on peut raisonnablement croire qu'il dépend du vice arthritique ou du vice rhumatismal.

Lorsque l'engorgement chronique du testicule est la suite d'une inflammation produite par une cause externe ou locale, les remèdes externes ou locaux suffisent ordinairement pour le guérir ; mais lorsqu'il dépend d'une cause interne, on doit faire concourir, avec les topiques, des remèdes internes ou généraux appropriés à la nature de cette cause. Dans tous les cas, le malade doit garder une situation horizontale, et le scrotum doit être constamment soutenu au moyen d'un suspensoir.

Les remèdes externes seront pris dans la classe des résolutifs et dans celle des fondans ; mais lorsque l'inflammation a précédé l'engorgement, on ne doit commencer l'usage de ces médicamens que lorsque la tumeur a cessé d'être douloureuse, et que tout principe d'irritation est détruit, sans quoi on risquerait de réveiller la douleur et de retarder la résolution. Par la même raison, on ne doit passer que par degrés des émolliens aux résolutifs. Ainsi on ajoutera au cataplasme de farine de graine de lin et d'eau de guimauve, que l'on a employé d'abord, une certaine quantité de farine de fèves de marais, que l'on augmentera peu-à-peu : ensuite on composera les cataplasmes avec cette dernière farine et de l'infusion de fleurs de sureau, de camomille et de mélilot. Plus tard on substituera à cette infusion de l'eau de savon préparée avec une once de cette substance pour deux livres d'eau. On pourra rendre le cataplasme plus résolutif, en augmentant la quantité de savon et en y ajoutant du sulfure de potasse. Toutefois il est bon d'observer que si l'on chargeait l'eau d'une trop grande quantité de savon et de sulfure de potasse, le cataplasme pourrait irriter la peau et même l'excorier, comme je l'ai vu quelquefois. On seconde l'effet des cataplasmes résolutifs par des frictions sur le scrotum, avec de l'onguent mercuriel double : ces frictions conviennent surtout lorsqu'on a lieu de croire que l'engorgement du testicule est vénérien. On a vanté beaucoup, pour la résolution de cet engorgement, l'exposition de la tumeur à la vapeur d'un mélange d'eau et de vinaigre ; mais cette vapeur cause souvent de l'irritation et de la rougeur à la peau, qui forcent d'en suspendre l'usage. Au reste, comme il importe que la tumeur ne soit pas abandonnée à son propre poids, pendant qu'elle reste exposée à cette vapeur, on doit la soutenir avec un morceau de gaze dont les mailles seront assez grandes pour permettre à la vapeur d'arriver immédiatement sur le scrotum. Quand on a obtenu de l'emploi de ces moyens tout l'effet que l'on pouvait en attendre, on les remplace par un emplâtre composé avec parties égales d'emplâtre de savon et d'emplâtre de vigo *cum mercurio*. Cet emplâtre doit être renouvelé tous les dix ou douze jours.

L'emploi des remèdes internes est subordonné à la cause de la maladie. Lorsque cette cause est

le virus vénérien, le malade doit être soumis à
un traitement anti-syphilitique complet et méthodique, dont le mercure doit faire la base. On
administre ce remède en frictions ou à l'intérieur
sous quelqu'une des formes usitées. On se décide pour l'un ou l'autre de ces modes d'admi-
nistration du mercure, d'après l'état général du
malade et les traitemens antérieurs qu'il peut
avoir subis : et lorsque le mercure a déja été
employé sans succès sous plusieurs formes, il
faut avoir recours aux sudorifiques. L'expérience
a fait connaître les bons effets des remèdes anti-
vénériens dans des cas même où le volume, la
dureté et l'ancienneté de la tumeur auraient pu
faire craindre la dégénération cancéreuse, et par
conséquent déterminer à pratiquer la castration.
On a même observé quelques cas où il n'y avait
aucun soupçon de syphilis et où la résolution
s'est opérée pendant l'emploi de ces remèdes.

Quand l'engorgement chronique du testicule
a lieu chez une personne scrophuleuse, et qu'il
paraît dépendre du vice scrophuleux. on doit
associer les mercuriaux aux antiscorbutiques
et aux toniques. Cette association est surtout
nécessaire si le malade a été attaqué de quelque
maladie vénérienne. Mais il faut insister long-
temps sur l'usage de ces remèdes combinés pour
en obtenir de bons effets.

Lorsque l'induration chronique du testicule
a résisté à tous les secours de l'art, faut-il l'a-
bandonner à elle-même, ou en débarrasser le
malade par l'extirpation de la tumeur? Plusieurs
auteurs ont pensé qu'il faut prendre le premier
parti lorsque la tumeur a cessé de faire des progrès, que sa surface est égale et que le malade
n'y ressent aucune douleur ; et qu'on ne doit se

déterminer à la castration que lorsque les symptômes de la dégénération cancéreuse commencent à se manifester. Ils ont fondé leur opinion sur des exemples d'engorgemens chroniques du testicule qui ont subsisté pendant long-temps, et même pendant une longue vie, sans dégénérer et sans causer d'autre incommodité que celle qui résulte du poids de la tumeur, et qu'on peut faire cesser en soutenant le testicule avec un suspensoir. Mais à ces observations on peut en opposer un beaucoup plus grand nombre d'autres qui prouvent que l'engorgement chronique du testicule, abandonné à lui-même, s'est étendu au cordon et a pris un caractère de malignité qui en a rendu l'extirpation inutile et souvent dangereuse. Ainsi lorsqu'il ne reste aucun espoir de résoudre un engorgement du testicule, par les médicamens internes et externes les mieux appropriés à chaque cas particulier, il est plus convenable et plus sûr d'extirper la tumeur que de l'abandonner à la nature. A la vérité, en tenant cette conduite, on sera exposé à emporter un testicule avec lequel on aurait pu vivre sans en être incommodé ; mais si l'on considère que dans cet état le testicule est absolument inutile, et que l'opération par laquelle on l'enlève est très-rarement dangereuse, on sentira qu'il vaut mieux faire courir au malade les chances de cette opération que celles de la dégénération cancéreuse de la tumeur. Toutefois la maladie peut être accompagnée de circonstances particulières qui doivent détourner de l'opération : telles sont, par exemple, l'âge très-avancé du malade, son extrême faiblesse, l'affection simultanée des deux testicules, etc.

Du Sarcocèle ou Cancer du Testicule.

On désigne sous le nom de sarcocèle l'engorgement squirrheux ou cancéreux du testicule. Ce mot vient du grec et signifie *chair* et *tumeur*. Les anciens, à cause du siège de la tumeur et de sa ressemblance avec celles qui sont formées par le déplacement des parties, l'ont comprise dans le genre des hernies fausses ou *humorales*, et lui ont donné la dénomination de *hernie charnue* qui n'est que la traduction du mot *sarcocèle*.

Rien n'est plus propre à donner une idée fausse des différentes maladies dont un organe peut être attaqué, que de comprendre sous la même dénomination plusieurs affections qui n'ont rien de commun entre elles si ce n'est quelques apparences extérieures. C'est précisément ce qui est arrivé par rapport aux maladies du testicule : on a appelé sarcocèle, non-seulement le cancer du testicule, mais aussi l'induration chronique de cet organe, l'épaississement et l'induration de la tunique vaginale, et même certaines tumeurs des bourses dans lesquelles le testicule n'est point affecté. Cet abus des mots est la source des nombreuses contradictions qu'on remarque dans les auteurs, au sujet des causes du sarcocèle, de son diagnostic, de son traitement et des probabilités de sa guérison. Nous avons parlé de l'engorgement chronique du testicule auquel on a donné improprement le nom de sarcocèle; nous parlerons par la suite de l'épaississement et de l'induration de la tunique vaginale, et des autres tumeurs qui ont reçu le même nom. Il ne sera question ici que du véritable sarcocèle; c'est-à-dire, de la maladie dans laquelle la substance du testicule est transformée en tissu squirrheux ou en matière cérébriforme, ou en l'un et en l'autre.

Le sarcocèle est beaucoup moins fréquent chez les hommes que le cancer des mamelles chez les femmes. Il n'a jamais lieu dans l'enfance. J'ai observé plusieurs fois l'engorgement chronique du testicule chez des enfans scrophuleux; mais je ne l'ai jamais vu dégénérer en cancer alors même que la tumeur s'est ulcérée. C'est depuis l'âge de vingt ans jusqu'à la vieillesse que les hommes sont exposés au sarcocèle; mais on l'observe plus souvent dans l'âge mûr qu'aux autres époques de la vie. Cette maladie n'atteint presque jamais qu'un seul testicule; et lors même qu'elle se renouvelle après l'extirpation, et il est extrêmement rare qu'elle affecte l'autre testicule.

Différentes causes locales, telles que les contusions, les froissemens du testicule, l'induration chronique de cet organe qui succède à son inflammation, quelle qu'en ait été la cause; les excès dans les plaisirs de l'amour ou dans la continence, etc., peuvent provoquer le développement du sarcocèle; mais elles n'en sont pas la cause prochaine ou efficiente. Cette cause, comme celle des maladies cancéreuses qui se forment dans d'autres organes, est une disposition intérieure à laquelle on a donné le nom de *diathèse cancéreuse* ou disposition au cancer. Cette disposition intérieure dont la nature est inconnue, et qui ne s'annonce par aucun signe particulier, peut donner lieu au sarcocèle sans le concours d'aucune cause extérieure ou déterminante. Combien de fois n'ai-je pas vu cette maladie se déclarer sans que le testicule eût éprouvé aucune lésion externe! et dans le cas où le sarcocèle se développe à la suite d'une légère contusion, d'un léger froissement du testicule, où d'un effort, il y a une si grande disproportion entre la cause présumée et l'effet, qu'un esprit judicieux ne peut s'empêcher de ne regarder cette cause que comme une circonstance accidentelle qui a mis en jeu, si l'on peut ainsi parler, la diathèse cancéreuse, sans laquelle toute cause extérieure ne pourrait jamais produire le cancer du testicule.

Le sarcocèle se présente avec des différences si nombreuses par rapport à la partie du testicule qui est d'abord affectée, au volume, à la forme et à la dureté de la tumeur; à la manière dont il se développe, à ses symptômes, à sa marche et à quelques circonstances particulières qui souvent l'accompagnent, qu'il est impossible d'en tracer une histoire générale qui convienne à **tous** les cas individuels.

Presque toujours le sarcocèle commence par le corps du testicule, et en affecte toute la substance; delà il gagne l'épididyme, l'envahit bientôt entièrement, et alors cette partie est tellement confondue avec le corps du testicule qu'il n'est plus possible de l'en distinguer. Quelquefois cependant la maladie se déclare d'abord dans l'épididyme, quelquefois dans le cordon spermatique et gagne delà les parties voisines. On trouve dans les auteurs un assez grand nombre d'exemples de sarcocèles qui ont commencé par la partie du cordon spermatique comprise entre l'anneau inguinal et le testicule qui était parfaitement sain. Ces sarcocèles du cordon sont de la plus mauvaise espèce. Des tumeurs cancéreuses dans le ventre qui font périr misérablement les malades, les accompagnent presque toujours. J'ai deux fois rencontré cette espèce de sarcocèle : la tumeur occupait la partie du cordon qui se trouve immédiatement au-dessous de l'anneau ;

elle était dure, circonscrite, des douleurs lancinantes s'y faisaient sentir par intervalles, et la compression la rendait très-douloureuse pendant plusieurs heures. On sentait du même côté, à travers la paroi abdominale, une tumeur très-volumineuse qui s'étendait depuis l'aîne jusqu'à la région du rein. Les deux malades sur lesquels j'ai observé cette affection cancéreuse sont morts avant l'ulcération de la tumeur du cordon.

Le volume du sarcocèle varie beaucoup. On en voit dans lesquels le testicule n'est guères plus gros que dans l'état naturel ; mais le plus ordinairement cet organe acquiert un volume beaucoup plus considérable que celui qui lui est ordinaire. Il est rare cependant que cette grosseur soit énorme. On a décrit sous le nom de sarcocèle des tumeurs du scrotum excessivement grosses, et qui pesaient 20, 30, 60 et même 80 livres ; mais, comme nous le dirons par la suite, ces tumeurs n'étaient point des sarcocèles ; formées par des humeurs lymphatiques, stéatomateuses ou autres, infiltrées autour du testicule, elles laissaient à cet organe son volume et sa consistance naturels. Le vrai sarcocèle n'acquiert jamais cette énorme grosseur ; le plus considérable que j'aie rencontré dans ma pratique avait à-peu-près le volume de la tête d'un enfant de trois ou quatre ans. L'examen de la tumeur, après son extirpation, fit voir que la substance du testicule était presque entièrement convertie en matière cérébriforme. Le cordon spermatique était sain, et on ne sentait aucune tumeur dans l'abdomen. L'opération eut du succès, c'est-à-dire que la plaie guérit parfaitement ; mais environ huit mois après le malade mourut d'une dégénération du poumon droit et du foie, semblable à celle du testicule.

Le sarcocèle laisse quelquefois au testicule son volume naturel. D'autres fois même cet organe, en s'endurcissant, perd de son volume et se réduit à une boule grosse comme une petite noix. Je pourrais rapporter plusieurs exemples de ce genre d'induration cancéreuse : je me bornerai au suivant. Un homme âgé d'environ quarante ans, d'un tempérament bilieux et nerveux, ayant toujours joui d'une bonne santé, éprouvait depuis quelque temps une douleur sourde dans la région lombaire, lorsqu'il s'aperçut que son testicule gauche devenait plus dur et diminuait de volume. Dans l'espace d'environ six mois, cet organe fut réduit à une tumeur grosse comme une petite noix. Cette tumeur était indolente et d'une dureté squirrheuse. Le cordon était sain, seulement le canal déférent me parut un peu plus gros que celui de l'autre côté. Avec quelque attention que l'on explorât l'abdomen, on n'y sentait aucune tumeur. Je fis l'extirpation de ce sarcocèle, et après l'opération, en examinant le testicule, je vis qu'il était entièrement converti en matière squirrheuse et qu'il ne contenait aucun foyer de matière ichoreuse. Le diamètre du canal déférent était considérablement augmenté, et ses parois étaient recouvertes d'une matière blanchâtre et comme stéatomateuse. La plaie de l'opération fut entièrement cicatrisée au bout de six semaines. Mais environ dix mois après, il se développa des tumeurs dans l'abdomen ; il en vint d'autres dans différentes parties du corps, et notamment une très-considérable sur la partie latérale gauche du cou. Le malade périt misérablement dans la cachexie cancéreuse, au bout de six mois environ.

Lorsque le sarcocèle est commençant et peu

volumineux , le testicule conserve sa forme naturelle ; mais elle s'altère à mesure que le mal fait des progrès. Dans la plupart des cas la tumeur présente une dureté et un poids considérables. Quelquefois cependant elle est molle , et sa pesanteur est à-peu-près la même que celle d'une hydrocèle du même volume. Au commencement de l'année 1824 , j'ai enlevé un sarcocèle du volume du poing. La tumeur était presque ronde , égale , molle . indolente , et ne présentait ni fluctuation , ni transparence. Avant d'inciser la peau , je plongeai un trois-quarts dans la tumeur pour m'assurer si elle contenait un liquide : il ne sortit par la canule qu'un peu de matière gélatineuse rougeâtre. Quand la tumeur fut extirpée , je procédai à son examen , et je trouvai que le testicule était converti en une matière qui avait la couleur et la consistance de la gelée de groseille. L'opération eut un succès heureux ; mais au moment où j'écris ceci , c'est-à-dire , six mois après l'opération , le malade commence à éprouver de la douleur dans la région des lombes , et en palpant le bas-ventre , je trouve dans sa partie supérieure gauche , qui est le côté du sarcocèle , une tumeur assez volumineuse , douloureuse à la pression, de la même nature sans doute que celle du testicule , et qui infailliblement fera périr le malade.

Le développement , les symptômes et la marche du sarcocèle présentent beaucoup de variétés. Quelquefois cette maladie résulte de la dégénération d'un engorgement chronique du testicule , vénérien ou autre. Dans ce cas , la tumeur, après avoir subsisté pendant un temps plus ou moins long , sans causer d'autres incommodités que celles qui résultent de sa pesanteur , prend tout-à-coup de l'accroissement, change de forme, devient douloureuse, et présente bientôt tous les phénomènes propres aux maladies cancéreuses. Mais le plus souvent l'apparition du sarcocèle est précédée par des douleurs sourdes dans la région des lombes, dans le cordon spermatique et dans le testicule. Ensuite, sans cause connue, ou à l'occasion d'une légère contusion, d'un froissement, d'un effort, cet organe se tuméfie, s'endurcit; sa forme ovoïde s'altère, et au bout d'un temps indéterminé, on trouve à la place du testicule, une tumeur plus ou moins grosse, dure, pesante, tantôt oblongue, tantôt ronde, égale dans sa surface, douloureuse quand on la touche ou après qu'on l'a touchée, et causant un sentiment de pesanteur, quelquefois de souffrance qui s'étend dans les régions inguinale et lombaire. Abandonnée à elle-même, cette tumeur fait des progrès plus ou moins rapides. En même temps que son volume et sa dureté augmentent, sa surface devient inégale et bosselée, des douleurs légères s'y font sentir de temps en temps, et si on la laisse pendante, le malade éprouve un sentiment de tiraillement et de malaise dans les lombes. A mesure que la maladie fait des progrès, la douleur devient plus vive, lancinante, et le malade ressent comme de petits aiguillons dans la substance de la tumeur. Le cordon spermatique s'engorge, se tuméfie, se durcit, et assez souvent on remarque dans son trajet des nodosités plus ou moins considérables. Les veines sous-cutanées se dilatent et deviennent variqueuses ; la peau des bourses se colle à la tumeur, particulièrement dans les endroits où celle-ci présente des bosselures : elle s'enflamme, se détruit, et il s'établit dans cet endroit une ulcération hideuse, à bords renversés, et d'où découle une sanie ichoreuse fétide. Il sort quelquefois par cette crevasse cutanée un fongus qui verse du sang pour peu qu'on le touche, qui végète de plus en plus et s'irrite par l'application des caustiques.

Cependant le mal gagne de l'extérieur vers l'intérieur : il se développe dans l'abdomen des tumeurs de la même nature que celle du testicule. Ces tumeurs ont leur siège dans le tissu cellulaire qui environne les vaisseaux spermatiques, dans les ganglions lymphatiques des lombes, dans le mésentère ; quelquefois même le foie, la rate, les reins se gonflent, deviennent durs et squirrheux. Le système de l'économie animale s'altère, le teint devient pâle, blême et plombé ; l'appétit se perd, les digestions ne se font plus, les membres inférieurs s'infiltrent ; le malade maigrit, il est miné par une sorte de fièvre hectique, et il meurt dans le dernier degré de la cachexie cancéreuse.

Tels sont les symptômes et la marche ordinaire du sarcocèle. Mais ces symptômes et cette marche présentent d'assez nombreuses variétés. Quelquefois le testicule reste pendant un temps considérable, dur, squirrheux, indolent, sans inégalités à sa surface, et sans produire aucune incommodité excepté celle qu'occasionne son poids. D'autres fois, très-peu de temps après que la maladie a commencé à se manifester d'une manière douce et bénigne, le testicule devient tout-à-coup inégal et noueux, le malade y ressent des douleurs très-aiguës qui s'étendent en haut jusqu'aux reins et au dos sans toutefois que la peau soit ulcérée. Dans quelques cas, la violence de la maladie est sans bornes, et ga-

gnant toutes les enveloppes du testicule, elle
produit promptement un large ulcère cancéreux,
ou pousse au-dehors un fongus douloureux et
sujet à de fréquentes hémorragies. Les douleurs
lancinantes sont un des caractères des maladies
cancéreuses, et leur manifestation ici est regardée comme l'indice de la dégénération de la tumeur ; mais j'ai vu un assez grand nombre de
sarcocèles vraiment cancéreux, puisqu'ils ont
récidivé après l'extirpation, qui n'avaient jamais
été douloureux. Ainsi on se tromperait souvent,
si l'on attendait, pour prononcer sur la nature
cancéreuse de la maladie, que la douleur se dé-
clarât. L'époque de la maladie à laquelle le cordon spermatique se durcit et se gonfle varie beaucoup ; quelquefois cela arrive dès le commencement de la maladie ; mais en général, ce n'est
que quand la tumeur est déjà ancienne et d'un
volume assez considérable que le cordon participe à l'affection du testicule. Quelquefois il devient très-gros et très-dur jusque dans le ventre,
bien au-delà de l'anneau inguinal. D'autres fois
il paraît sain, depuis le testicule jusqu'à l'anneau ; mais en le suivant et le tâtant avec soin
à travers la paroi abdominale, on sent d'espace en espace de petites tumeurs olivaires qui
sont de la même nature que celle du testicule.
Dans certains cas, le cordon n'est ni plus gros,
ni plus dur que dans l'état naturel ; mais le canal déférent est évidemment plus gros que celui
du côté opposé ; et quand on l'examine après
l'extirpation de la tumeur, on trouve que son
diamètre est considérablement augmenté, et
qu'il est rempli d'une matière blanchâtre stéatomateuse. Cet état du canal déférent est une
circonstance très-fâcheuse : tous les malades que

j'ai opérés et sur lesquels je l'ai rencontrée sont morts d'affection cancéreuse. L'influence du sarcocèle sur la constitution ne se manifeste pas toujours à la même époque de la maladie. Tantôt cette influence a lieu avant l'apparition des symptômes qui annoncent la dégénération cancéreuse de la tumeur, tantôt elle ne commence que lorsque cette dégénération est déjà fort avancée et que la tumeur est ulcérée.

Il n'est pas rare de voir l'affection squirrheuse du testicule produire un amas de sérosité dans la tunique vaginale. Les affections analogues qui se développent dans les viscères abdominaux, déterminent très-fréquemment aussi, comme on sait, une ascite symptomatique. Cette complication du squirrhe du testicule a fait donner à la maladie le nom d'hydro-sarcocèle. Lorsque l'accumulation de la sérosité est considérable, si l'on examine la tumeur du scrotum à sa partie antérieure, il peut arriver qu'on la prenne pour une hydrocèle : mais on évite presque toujours l'erreur en l'examinant en arrière. L'adhérence du testicule, dans cet endroit, permet toujours de reconnaître son augmentation de volume, sa dureté et les inégalités de sa surface : souvent aussi en pressant la tumeur de devant en arrière, on déplace la sérosité qui se porte à droite et à gauche, et l'on distingue le squirrhe du testicule. Dans tous les cas, la tumeur est beaucoup plus lourde que ne le serait une simple hydrocèle. Enfin, s'il restait quelque doute, on pourrait donner avec précaution issue à la sérosité, pour mieux apprécier ensuite l'état du testicule. Plusieurs fois il est arrivé à des Chirurgiens de confondre cette hydrocèle symptomatique avec une hydrocèle simple, et de plonger avec confiance un trois-quarts dans la tumeur ; ils ont blessé le testicule dont ils n'avaient pas soupçonné l'altération, et accéléré la marche du sarcocèle.

Il est une variété de cette maladie dans laquelle l'altération organique du testicule a de l'analogie avec celle qu'on rencontre si fréquemment dans les ovaires : des cloisons membraneuses le divisent en plusieurs loges dans quelques-unes desquelles sont contenues des liquides de consistances différentes, de la sérosité, du pus, du sang, une sorte de mucus épais et gluant, etc. Dans quelques cas, ces liquides placés près de la surface de la tumeur, et recouverts seulement par la membrane albuginée et par les enveloppes ordinaires du testicule, présentent de la fluctuation, et peuvent faire croire à un abcès. Cette erreur a plusieurs fois été commise au détriment du malade : le Chirurgien a été surpris de la petite quantité de liquide qui s'écoulait, et du volume que conservait la tumeur après avoir été ouverte ; les symptômes locaux et généraux se sont exaspérés ; un ulcère de mauvaise nature s'est établi dans le lieu de l'incision, souvent ses bords se sont renversés, ou un fongus très-douloureux en est sorti. Les malades ont succombé au milieu des douleurs les plus violentes, et dans un temps extrêmement plus court que cela n'aurait eu lieu, si la maladie n'eût pas été aggravée par un traitement nuisible.

Les altérations que le sarcocèle fait éprouver à la substance du testicule sont nombreuses, variées, et on ne peut les connaître d'une manière précise autrement que par l'examen anatomique de la tumeur. Quand on dissèque un sarcocèle après l'avoir extirpé, ou en faisant l'ouverture du corps d'un individu qui est mort de cette maladie, on découvre les divers changemens que la substance du testicule a subis. La tunique vaginale est tantôt contiguë, tantôt adhérente en partie ou en totalité à la membrane albuginée : dans le premier cas, on trouve quelquefois une quantité plus ou moins grande de sérosité épanchée entre ces deux membranes. Le plus souvent la substance du testicule et celle de l'épididyme sont transformées en une matière homogène, d'un blanc grisâtre, dans laquelle on n'aperçoit aucune trace d'organisation, et qui est quelquefois divisée en plusieurs lobes. Cette matière qu'on a appelée *squirrheuse*, est plus ou moins consistante ; mais elle n'offre jamais la même dureté que celle du cancer des mamelles. Elle contient quelquefois plusieurs loges ou cavités remplies d'un liquide sanieux dont la couleur et la consistance sont très-variées ; dans quelques cas, on y trouve une substance cartilagineuse ou osseuse même. Dans certains sarcocèles, le testicule est converti en totalité ou en partie, en une substance molle, pulpeuse, qui a de la ressemblance avec la substance médullaire du cerveau, ce qui l'a fait nommer substance *cérébriforme*. La consistance et la couleur de cette substance varient beaucoup. On voit des sarcocèles dans lesquels le testicule est changé en une matière brunâtre ou rougeâtre homogène, et ne conserve aucune trace de sa texture primitive. Nous avons parlé plus haut d'un sarcocèle qui était entièrement formé par une matière rougeâtre, molle, semblable à de la gelée de groseilles. Enfin, il y a des sarcocèles dans lesquels on trouve tous les tissus morbifiques ou accidentels qui peuvent se former dans l'économie animale ; mais parmi ces tissus, il en est deux qu'on y rencontre constamment : ce sont ceux qui paraissent appartenir spécialement aux affections cancéreuses ; savoir , le *squirrhe* proprement dit , et la matière *encéphaloïde* ou *cérébriforme* : les autres tissus morbifiques ne s'y trouvent qu'accidentellement. Lorsque le cordon spermatique participe à l'affection cancéreuse du testicule , sa substance éprouve les mêmes altérations que celle de cet organe. A l'ouverture du corps des personnes que le sarcocèle a fait périr , on trouve ordinairement dans différentes régions de l'abdomen des tumeurs de la même nature que celle du testicule.

Le diagnostic du sarcocèle présente rarement de la difficulté. On le distingue aisément des autres tumeurs des bourses , en ayant égard à son mode de développement , et en comparant les symptômes qui lui sont propres, avec ceux qui appartiennent aux autres tumeurs du scrotum ; telles que l'hydrocèle , l'hématocèle , l'oschéocèle , etc. Cependant il y a un cas dans lequel le diagnostic peut présenter beaucoup d'obscurité ; c'est lorsque, dans l'hydrocèle de la tunique vaginale, cette membrane a acquis une épaisseur très-considérable , et que le liquide qu'elle renferme est épais et brunâtre. Alors la tumeur n'offrant ni transparence, ni fluctuation, et présentant une dureté égale partout , il peut y avoir du doute sur sa nature ; mais on lève ce doute en pratiquant la ponction.

S'il est facile en général de distinguer le sarcocèle des autres tumeurs du scrotum , il ne l'est pas, à beaucoup près autant de déterminer si une tumeur du testicule est un sarcocèle ou une simple induration chronique. Il serait très-important pour le pronostic et pour le traitement, de pouvoir distinguer *à priori* ces deux espèces de tumeurs l'une de l'autre ; mais malheureusement la chose est impossible lorsque la maladie n'est pas parvenue encore à ce degré où les symptômes locaux et généraux ne laissent aucun doute sur sa nature cancéreuse. La vérité de cette assertion est prouvée par les faits : on a vu des tumeurs du testicule, que l'on croyait non cancéreuses, se reproduire comme le fait le véritable cancer, tandis que d'autres, que l'on pensait être réellement cancéreuses, ont été guéries sans retour par l'opération.

Ces derniers mots font pressentir combien est fâcheux le pronostic du sarcocèle. Comme le cancer des autres organes, celui-ci, abandonné à lui-même, cause infailliblement la mort, et si on l'emporte, il se reproduit sous une autre forme et fait également périr le malade. S'il était possible de distinguer le sarcocèle des autres indurations chroniques du testicule, le pronostic ne présenterait aucune incertitude ; mais, comme nous venons de le dire, la chose est impossible lorsque la maladie n'est pas parvenue encore à ce degré où les symptômes locaux ou généraux ne laissent aucun doute sur sa nature cancéreuse. Il arrive souvent que l'on croit bénignes des tumeurs du testicule qui sont de vrais cancers, comme le retour du mal ne tarde pas à le prouver quelque temps après l'opération, tandis que quelquefois on regarde comme des cancers de cet organe des tumeurs qui, sous l'aspect du véritable cancer, en diffèrent pourtant, puisque l'extirpation en débarrasse le malade pour toujours.

En général, le pronostic du sarcocèle est moins fâcheux lorsque la tumeur est récente, indolente, qu'elle est survenue à l'occasion d'un coup ou de toute autre cause externe, que le cordon spermatique est sain, que l'exploration la plus attentive du ventre n'y fait découvrir aucune trace de tumeur ou d'engorgement, et que le malade n'éprouve point de douleur dans la région des reins, ni de symptômes qui caractérisent la diathèse cancéreuse. Les circonstances contraires rendent le pronostic très-grave. Lorsque la plupart de ces circonstances se trouvent réunies, la maladie est absolument incurable.

Le traitement du sarcocèle consiste dans l'ablation de la tumeur, lorsque rien ne contre-indique cette opération. On a conseillé d'avoir recours aux saignées modérées quand elles sont indiquées, à des alimens aisés à digérer, aux boissons délayantes, aux doux laxatifs, aux topiques résolutifs et fondans, aux préparations mercurielles, etc. Ces moyens peuvent être employés lorsqu'il reste de l'incertitude sur le diagnostic, lorsque le sarcocèle ne fait que commencer; mais une fois qu'il se montre avec les signes qui le caractérisent, il y aurait les plus grands inconvéniens à se borner à l'emploi de remèdes aussi peu efficaces, et à différer une opération qui offre des chances d'autant plus favorables qu'on se hâte davantage de la pratiquer, et qui, loin d'être utile quand on y a recours trop tard, ne fait qu'avancer les progrès de la maladie et la mort du malade. Mais avant d'entreprendre cette opération, il est de la plus grande importance de connaître les circonstances qui la rendraient inutile et même dangereuse, et qui doivent par conséquent empêcher qu'on ne la tente.

A quelque dégré que soit parvenue l'altération du testicule lui-même, elle n'apporte aucun obstacle à l'opération : son volume, sa dureté, les douleurs dont il est le siége, son ulcération même ne la contre-indiquent pas. Il en est autrement de l'état du cordon spermatique, de celui de l'abdomen, et de l'habitude générale du malade.

Toutes les fois que le cordon spermatique est squirrheux jusqu'à l'anneau inguinal, on doit s'abstenir d'une opération qui n'emporterait qu'une partie du mal. On a proposé, dans ce cas, de fendre l'anneau inguinal et de suivre le cordon dans le ventre pour en faire la ligature au-dessus de la partie malade. Mais quel est le Chirurgien prudent et judicieux qui osera entreprendre une pareille opération? Le Dran l'a pratiquée une fois. Après avoir fendu l'anneau et les muscles du bas-ventre le long du cordon, il fit la ligature de celui-ci à la hauteur de la crète de l'os des îles; c'était là que finissait la dureté du cordon. Le malade fut saigné deux fois le jour de l'opération, et il le fut encore dans la nuit; mais malgré cela l'inflammation s'empara du ventre, le malade y sentit de vives douleurs; il mourut le sixième jour. A l'ouverture de son corps, on trouva un gonflement inflammatoire dans tout l'abdomen, et les vaisseaux spermatiques variqueux au-dessus de la ligature, mais sans aucune dureté. L'engorgement squirrheux du cordon spermatique qui s'étend jusqu'à l'anneau inguinal est donc une contre-indication formelle à l'opération de la castration; mais il ne faut pas confondre cet état squirrheux du cordon avec le gonflement variqueux, l'œdème et l'hydrocèle enkystée dont il est quelquefois le siége.

La dilatation variqueuse des veines spermatiques peut exister avant le sarcocèle ou se former en même temps que lui. On la distingue du squirrhe du cordon aux signes suivans : le cordon affecté de squirrhe est non-seulement tuméfié, il est encore inégal, dur et noueux ; toutes les parties qui concourent à le former sont liées entre elles et ne peuvent être distinguées par le toucher ; la pression est douloureuse ; les aines et les lombes sont le siége de douleurs habituelles ; le cordon spermatique ne jouit d'aucune mobilité dans l'aine, et on passe difficilement le doigt autour de lui. Dans le cas, au contraire, où le cordon spermatique est simplement variqueux, les vaisseaux, bien que gonflés à un degré souvent considérable, sont néanmoins mous, souples et compressibles ; le cordon n'est pas adhérent dans l'anneau ; on distingue aisément au toucher les diverses parties qui le composent, et on ne provoque pas de douleur en le comprimant.

L'œdème du tissu cellulaire qui entre dans la composition du cordon spermatique, en augmente considérablement le volume et peut faire croire au squirrhe de cette partie. Mais il est facile d'éviter cette erreur en examinant attentivement le cordon. L'œdème disparaît peu à peu sous la pression des doigts, et permet de reconnaître l'état dans lequel se trouvent les vaisseaux qui forment le cordon. Si le volume, la consistance de ces vaisseaux ne sont pas altérés, l'engorgement du cordon ne contre-indique pas l'opération. Si, au contraire, après avoir cédé à la pression des doigts, le cordon paraît encore former une masse dure, résistante, noueuse, douloureuse au toucher, on a acquis la certitude de la dégénération squirrheuse de cette partie et de l'inutilité de la castration.

L'accumulation de la sérosité dans un sac qui s'étend le long du cordon, peut aussi quelquefois en imposer pour une extension du cancer du testicule au cordon lui-même : Pott (1) a observé deux exemples de ce genre. En explorant le cordon avec toute l'attention convenable, il distingua la fluctuation; il fit une ponction par laquelle il donna issue au liquide épanché, et reconnut que le cordon était sain. Il procéda immédiatement à l'opération qui fut suivie d'un plein succès. Dans les cas incertains, cette ponction peut être faite; elle est nuisible, sans doute, si la castration est impraticable; mais, dans la supposition contraire, elle peut faire reconnaître la possibilité de cette dernière ressource.

L'augmentation de volume du cordon spermatique dépend quelquefois d'une petite hernie intestinale dont le malade ignore l'existence, ou dont il croit ne point devoir parler à son Chirurgien, parce qu'elle est absolument exempte d'accidens. On juge que le volume du cordon tient à cette cause par la diminution qu'on lui fait éprouver en réduisant la hernie. Dans ce cas, si on en vient à l'opération, avant de la pratiquer, il faut réduire la hernie, sans quoi on serait exposé à blesser l'intestin, comme cela est arrivé quelquefois.

En examinant le cordon spermatique, on doit donner une attention particulière à l'état du canal déférent. Quelquefois ce canal est beaucoup

______

(1) Traité de l'Hydrocèle, Obs. 49, et 50.

plus gros que dans l'état naturel, pendant que le cordon est sain d'ailleurs. Cet état du canal déférent n'est pas une contre-indication précise à l'opération ; mais il doit faire craindre la récidive de la maladie. J'ai observé, en effet, que tous les malades chez lesquels j'ai trouvé ce canal gonflé, son diamètre augmenté et rempli d'une matière blanchâtre, sont morts plus ou moins long-temps après l'opération avec des tumeurs cancéreuses dans l'abdomen.

Avant de se décider à pratiquer l'extirpation d'un sarcocèle, on doit palper soigneusement l'abdomen afin de s'assurer de l'état des parties qui y sont contenues. Si l'on y reconnaît quelque tumeur, n'importe l'endroit qu'elle occupe, on a tout lieu de craindre qu'elle ne soit cancéreuse, et la castration n'offre que des chances fâcheuses. On pourrait tout au plus alors employer des moyens propres à résoudre la tumeur abdominale ; et, dans la supposition où l'on obtiendrait ce résultat, il serait permis de tenter ensuite l'ablation du testicule, pourvu qu'elle ne fût contre-indiquée par aucune autre circonstance.

Enfin, dans quelques cas, la cachexie cancéreuse est déjà établie, et bien que le cordon soit sain, que le bas-ventre le paraisse aussi, on doit s'abstenir d'opérer.

Lorsque l'opération est reconnue praticable, il importe de ne pas la différer. Si l'état du malade ne présente aucune indication particulière à remplir, on l'y prépare par les remèdes généraux employés en pareil cas.

L'appareil nécessaire pour cette opération se compose d'un bistouri convexe sur le tranchant, d'un bistouri droit, d'une pince à disséquer,

d'une aiguille courbe, de fils cirés, de bandelettes agglutinatives, d'un morceau de linge fin
pour recouvrir la plaie immédiatement, d'une
grande quantité de charpie, de compresses plus
longues que larges, d'une bande roulée de cinq
à six aunes et large de trois travers de doigt.
Voici de quelle manière on procède à l'opération.

Le malade peut être opéré dans son lit; mais
il vaut mieux le placer sur une table de hauteur
convenable, couverte d'un matelas, ou sur un
lit de sangle garni d'un nombre de matelas suffisant pour lui donner une hauteur telle que le
Chirurgien ne soit pas obligé de trop se courber
en avant, position très-gênante, surtout dans
une opération qui dure ordinairement assez long-
temps. La partie étant rasée, on fait coucher le
malade sur le côté droit de la table ou du lit de
sangle, quel que soit le testicule qu'il s'agit d'emporter. Le Chirurgien se place toujours du côté
droit du malade que des aides maintiennent immobile en tenant ses mains et ses cuisses. Lorsque la peau qui couvre la tumeur est saine et
peut être conservée entièrement, on l'incise depuis un demi-pouce environ au-dessus de l'anneau inguinal, jusqu'à la partie la plus basse de
la tumeur. Si l'incision ne dépassait pas l'anneau,
on n'opérerait pas aussi aisément sur le cordon
qui se trouverait caché par les tégumens; et si
elle ne s'étendait pas jusqu'à la partie la plus
basse de la tumeur, il resterait, à la partie inférieure du scrotum, une espèce de cul-de-sac
dans lequel le pus s'amasserait, ce qui retarde-
rait la guérison de la plaie. La partie de cette
incision qui correspond au cordon doit lui être
parallèle; celle qui correspond à la tumeur doit
tomber sur sa partie moyenne. Pour faire cette

incision, la plupart des praticiens soulèvent les
tégumens qui couvrent la partie moyenne de la
tumeur avec le pouce et le doigt indicateur des
deux mains, de manière à leur faire faire un
pli transversal, qu'ils font tenir d'un côté par un
aide placé à la gauche du malade, et qu'ils tiennent eux-mêmes de leur côté ; puis ils le coupent
jusqu'à sa base. Mais comme la section de ce
pli ne donne pas une incision assez grande pour
découvrir toute la tumeur et le cordon, ils la
prolongent en haut et en bas jusqu'à ce qu'elle
ait l'étendue convenable. Ce pli est inutile et
rend l'opération plus longue. Il est bien plus
simple de tendre la peau transversalement avec
le pouce et le doigt indicateur de la main gauche, et de la couper d'un seul trait avec le bistouri convexe tenu de la main droite comme
pour couper de dehors en dedans. Lorsque la
peau est ulcérée ou amincie, très-adhérente à la
tumeur et d'une couleur particulière, il faut
emporter avec la tumeur toute la portion altérée
de cette membrane. Il convient aussi d'enlever
une portion de la peau qui recouvre la tumeur
lorsque celle-ci est très-volumineuse, parce qu'a-
lors la trop grande étendue du scrotum rendrait
la guérison de la plaie longue et difficile. Pour
cela, on incise d'abord les tégumens qui couvrent le cordon parallèlement à la direction de
ce cordon ; ensuite on fait deux incisions sémi-
elliptiques, qui, se regardant par leur concavité
et se réunissant par leurs extrémités, circonscri-
vent un lambeau qui sera enlevé avec la tumeur
sans en être détaché. Les artères honteuses externes qui se trouvent toujours comprises dans
l'incision de la peau, doivent être liées immédiatement au moment où elles sont coupées. Quand

la peau est incisée dans l'étendue convenable, on la sépare de la tumeur en coupant avec le bistouri le tissu cellulaire qui les unit. On facilite cette dissection en tenant et tirant soi-même, ou en faisant soutenir et tirer par un aide, tantôt la peau, tantôt la tumeur, selon le côté de celle-ci sur lequel on agit. Cette dissection doit être faite à grands coups de bistouri, afin que l'opération ne dure que le moins possible; mais il faut avoir l'attention de n'intéresser ni la peau, ni l'urètre, ni le corps caverneux avec lesquels la tumeur est plus ou moins étroitement unie lorsqu'elle est très-volumineuse. On doit prendre garde aussi de blesser le testicule sain, qu'un aide tient et éloigne de la tumeur. Toutes les artères qui se trouvent intéressées dans cette dissection doivent être liées au moment où elles viennent d'être ouvertes.

Lorsque la tumeur est entièrement séparée de la peau, on isole le cordon spermatique en coupant le tissu cellulaire qui l'unit aux parties environnantes. On charge un aide de soulever et de soutenir la tumeur, afin que le cordon ne soit point tendu; on le saisit avec le pouce et le doigt indicateur de la main gauche, et on le coupe au-dessous de l'endroit pincé, avec un bistouri droit dirigé de devant en arrière ou de derrière en devant. Les ciseaux dont se servent quelques Chirurgiens pour couper le cordon, n'agissent qu'en pressant, et causent beaucoup plus de douleur que le bistouri. Quand le cordon est assez long pour pouvoir être saisi avec le pouce et le doigt indicateur, et qu'on a l'attention de le mettre dans un état de relâchement en faisant soulever la tumeur, sa rétraction n'est point à craindre; elle ne pourrait avoir lieu qu'autant que le cordon serait tendu et trop court pour pouvoir être pincé; alors il faudrait se conduire comme nous le dirons en parlant de l'extirpation du testicule resté dans l'aine et devenu squirrheux.

Le cordon étant coupé, on lie séparément l'une après l'autre toutes les artères qu'il contient en les saisissant avec une pince à disséquer; il y en a une très-petite, collée au canal déférent, dont il ne faut pas négliger de faire la ligature. Si les orifices des artères n'étaient pas apparens, on modérerait la pression exercée sur le cordon par le pouce et l'index, afin de laisser jaillir le sang, et de mettre en évidence les vaisseaux qui le répandent.

Après la ligature des artères du cordon, on examine avec attention toute la surface de la plaie, et si l'on aperçoit quelque petite artère qui donne du sang, on en fait la ligature. On réunit ensuite tous les fils qui étreignent les artères, on les enveloppe dans un même linge pour les isoler du reste de l'appareil, on les place dans l'angle supérieur de la plaie, et on remplit celle-ci de charpie, après l'avoir couverte d'un linge fin pour empêcher que la charpie ne s'attache à sa surface. On remplit aussi l'espace compris entre le côté interne de la cuisse et le scrotum, tant du côté de l'opération que du côté opposé; on place des compresses longuettes sur la charpie, et le tout est assujetti avec une bande roulée, disposée en manière de spica de l'aîne.

Quelques Chirurgiens, au lieu de remplir la plaie avec de la charpie, en rapprochent les lèvres et les tiennent réunies au moyen de bandelettes agglutinatives. Ce mode de pansement, qui a pour objet la réunion immédiate de la plaie, et de prévenir par conséquent la suppuration, semble au premier coup d'œil mériter la préférence sur la manière de panser que nous avons décrite ; mais pour peu que l'on réfléchisse sur la disposition naturelle des parties, on sera convaincu du contraire. En effet, cette disposition est telle qu'il est presque impossible que les lèvres de la plaie se touchent assez exactement, et qu'elles soient appliquées l'une contre l'autre avec assez de force pour qu'il ne se fasse aucun épanchement de sang entre elles, et quelque peu considérable que soit cet épanchement, il s'oppose à la réunion du fond de la plaie. J'ai employé plusieurs fois ce mode de pansement, et les résultats que j'ai obtenus ont été très-variés : quelquefois l'extérieur de la plaie s'est réuni complètement, ensorte que je m'attendais à une réunion très-prompte ; mais un épanchement ou un abcès s'est formé dans son fond, et j'ai été obligé d'inciser la cicatrice pour donner issue au sang ou au pus épanché ; d'autres fois une partie de la plaie s'est réunie exactement, mais le reste a suppuré, et la guérison complète s'est fait attendre presque aussi long-temps que dans le cas où la plaie a été couverte de charpie. Au reste, lorsqu'on réunit la plaie par première intention, comme on dit, on doit non-seulement employer les bandelettes agglutinatives, mais aussi placer des rouleaux de charpie entre les cuisses et le scrotum, et diriger l'application du bandage de manière à pousser assez fortement les lèvres de la plaie l'une contre l'autre.

La situation du sarcocèle est quelquefois telle que le Chirurgien qui pratique la castration est obligé de se conduire plutôt d'après son génie et les circonstances qui se présentent, que d'après les principes établis. Je ne connais point d'exemple de testicule qui, resté dans le ventre, soit devenu cancéreux ; mais on cite plusieurs observations de sarcocèles situés dans l'aîne sur l'anneau du muscle grand oblique. J'ai fait deux fois l'opération de la castration dans cette circonstance. Alors la tumeur qui est plus ou moins volumineuse adhère aux parties sur lesquelles elle est située par une base large, et on ne sent point le cordon spermatique. Dans ce cas, après avoir incisé la peau suivant le plus grand diamètre de la tumeur, on découvre celle-ci en disséquant la peau jusqu'à sa base ; on sépare cette base des parties auxquelles elle est adhérente, en coupant à petits coups et avec la plus grande circonspection, le tissu cellulaire qui forme cette adhérence ; on arrive ainsi jusqu'au cordon, et quand on l'a mis à découvert, on procède à sa section ; mais comme il est trop court pour pouvoir être saisi avec le pouce et le doigt indicateur, au lieu de couper d'un seul trait de bistouri, comme dans le cas ordinaire, il faut le diviser successivement par portions, et lier les artères à mesure qu'elles sont ouvertes. Ce procédé est préférable à la ligature du cordon entier, et il met de même à l'abri des inconvéniens et du danger qui résulteraient de la rétraction du cordon dans l'abdomen au moment où sa section serait achevée. C'est de cette manière que j'ai pratiqué cette opération deux fois et avec un succès complet.

Dans un cas de cette espèce, Chopart, après avoir découvert entièrement la tumeur par l'incision et la dissection des tégumens, plaça autour de sa base un ruban de fil ciré, auquel il

fit un double nœud qu'il serra par degrés jusqu'à ce que le malade se plaignît de douleur
Cette ligature excita une grande irritation, fit
naître des souffrances très-vives, une fièvre violente et de la difficulté d'uriner. Sept jours après
l'opération, Chopart retrancha toute la portion
morte de la tumeur dont le centre était chaud,
rouge et douloureux, et il plaça une seconde ligature qui donna lieu aux mêmes accidens que
la première. Le douzième jour, après la chute
de quelques portions mortes de la tumeur, il
resta un pédicule rouge vivant : les ligatures
étaient lâches ; Chopart en mit une autre qui
fut plus serrée et qui causa une mauvaise nuit,
des dardemens dans l'aîne, des douleurs dans
le bassin et vers le sacrum. Le lendemain, état
favorable du malade. Le quatorzième jour, nuls
accidens ; le quinzième, nouvelle astriction de
la ligature, parce que le pédicule conservait encore de la vie. Le 16.ᵉ et le 17.ᵉ, suppuration
louable qui continua sans accidens. Le 21.ᵉ,
chute du pédicule ; la cicatrisation commence
et est achevée le quarante-deuxième jour. Deux
ans après l'opération, le malade ressentit des
douleurs profondes et lancinantes dans la région
des reins ; il eut de la fièvre lente, et tomba dans
le marasme. On sentait, en lui palpant l'abdomen, une tumeur de la grosseur du poing, dure
et dirigée transversalement sur les vertèbres lombaires. Il mourut peu de mois après, représentant un squelette recouvert de la peau. On ne
permit point l'ouverture de son corps.

A la suite de cette observation, Chopart ajoute:
« Si le même cas se présentait, je détacherais toute
les adhérences de la base du sarcocèle jusqu'à
l'anneau inguinal, afin de lier immédiatement le

cordon spermatique. Après avoir serré modérément le lien et suffisamment pour fixer ce cordon, ou empêcher, dans le cas où il serait libre, sans adhérence autour de l'anneau, qu'il ne se retirât dans le ventre, je ferais l'incision de la tumeur en deçà de la ligature, près du cordon ; je lierais l'artère spermatique saisie au moyen d'une pince à dissection, et je laisserais la ligature qui comprendrait le cordon jusqu'à ce que il n'y eût plus lieu de craindre d'hémorragie par cette artère ». Si l'on compare le procédé conseillé par Chopart avec celui que nous avons suivi dans les deux cas cités plus haut, on se convaincra aisément, je crois, que ce dernier mérite la préférence. Les raisons de cette préférence me paraissent si palpables que je crois pouvoir me dispenser de les exposer en détail.

L'opération de la castration, dans ce qui a rapport à la section du cordon et aux moyens propres à arrêter l'hémorragie des artères spermatiques, a éprouvé beaucoup de variations. Plusieurs auteurs conseillent de couper le cordon spermatique avant d'isoler la tumeur par la dissection du tissu cellulaire qui l'unit à la peau. Ils pensent que le cordon étant coupé, le reste de l'opération est plus facile et moins douloureux. Mais on ne voit pas comment la dissection de la tumeur peut être plus facile après que le cordon est coupé, que lorsqu'il est entier et que la tumeur est encore suspendue : ne faut-il pas, dans l'un et l'autre cas, séparer la peau du sarcocèle en coupant le tissu cellulaire qui les unit ? A l'égard de la douleur qui résulte de cette dissection, elle est la même, soit que l'on coupe le cordon avant de dépouiller la tumeur des tégumens qui la recouvrent, ou qu'on ne le coupe qu'après avoir entièrement isolé la tumeur. En effet la section des nerfs spermatiques n'a d'influence que sur la sensibilité du testicule et ne diminue en rien celle des enveloppes de cet organe ; elle ne peut donc prévenir les douleurs qui résultent nécessairement de la division des filets nerveux qui rampent dans le tissu cellulaire des bourses. Ainsi la section du cordon, avant d'avoir isolé la tumeur, n'a aucun avantage : elle peut même rendre l'opération plus difficile lorsque le sarcocèle a un volume considérable et que le cordon est très-court.

Parmi les moyens dont on peut se servir pour arrêter l'hémorragie de l'artère spermatique, la ligature est celui qui a été le plus généralement employé ; mais elle n'a pas toujours été pratiquée de la même manière. La plupart des auteurs conseillent d'embrasser tout le cordon avec une espèce de petit ruban composé de plusieurs brins de fil ciré, placés à côté les uns des autres, qu'on noue sur une compresse interposée, ou sur le cordon même ; on coupe ensuite celui-ci à un demi-pouce ou à trois lignes de la ligature, selon que le permet l'état du cordon et du testicule. Les uns veulent qu'après avoir découvert le cordon par l'incision de la peau qui le couvre, et l'avoir dégagé de côté et d'autre en coupant le tissu cellulaire qui l'environne, on passe derrière lui au travers de feuillets membraneux qui l'unissent aux parties sous-jacentes, une aiguille courbe enfilée du petit ruban qui doit servir à faire la ligature ; qu'on étreigne le cordon, qu'on le coupe, et qu'on procède ensuite à la dissection de la tumeur. Les autres conseillent de disséquer d'abord la tumeur, et lorsqu'elle ne tient plus qu'au cordon, de faire la ligature de celui-ci de la même manière qu'on fait celle du cordon ombilical.

Quelques-uns veulent qu'avant de passer le ruban de fil avec l'aiguille, on sépare, avec le pouce et le doigt indicateur, les vaisseaux sanguins des nerfs du cordon spermatique et du canal déférent, afin de ne comprendre que les premiers dans la ligature. Mais les nerfs sont si fins et tellement entrelacés et confondus avec les vaisseaux, que le Chirurgien ne peut jamais se promettre de les séparer tous. A l'égard du conduit déférent, il serait plus facile de le distinguer et de l'isoler, mais on ne voit pas à quoi cela pourrait servir, puisque ce conduit est peu sensible et que le testicule doit être enlevé.

D'autres, dans l'intention de rendre la ligature plus sûre, proposent de passer l'aiguille au travers du cordon, de diviser le fil en deux, et de faire une ligature de chaque côté ; mais en agissant ainsi, on s'expose à percer l'artère.

De quelque manière qu'on place le fil autour du cordon spermatique pour le lier en totalité, cette ligature donne lieu quelquefois à des accidens graves, tels que des douleurs très-vives qui se propagent dans la région lombaire, la tuméfaction du ventre, des nausées, des hoquets, des convulsions et même le tétanos qui fait presque toujours périr le malade en peu de jours. Mais ces accidens arrivent très-rarement, surtout le tétanos ; et lorsqu'il a lieu, il est très-probable qu'il dépend d'une cause étrangère à la ligature du cordon : c'est au moins ce qu'on peut inférer d'un fait cité par Morand (1) ; le tétanos ne survint qu'après que la ligature fût tombée

____

(1) Opusc. de Chir., 2.e partie, p. 175.

Il m'est arrivé plusieurs fois de comprendre tout le cordon dans une seule ligature , parce que les artères qu'il renfermait étaient si nombreuses et tellement enfoncées dans son centre qu'il était impossible de les saisir et de les lier séparement : les malades n'ont éprouvé aucun accident ; chez deux seulement, il s'est formé dans le tissu cellulaire du cordon , au-dessus de l'anneau inguinal , un petit abcès qui s'est ouvert spontanément dans la partie supérieure de la plaie chez l'un de ces malades, et dont il a fallu faire l'ouverture chez l'autre. Cependant, comme il est certain d'une part, que la ligature de la totalité du cordon spermatique a donné lieu quelquefois à des accidens graves que l'on a fait cesser dans quelques cas en relâchant ou en coupant la ligature, et de l'autre, que la ligature immédiate de chaque artère du cordon n'a jamais eu de suites fâcheuses, nous concluons que la ligature doit toujours être faite de cette manière, et qu'on ne doit se déterminer à lier le cordon en totalité, que lorsque les artères qu'il renferme sont tellement cachées et enfoncées dans son centre qu'il est impossible de les saisir et de les tirer en dehors pour les lier séparément ; et alors la ligature doit être placée sur le cordon sans l'interposition d'aucune substance , et serrée suffisamment pour qu'il n'y ait point à craindre d'hémorragie lorsque le fil aura coupé la gaine celluleuse du cordon.

La crainte des accidens qui résultent quelquefois de la ligature du cordon spermatique a engagé des praticiens à employer d'autres moyens pour se rendre maîtres de l'hémorragie de l'artère spermatique. Le Dran, dans son Traité d'Opérations , p. 195 , conseille de froisser, de contondre entre les doigts les vaisseaux spermatiques, et de couper le cordon un peu au-dessous de l'endroit contus. Mais on ne voit pas quelle sûreté on pourrait avoir par ce procédé, et il semble que Le Dran lui-même n'y avait pas trop de confiance, puisqu'il conseille de passer un fil au-dessous du cordon, et de l'y laisser étendu pour faire la ligature en cas qu'elle devienne nécessaire. J. L. Petit ayant observé que la ligature du cordon spermatique donne lieu quelquefois à des accidens graves, y avait renoncé : « Je me contente, dit-il, de couper le cordon un peu plus long qu'à l'ordinaire sans faire de ligature ; je l'applique sur l'os pubis près de l'anneau de l'oblique externe ; j'applique dessus une compresse de linge d'un doigt d'épaisseur, de la longueur de deux pouces, assez large pour couvrir le cordon, et assez étroite pour entrer toute entière dans la plaie ; sur cette compresse, je mets des bourdonnets, et je garnis le scrotum avec de la charpie brute ; puis j'enveloppe le tout de compresses, ayant attention d'en mettre une plus épaisse que les autres sur le pubis, vis-à-vis celle que j'ai placée sur le cordon, afin que le bandage fasse sur lui une compression douce, mais capable d'arrêter le sang. Cette méthode m'a parfaitement réussi » (1). Pouteau, pour rendre la compression plus sûre, veut que l'on renverse le cordon de bas en haut en faisant faire un angle à l'artère spermatique ; mais après que le cordon est coupé, il conserve rarement assez de longueur pour qu'il puisse être ainsi renversé. Aujourd'hui la compression est tombée absolument en désuétude,

____

(1) Traité des Malad. Chirur., t. 2, p. 526.

et tous les praticiens lui préfèrent la ligature immédiate des artères spermatiques, ou la ligature
de tout le cordon, lorsqu'il est impossible de
saisir les artères et de les lier isolément.

Lorsque l'opération de la castration est terminée, on transporte le malade dans son lit, où
il doit rester couché sur le dos, la tête et la poitrine un peu élevées, les cuisses et les jambes
étendues ou fléchies selon qu'il se trouve plus
commodément dans l'une ou dans l'autre de
ces positions; mais lorsqu'il préfère de tenir les
membres inférieurs fléchis, on rend cette position moins gênante en plaçant un rouleau sous
les genoux. On met le malade à une diète sévère,
on lui prescrit une Boisson délayante et rafraîchissante, et une potion antispasmodique dans
laquelle on fait entrer un once de sirop diacode,
ou vingt à vingt-cinq gouttes de teinture d'opium
de Rousseau. On lui donne une cuillerée de cette
potion toutes les deux heures. La douleur qui se
fait sentir après l'opération diminue peu-à-peu,
cesse entièrement vers le soir, et communément
le malade repose assez bien pendant la nuit. Le
lendemain ou le surlendemain, le pouls s'élève
un peu; mais il y a rarement une pyrexie bien
marquée. On ne lève l'appareil que le quatrième
ou le cinquième jour. Si l'on a eu la précaution
de couvrir la plaie d'un linge fin, comme nous
l'avons recommandé, au premier pansement la
totalité de l'appareil s'enlève aisément sans douleur : dans le cas contraire, la plaie n'est totalement débarrassée de la charpie qui y adhère, que
vers le huitième ou le dixième jour. A la levée
de l'appareil, on trouve le cordon spermatique
engorgé et formant une tumeur qui pourrait
donner de l'inquiétude aux personnes qui ne se-

raient pas prévenues de cette circonstance. Cette tumeur, qui est en général plus considérable lorsqu'on a lié le cordon en totalité, s'affaisse peu-à-peu, et ne tarde pas à se mettre au niveau du reste de la plaie. Le premier pansement et les suivans doivent être faits avec de la charpie sèche ; mais on doit substituer au spica de l'aîne, alors inutile, le bandage nommé triangulaire de l'aîne, dont l'application est plus facile et plus commode pour le malade et pour le Chirurgien. Outre ce bandage, on doit placer sous le scrotum, pour le tenir relevé, la partie moyenne d'une compresse plus longue que large, dont on fixe les extrémités avec des épingles à la partie du bandage triangulaire qui ceint le corps. Les ligatures tombent ordinairement du huitième au douzième jour. Si leur chute se faisait attendre trop long-temps, on les tordrait un peu à chaque pansement, mais sans jamais porter la torsion jusqu'à causer de la douleur. Dans la plupart des cas, la plaie est complètement guérie du trentesixième au quarantième jour. Quelquefois cependant la guérison se fait attendre beaucoup plus long-temps ; cela a lieu surtout lorsque le scrotum est très-ample, parce qu'alors la peau se renversant et se roulant, pour ainsi dire, sur elle-même de chaque côté, la plaie se trouve placée au fond d'une gouttière, ce qui en rend la cicatrisation longue et difficile.

La castration est une des grandes opérations de la Chirurgie qui exposent le moins la vie du malade et qui réussissent le mieux ; cependant elle est accompagnée quelquefois d'accidens graves et même par fois mortels.

Une hémorragie plus ou moins considérable peut survenir plusieurs heures après l'opération

Elle a lieu surtout lorsqu'on ne fait pas la ligature des vaisseaux à mesure qu'ils sont divisés. L'état de spasme où est le malade pendant l'opération suspend l'hémorragie, et quand la tumeur est emportée, on n'aperçoit plus les vaisseaux : dès-lors il n'est plus possible de les lier; on remplit la plaie de charpie, et l'on exerce une compression un peu plus forte qu'à l'ordinaire : cependant, quelques heures après l'opération, le spasme cesse, la circulation se rétablit, et alors les artères qui n'ont point été liées versent du sang qui imbibe bientôt l'appareil et se répand dans le lit. On ne doit pas hésiter, lorsque l'hémorragie continue, à enlever l'appareil, à examiner la surface de la plaie, et à placer des ligatures sur tous les vaisseaux d'où l'on voit jaillir ou sourdre le sang. Cette hémorragie est moins inquiétante par la quantité de sang que le malade perd, que par le trouble moral qu'elle lui cause, et par les douleurs qui résultent de la levée de l'appareil, de la ligature des vaisseaux et d'un nouveau pansement. On est toujours sûr de la prévenir en liant les vaisseaux à mesure qu'ils sont divisés, sans omettre les plus petites artères d'où l'on voit sortir le sang quand on a bien essuyé la surface de la plaie avec une éponge fine.

J'ai vu survenir quelquefois, à la suite de l'opération de la castration, une inflammation très-intense du scrotum, du cordon spermatique et des parties contiguës. On oppose à cet accident les antiphlogistiques locaux et généraux. Tantôt alors on obtient la résolution de l'inflammation, tantôt, malgré l'emploi des moyens les mieux indiqués, la gangrène survient, ou il se forme un vaste foyer purulent dont il faut faire l'ouverture avec le bistouri.

L'inflammation du péritoine est un accident qui suit quelquefois la castration ; mais cet accident est très-rare. Je ne l'ai observé qu'une fois, et il fit périr le malade, malgré les saignées du bras, l'application d'un grand nombre de sangsues sur l'abdomen et tous les remèdes qu'on a coutume d'opposer à la péritonite.

De tous les accidens qui peuvent se déclarer après l'ablation du sarcocèle, le tétanos est le plus formidable. On l'a attribué à la ligature du cordon spermatique ; mais il n'est pas certain, comme nous l'avons dit plus haut, qu'il ne dépende pas d'une cause étrangère à cette ligature. Au reste, quelle qu'en soit la cause, il fait presque toujours périr le malade.

Ce que nous avons dit de la récidive de la maladie après l'extirpation ou l'amputation d'un cancer du sein, s'applique, sans presque aucune restriction, au sarcocèle ou cancer du testicule. Il est certain, par l'expérience, que le plus souvent après l'ablation du sarcocèle, la maladie reparaît au bout d'un temps plus ou moins long, soit dans la partie du cordon spermatique qui se trouve immédiatement au-dessus de la cicatrice, soit dans un point de l'abdomen plus éloigné, et communément alors elle est plus violente, sa marche beaucoup plus rapide que chez les malades qui, ayant un sarcocèle, ne se sont point soumis à l'opération. Ce qu'il y a de remarquable dans ces récidives, c'est que jamais, ou presque jamais la maladie ne se montre dans l'autre testicule. Cependant on cite un assez grand nombre d'exemples de tumeurs des testicules, réputées sarcocèles ou cancers, qui ont été guéries radicalement par l'opération ; mais il est très-probable que ces tumeurs n'étaient pas de véritables sarcocèles , qu'elles n'en avaient que les apparences et ne dépendaient point du vice cancéreux.

La conséquence naturelle de ce que je viens de dire, c'est qu'on ne doit jamais entreprendre l'extirpation d'une tumeur du testicule , reconnue pour un véritable cancer ; mais comme il est impossible, avant l'époque où les symptômes de la diathèse cancéreuse se manifestent , de juger si une tumeur du testicule est un vrai cancer , ou simplement une tumeur qui simule le cancer , il arrive souvent qu'on enlève des tumeurs qui , avec les apparences de la plus grande bénignité, sont de véritables cancers , comme la récidive de la maladie ne tarde pas à le prouver , et beaucoup plus rarement des tumeurs qui, sous l'aspect d'un cancer . en diffèrent pourtant, puisque l'opération en débarrasse pour toujours. Malgré la diversité de ces résultats il n'est pas moins conforme à la raison et à l'expérience d'extirper toutes les tumeurs du testicule qui ont l'apparence du sarcocèle , lorsqu'elles ne sont accompagnées d'aucune des circonstances qui contre-indiquent l'opération et dont nous avons parlé précédemment.

L'examen anatomique de la tumeur après l'opération . peut fournir des données sur les probabilités de la récidive de la maladie. L'expérience a appris que cette récidive est presque certaine lorsque la tumeur est formée de matière *squirrheuse* et surtout de matière *encéphaloïde* ou *cérébriforme*. Nous avons remarqué que dans tous les cas où nous avons trouvé le canal déférent beaucoup plus gros que dans l'état naturel, sa

cavité élargie et pleine d'une matière blanchâtre et comme stéatomateuse, la maladie est
revenue.

L'époque à laquelle cette maladie se reproduit
varie beaucoup ; nous avons vu des malades chez
lesquels ce retour a eu lieu avant la guérison de
la plaie résultant de l'opération. La plupart de
ces malades étaient de jeunes hommes de 24 à
30 ans, chez lesquels toutes les circonstances
paraissaient favorables au succès de l'opération :
le cordon spermatique était sain, le canal déférent n'était pas plus gros que dans l'état naturel,
et l'examen le plus attentif de l'abdomen n'y faisait découvrir aucune trace de tumeur ; mais le
sarcocèle était mou, fongueux et entièrement
composé de matière *cérébriforme*. Une chose di-
gne de remarque, c'est que pendant que les tumeurs développées dans l'abdomen prenaient de
l'accroissement, la plaie faisait des progrès vers
sa guérison et se cicatrisait entièrement. Mais
dans le plus grand nombre des cas, la récidive
de la maladie n'a lieu que six, huit ou dix mois,
et quelquefois même plusieurs années après la
castration. Elle est annoncée par des douleurs
dans la région des reins ou dans celle de l'estomac dont les fonctions se dérangent. Bientôt
après, il se développe dans l'abdomen une ou
plusieurs tumeurs de la même nature que celle
du testicule qui a été enlevé. Ces tumeurs prennent un accroissement considérable, et leur
grosseur égale quelquefois celle de la tête d'un
homme. Dans quelques cas, il se forme des tumeurs pareilles dans le mésentère ; le foie, la
rate, les reins, deviennent squirrheux : nous
avons cité un cas dans lequel le poumon éprouva
une dégénération semblable. Quelquefois le men-

bre inférieur du côté de la maladie s'engorge, s'infiltre et acquiert un volume énorme. Toutes les fonctions se dérangent, la fièvre lente survient, le malade maigrit, tombe dans un état de marasme, et succombe au bout d'un temps plus ou moins long. L'art ne possède aucun remède contre cette cruelle maladie ; à peine peut-il modérer les douleurs dont elle est presque toujours accompagnée, en employant l'opium à très-forte dose.

De quelques Tumeurs des Bourses, auxquelles on a donné improprement le nom de Sarcocèle.

On a confondu avec le sarcocèle certaines tumeurs des bourses qui en diffèrent essentiellement, et dans lesquelles les testicules ne sont point malades, ou ne le deviennent que consécutivement. Ces tumeurs sont de deux sortes : les unes dépendent de l'épaississement et de l'endurcissement de la tunique vaginale ; les autres sont formées par des sucs lymphatiques, albumineux et autres, amassés dans le tissu cellulaire des bourses.

— En traitant de l'hydrocèle de la tunique vaginale, nous avons dit que cette membrane est susceptible d'acquérir une épaisseur considérable. Dans quelques cas cette épaisseur est si grande, et en même temps la consistance de la tunique est telle, que la tumeur présente les apparences du sarcocèle sans être cancéreuse toutefois, puisque le plus souvent le testicule ne participe en rien à l'affection de son enveloppe, et que dans le cas où il est affecté, ce n'est point par l'engorgement de sa propre substance ou de celle de l'épididyme, mais bien par l'épaississement et l'induration de la portion de la lame interne de la tunique vaginale qui se réfléchit sur la membrane albuginée et lui adhère intimement. Cette maladie ne doit pas être confondue avec celle qui a été appelée hydro-sarco-cèle : dans celle-ci, l'engorgement squirrheux du testicule est l'affection primitive, essentielle, et l'épanchement de sérosité dans la tunique vaginale n'est qu'un effet de cet engorgement et n'influe point sur les indications curatives. Dans celle-là, le mal a été d'abord une hydrocèle simple, ensuite la tunique vaginale s'est épaissie à la suite d'une inflammation chronique survenue spontanément, ou déterminée par une contusion; ou bien il s'est épanché dans la tunique vaginale, après une ponction, une certaine quantité de sang qui a rendu la sérosité brune ou noire, et dont la partie albumineuse a formé une espèce de tissu réticulaire, une pseudo-membrane qui adhère fortement à la face interne de la tunique et à la surface du testicule.

Si l'on pouvait se procurer des renseignemens positifs sur l'invasion de la maladie, sur sa marche et sur les phénomènes qu'elle a présentés à ses diverses époques, il serait presque toujours facile de distinguer le sarcocèle de l'épaississement et de l'endurcissement de la tunique vaginale ; mais ordinairement les malades ne peuvent donner aucun détail exact sur les circonstances commémoratives, et le plus souvent ils ne réclament les secours de l'art que lorsque la tumeur a acquis un volume et une dureté qui lui donnent les apparences du sarcocèle ; ensorte qu'il règne la plus grande obscurité sur le diagnostic de la maladie, et ce n'est presque jamais

qu'en pratiquant l'opération nécessaire pour la
guérir que l'on en découvre la nature.

Cette opération est différente selon le degré
d'épaississement et d'endurcissement de la tunique vaginale, la nature du liquide qu'elle contient et l'état du testicule. Dans tous les cas, il
faut d'abord plonger un trois-quarts dans la tumeur et se conduire ensuite selon l'état des
choses. Si la ponction donne issue à une grande
quantité de liquide brunâtre, semblable à de la
décoction de café, si la tumeur s'affaisse entièrement, si le volume et la dureté du testicule ne
sont point sensiblement augmentés, et si l'épaisseur de la tunique vaginale est peu considérable,
on peut, comme nous l'avons dit en parlant de
la cure radicale de l'hydrocèle par la méthode
de l'injection, injecter du vin dans la tunique
vaginale et procurer par ce moyen la guérison
parfaite de la maladie. Mais si la ponction ne
donne issue qu'à une petite quantité de liquide
noirâtre et épais, si la sortie de ce liquide n'apporte presque aucune diminution dans le volume
et la dureté de la tumeur, il faut inciser la peau
sur sa partie moyenne, la disséquer de côté et
d'autre jusqu'auprès de sa partie postérieure,
fendre la tunique vaginale dans toute sa longueur, et agir ensuite selon l'état du testicule.
Si cet organe est sain, et si la portion de la tunique vaginale qui se réfléchit sur la tunique
albuginée n'a guère plus d'épaisseur que dans
l'état naturel, on fera l'excision comme dans
l'opération de l'hydrocèle; c'est-à-dire que l'on
enlèvera cette tunique en la coupant le plus près
possible du testicule et du cordon ayant bien
soin de ne pas blesser ces parties.

Mais lorsque la portion de la tunique vaginale qui

se réfléchit sur le testicule a acquis une épaisseur et une dureté considérables, et surtout quand le testicule est tuméfié et endurci, il faut l'enlever avec le reste de la tumeur. Pour cela on achève la dissection de la peau, et lorsque la tumeur est complètement isolée, on coupe le cordon, on fait la ligature des artères spermatiques et on se conduit enfin comme dans l'opération de la castration.

L'espèce de tumeur dont nous parlons n'est point une maladie rare; nous avons eu de fréquentes occasions de l'observer, et nous allons en rapporter quelques exemples.

J. Cellier, porteur d'eau et charbonnier, âgé de cinquante-cinq ans, fut admis à l'hôpital de la **Charité**, le 2 juin 1805, pour y être traité d'une tumeur qu'il portait dans le scrotum. Quelques jours avant son entrée à l'hôpital, cet homme s'était présenté à un Chirurgien qui, croyant reconnaître une hydrocèle double, avait fait la ponction des deux côtés. Il n'était sorti que peu de sérosité du côté droit; le côté gauche avait fourni un liquide sanguinolent. Des douleurs vives avaient succédé à cette opération. Le scrotum fut couvert d'un cataplasme émollient qui n'amena aucun soulagement. La dureté et la sensibilité de la tumeur nous portèrent, M. Deschamps et moi, à la regarder comme un squirrhe du testicule gauche dont l'ablation nous parut nécessaire. Elle fut pratiquée par M. Deschamps le 5 juillet suivant. La tumeur examinée après l'opération, nous trouvâmes qu'elle était formée par la tunique vaginale épaisse de huit à dix lignes. Son tissu lardacé contenait plusieurs foyers ichoreux; sa cavité était remplie par de la sérosité sanguinolente. Le testicule occupait sa partie postérieure et n'offrait aucune altération de forme, de volume ni de tissu.

L***, berger de profession, fut pris en 1802, dans le côté droit des bourses, d'un gonflement qui, d'après les détails que le malade exposa, me parut n'avoir été qu'une simple hydrocèle. Trois ans après, dans le mois d'avril 1805, la tumeur augmenta prodigieusement de volume et s'enflamma pendant un voyage de quarante lieues que cet homme fut obligé de faire pour conduire un troupeau. Il entra vers ce temps à l'hôpital de la Charité. Les topiques émolliens furent employés sans succès. La nature du mal me parut obscure. Je pensais qu'il pouvait y avoir squirrhe du testicule ou épaississement et induration de la tunique vaginale, et peut-être coexistence de la première de ces affections avec une hématocèle : la tumeur était beaucoup moins lourde et moins dure qu'un sarcocèle, et beaucoup plus qu'une hydrocèle. En conséquence du doute où j'étais sur le véritable caractère de la maladie, je plongeai un trois-quarts dans la tumeur avant de me décider à l'enlever ; il s'écoula par la canule une petite quantité d'un liquide brun semblable à de la décoction de café, sans que la tumeur diminuât visiblement de volume. Je jugeai alors l'extirpation nécessaire, et j'y procédai aussitôt. La dissection de la peau fut longue à cause de la densité du tissu cellulaire qui l'unit à la tunique vaginale. Après avoir isolé de toutes parts cette tumeur, je crus devoir l'inciser longitudinalement avant de la séparer à l'endroit correspondant au cordon ; il en sortit une assez grande quantité d'un liquide brunâtre analogue à celui qui s'était échappé par la canule, mais plus consistant. L'épaississement de la tunique

vaginale fut alors manifeste ; elle avait environ
six lignes, et sa surface exhalante était couverte
de concrétions membraniformes semblables à
celles qu'on rencontre dans les autres membranes
séreuses affectées d'inflammation chronique. Le
testicule d'ailleurs me parut sain. Toutefois
comme la portion de la tunique vaginale qui se
réfléchit sur sa surface était très-épaisse, et qu'il
eût été impossible de l'en séparer sans blesser sa
substance, je me décidai à faire l'extirpation de
cet organe. Un sac herniaire vide qui se présenta
devant le cordon, en fut séparé par la dissection,
après quoi je coupai le cordon et liai les artères
spermatiques. Les suites de l'opération n'offrirent
rien de remarquable. En incisant le testicule je
le trouvai sain comme je l'avais jugé pendant
l'opération.

Un jeune fondeur fut pris dans le mois de fé-
vrier 1804, de douleurs dans les parties génitales, sans cause connue. Il y fit d'abord peu
d'attention ; mais plus tard ayant reconnu dans
le scrotum une tumeur oblongue qui présentait
à sa partie antérieure et inférieure un point saillant moins dur que le reste, il en conçut quelque inquiétude et vint réclamer nos soins à l'hôpital de la Charité. A cette époque la tumeur
était dure et opaque comme un sarcocèle ; mais
elle était plus légère eu égard à son volume. En
conséquence je crus devoir agir avec toute la circonspection possible pour ne pas priver ce jeune
homme d'un testicule sain et pour éviter les inconvéniens qui pouvaient résulter de la conservation de cet organe, s'il était malade ; je fis préparer tout ce qui était nécessaire pour l'opération
du sarcocèle, dans le cas où elle serait indispensable. Je commençai par plonger un trois-quarts

dans la tumeur : il s'écoula par la canule un liquide noirâtre, épais, semblable à du sang coagulé et délayé ensuite dans un liquide séreux. Après cet écoulement, la tumeur resta assez volumineuse pour qu'il fût bien manifeste qu'elle contenait des parties squirrheuses. En conséquence, pour bien connaître l'état des parties sur lesquelles j'allais opérer, je fis une incision longitudinale sur la tumeur de manière à la mettre à découvert sans l'intéresser ; après quoi je l'incisai elle-même longitudinalement ; il s'en écoula une nouvelle quantité de matière noire plus consistante que la première. Je reconnus alors que la tunique vaginale avait acquis une épaisseur et une dureté considérables, sans que le testicule fût affecté, ni les membranes qui le recouvrent épaissies. J'excisai la tunique vaginale avec le plus d'exactitude possible et je conservai le testicule.

Le malade eut de la fièvre le jour de l'opération ; il fut saigné le soir. Le lendemain, il se plaignit d'une douleur de côté ; le visage était rouge, animé, le pouls fréquent et dur : la saignée fut réitérée. Le testicule se gonfla considérablement pendant les premiers jours ; sa surface ne tarda pas à se couvrir de bourgeons charnus, et il reprit son volume naturel à mesure que la suppuration devint plus abondante ; il contracta des adhérences avec le scrotum ; les lèvres de la plaie se rapprochèrent, et la guérison fut complète au bout d'un mois.

Nous avons eu plusieurs autres occasions, comme nous l'avons dit plus haut, d'observer l'épaississement et l'endurcissement de la tunique vaginale ; mais il serait superflu d'en multiplier ici les exemples. Ce qui ne le sera point, c'est de dire que ces observations m'ont appris, 1.º que dans les tumeurs du scrotum, formées par l'épaisissement de la tunique vaginale dans laquelle est épanché un liquide brunâtre ou noirâtre, le cordon spermatique ne s'affecte jamais lorsque le testicule est sain ; 2.º qu'abandonnées à elles-mêmes, ces tumeurs ne dégénèrent point en cancer ; 3.º qu'après l'ablation de la tumeur et du testicule, la récidive de la maladie n'est point à craindre, quand cet organe est sain. Je connais des hommes auxquels j'ai pratiqué cette opération, il y a plus de vingt ans, et qui depuis ont joui et jouissent encore d'une bonne santé.

— Il se développe quelquefois dans le scrotum des tumeurs susceptibles d'acquérir un volume énorme, et qui méritent d'autant moins le nom de sarcocèle sous lequel la plupart des auteurs les ont désignées, que les testicules ne sont point malades et ne le deviennent que consécutivement, par la pression de la tumeur qui les réduit quelquefois à un état d'atrophie. Lorsqu'on a pu faire la dissection de ces tumeurs après leur extirpation, ou après la mort des malades, on a trouvé qu'elles étaient formées par une congestion de sucs lymphatiques, albumineux et autres, dans le tissu cellulaire des bourses, et que les testicules et la verge, ensevelis dans cette masse informe, n'avaient éprouvé presque aucune altération.

Dionis rapporte dans son Traité d'Opérations. l'exemple d'une tumeur de ce genre dont un pauvre malabou des Indes était attaqué : la relation en fut envoyée de Pondichéry en 1710 par le père Mazeret, jésuite ; elle était accompagnée du dessin de la tumeur que Dionis a fait graver.

Cette observation a été long-temps presque uni-
que. Depuis, un assez grand nombre de faits du
même genre ont été observés par Augustin Fré-
deric, Walther (1), Cheselden (2), Morgagni(3),
Méhée de la Touche (4), Chopart, Imbert de
Lonnes (5), M. le baron Larrey (6), M. le professeur Roux (7), etc.

Ces tumeurs paraissent affecter plus particulièrement les Indiens de la côte du Malabar et
de Coromandel, et les Egyptiens que les autres
hommes. Leur forme varie beaucoup; en général elles sont plus grosses inférieurement que
supérieurement où elles tiennent par un pédicule
plus ou moins gros à la région du pubis. Elles
sont dures dans certains points, molles dans
d'autres, indolentes, sans inflammation, sans
changement notable de couleur à la peau, qui
s'épaissit en se distendant, et se couvre quelquefois de croûtes jaunâtres et d'ulcérations superficielles. Les cordons spermatiques ne sont point
tuméfiés; les testicules conservent leur forme et
leur intégrité, et quand la tumeur n'est pas encore très-volumineuse, on peut les distinguer à sa
partie postérieure ; mais lorsque son volume est
très-considérable, ils se trouvent confondus
dans sa masse. A mesure que la tumeur fait des
progrès, la verge disparaît et se trouve cachée
sous les tégumens; le prépuce s'efface, et son
extrémité se présente dans un des points de la

------

(1) *Acta erudit.*, *Leps.*, an. 1725.
(2) Anatomie, édit. 4, tab. 26.
(3) *De Sed. et caus. Morb.*, *Epist.* 43, *Art.* 42.
(4) Journal de Méd , t. 10, p. 349.
(5) Considérations sur le cautère actuel, p. 360 et suiv.
(6) Mém. de Chir. Milit., t. 2, p. 110.
(7) Mélanges de Chir. et de Physiol., p. 225.

face antérieure de la tumeur, tantôt sous la forme d'une espèce de nombril, tantôt sous celle d'une fente par laquelle l'urine s'échappe et ruisselle, sans former un jet. Ces sortes de tumeurs se développent sans cause connue, ou à la suite d'une percussion des bourses. Elles se forment lentement, acquièrent un volume excessif et une pesanteur si considérable, que ceux qui les portent ne peuvent s'asseoir et marcher que très-difficilement.

La tumeur du nègre dont Dionis fait mention, était inégale et dure comme une pierre; elle avait un pied trois pouces et six lignes de longueur, et un pied trois pouces de largeur dans sa partie inférieure; sa circonférence était de trois pieds six pouces et sept lignes; elle pesait, autant qu'on l'a pu juger, soixante-trois livres. Ce sont précisément les dimensions de la tumeur du nègre dont parle Cheselden.

La tumeur dont Walther a fait la dissection sur le cadavre, descendait jusqu'au dessous des genoux et sa grosseur répondait à sa longueur : la peau du scrotum était trois fois plus épaisse que dans l'état naturel, et les cellules qu'elle recouvre et qui se continuent entre les testicules, si distendues par une humeur ténace, qu'elles ressemblaient à une masse de chair inerte, de laquelle paraissait principalement dépendre le poids de toute la tumeur qui pesait près de quarante livres. Les testicules étaient beaucoup plus gros que dans l'état naturel; mais cette augmentation de volume provenait de l'épaississement de la tunique albuginée qui enveloppait des tophus et une humeur particulière, ensorte qu'il restait à peine un petit espace, et cela à l'un des côtés seulement, pour les petits tubes très-déliés qui forment la substance propre du testicule.

Morgagni rapporte deux observations de tumeurs qu'il appelle des sarcocèles, mais qui sont évidemment de l'espèce de celles dont il s'agit ici. L'une se rapproche beaucoup de celle de Walther, et lui fut envoyée en 1755 de Syracuse, imprimée et confirmée par le témoignage public de la ville. L'autre observation est celle d'une tumeur que Morgagni lui-même a vue à Padoue sur un homme qui passait par cette ville au mois de mai 1750 pour retourner à Este, lieu de son domicile. Cette tumeur était plus grosse que deux têtes d'homme réunies en une. On pouvait la toucher sans causer la moindre douleur. En la palpant, il semblait à Morgagni toucher une espèce de sarcome d'une forme sphéroïde. Le malade avait reçu un coup sur les bourses dans son enfance; cependant la tumeur n'avait commencé à se former qu'à l'âge viril, et elle était enfin parvenue à ce volume dans l'espace de plusieurs années.

Le malade qui portait la tumeur dont Méhée de Latouche a donné la description, était âgé de 70 ans. Il y avait vingt ans qu'il avait reçu plusieurs coups de pied sur les bourses; ce qui donna naissance à une petite tumeur dont cet homme s'aperçut peu de jours après, et qui depuis ce temps avait toujours augmenté et augmentait encore tous les jours. Cette tumeur, lorsque Méhée l'examina, était longue d'un pied six pouces six lignes, et avait trois pieds un pouce et quelques lignes de circonférence. Sa partie supérieure s'étendait beaucoup au-dessus du pubis et était fort large; sa partie inférieure se terminait vers le bas des cuisses par un angle mousse : on découvrait à sa partie postérieure et moyenne une petite tumeur enfoncée dans la masse que l'auteur de l'observation prit pour un testicule. La verge ne se voyait presque pas ; on apercevait seulement l'extrémité du gland de la grosseur et de la forme d'une fève de haricot, tout le reste étant enseveli dans la tumeur que le malade soutenait avec une espèce de suspensoir ; il marchait les jambes très-écartées.

La tumeur dont parle Chopart était surtout très-remarquable par son volume et par son poids. L'homme qui la portait fut présenté à l'Académie de Chirurgie le 18 août 1768. C'était un nègre de la côte de Guinée, âgé de 50 ans, robuste, de la taille de cinq pieds cinq pouces, arrivé depuis peu de la Martinique où il avait servi vingt-deux ans. Cette tumeur, en forme de poire, pendait entre les cuisses et les jambes jusqu'auprès des malléoles, et obligeait le malade à les avoir toujours écartées, soit qu'il marchât ou qu'il fût couché. Elle avait deux pieds deux pouces de circonférence à sa partie supérieure, trois pieds deux pouces à sa partie moyenne, et quatre pieds à sa partie inférieure ; sa longueur était de deux pieds et demi : elle pesait quatre-vingt livres. Au tiers supérieur et au milieu de la face antérieure de cette masse, était une fente en forme de gouttière qui se bornait en haut à un enfoncement de la largeur du bout du doigt et de deux pouces de profondeur : le gland aboutissait au fond de cette fente et les urines en sortaient quelquefois par jet, lorsque le nègre était debout, et souvent en ruisselant le long de la peau. Cet homme fut placé à Bicêtre au nombre des pensionnaires infirmes. Il y tomba malade quinze jours après son arrivée, et mourut le cinquième jour de sa maladie qui avait les caractères d'une fièvre maligne. L'ouverture de son corps fut faite en présence de plusieurs membres de l'Académie. Ayant ouvert la tumeur dans sa longueur, on y distingua deux substances, l'une extérieure blanchâtre, ferme, semblable à de la tetine de vache, et composée d'un tissu fibreux rempli d'une humeur épaissie; l'autre intérieure, molle, d'un jaune clair, et dont le tissu formait des cellules imbibées de sérosité qui s'écoulait en les ouvrant. La peau qui couvrait la substance extérieure et qui se confondait avec elle, était mince du côté du pubis et cédait aisément au tranchant du scalpel; mais son épaisseur et sa consistance augmentaient et la rendaient semblable à de la couenne de lard, à mesure qu'elle descendait à la base de la tumeur; elle y était même si dure, ainsi que la substance qui lui était adhérente, qu'il fut difficile de la couper. La verge, entièrement cachée sous les tégumens, était grosse, alongée, fixée par le prépuce distendu et dont l'ouverture circulaire se trouvait enfoncée au-dessus de la gouttière d'où les urines s'écoulaient. Le gland était à deux pouces de distance de cette ouverture. Les cordons spermatiques avaient neuf pouces de long depuis l'anneau jusqu'aux testicules, et au moins trois fois plus de grosseur que dans l'état naturel : leur grosseur provenait d'un engorgement séreux de leur tissu cellulaire. Leurs vaisseaux étaient sains. Dans l'abdomen, les viscères et les vaisseaux spermatiques étaient sains aussi et dans leur position naturelle. Après cet examen, la tumeur fut séparée du corps : elle ne pesait plus que soixante-deux livres; mais il s'était écoulé beaucoup de sérosité avant et pendant la dissection.

Les expériences auxquelles fut soumise la matière de cette tumeur, apprirent qu'elle était composée de sucs gélatineux et albumineux sans mélange de graisse.

Chopart pense que l'extirpation ou l'amputation de ce sarcôme monstrueux n'aurait servi qu'à abréger les jours de ce nègre. Il nous apprend que cette opération a été faite sans succès par M. Raymondon, chirurgien à Castries en Albigeois, sur un homme de 42 ans, qui avait une **tumeur du scrotum** à-peu-près de la même nature que celle du nègre, mais bien moins volumineuse. Cette tumeur, de la forme d'une poire, n'avait que vingt-trois pouces de longueur et trente-deux de circonférence dans sa partie la plus large : son sommet formait un gros pédicule alongé et qui comprenait les deux cordons des vaisseaux spermatiques, le testicule droit et la verge retirée et cachée sous la peau. Cette masse s'était formée depuis treize ans ; elle ne causait pas de douleur et n'incommodait que par son poids. Raymondon, croyant qu'elle contenait un liquide épanché, y fit une ponction avec un trois-quarts qu'il enfonça profondément sans qu'il s'en écoulât aucune humeur ; une seconde ponction eut le même résultat. Le lendemain, d'après l'avis et en présence de plusieurs consultans, il amputa cette tumeur vers son sommet, en conservant la verge et le testicule droit qui était sain : le testicule gauche étant altéré, fut emporté. Le malade mourut six heures après l'opération, s'étant plaint de douleurs dans la région épigastrique, ayant désiré et bu de l'eau fraîche jusqu'au moment de sa mort. L'ouverture du corps montra que les viscères du ventre et ceux de la poitrine étaient parfaitement sains. La tumeur des bourses pesait vingt-neuf livres : elle présentait, du côté des tégumens, une masse solide, épaisse, blanchâtre, de la nature d'une substance adipeuse, et renfermait dans le centre environ douze sacs membraneux, dont les uns contenaient de la sérosité et d'autres du sang dissous.

La tumeur que Charles de la Croix portait dans le scrotum depuis environ quatorze ans, et dont Imbert de Lonnes l'a délivré heureusement par une opération qui a duré deux heures et demie, pesait environ trente livres. Elle était plus saillante que le ventre d'une femme qui touche au moment d'accoucher. Les bourses et les tégumens voisins lui servaient d'enveloppe au préjudice des autres parties de la génération, qu'il était impossible d'apercevoir. Cette tumeur était placée plus sur le côté gauche que sur le côté droit ; elle avait la forme d'un cœur arrondi et irrégulier, dont la base était à droite, posant sur le bas-ventre et la cuisse du même côté, et la pointe sur la cuisse gauche ; elle avait environ quatorze pouces de longueur sur dix pouces de hauteur vers son centre.

Il est à regretter qu'Imbert de Lonnes, qui a disséqué cette tumeur après l'avoir enlevée, se soit moins attaché, dans l'histoire qu'il en donne, à la décrire de manière à en faire connaître la nature, qu'à vanter sa hardiesse, son habileté et son succès. Il est évident qu'il en a méconnu le véritable caractère, puisqu'il la regarde comme un sarcocèle monstrueux du testicule gauche, et qu'il assure que son pédicule, qui avait environ dix pouces de circonférence, était *le cordon spermatique développé comme le testicule*. Au reste, Charles de la Croix a vécu environ onze ans après l'opération, en jouissant d'une santé parfaite, et cette circonstance suffirait seule pour prouver que sa maladie n'était point un sarcocèle.

M. le baron Larrey, qui a observé fréquemment en Égypte les tumeurs du scrotum dont il est ici question, ne s'est point trompé sur leur nature. Ce célèbre Chirurgien militaire, en disséquant une tumeur de cette espèce, de forme pyramidale et du poids d'environ six livres, qu'il avait enlevée sur le cuisinier des capucins du Grand-Caire, trouva qu'elle était formée d'une substance couenneuse et presque cartilagineuse. Le testicule droit était sain et répondait à la partie supérieure de la tumeur. Le testicule gauche fut trouvé au milieu de la masse informe de cette tumeur, réduit à un moindre volume. M. Larrey pense que dix ou douze autres tumeurs qu'il a observées en différentes contrées de l'Égypte, et dont la plupart avaient un volume énorme et pesaient près de cent livres, étaient de la même nature que celle dont il a fait la dissection. Il a toujours reconnu que les cordons spermatiques et les testicules étaient dans l'état naturel, placés sur les côtés et à la racine de la tumeur, et que les vaisseaux spermatiques seuls avaient acquis plus de longueur et de grosseur. Il a remarqué encore que tous les individus affectés de cette maladie l'étaient en même temps de l'éléphantiasis à des degrés plus ou moins grands; enfin il a vu cette maladie attaquer les grandes lèvres d'une femme, et a fait graver plusieurs de ces tumeurs.

Entre les observations de ces tumeurs singulières du scrotum qui ont été recueillies, il en est peu qui offrent autant d'intérêt que celle qui a été recueillie par M. le professeur Roux.

En voici le précis : Un cultivateur, âgé d'environ 50 ans, portait dans le scrotum, depuis dix mois, une tumeur qui s'était développée à la suite d'une légère contusion des bourses. Cette tumeur existait du côté gauche; son volume égalait au moins la tête d'un adulte; sa surface offrait çà et là des bosselures formées par de petits amas de sang, presque immédiatement au-dessous de la peau, qui était distendue, amincie, livide et assez intimement unie à la tumeur, surtout en devant et sur les côtés. La verge était entièrement cachée; on n'en apercevait que le prépuce. Le testicule droit était collé sur le côté correspondant de la tumeur, et offrait toutes les apparences d'une parfaite intégrité. Une portion du cordon spermatique du côté malade, que l'on sentait au-dessous de l'anneau, était intacte, et, autant qu'on pouvait en juger par le toucher, il n'y avait aucun engorgement des glandes lymphatiques de l'abdomen. Le malade ne ressentait encore dans la tumeur que des douleurs sourdes, et jouissait d'ailleurs d'une assez bonne santé. Il entra à l'hôpital Beaujon dans les derniers jours de décembre 1807. M. Roux, après avoir examiné attentivement toutes les circonstances de la maladie, prononça qu'elle appartenait au tissu cellulaire du scrotum, et que l'on trouverait dans son centre le testicule intact. La dissection de la tumeur, immédiatement après l'opération que M. Roux pratiqua avec son habileté ordinaire, et qui eut un plein succès, justifia son pronostic. En effet, le testicule était au centre de la tumeur, jouissant de toute son intégrité, et n'ayant même encore contracté que de très-légères adhérences avec la tunique vaginale. La portion retranchée du cordon spermatique était également saine. Toute la masse de la tumeur dépendait de la dégénération du tissu cellulaire du scrotum, et était formée de deux substances assez différentes l'une de l'autre, du moins à la vue. L'une, plus considérable et occupant l'extérieur, était molle, granuleuse, et semblait tenir le milieu, pour l'apparence, entre de la graisse condensée et la pulpe cérébrale : c'était au milieu d'elle, mais près de la surface de la tumeur, qu'existaient trois ou quatre petits foyers sanguins. L'autre substance, qui formait une sorte de noyau, était plus ferme, plus consistante, d'apparence lardacée et carcinomateuse. Le tout, au reste, existait sans aucun indice d'une conversion purulente commencée ou devant incessamment avoir lieu.

Il résulte des observations que nous venons de rapporter, 1.º que les tumeurs énormes qui se développent dans le scrotum n'ont point leur siége dans les testicules et ne sont point de véritables sarcocèles ; qu'elles sont formées par l'accumulation lente et successive de sucs lymphatiques et albumineux dans le tissu cellulaire des bourses ; que les testicules ne sont point malades, et que s'ils sont affectés, ce n'est que consécutivement par le volume de la tumeur, qui les réduit quelquefois à un état d'atrophie ; 2.º qu'elles ne sont point susceptibles de dégénération cancéreuse ; qu'elles n'exercent aucune influence nuisible sur l'économie animale, et qu'elles ne causent d'autre incommodité que celle qui résulte de leur volume énorme et de leur poids ; 3.º qu'après leur ablation, on n'a point à craindre la récidive de la maladie, comme après l'extirpation du sarcocèle.

Les causes de ces tumeurs ne sont point connues. Quelquefois elles ont paru à la suite d'un coup ou d'une forte pression ; mais le plus souvent elles se sont formées sans le concours d'aucune cause externe. Dans le principe de la maladie, il serait peut-être possible de la guérir en faisant prendre au malade des purgatifs drastiques répétés selon ses forces, en exposant la tumeur à la vapeur du vinaigre ammoniacal jeté sur des briques très-chaudes, ou en employant d'autres topiques résolutifs. Mais, comme les progrès de la maladie sont lents et insensibles, la plupart des malades ne réclament les secours de l'art que lorsque la tumeur a acquis un volume qui rend tous les médicamens inutiles. Il ne reste alors d'autre ressource que les moyens chirurgicaux.

Chopart regarde la cautérisation avec la potasse caustique comme le procédé curatif le plus convenable, lorsque la tumeur n'est pas d'un volume considérable. Il veut qu'on l'applique dans une assez grande étendue pour faire une ouverture qui puisse laisser une issue facile aux humeurs, et amener la destruction successive des parties intérieures désorganisées ou viciées, en continuant avec prudence et méthode l'usage de ce caustique. Il dit avoir suivi ce procédé pour un sarcôme volumineux du scrotum, compliqué d'une congestion lymphatique et sanguinolente, dans une poche membraneuse de cette partie. L'homme qui portait cette tumeur fut parfaitement guéri.

Malgré le succès obtenu par Chopart, nous pensons que l'extirpation ou l'amputation est préférable à la cautérisation. Cette opération peut être pratiquée, quel que soit le volume de la tumeur, lorsque le malade n'est pas trop âgé et qu'il jouit d'ailleurs d'une bonne santé. Il

n'est guère possible de tracer les règles d'après
lesquelles l'opération doit être faite. Tout ce
qu'on peut dire en général, c'est qu'il faut éviter la lésion des testicules, des cordons spermatiques et de la verge, et ne conserver de la peau
qu'autant qu'il en faut pour recouvrir la surface
de la plaie. Tout le reste des tégumens doit rester adhérent à la tumeur et être enlevé avec elle.

ARTICLE II.

Des vices de conformation et des maladies de la Verge.

Vices de conformation.

Les principaux vices de conformation de la
verge sont l'imperforation du gland et celle du
prépuce, le phimosis, le paraphimosis et l'hypospadias.

De l'imperforation du Gland et de celle du Prépuce.

L'imperforation du gland a été observée plusieurs fois chez les enfans nouveaux-nés. On
soupçonne que ce vice de conformation existe
parce que l'enfant n'est pas mouillé et qu'il fait
des efforts continuels pour rendre ses gros excrémens, quoique le méconium s'écoule avec facilité. En examinant le gland on découvre l'imperforation qui est ou complète ou incomplète.
Quand elle est complète, tantôt il n'y a aucune
trace d'ouverture au bout du gland, tantôt l'extrémité de l'urètre est disposée comme à l'ordinaire, mais les bords de l'ouverture sont collés
l'un à l'autre. Lorsque l'imperforation est incomplète, il existe une ouverture presque im-

perceptible à travers laquelle l'urine sort par
un filet si subtil qu'on l'aperçoit à peine, et qu'il
se perd en une sorte de rosée. Dans l'imperforation complète, on sent le canal dilaté ou rempli d'urine jusqu'à l'endroit où il est fermé, lequel est rarement éloigné de celui où l'urètre
finit. Dans les efforts que font les enfans pour
uriner, la verge passe à l'état de demi-érection.
Pour remédier à ce vice de conformation, quand
la bouche de l'urètre existe comme à l'ordinaire
et que ses bords sont collés l'un à l'autre, il
suffit de les séparer avec la pointe d'un bistouri
ou d'une lancette. S'il n'y a aucune trace d'ouverture, on pratique d'abord, avec la pointe
d'un bistouri, une petite incision au sommet du
gland, suivant la direction de l'orifice de l'urètre; on achève ensuite la perforation avec une
aiguille ou espèce de trois-quarts, puis on met
une bougie dont on continue l'usage pendant
long-temps, afin de prévenir le rétrécissement
de l'ouverture. Dans l'imperforation incomplète,
on doit agrandir l'ouverture en y portant d'abord
un stylet très-délié, en substituant ensuite à ce
premier moyen des bougies dont on augmente
progressivement la grosseur et dont on continue
l'usage pendant long-temps.

L'imperforation du prépuce, comme celle de
l'urètre, est complète ou incomplète. Dans l'occlusion complète, les couches de l'enfant ne sont
point mouillées, parce qu'il ne rend point d'u-
rine. Ce liquide, retenu dans le prépuce, le distend et forme une tumeur transparente dans
laquelle on sent l'ondulation d'un liquide, et
qui augmente de volume et devient plus tendue
lorsque l'enfant fait des efforts pour uriner. On
remédie à ce vice de conformation en ouvrant la

tumeur et en excisant une partie du prépuce lorsqu'il est trop long. Des pansemens simples, des ablutions d'eau d'orge et de sureau suffisent pour obtenir la guérison. L'imperforation incomplète du prépuce doit être regardée comme un degré du phimosis dont nous allons parler.

Du Phimosis.

Le phimosis est une disposition vicieuse du prépuce dont l'ouverture est trop étroite pour permettre au gland d'y passer et de se découvrir. Dans le langage de l'école, on distingue le phimosis en naturel et en accidentel. Il est naturel ou de première conformation quand on l'apporte en naissant : il est accidentel lorsqu'il survient après la naissance par une cause quelconque.

Les enfans naissent presque toujours avec l'ouverture du prépuce trop étroite pour qu'on puisse librement découvrir le gland en entier ; mais à mesure qu'ils grandissent, et surtout vers l'âge de la puberté, où l'érection commence à être forte, la verge s'alonge, et le gland dilate peu-à-peu l'ouverture étroite du prépuce. Cependant l'érection ne suffit pas toujours pour élargir cette ouverture lorsque le rétrécissement est très-considérable et que le frein ou filet du gland est fort court : car alors plus l'érection est forte, plus le gland dont la forme est conique, se courbe inférieurement, de sorte qu'au lieu de se présenter au trou du prépuce par son sommet, c'est sa base qui s'y porte et qui peut bien alonger le prépuce, mais non dilater son ouverture.

Lorsque, dans le phimosis naturel, l'ouverture du prépuce est assez grande pour que l'urine y passe librement à mesure qu'elle sort de l'urètre, il n'en résulte aucun inconvénient ;

mais si le prépuce est fort alongé et son ouverture excessivement étroite, les enfans sont exposés à une rétention d'urine : ce liquide ne s'évacuant que goutte à goutte, s'accumule dans le prépuce, le distend, forme une tumeur molle, avec fluctuation, à demi-transparente, d'un volume quelquefois considérable, laquelle augmente lorsque l'enfant fait des efforts pour pisser, et on est obligé de la vider en la comprimant chaque fois qu'il urine. Si on ne remédie pas à ce mal, il ne fera qu'augmenter et devenir de plus en plus fatigant pour l'enfant. En effet, l'urine, dont il est difficile qu'il ne reste quelques gouttes dans le prépuce, s'altère, irrite l'ouverture qui lui donne passage, y excite de l'engorgement, et souvent le prépuce s'alonge et s'endurcit : bien plus, peu-à-peu l'intérieur du prépuce s'ulcère, les bords de son ouverture s'agglutinent, et l'enfant est exposé à périr s'il n'est secouru convenablement. L'observation suivante communiquée à l'Académie de Chirurgie, et rapportée par Chopart, dans son Traité des maladies des voies urinaires, fait connaître tout le danger de cette maladie, lorsqu'elle est méconnue ou négligée.

Un enfant âgé de deux mois et demi n'avait aucune apparence de verge ni de testicules; il lui était survenu depuis sa naissance, au-dessous de la symphise des os pubis, une tumeur ovalaire de la grosseur d'un œuf de poule et qui était ulcérée, rouge et très-humide à la partie moyenne de sa surface. La peau formait autour de l'ulcère un bourrelet calleux. En pressant la tumeur dans sa circonférence, on sentait une sorte d'ondulation, et il suintait des gouttelettes de sérosité par différens petits trous de l'ulcère. On avait regardé cette tumeur comme un cancer qui avait rongé, détruit les organes de la génération, et qui était incurable. Un examen plus attentif fit voir qu'elle n'était ni cancéreuse, ni incurable, et qu'elle ne dépendait que de l'imperforation du prépuce, ou de l'extrême étroitesse de son ouverture; que la sérosité qui suintait était de l'urine, et qu'il fallait faire dans le centre de l'ulcère une incision qui pénétrât jusque dans la poche où l'on sentait une sorte d'ondulation. Cette incision étant faite sur-le-champ, il s'écoula peu de sérosité; mais en comprimant la tumeur, il sortit une humeur semblable à de la bouillie claire. On agrandit suffisamment l'ouverture pour voir le fond de la poche, et l'on y trouva le gland dont la surface était excoriée ainsi que l'intérieur du prépuce. On conseilla des injections émollientes et des soins de propreté. Cet enfant qui n'avait presque pas cessé de crier depuis sa naissance, qui était toujours agité, devint tranquille et urina abondamment sans efforts. Il fut guéri complètement au bout d'un mois. La verge prit sa forme naturelle, et les testicules se trouvèrent dans le scrotum.

Les inconvéniens dont nous venons de parler ne sont pas les seuls qui résultent de l'étroitesse excessive de l'ouverture du prépuce. Le séjour de l'urine dans cette espèce de poche cutanée donne lieu au dépôt de la matière calculeuse et à la formation de pierres plus ou moins grosses; et lorsque ces pierres sont mobiles et qu'elles ont la forme d'un grain d'avoine, elles peuvent s'engager dans l'ouverture du prépuce et intercepter le passage de l'urine.

Ainsi, lorsque l'ouverture du prépuce est si étroite que l'urine ne sort pas à mesure qu'elle s'échappe de l'urètre, qu'elle s'accumule dans l'intérieur du prépuce, et qu'elle le distend pour former une tumeur, on doit recourir promptement à l'opération nécessaire pour remédier à ce vice de conformation , afin de faire cesser les inconvéniens qui en résultent et de prévenir les accidens dont nous venons de parler. Cette opération consiste à fendre le prépuce dans une étendue subordonnée au volume de la tumeur qu'il forme quand il est distendu par l'urine, et à en exciser une partie proportionnée à sa longueur. Des pansemens simples , des ablutions d'eau d'orge et de sureau, suffisent pour faciliter la guérison de la plaie.

Quand l'ouverture du prépuce est assez grande pour permettre l'écoulement de l'urine, à mesure qu'elle sort de l'urètre, le phimosis de naissance n'incommode point les enfans, et ils arrivent à l'âge de puberté sans se douter du vice de conformation qu'ils portent. Si le prépuce a beaucoup plus d'étendue qu'il ne faut pour recouvrir le gland, il se prête aisément à l'augmentation de volume de cette partie dans l'érection, et cet état ne cause aucune douleur; mais si le prépuce n'a que l'étendue nécessaire pour envelopper le gland, celui-ci, ne pouvant passer par l'ouverture trop étroite du prépuce, l'érection est douloureuse. La douleur est surtout très-grande lorsque les sujets chez lesquels cette conformation a lieu ont commerce avec les femmes. Cependant il arrive quelquefois dans cette occasion que le prépuce achève de se dilater, ou qu'il se déchire, parce que le gland est forcé d'y passer tout entier; et si cette dilatation n'est pas suffisante, il est possible que le gland étant sorti ne puisse retourner à sa place : alors il en résulte un paraphimosis qui devient quelquefois une maladie fâcheuse. Lorsque la circonférence de l'ou-

verture du prépuce est déchirée par l'effort
qu'a fait le gland pour la franchir, on a quelquefois aussi de la peine à replacer le prépuce ;
et dans le cas où on le replace sans peine, le
bord de l'ouverture s'enflamme et celle-ci devient
plus étroite encore. C'est ce qu'on a vu plusieurs
fois arriver à de jeunes maris la première nuit de
leurs noces. Quand le prépuce est très-long et
son ouverture fort étroite, l'humeur séminale
n'est pas lancée avec la force et la liberté convenables, et cette circonstance peut être une cause
d'impuissance.

Ceux qui ont naturellement l'ouverture du
prépuce trop étroite pour que le gland puisse
se découvrir, et qui vivent dans la continence,
ne sont point exposés aux accidens dont nous
venons de parler ; mais ils sont sujets à un autre
inconvénient : l'humeur sébacée, sécrétée par les
glandes qui sont placées sur la couronne du
gland, s'amasse sous le prépuce, cause des démangeaisons, une phlogose habituelle de la
membrane interne du prépuce et de la surface du
gland, quelquefois même un écoulement qui
ressemblerait à une blennorrhée si la matière qui
flue venait de l'urètre, et que les malades et
souvent des médecins inattentifs prennent souvent pour une véritable blennorrhée du canal.
L'inflammation habituelle de l'intérieur du prépuce peut être suivie d'ulcérations à la suite desquelles le prépuce contracte avec le gland des
adhérences qui rendent le coït douloureux. On
préviendrait probablement ces inconvéniens en
faisant fréquemment des injections d'eau tiède
sous le prépuce, ou en pinçant l'extrémité de
cette partie pendant la sortie de l'urine pour
qu'elle s'y amassât et servît de lotion naturelle.

Mais ces moyens ne sont pas aussi sûrs que l'opération du phimosis, qui est d'ailleurs indispensable pour faire cesser les douleurs qui accompagnent l'acte de la génération et pour faciliter l'expulsion de la semence.

Cette opération consiste à fendre le prépuce dans sa partie moyenne et supérieure. On s'est servi de différens instrumens pour pratiquer cette opération ; mais le plus simple et le plus généralement employé est un bistouri dont la la lame longue d'environ deux pouces et demi, a tout au plus une ligne et demie de largeur et sa pointe très-aiguë. Lorsqu'on veut se servir de ce bistouri, on en couvre la pointe avec une petite boule de cire que l'on trempe dans de l'huile ou du blanc d'œuf, afin qu'elle glisse aisément. Voici de quelle manière on fait cette opération, après avoir préparé des plumasseaux, une compresse en croix de Malte trouée dans son milieu, et une bande large d'un travers de doigt, longue d'environ une demi-aune et fendue à l'une de ses extrémités dans l'étendue d'environ six pouces.

Le malade sera assis sur une chaise, ou couché sur le côté droit de son lit. S'il est assis sur une chaise, elle sera placée contre un mur ou un meuble immobile, et le dos du malade sera appuyé dans toute sa longueur contre le dossier de la chaise : si celle-ci n'était pas arrêtée contre un corps immobile ou que le malade fût assis obliquement, le mouvement qu'il ferait en arrière ou qu'il chercherait à faire au moment où il sentirait l'action du bistouri, pourrait faire manquer l'opération : le Chirurgien se place devant lui, un peu à sa droite et pose un genou en terre. Si le malade est couché, le Chirurgien se

tient contre le bord droit du lit; s'il est méticu-
leux, il n'est pas inutile de lui faire tenir les
mains par des aides, crainte qu'il ne s'en serve
involontairement pour éloigner celle du Chirurgien. Celui-ci pince le côté droit de l'ouverture
du prépuce avec le pouce et le doigt indicateur
de la main gauche et le tire un peu à lui. Il
prend le bistouri de la main droite et le tient
comme pour couper de dedans en dehors et devant
soi : il l'introduit à plat entre la face supérieure
du gland et le prépuce, avec l'attention d'appuyer le dos de l'instrument contre ce dernier
afin qu'il ne coupe pas en entrant. Lorsque sa
pointe est parvenue à la couronne du gland , le
Chirurgien abandonne le prépuce; il saisit la
verge entre les trois derniers doigts placés en
dessous, l'indicateur en dessus, et avec le pouce
il tire la peau vers le pubis, afin de mettre au
niveau l'une de l'autre les deux lames du prépuce et de pouvoir les couper dans une étendue
égale : il porte le pouce derrière l'endroit où l'incision doit commencer , tourne le bistouri de
façon que son tranchant regarde le prépuce ,
incline fortement le manche en tendant en même
temps la peau; il pousse la pointe du bistouri
qui perce le bouton de cire dont elle est couverte
et la base du prépuce; ensuite en baissant la
main qui tient l'instrument, et le tirant à soi, il
incise le prépuce dans toute sa longueur. Si
malgré la précaution qu'on a prise de tirer la
peau en arrière, la membrane interne du prépuce n'est pas incisée dans la même étendue que
la peau, on achève de la couper avec des ciseaux
ou avec le bistouri dont on garnit de nouveau la
pointe d'un bouton de cire, et que l'on porte
sous la portion membraneuse qui doit être divisée.

Lorsque le prépuce n'a pas plus d'étendue qu'il ne faut pour couvrir le gland, la simple incision de ce repli suffit à l'objet qu'on se propose; mais si la longueur du prépuce est superflue, et surtout si le contour de son ouverture est dur et calleux, en se bornant à une simple incision ses deux lèvres restent grosses, lâches, pendantes, et non-seulement cette partie est difforme, mais encore elle peut gêner dans les plaisirs de l'amour, ce qui ne laisse pas que de déplaire à beaucoup de gens. Il faut alors, après avoir fendu le prépuce, en retrancher de côté et d'autre un lambeau triangulaire, et faire ainsi une espèce de circoncision. Lorsque le filet du gland se prolonge jusqu'à l'orifice de l'urètre, on doit le couper.

Les adhérences du prépuce au gland rendent l'opération du phimosis beaucoup plus difficile. La conduite à tenir, dans ce cas, est différente selon que les adhérences sont générales ou partielles, dures ou peu résistantes. Lorsque le prépuce ne tient au gland que par quelques brides, ce qu'on reconnaît facilement à l'aide d'un stylet qu'on passe entre ces deux parties, on doit commencer par inciser le prépuce dans le point où il n'y a point d'adhérences : cette première incision facilite beaucoup le reste de l'opération, surtout lorsque l'incision peut être faite au voisinage de la partie supérieure et à plus forte raison dans ce lieu même. Mais lorsque l'adhérence est générale, on est réduit à pincer la peau du prépuce de manière à lui faire faire un pli transversal qu'on coupe dans le milieu, en approchant le plus possible de la surface du gland. Ici l'opérateur ne saurait apporter trop d'attention, puisque son instrument doit diviser une membrane mince, unie au gland et éviter cet organe lui-même. On rend cette partie de l'opération un peu moins difficile en tirant en sens contraire les deux bords de la plaie; on soulève par ce moyen la membrane qui adhère au gland, et la tension à laquelle elle est soumise, tandis que le gland est dans un état de flaccidité, permet à l'œil du Chirurgien de les mieux distinguer, en même temps qu'elle en facilite la division. On reconnaît que la membrane interne du prépuce a été coupée dans toute son épaisseur, à son écartement plus facile dans cet endroit que dans ceux où elle n'a pas été entamée. Cette incision achevée, il s'agit de séparer les adhérences, ce qui peut offrir plus ou moins de difficulté.

Ces adhérences sont quelquefois très-lâches : il suffit alors d'exercer sur elles une légère traction pour ramener le prépuce derrière le gland; on dépouille celui-ci comme une anguille, suivant l'expression de J. L. Petit. Cette séparation est plus douloureuse que difficile. Si les adhérences sont plus fermes, si le tissu qui unit le gland au prépuce ne cède que fort peu, on doit, à mesure qu'on tire en sens inverse ces deux parties, diviser avec la pointe du bistouri les liens celluleux qui les unissent. Enfin si les adhérences sont tout-à-fait dures et qu'elles ne prêtent nullement à la traction exercée sur elles, il est nécessaire de les diviser, au risque d'entamer le gland. Voici à cet égard les règles à suivre : si en divisant les adhérences on ne peut pas les distinguer nettement des parties qu'elles unissent, il faut diriger le tranchant du bistouri vers le prépuce plutôt que vers le gland. Si le gland est blessé, il en résulte des douleurs vives et une hémorragie. Si une partie du prépuce

reste sur le gland, elle s'en sépare peu-à-peu
par la suppuration, et il n'en résulte aucune
difformité, ni aucun autre inconvénient. Quant
à l'hémorragie causée par la blessure du gland
ou l'excision d'une partie de son tissu, elle cède
à l'application de quelques bourdonnets de charpie trempés dans une liqueur astringente, telle
que l'eau alumineuse, et à une compression
légère et méthodique exercée avec le doigt pendant vingt à trente minutes. On peut après ce
laps de temps, substituer l'appareil dont nous parlerons bientôt à la compression avec les doigts.
Quelques Chirurgiens ont essayé dans ce cas-là
d'appliquer des ligatures sur des points d'où
coulait le sang ; mais il suffit de connaître la
structure spongieuse du gland pour comprendre
combien la ligature est peu convenable.

Lorsque l'opération du phimosis est terminée,
on laisse la plaie découverte pendant quelques
instans pour lui donner le temps de se dégorger ;
ensuite on applique un petit plumasseau de
charpie sèche sur chacune de ses lèvres qui doivent être tenues écartées ; on place sur la charpie
une compresse en croix de Malthe, percée dans son
milieu pour la sortie de l'urine, et le tout est assujetti avec une petite bande dont les tours seront
assez serrés pour empêcher le sang de couler.
Soit que le malade reste au lit ou qu'il se lève, la
verge doit être maintenue relevée contre le ventre.
S'il survient de l'hémorragie quelques heures
après l'opération, on enlève l'appareil et on le
réapplique avec plus d'exactitude que la première
fois. S'il ne survient aucun accident, on ne lève
l'appareil qu'au bout de quatre ou cinq jours.
Les pansemens subséquens seront faits avec des
plumasseaux légèrement enduits de cérat. La

guérison est achevée en quinze ou vingt jours.

Quelques auteurs ont pensé que la circoncision, ou la résection de l'extrémité trop alongée du prépuce, comme les Juifs la font aux enfans nouveaux-nés, était préférable à l'incision que nous venons de décrire, en ce qu'elle débarrassait le malade d'une portion de peau excédente, inutile et souvent gênante. Mais l'expérience prouve que cette excision cause à toute la circonférence du prépuce une tuméfaction inflammatoire, à la suite de laquelle cette circonférence reste dure, peu extensible, ensorte que le gland ne peut être mis à découvert, et qu'on est obligé de fendre longitudinalement le reste du prépuce à la partie supérieure, comme je l'ai vu plusieurs fois.

—Le phimosis accidentel n'a guères lieu que chez les sujets dont l'ouverture du prépuce n'est pas assez grande pour permettre de découvrir et de recouvrir le gland avec facilité. Plusieurs causes peuvent donner lieu à cette espèce de phimosis : la blennorrhagie et les chancres vénériens sont les plus ordinaires.

Si une personne dont le prépuce dépasse de beaucoup le gland et a une ouverture très-étroite, vient à contracter une blennorrhagie, la matière de l'écoulement séjourne dans la partie du prépuce qui s'étend au delà du gland, l'irrite, en détermine le gonflement inflammatoire; ce qui augmente l'étroitesse de l'ouverture du prépuce, et rend plus difficile encore l'écoulement du mucus. On remédie à cette espèce de phimosis accidentel, en trempant fréquemment la verge dans de l'eau de guimauve ou dans du lait tiède, et en faisant des injections avec le même liquide, entre le prépuce et le gland.

Les chancres qui produisent le phimosis accidentel sont situés sur le bord de l'ouverture du
prépuce, sur la face interne de cette enveloppe,
ou sur le gland. Les chancres qui affectent la circonférence de l'ouverture du prépuce, soit du
côté interne, soit du côté externe, causent presque toujours le phimosis, même chez les hommes
qui n'ont aucune disposition naturelle à cette
maladie : la dureté, l'inflammation qui en proviennent rétrécissent tellement l'ouverture, que
l'on ne peut voir le gland, ni même l'orifice
de l'urètre. On traite ce phimosis par les remèdes généraux et les topiques appropriés à
l'inflammation et à la cure des chancres; mais
si le malade a naturellement l'ouverture du prépuce trop étroite, les cicatrices que laissent les
chancres diminuent l'étendue de cette ouverture,
en rendent les bords moins extensibles, ce qui
gêne beaucoup dans le coït, et le rend même
quelquefois impossible, ensorte que l'on est
obligé de pratiquer consécutivement l'opération
du phimosis.

Les chancres qui attaquent la face interne du
prépuce ou le gland, produisent aussi presque
toujours le phimosis chez les personnes qui ont
l'ouverture du prépuce naturellement étroite.
Dans ce cas, comme on ne peut mettre les chancres à découvert pour les panser, qu'en ramenant avec force le prépuce derrière le gland, ce
qui cause au malade de vives douleurs et l'expose au paraphimosis, plusieurs auteurs recommandent de faire dès le premier abord l'opération
du phimosis, dans la vue de panser plus méthodiquement les chancres mis à découvert. Mais
dans la plupart des cas, cette opération est inutile. On ne risque rien de laisser les chancres

cahés. On traite le phimosis par des saignées plus ou moins répétées, un régime convenable, des boissons rafraichissantes, des bains généraux et locaux, des cataplasmes émolliens. Pour éviter que la sanie que rendent les chancres ne s'accumule et ne porte son action nuisible sur les parties saines, on injecte plusieurs fois dans le jour, par l'ouverture du prépuce, de la décoction de racine de guimauve, au moyen d'une petite seringue. Par cette méthode on fait naître une suppuration abondante, qui dissipe peu-à-peu le gonflement de la partie, et permet de découvrir le gland et les chancres. Mais si le prépuce était naturellement si étroit qu'on ne pût le tirer au-delà du gland, on se contenterait de prendre les précautions nécessaires pour que la face interne du prépuce ne se collât pas avec le gland à l'endroit des ulcères. Ces précautions consistent à faire glisser de temps en temps le prépuce sur le gland, et à pousser entre ces parties des injections détersives d'eau d'orge ou de vin miellé.

Il y a cependant des cas où l'on est obligé de pratiquer l'opération du phimosis : c'est lorsque le gland est si gonflé et le prépuce si tendu que celui-ci tomberait infailliblement en gangrène, si on ne le débridait pas. La même opération est encore indispensable lorsque le gland et l'intérieur du prépuce sont couverts d'excroissances ulcérées. Dans ces cas le procédé opératoire est le même que pour le phimosis de naissance; mais le lieu où il convient d'opérer est subordonné à certaines circonstances. Il faut que le prépuce soit ouvert vis-à-vis le lieu qu'occupent les chancres et les poireaux, et s'il y a une escarre gangreneuse, elle doit être comprise dans l'incision. Nous ne parlerons pas de la manière de traiter

les chancres, ni du traitement général auquel le
malade doit être soumis, parce que ces objets
demandent un traité spécial.

Lorsqu'il s'infiltre de la sérosité dans le tissu
cellulaire de la verge et du prépuce, celui-ci s'a-
longe, son ouverture se rétrécit, et il se forme un
phimosis accidentel. Cette infiltration peut dépendre de diverses causes et exister à des degrés différens. Elle est quelquefois l'effet d'une autre maladie, comme on l'observe dans l'hydrocèle par infiltration symptomatique. D'autres fois elle se montre
comme une affection idiopathique, c'est-à-dire
indépendante de toute autre maladie, et produite
par des causes qui agissent sur le prépuce même.
Dans le premier cas, le phimosis séreux n'est
point regardé comme un objet chirurgical. L'infiltration de la verge et du prépuce est soumise
aux mêmes chances que celle des bourses : si la
maladie principale guérit, l'infiltration de ces
parties se dissipe; dans le cas contraire elle augmente graduellement, et lorsqu'on est obligé de
faire des mouchetures aux bourses, elles suffisent
pour débarrasser la verge de la sérosité dont elle
est inondée, et le prépuce revient à son état
naturel.

Le phimosis séreux idiopathique se voit souvent chez les jeunes gens calculeux qui ont
l'ouverture du prépuce naturellement étroite.
Les tiraillemens qu'ils exercent sur le bout de la
verge donnent lieu à l'alongement du prépuce,
à son infiltration et au rétrécissement de son ouverture, dont les bords deviennent quelquefois
calleux par le séjour d'une certaine quantité
d'urine dans la partie du prépuce qui dépasse
le gland. Dans quelques sujets, la longueur du
prépuce, son infiltration et le rétrécissement de

son ouverture sont si considérables qu'on est obligé, pour pratiquer la cathétérisme , de faire l'opération du phimosis.

Dans les adultes et particulièrement chez les sujets de 40 à 50 ans qui ont de l'embonpoint et sont atteints d'un vice acrimonieux , il n'est pas rare de voir le prépuce s'alonger, s'infiltrer, son ouverture se rétrécir de manière que le gland ne peut se découvrir. Chez les sujets qui ont le prépuce naturellement très-ouvert, cette espèce de phimosis n'est jamais portée à un degré considérable, et l'on procure presque toujours la résorption de la sérosité par des résolutifs, en tenant la verge appliquée contre le ventre, et en pressant souvent le prépuce entre les doigts. Mais chez les individus dont le prépuce est peu ouvert et qui ne peuvent découvrir le gland qu'en forçant un peu le prépuce, la moindre infiltration de cette partie suffit pour en empêcher la rétrocession. Souvent alors il se forme sur le contour de l'ouverture du prépuce des gerçures plus ou moins profondes qui rendent les moindres efforts pour découvrir le gland très-douloureux , et qui empêchent l'acte vénérien Ces inconvéniens ne sont pas les seuls qui résultent de cette espèce de phimosis : l'humeur sécrétée par les glandes de la couronne du gland séjourne dans le prépuce malgré les injections que font les malades pour l'entraîner ; elle s'altère, devient âcre, irritante, et donne lieu à une phlogose habituelle de ces parties; le prépuce s'épaissit de plus en plus, s'endurcit et devient squirrheux. On prévient ces accidens et on y remédie lorsqu'ils existent déjà, en pratiquant l'opération du phimosis , qui consiste alors non-seulement à fendre le prépuce dans sa partie moyenne et supérieure jusqu'à la base du gland, mais aussi à en emporter un lambeau triangulaire, et à enlever tout ce qui est endurci et qui ne pourrait être fondu par la suppuration.

Du Paraphimosis.

Le paraphimosis a lieu lorsque le prépuce, porté au-delà du gland, ne peut plus revenir sur cette partie de la verge, qu'il étrangle et qu'il serre comme le ferait une ligature. Le paraphimosis est donc, comme on voit, l'opposé du phimosis. Il est des auteurs qui distinguent le paraphimosis en naturel et en accidentel; mais ce qu'ils appellent paraphimosis naturel ou de naissance ne mérite pas ce nom : c'est une conformation vicieuse dans laquelle le gland est à découvert parce que le prépuce est trop court, ou parce qu'il manque entièrement, et quelquefois aussi parce que le prépuce a été détruit par la gangrène, ou qu'il a été enlevé presque en entier par la circoncision. Nous parlerons plus bas de cette conformation vicieuse.

Les personnes dont l'ouverture du prépuce est naturellement trop étroite pour permettre de découvrir et de recouvrir le gland avec facilité, et celles dont cette ouverture est rétrécie accidentellement, sont seules exposées au paraphimosis. Il survient dans deux circonstances différentes qu'il importe beaucoup de remarquer; savoir, lorsque la verge est saine, et lorsqu'il existe des chancres sur le gland ou sur la face interne du prépuce.

Pour bien comprendre la manière dont le paraphimosis se forme, et les phénomènes qui l'accompagnent, il faut se rappeler ce qu'éprouve

le prépuce lorsqu'on le ramène derrière le gland :
à mesure qu'on tire la peau vers la racine de la
verge, les deux lames du prépuce s'écartent l'une
de l'autre, ensorte que lorsque le gland est entièrement découvert, la partie de la verge qui
est comprise entre la base de ce corps et l'endroit
où la rétraction des tégumens a porté la portion
de peau qui correspond à l'ouverture du prépuce, est recouverte par la lame interne de ce
repli, laquelle forme plusieurs anneaux. Cela
posé, on conçoit facilement ce qui doit arriver
aux personnes qui ayant l'ouverture du prépuce
trop étroite ont l'imprudence de découvrir le
gland et ne le recouvrent pas sur le champ. La
portion de peau qui correspond à l'ouverture du
prépuce forme derrière le gland une espèce de
ligature qui met obstacle au retour du sang et
de la lymphe, détermine le gonflement du gland
et surtout de la membrane interne du prépuce.
Ce gonflement augmente avec d'autant plus de
rapidité et parvient à un degré d'autant plus considérable que la constriction est plus forte. Le
bourrelet circulaire plus ou moins gros formé
par la membrane interne du prépuce, dépend
de l'infiltration de la sérosité dans le tissu cellulaire sous-jacent : il est luisant, inégal et bosselé.
L'inflammation s'empare bientôt de ce bourrelet
et du gland, mais elle est rarement considérable
lorsque le paraphimosis est survenu dans l'état
sain de la verge. Il n'en est pas de même lorsque
le paraphimosis survient chez une personne qui
a un chancre vénérien sur le gland. Dans ce cas,
la constriction exercée sur la verge par le bord
de l'ouverture du prépuce est si forte, qu'elle
peut non-seulement faire tomber en gangrène les
parties qui sont au-dessous, mais causer une

rétention d'urine fâcheuse. Il est rare cependant que la gangrène s'empare du gland ; elle se borne presque toujours au bourrelet formé par la membrane interne du prépuce, qui se trouve détruit ainsi que le rétrécissement : phénomène que l'on peut regarder comme une guérison naturelle.

La cure du paraphimosis consiste à ramener le prépuce en devant de façon que le gland puisse en être recouvert, ce qui suffit pour faire tomber aussitôt la douleur et les autres accidens. On y parvient par des moyens différens selon l'état de la maladie. Lorsque le paraphimosis est récent, sur une personne dont la verge est saine d'ailleurs, que l'étranglement n'est pas considérable, et que la membrane interne du prépuce n'est point élevée encore sous forme de bourrelet, on peut espérer de remettre les parties dans l'état naturel, et de faire, pour ainsi dire, la réduction du gland sans autre secours que les doigts. Pour cela, le malade étant couché sur le bord d'un lit, le Chirurgien placé du même côté, après avoir enduit le gland d'huile ou de blanc d'œuf, saisit la verge au-delà de la bride circulaire qui forme l'étranglement, avec les doigts indicateur et du milieu de l'une et de l'autre mains et il tire la peau en devant, tandis qu'avec les deux pouces il presse le gland en sens contraire. Si on parvient à ramener convenablement le prépuce sur le gland, le malade est guéri sur-le-champ. Mais il arrive souvent que toutes les tentatives sont inutiles, et qu'après avoir fait beaucoup souffrir le malade, on n'est pas plus avancé qu'auparavant. Dans ce cas, si le mal n'est pas porté à un degré considérable, et s'il n'est accompagné d'aucun accident grave, on peut espérer de le guérir en faisant un bandage com-

pressif sur le gland, le prépuce et la verge, avec
une bande étroite dont les tours seront unifor-
mément serrés, et en pressant entre les doigts les
parties infiltrées chaque fois qu'on renouvelle le
bandage. Par ce moyen, le replacement du prépuce se fait peu à peu et de lui-même dans l'espace de quelques jours. Mais pour peu qu'il y ait
d'inflammation, ce procédé ne convient point et
il faut en venir à l'incision de l'espèce de virole
qui forme l'étranglement. Cette opération est surtout nécessaire et urgente lorsque le paraphimosis
a lieu chez une personne dont le gland est affecté
de chancres vénériens, et que les accidens de
l'inflammation n'ont pas cédé aux saignées, aux
boissons délayantes, aux bains, aux cataplasmes
émolliens, etc. Voici de quelle manière on pratique cette opération.

Le malade étant couché sur le bord droit de
son lit, le Chirurgien placé du même côté, tient
la verge avec la main gauche, les quatre derniers
doigts en dessous et le pouce sur le gland; il
prend de la main droite un bistouri ordinaire,
ou, mieux encore, un bistouri dont la lame est
concave, et le tient comme pour couper de
dedans en dehors et devant soi, de manière que
le tranchant est tourné en haut et le dos vers le
gland; il enfonce la pointe de l'instrument sous la
bride qui forme l'étranglement, et baissant le
manche du bistouri et relevant sa pointe, il coupe
cette bride; il fait de la même manière deux,
trois et même quatre incisions sur la même bride
en d'autres endroits, selon le degré de constriction de la verge. Ces incisions font cesser l'étranglement et les accidens inflammatoires qu'il produit et qui pouvaient amener la gangrène; mais
elles ne suffisent pas pour permettre la réduction

du prépuce ; on ne peut l'espérer qu'après avoir procuré le dégorgement et l'affaissement du bourrelet formé par la membrane interne du prépuce, en le scarifiant. On doit donc, après avoir coupé dans plusieurs endroits l'anneau qui forme l'étranglement, pratiquer sur ce bourrelet trois ou quatre scarifications profondes qui le fendent transversalement, c'est-à-dire suivant la longueur de la verge.

Lorsque le paraphimosis est accompagné d'un gonflement inflammatoire très-grand, comme cela a presque toujours lieu quand il est survenu à une personne qui a des chancres vénériens, après avoir pratiqué les différentes incisions dont il vient d'être parlé, il ne faut pas chercher à ramener le prépuce sur le gland : les efforts que l'on ferait dans cette intention seraient sans fruit, douloureux et augmenteraient les accidens de l'inflammation. On doit se borner à combattre ces accidens, et à traiter les chancres, dont la guérison sera plus facile et plus prompte que s'ils étaient cachés sous le prépuce. Lorsque le gonflement inflammatoire sera dissipé, et que la suppuration aura dégorgé les parties, le prépuce reviendra sur le gland, ou il sera facile de l'y ramener.

Mais lorsque le paraphimosis n'est presque point accompagné d'inflammation, et que l'obstacle à la réduction dépend principalement de la grosseur du bourrelet formé par l'infiltration séreuse de la membrane interne du prépuce, après avoir pratiqué les incisions convenables, on doit exprimer la sérosité contenue dans ce bourrelet, en le pressant fortement avec les doigts, et lorsqu'il est affaissé, procéder à la réduction du prépuce, en suivant les règles dont il a été parlé précédemment. Cette réduction demande souvent beaucoup de temps et cause toujours des douleurs très-vives au malade qui jette les hauts cris, surtout quand c'est un enfant; mais un Chirurgien qui a de la prudence et de la fermeté, ne se laisse point émouvoir par ces cris, et suivant le précepte de Celse, il n'en achève pas moins tranquillement son ouvrage en aussi peu de temps qu'il est possible, sachant bien que s'il peut parvenir à ramener le prépuce sur le gland, il ne reste communément rien ou presque rien à faire pour la guérison du malade. En effet, lorsque la réduction est achevée, il suffit de tenir la verge relevée contre le ventre, et de la bassiner plusieurs fois par jour avec de l'eau de guimauve et de sureau, pour que le gonflement du prépuce se dissipe et que les petites plaies se cicatrisent.

Si au contraire on ne fait point la réduction du prépuce sur-le-champ, le dégorgement des parties infiltrées s'opère difficilement, la maladie devient chronique, et ce n'est quelquefois qu'au bout de plusieurs mois que l'on parvient à ramener le prépuce sur le gland. On a vu même le prépuce retiré au-delà du gland, former une tumeur dure et considérable, dont la résolution a été impossible. Quand le paraphimosis est devenu chronique, on en favorise la réduction en tenant constamment la verge relevée et fixée sur le ventre, en l'entourant d'un linge trempé dans l'eau de chaux, et en pressant plusieurs fois dans la journée le bourrelet entre les doigts.

Quelquefois après la guérison du paraphimosis pour lequel il a fallu en venir à l'opération, l'ouverture du prépuce qui auparavant était trop étroite pour permettre de découvrir le gland avec facilité, se trouve assez grande pour que cette partie de la verge puisse la traverser aisément ; d'autres fois au contraire l'étroitesse de cette ouverture est augmentée par les cicatrices des petites plaies faites au prépuce, et l'on est obligé de fendre celui-ci pour prévenir la récidive du paraphimosis.

—On voit des hommes dont le gland est constamment à découvert, soit parce qu'ils sont venus au monde sans prépuce, ou avec un prépuce extrêmement court, soit parce que cette partie a été détruite par la gangrène, ou emportée dans l'opération de la circoncision. Cette disposition vicieuse a l'inconvénient de diminuer la sensibilité du gland qui n'est plus garanti des impressions extérieures par le repli de la peau destiné à le couvrir : mais cet inconvénient n'est point un motif suffisant pour déterminer à entreprendre l'opération par laquelle les anciens croyaient pouvoir remédier à cette mauvaise conformation. Cette opération, dont Celse a donné la description, était différente selon que le prépuce manquait par vice de conformation, ou qu'il avait été enlevé par la circoncision.

Dans le premier cas, on étendait la peau des environs du gland jusqu'à ce qu'elle le couvrît ; puis on assujettissait cette peau au-delà de l'extrémité du gland avec un fil. On incisait circulairement la peau vers la partie supérieure de la verge, avec la précaution de n'offenser ni l'urètre, ni les vaisseaux qui rampent sur le dos de la verge, ni les corps caverneux : cela fait, on ramenait doucement la peau vers la ligature, en laissant un vide circulaire à l'endroit de l'incision. On appliquait de la charpie entre les lèvres de la

plaie pour y laisser croître des chairs qui remplissent cet intervalle, et qui permissent à la
peau de prêter assez pour recevoir le gland. On
tenait le prépuce toujours lié jusqu'à ce que la
cicatrice fût formée, observant de laisser une petite ouverture pour le passage de l'urine. Cette
opération est tombée en désuétude, et ce n'est
pas sans raison : on avait beau alonger la peau
au-delà du gland, on ne pouvait jamais parvenir
à lui donner la conformation qui est naturelle
au prépuce. J. L. Petit l'a bien éprouvé : après
avoir fait cette opération avec les précautions
indiquées par Celse, il en conçut les plus belles
espérances ; mais elles s'évanouirent au bout de
quelques jours. A mesure que la cicatrice se formait, l'intervalle dénué de peau diminuait ; le
prépuce factice s'étant gonflé, formait un bourrelet qui ne cédait point à l'extension ; et enfin
l'endroit de l'incision resta comme étranglé par
une cicatrice dure, de sorte que le remède devint pire que le mal même.

A ceux qui avaient été soumis à la circoncision,
on détachait circulairement la peau de la racine
du gland avec le scalpel : ce que Celse prétend
n'être pas fort douloureux ; parce que avec la
main on peut faire remonter jusqu'à la racine de
la verge la peau ainsi détachée, sans grande effusion de sang. Ensuite on retirait cette peau par
en bas, jusqu'à ce qu'elle vînt couvrir le gland.
Après avoir fait sur la partie des fomentations
avec de l'eau froide, on l'entourait d'un emplâtre
propre à modérer l'inflammation. Les jours suivans, on ne permettait au malade aucun aliment,
jusqu'à ce qu'il se sentît, pour ainsi dire, dé-
faillir d'inanition, dans la crainte que la nourriture n'excitât des appétits vénériens. Lorsque

l'inflammation était dissipée, on entourait la verge d'une bande, depuis sa racine jusqu'à la couronne du gland. Celui-ci était circulairement recouvert d'un emplâtre dont la matière médicamenteuse était tournée du côté du prépuce. Par ce moyen la peau s'agglutinait au corps de la verge, et celle qui recouvrait le gland se cicatrisait sans contracter d'adhérence avec lui.

Cette opération devait être très-douloureuse, quoiqu'en dise Celse. Cependant les historiens nous apprennent que sous les Empereurs il n'était pas rare de voir à Rome des Juifs qui s'y soumettaient, dans la vue d'effacer les vestiges de leur origine, et de s'exempter des tributs exorbitans imposés à cette nation, et qui étaient perçus plus rigoureusement que tous les autres.

Il est des individus chez lesquels le prépuce ne manque pas entièrement ; mais ce qu'ils en ont leur est plus incommode que s'ils n'en avaient pas du tout. J. L. Petit a eu plusieurs occasions d'observer cette vicieuse conformation. Un nouveau marié vint le consulter sur un cas de cette espèce. Toutes les parties latérales et inférieures du prépuce lui manquaient : ce qu'il en avait tombait sur le gland, et le dépassait d'un travers de doigt : cette espèce de pendeloque était large d'un pouce à sa base et se terminait en cylindre comme une seconde verge, qui, quoique petite et sans érection, l'incommodait fort pendant le coït. Le lambeau fut excisé, et le jeune homme fut bientôt en état de remplir le devoir conjugal sans la moindre difficulté. Dans un autre cas, un lambeau à peu près semblable, mais disposé en bourrelet, eût pu être enlevé, mais l'individu ne voulut pas se résoudre à cette légère opération.

Il est un autre vice de conformation , dans lequel le prépuce est fendu et ressemble à la lèvre des enfans qui naissent avec le bec-de-lièvre. Cet état est très-rare, et je ne sache pas qu'aucun autre auteur que J. L. Petit en ait parlé. Cette division contre-nature du prépuce peut être complète, c'est-à-dire, s'étendre à toute la longueur du prépuce, depuis son orifice jusqu'à la couronne du gland, ou bien être partielle, et n'occuper, par exemple, qu'un tiers ou que la moitié de son étendue : elle peut se trouver sur la ligne médiane ou sur l'un des côtés.

Lorsque cette division du prépuce est incomplète, elle ne gêne pas les fonctions de la verge, et n'exige aucune opération. Il en est autrement lorsqu'elle est complète : souvent alors l'introduction de la verge dans le vagin est difficile et douloureuse pour l'homme et pour la femme. J. L. Petit conseille de se conduire dans ce cas comme dans le bec-de-lièvre : d'exciser une partie de chacun des bords de la division, et de les maintenir en contact avec des points de suture, de manière à en procurer l'adhésion. Ici seulement il y a cette différence que la réunion ne doit pas se faire dans toute la longueur de la division, comme elle se fait aux lèvres. Un phimosis succéderait probablement à cette réunion complète ; en conséquence, il faut se borner à réunir les bords dans la moitié de leur étendue, celle qui correspond à la couronne du gland. Encore avant de procéder à cette opération, faut-il toujours s'assurer que le prépuce conserve assez de largeur pour ne pas gêner le gland et pour glisser sur lui avec facilité. Il est à peine nécessaire d'ajouter qu'on ne rafraîchit les bords de la division que dans l'étendue où ils doivent être réunis. J. L. Petit nous apprend qu'il a pratiqué une fois cette opération ; mais il ne dit pas quel en a été le résultat.

Un jeune homme qui avait subi l'opération du phimosis, et dont le gland se trouvait par là à découvert, était incommodé par les frottemens de sa chemise contre cette partie, et contre les lèvres de la fente du prépuce. Il consulta Fabrice d'Aquapendente, sur les moyens de recouvrir le gland et de le mettre à l'abri des frottemens. Ce célèbre Chirurgien lui conseilla l'opération dont il vient d'être parlé. Fabrice ne dit pas si elle fût exécutée. Bertrandi assure qu'un Chirurgien de ses amis, à Paris, ayant pratiqué cette opération, eut le déplaisir de voir les points de suture déchirés par l'effet d'un priapisme qui survint au malade. Les inconvéniens qui résultent de la fente du prépuce, congénitale ou accidentelle, sont si légers, et le succès de l'opération par laquelle on chercherait à y remédier est si incertain, qu'un Chirurgien prudent ne la conseillera jamais. Si cette disposition vicieuse du prépuce rendait l'acte de la génération difficile et douloureux, nous pensons qu'il vaudrait mieux enlever de chaque côté un lambeau triangulaire du prépuce que de pratiquer l'opération conseillée par Fabrice d'Aquapendente et par J. L. Petit.

— La longueur excessive du frein de la verge est un autre vice de conformation, qu'on rencontre assez fréquemment. Lorsque ce repli de la membrane interne du prépuce se prolonge en avant jusqu'auprès de l'orifice de l'urètre, il rend douloureux le mouvement par lequel on découvre le gland, quelquefois même l'érection est accompagnée d'un tiraillement incommode, et de la courbure de la verge en bas : le coït est toujours douloureux, souvent même impossible, et l'éjaculation de la semence peut être dérangée par l'effet de cette disposition vicieuse. Ce liquide, au lieu d'être lancé vers l'orifice de l'utérus, est dirigé contre les parois du vagin, ce qui peut nuire à la génération. Il arrive quelquefois que cette bride se déchire dans une forte érection ou dans l'acte vénérien; mais le plus souvent il est nécessaire de recourir à l'instrument tranchant. Voici de quelle manière on pratique cette petite opération.

Le malade étant assis ou couché sur le bord droit de son lit, le chirurgien se place à sa droite, il découvre le gland, le saisit par ses côtés avec le pouce et le doigt indicateur de la main gauche, pendant qu'un aide tend le filet en le tirant en bas et un peu en arrière ; le Chirurgien enfonce alors dans ce pli, de droite à gauche, un bistouri étroit dont le dos est tourné en arrière, et en faisant agir en même temps l'instrument de derrière en devant, il coupe toute la partie du frein comprise entre son bord libre, et l'endroit où le bistouri a été enfoncé. Quelques Chirurgiens pratiquent cette opération avec des ciseaux ; mais le bistouri est préférable, parce qu'on n'a pas à craindre que le repli membraneux fuie devant cet instrument, et qu'il ne faille faire l'opération en deux temps. La section faite, on panse la petite plaie qui en résulte avec de la charpie sèche, et par la suite, un petit plumasseau enduit de cérat. On doit avoir soin de maintenr le prépuce derrière le gland jusqu'à ce que la cicatrisation soit achevée, sans quoi les bords de la plaie, au lieu de se cicatriser séparément,

pourraient se réunir dans une partie de leur longueur, et l'on n'obtiendrait pas le résultat que
l'on s'était proposé. La nécessité de laisser le
gland constamment découvert jusqu'à l'entière
guérison de la plaie entraîne celle de fendre le
prépuce lorsque son ouverture n'est pas assez
grande pour permettre au gland d'y passer librement ; si l'on ne pratique pas cette incision le malade est exposé au paraphimosis.

De l'*Hypospadias*.

Le mot grec *hypospadias*, désigne un vice de
conformation de la verge dans lequel l'orifice
de l'urètre n'est pas directement à l'extrémité du
gland. L'hypospadias se présente sous des as-
pects différens, qui permettent d'en distinguer
trois espèces. Dans la première, l'urètre ne se
prolonge pas jusqu'à l'extrémité du gland, mais
se termine et s'ouvre à la racine du frein du prépuce, dans l'endroit qui correspond à la fosse
naviculaire. Dans la seconde espèce, l'urètre est
ouvert près de la naissance du scrotum, ou dans
un point intermédiaire entre cet endroit et le
gland. Dans la troisième, le scrotum est divisé
longitudinalement en manière de vulve, au fond
de laquelle s'ouvre l'urètre.

La première espèce d'hypospadias n'est pas
rare. L'urètre ne se continue point jusqu'à l'extrémité du gland qui est imperforé : il se termine
à la fosse naviculaire, et s'ouvre à la partie inférieure du gland par une orifice ovale, dont la
grandeur varie, mais qui est toujours assez large
pour la sortie de l'urine et de la liqueur séminale.
Cette ouverture est bordée d'une peau mince, sa
circonférence ressemble à une cicatrice enfoncée, comme s'il y avait un ulcère en cet endroit :

l'urine en sort par jet, qui se porte en avant lorsqu'on tient la verge relevée. Il y a quelquefois deux ouvertures, l'une à l'extrémité du gland, l'autre à la fosse naviculaire, mais elles ne communiquent point ensemble, et l'urine ne sort que par celle qui est à la base du gland. Le frein de la verge n'existe point, ainsi que la partie inférieure du prépuce qui lui correspond. Quelquefois le gland est un peu courbé en bas pendant l'érection, ce qui gêne la copulation sans l'empêcher absolument. Les hommes ainsi conformés ont été regardés par plusieurs auteurs, comme n'ayant pas la faculté de procréer des enfans; mais l'expérience démontre le contraire. Fabrice d'Aquapendente, dit avoir connu des hommes qui ont rendu leurs femmes enceintes, quoiqu'ils eussent le bout du gland imperforé (1). On lit dans les Ephémérides des Curieux de la nature, qu'un homme qui avait ce vice de conformation eut avec sa femme plusieurs enfans (2) : des faits semblables ont été attestés par beaucoup d'autres auteurs. Cependant il faut convenir que cet état vicieux, en empêchant la liqueur séminale d'être portée directement vers le col de l'utérus peut nuire à la faculté d'engendrer , si elle ne la détruit pas entièrement : mais l'obstacle qu'il peut y apporter n'est point assez grand pour autoriser les opérations qui ont été proposées pour le faire cesser. Les uns ont conseillé de percer le gland depuis son sommet jusqu'à la cavité de l'urètre avec une lancette, ou avec un trois-quarts; de placer dans l'ouverture artificielle une canule qui y serait assu-

---

(1) *De Chir. Oper.*, *Cap.* 69.
(2) *Ephem. N. C.*, *Dec. an.* 3, *Obs.* 98, *p.* 135.

jettie jusqu'à ce que les parois de cette ouverture fussent couvertes d'une cicatrice, et de travailler pendant ce temps à fermer celle qui est au-dessous du gland, en la cautérisant et la faisant suppurer. D'autres ont proposé de fendre le gland depuis l'ouverture de sa base jusqu'à son sommet, à une profondeur qui permette d'y placer une canule et de rapprocher le reste des bords de la plaie pour en obtenir la réunion. Il suffit d'avoir indiqué ces projets d'opérations pour en faire sentir les inconvéniens et l'insuffisance : d'ailleurs leur inutilité est démontrée par l'exemple des personnes qui, comme nous l'avons dit plus haut, ont fait des enfans quoiqu'elles eussent le vice de conformation dont il s'agit. Cependant cette espèce d'hypospadias est quelquefois accompagnée d'une circonstance qui rend impropre à la génération : c'est la courbure de la verge en bas dans l'érection, soit que cette courbure dépende de l'adhérence de la verge au scrotum, soit qu'elle provienne de ce que l'urètre est moins long que le corps caverneux; soit enfin qu'elle tienne à une organisation vicieuse de ce corps qui ne permet point aux cellules de sa partie inférieure de se remplir de sang et de se gonfler. Quelle que soit la cause de cette courbure, l'art n'a aucun moyen d'y remédier, et le sujet est impuissant parce qu'il ne peut introduire la verge dans le vagin. Lorsque la courbure dépend de l'adhérence de la partie inférieure de la verge avec le scrotum, on pourrait croire qu'en coupant ces adhérences, il serait possible de redresser la verge; mais J. L. Petit rapporte un cas dans lequel cette opération fut faite sans succès. Pour qu'elle réussît, il faudrait que la verge restât en érection depuis le commencement jusqu'à la fin de la cure; ce qui est impossible. Au reste, il est probable que dans ce cas l'union de la verge avec le scrotum n'était pas la seule cause de la courbure de cet organe, puisque J. L. Petit, qui assista à cette opération qu'il n'avait pas voulu pratiquer lui-même, dit que la verge, quoique exactement séparée du scrotum, conserva sa courbure et ne put jamais être redressée.

Dans la seconde espèce d'hypospadias, l'urètre s'ouvre à la partie inférieure de la verge, immédiatement devant le scrotum, ou dans un point intermédiaire entre cet endroit et la base du gland. La verge n'est jamais ni aussi longue, ni aussi grosse que dans l'état naturel, et cet organe est plus ou moins courbé en bas. On a vu un cas dans lequel il y avait à sa face inférieure, le long de l'urètre, deux ouvertures ayant des bords calleux, et qui se resserraient cependant comme des sphincters. L'une de ces ouvertures était voisine du gland et avait cinq ou six lignes de diamètre; l'autre, qui était plus près du scrotum, était encore plus large. L'une et l'autre de ces ouvertures donnaient une libre issue à l'urine. Le gland était imperforé et l'extrémité de l'urètre bouchée par une espèce de membrane qui faisait une saillie naturelle, lorsque le sujet rendait l'urine par les deux ouvertures dont nous venons de parler (1). Dans cette espèce d'hypospadias le frein n'existe pas; la partie inférieure du prépuce manque aussi; ce qui existe de ce repli, ressemble au prépuce du clitoris : quelquefois même le prépuce n'existe pas du tout et le gland est complètement à découvert. On observe un sillon

---

(1) Mém. de la Société Méd. d'Émulat., 4.ᵉ ann.. p 335.

ou espèce de gouttière qui s'étend depuis l'ouverture de l'urètre jusqu'au bout du gland. La largeur de cette gouttière varie : dans un cas observé par Morgagni et Vallisnieri, et dont ce dernier a donné la description dans les Ephémérides des Curieux de la Nature (1), elle était formée par la moitié supérieure de l'urètre. Sa surface était lisse et luisante. Lorsque le sujet de cette observation urinait en élevant un peu la verge, l'urine parcourait la gouttière avec rapidité et formait un jet à peu-près comme si cette gouttière eût été fermée; ensorte que le jeune homme pouvait pisser contre un mur. L'influence de cette espèce d'hypospadias sur la faculté de faire des enfans est subordonnée à l'endroit de la verge où se trouve l'ouverture de l'urètre et à la profondeur de la gouttière qui la dépasse. Lorsque le point de la verge où est placé l'orifice externe de l'urètre entre suffisamment dans le vagin, et que la gouttière qui règne depuis cet orifice jusqu'à l'extrémité du gland a beaucoup de profondeur, ce vice de conformation ne peut pas être regardé comme un signe d'infécondité absolue, lorsque la verge est bien conformée d'ailleurs, et que dans l'érection elle acquiert la longueur et la grosseur convenables pour la copulation. En effet, dans cet acte, la paroi inférieure du vagin s'appliquant contre la gouttière de l'urètre, forme d'un demi-canal un canal entier par lequel la matière prolifique est portée directement vers le col de la matrice. C'est de cette manière que Morgagni et Vallisnieri expliquent comment le jeune homme qu'ils avaient observé put rendre enceinte une jeune femme

____

(1) *Cent.* 9, *Obs* 72.

avec laquelle il voulait se marier, et qu'il épousa
en effet, lorsque sa grossesse fut confirmée. Mais
lorsque l'ouverture de l'urètre occupe un endroit
de la verge qui ne peut pas pénétrer dans le vagin, la fécondation est nécessairement impossible.
Il est sans doute superflu de faire observer que la
chirurgie ne peut rien contre ce vice de conformation.

Il n'en est pas de même d'un autre état de
l'urètre qui a de l'analogie avec cette seconde espèce d'hypospadias, mais qui en diffère en ce
que l'urètre qui est perforé au périnée, se continue jusqu'au bout du gland dont l'ouverture
est fermée par une membrane. Ce vice de conformation est extrêmement rare. On n'en connaît
d'autre exemple que celui qui a été observé
par M. Marestin, Chirurgien en chef de l'hôpital
de l'île d'Oleron, et qui est consigné dans le
Recueil périodique de la Société de Médecine,
tom. VIII, p. 116. Voici le fait.

Un nommé Schmit, fusilier, âgé de 34 ans,
portait depuis sa naissance une perforation de
l'urètre située au périnée, et par laquelle sortaient l'urine et la semence. Le gland était imperforé. Pour reconnaître la nature de ce vice de
conformation, M. Marestin introduisit par l'ouverture un stylet boutonné qu'il dirigea en arrière et qu'il fit pénétrer sans peine dans la vessie.
Portant ensuite le même stylet dans la partie antérieure de l'urètre, l'instrument parvint jusqu'à
l'extrémité du gland, qui était fermée par une
membrane épaisse comme une pièce de vingt-
quatre sous. Cet état de chose, bien reconnu,
M. Marestin se décida à opérer.

Le malade fut mis dans la situation indiquée
pour l'opération de la taille; alors M. Marestin.

à l'aide d'un stylet boutonné porté dans l'urètre, souleva la membrane qui fermait le gland, et fit à cet endroit une ouverture semblable à celle qui doit naturellement exister. Fixant ensuite son attention sur la division contre nature du périnée, il en aviva les bords, plaça dans la vessie une sonde d'argent en S, et tint les lèvres de la division rapprochées par une suture entortillée semblable à celle qui est en usage pour le bec-de-lièvre. Au bout de six jours la cicatrice parut achevée et les aiguilles furent ôtées. Mais la sonde qu'on avait laissée dans la vessie jusqu'à ce moment, n'en put être retirée sans de vives douleurs, et sans déchirer une partie de la cicatrice encore mal affermie. Des incrustations formées à l'extremité de la sonde avaient donné lieu à ces accidens. Une nouvelle sonde fut introduite, et avec le secours de deux saignées, d'une diète sévère, de l'usage de boissons délayantes nitrées, et des fomentations émollientes, la cicatrice se consolida complètement, et il ne restait d'autre désordre qu'un rétrécissement de l'urètre à l'endroit de la cicatrice; rétrécissement qui céda avec le temps à l'usage des bougies.

Dans la troisième espèce d'hypospadias, le scrotum est partagé en deux parties égales, l'une à droite, l'autre à gauche, représentant assez bien les lèvres de la vulve; mais en les écartant on ne voit aux deux côtés aucune inégalité, ni aucune des parties qui caractérisent le sexe de la femme, comme le clitoris, les nymphes, l'ouverture du vagin. A la partie inférieure de cette fente, près de l'anus, se trouve l'orifice de l'urètre ou le méat urinaire : l'urètre manque depuis cette ouverture jusqu'à l'extrémité de la verge. Cette partie, située au-dessus du scrotum, est plus ou

moins grande, bien ou mal configurée ; le gland
est quelquefois bien conformé, mais imperforé,
à peu-près semblable à un clitoris d'un volume
excessif. Le frein existe dans quelques-uns ainsi
que le prépuce. On distingue ordinairement dans
l'épaisseur de chacune des deux parties en lesquelles le scrotum est divisé le testicule dont le
volume varie, et qui est plus ou moins près de
l'anneau inguinal. L'excrétion de l'urine se fait
comme chez les femmes. La plupart des individus
qui naissent avec ce vice de conformation sont
baptisés et élevés comme filles, et en portent les
habits jusqu'au moment où commençant à éprouver les effets de leur qualité d'hommes, un examen plus attentif fait connaître leur sexe, mais
que ce sont, si l'on peut ainsi parler, des hommes
manqués. On les a pris quelquefois aussi pour
des hermaphrodites. Mais on sait que les hermaphrodites proprement dits n'existent point. Jamais on n'a vu des individus dans l'espèce hu-
maine avec les caractères distinctifs de l'un et de
l'autre sexe, jouissant de la double faculté d'engendrer et de concevoir. Est-il nécessaire de dire
que l'art ne peut nullement remédier à cette troisième espèce d'hypospadias, et que les sujets
ainsi conformés sont inhabiles à la génération ?

— Il est encore un autre vice de conformation
beaucoup plus rare, dans lequel l'urètre, au
lieu d'être situé à la partie inférieure de la verge,
comme dans l'état naturel, est au contraire sur
le dos de cet organe, entre les deux corps caverneux. On trouve dans les auteurs plusieurs
exemples de ce changement de place du canal de
l'urètre. Ruysch (1) est, je crois, le premier qui

____

(1) *Thesaur. Anat.* 51, *Asser.* 2, N. 22, *pag* 16.

l'ait observé. Dans la description anatomique qu'il donne des parties génitales d'un enfant, il dit : L'urètre, qui se trouve entre les deux corps caverneux, à la face inférieure de la verge, dans un sujet bien conformé, *était situé sur le dos de cet organe.* Saltzmann (1) a vu ce vice de conformation chez un jeune homme de la campagne, âgé d'environ vingt-deux ans. L'urètre s'ouvrait sur le dos de la verge : en sortant de dessous l'arcade des os pubis, il était entier et formait un conduit comme à l'ordinaire; mais, après avoir franchi cette arcade, il dégénérait en une gouttière qui régnait sur toute la longueur de la verge, dans la rainure formée par l'adossement des deux corps caverneux, et se continuait sur la face supérieure du gland jusqu'à son sommet. La verge était plus courte, mais plus grosse que dans l'état naturel, et légèrement courbée en bas : les idées érotiques ne la faisaient presque point grossir. Le gland avait un volume considérable par rapport au reste du pénis; il était presque divisé en deux par le prolongement de la surface cannelée en forme de rigole. L'urine ne sortait point par jet, avec impétuosité, mais elle coulait lentement dans cette gouttière sans diverger ni s'éparpiller. Saltzmann, consulté pour savoir si ce jeune homme pouvait se marier, jugea avec raison qu'il n'était pas propre à la procréation. Morgagni (2) rapporte un fait analogue qui lui avait été communiqué par J. Gianella; mais ici le demi-canal ne s'étendait que sur une partie du dos de la verge, vers sa base. Ce qu'il y avait encore de particulier, c'était la largeur de cette gouttière à son origine.

____

(1) *Act. Nat. Cur.*, T. 4, *Obs.* 65, *pag.* 249.
(2) *De Sed. et caus. Morb.*, *Epist.* 67, *Art.* 6

D'après un examen superficiel, elle avait été prise pour la vulve d'une femme, et avait fait regarder cet individu comme un hermaphrodite. Chopart raconte, dans son Traité des maladies des voies urinaires, qu'il a vu un garçon, âgé de dix ans, dont l'urètre était placé au-dessus des corps caverneux ; le canal s'ouvrait près de la symphise des pubis, et l'urine en sortait par jet du côté du ventre ; l'urètre, dans le reste de sa longueur, formait une gouttière rougeâtre qui se terminait sur une substance charnue en forme de gland aplati et fendu dans la moitié de son épaisseur.

Maladies de la Verge.

La verge est sujette aux plaies, à l'inflammation, aux tumeurs, aux ulcères, au cancer, etc.

Des plaies de la Verge.

La verge est exposée, comme les autres parties du corps, à l'action des corps vulnérans. Les plaies de cet organe diffèrent entre elles à raison de la nature de l'instrument qui les a faites et des parties qui sont intéressées. La blessure du pénis par un corps contondant est promptement suivie d'une ecchymose d'autant plus grande que la laxité du tissu cellulaire sous-cutané de cette partie permet au sang de s'y infiltrer et de s'étendre au loin. Le volume de la verge augmente considérablement, et la peau prend une couleur noirâtre qui pourrait faire craindre la gangrène aux personnes qui n'ont point eu occasion d'observer cette espèce de lésion. Les topiques résolutifs suffisent pour faciliter la résorption du sang infiltré.

Les plaies de la verge par des instrumens piquans sont rarement accompagnées d'accidens, et ne présentent aucune indication particulière. Cependant si les nerfs qui rampent sur la face supérieure du corps caverneux étaient intéressés, il pourrait en résulter quelques symptômes inflammatoires qu'il faudrait combattre par les remèdes antiphlogistiques locaux et généraux.

Les plaies de la verge par des instrumens tranchans, lorsqu'elles sont bornées aux tégumens, doivent être réunies au moyen des emplâtres agglutinatifs : leur guérison est en général prompte et facile. Celles dans lesquelles l'urètre est intéressé, exigent l'introduction d'une sonde élastique dans la vessie et la présence de cet instrument jusqu'à ce que la cicatrisation soit complète. Sans cette précaution, une fistule urinaire se formerait. Lorsque le corps caverneux est compris dans la division, on doit, si la plaie est longitudinale, réunir en exerçant une compression circulaire autour de la verge avec une bandelette agglutinative, après avoir placé dans l'urètre une sonde de gomme élastique qui assurera un cours libre à l'urine, et qui fournira un point d'appui à la compression. Cette compression suffira pour arrêter l'hémorragie ; néanmoins il conviendra d'employer subsidiairement des topiques astringens, tels que l'eau de Rabel convenablement étendue, ou l'eau alumineuse.

Si le corps caverneux est coupé en travers dans une grande partie de la circonférence de la verge, et à une profondeur considérable, il sera plus difficile de réunir la plaie ; et avant de procéder à la réunion, il conviendra de lier les artères du dos de la verge, même celles du corps caverneux si elles sont divisées. Ensuite, après avoir placé une sonde de gomme élastique d'un gros calibre dans l'urètre, on réunira la plaie au moyen de bandelettes agglutinatives, en inclinant la verge du côté de la blessure, et en la maintenant dans cette position avec un bandage convenable. Au reste, comme dans tous les cas de plaie du corps caverneux rien ne serait plus propre à favoriser l'hémorragie et à s'opposer à la réunion de la blessure que les érections, on doit éviter avec soin tout ce qui pourrait les faire naître. Si le corps caverneux n'est divisé que dans une partie de son étendue, on peut espérer d'obtenir la réunion de la plaie et de conserver la verge. Mais si ce corps est divisé dans toute son épaisseur ainsi qu'une partie de la circonférence de l'urètre, comme dans le cas rapporté par Pallucci (1), il est presque impossible que la plaie se réunisse, surtout quand il survient des accidens inflammatoires, et l'on est obligé d'achever l'amputation du pénis.

Lorsque la verge a été entièrement abattue par un instrument tranchant, si l'on est appelé auprès du malade au moment de l'accident, on doit se conduire comme dans l'amputation de cet organe, c'est-à-dire faire la ligature des artères, introduire une sonde de gomme élastique dans la vessie, et panser la plaie en la couvrant de charpie sèche, sur laquelle on place des compresses longuettes qu'on fixe au moyen d'un bandage en T, double. L'usage de la sonde doit être continué jusqu'à l'entière guérison de la plaie, afin de prévenir le resserrement de l'orifice de l'urètre. J'ai vu un homme à qui sa femme,

---

(1) Observations sur la séparation du Pénis, à la suite de ses Nouvelles Remarques sur la Lithotomie; p. 247 et suiv.

poussée par un accès de fureur jalouse, avait coupé la verge pendant qu'il dormait. Il s'était pansé lui-même : sa plaie guérit ; mais au bout de dix-huit mois environ, l'orifice de l'urètre était tellement rétréci qu'on pouvait à peine y introduire un stylet très-fin, et que cet homme n'urinait qu'avec la plus grande difficulté. Il fallut agrandir cette ouverture avec le bistouri et la tenir dilatée au moyen d'une sonde de gomme élastique. Après deux mois de l'usage constant de la sonde, le malade urinait librement et à gros jet ; mais comme je craignais le retrécissement ultérieur de l'extrémité de l'urètre, je lui recommandai de se servir de la sonde de temps en temps. Ce conseil ne fut pas suivi, et l'urètre s'étant rétréci de nouveau, il fallut revenir à l'usage des sondes, en commençant par les plus fines, et en employant successivement des sondes plus grosses jusqu'à celles du plus gros calibre. Il s'en servit sous mes yeux pendant deux mois et demi ; ensuite je le perdis de vue et j'ignore ce qu'il est devenu.

— Nous terminerons cet article par quelques remarques sur la compression circulaire de la verge par des anneaux ou autres corps analogues. Cette compression a été observée dans un certain nombre de cas, chez des individus qui, conduits par des motifs inexplicables, avaient passé la verge dans des anneaux métalliques. Au bout d'un temps assez court, la verge s'est gonflée entre le gland et l'endroit comprimé, quelquefois même entre cet endroit et le pubis, ensorte que dans quelques cas l'instrument de la compression s'est trouvé caché par la tuméfaction des tégumens, ce qui rendait son extraction fort difficile, et a pu même, dans quelques cas, faire méconnaître la cause singulière du gonflement. L'inflammation des tégumens de la verge, leur gangrène et la rétention d'urine ont été les résultats ordinaires de cette compression continuée pendant quelque temps. On a vu même le scrotum et les testicules engagés dans l'anneau avec la verge, et toutes ces parties dépouillées de leurs tégumens par la gangrène.

La conduite à tenir quand on est consulté pour des évènemens de cette espèce n'est pas équivoque, il faut soustraire les parties à la compression qu'elles éprouvent. Si le corps qui les étreint jouit de quelque mobilité, on doit chercher à l'entraîner au-dehors après avoir enduit la verge d'un corps gras et l'avoir massée légèrement. Mais pour peu qu'on éprouve de difficulté à enlever le corps étranger, il vaut mieux le rompre dans le lieu qu'il occupe que de meurtrir les tégumens, surtout lorsqu'ils sont déja enflammés. En conséquence il faut le couper avec des ciseaux très-forts, ou bien le briser avec deux petits étaux à vis, ou le limer après avoir introduit entre lui et les tégumens une petite plaque de bois très-mince pour éloigner les parties molles qui seraient offensées par la lime.

Lorsque l'anneau qui comprime la verge a été enlevé, on combat l'inflammation qu'il a fait naître en appliquant des résolutifs tels que l'eau végéto-minérale, l'eau de vie camphrée, si l'inflammation est légère ou qu'il y ait seulement contusion; des cataplasmes émolliens si elle est un peu vive. Enfin si les tégumens sont gangrénés dans un ou plusieurs points, on fait usage des topiques propres à favoriser la séparation des escarres.

La rétention d'urine produite par la compression de la verge cesse ordinairement lorsque le corps qui pressait cet organe a été enlevé. Quelquefois pourtant elle persiste; il faut alors introduire une sonde dans la vessie. Nous croyons devoir observer que dans les cas où une portion considérable des tégumens de la verge est tombée en gangrène, le Chirurgien doit laisser à demeure une sonde inflexible, afin de prévenir ou de diminuer la courbure de la verge qui est fort à craindre dans cet accident.

De l'Inflammation de la Verge.

Les corps vulnérans et contondans ne sont pas les seules causes d'inflammation de la verge : cette inflammation peut survenir spontanément ou par l'effet de causes internes ordinairement peu connues. Le gonflement, la tension, la douleur, la chaleur et la rougeur caractérisent l'inflammation du pénis ; la difficulté d'uriner et même la rétention d'urine en sont quelquefois le résultat, et un suintement muqueux s'établit ordinairement à l'extrémité de la verge. Dans beaucoup de cas l'inflammation est bornée aux tégumens : le tissu spongieux des corps caverneux n'y participe pas. C'est ce qu'on observe particulièrement lorsqu'une blennorragie devient très-intense, ou lorsqu'un érysipèle s'étend des parties voisines au pénis. Dans quelques circonstances rares toutes les parties qui composent la verge sont simultanément enflammées.

Cette inflammation, dont la marche est presque toujours aiguë, se termine ordinairement par résolution. Quelquefois cependant il se forme de petits abcès, surtout entre les deux lames du prépuce.

Il est rare que l'inflammation de la verge se

termine par gangrène, et lorsque cela a lieu, la mortification est presque toujours bornée aux tégumens. Souvent cette gangrène de la peau a fait croire à celle du corps du pénis : cette erreur a pu être favorisée dans quelques cas par l'épaisseur des escarres qui se sont détachées, et par la diminution de volume du corps caverneux et du gland. Après la guérison on a été étonné de retrouver la verge qu'on avait crue détruite, et l'on a admis la réproduction de cet organe. Mais il suffit de considérer la marche et les phénomènes de la maladie pour sentir la fausseté de cette opinion.

Quelquefois cependant la gangrène s'empare de toutes les parties de la verge par les progrès d'une inflammation violente, déterminée par l'activité du virus vénérien, ou par une disposition particulière. Forestus cite l'exemple d'une gangrène de ce genre (*Observ.* et *Cur. Méd.* lib. XXVI, obs. VI). Tel fut le progrès du mal que la verge se détacha d'elle-même dans un état de sphacèle, et qu'elle se trouva dans un cataplasme qu'on avait appliqué sur la partie. La gangrène peut être plus indirectement le produit du mal vénérien ; c'est lorsque l'individu qui a contracté précédemment une blennorragie est frappé ensuite d'une fièvre ou adynamique ou ataxique, et qu'il se fait une sorte de métastase critique sur le membre viril où la matière morbifique paraît surtout se porter par l'état d'irritation qui y règne. Tels sont les exemples que nous allons rapporter.

Un garçon âgé de vingt-ans fut porté à l'hôpital de la Charité, et on observait déja en lui les symptômes d'une fièvre adynamique. Au bout de quelques jours on aperçut qu'il avait le prépuce un peu enflammé, et je lui fis appliquer des compresses trempées dans de l'eau de sureau animée d'un peu d'eau-de-vie : l'inflammation fit bientôt des progrès, et la rougeur pourprée de la peau annonçait une gangrène prochaine. Il ne tarda pas, en effet, à se former une escarre gangréneuse à la partie supérieure du prépuce, et ayant pratiqué une incision sur cette escarre, je fis sortir une grande quantité de sérosité putride. L'usage des antiseptiques les plus puissans n'empêcha pas la gangrène de faire des progrès; elle s'étendit jusqu'au delà du milieu de la verge où elle se borna : les escarres se détachèrent; une partie du gland et du corps caverneux fut détruite ; les parois de l'urètre tombèrent aussi en partie, et il resta une plaie d'une surface fort étendue, inégale, que le passage des urines et les pansemens rendaient très-douloureuse. Quand l'état du malade fut amélioré on le transporta dans une des salles consacrées aux maladies chirurgicales : l'amputation de la portion du corps caverneux et du gland laissée à nu par la chute des escarres me parut le seul moyen propre à faire cesser les vives douleurs qu'occasionnaient les urines et les pansemens : elle fut pratiquée et eut un plein succès.

Lorsque le malade eut recouvré la connaissance qu'il avait perdue pendant le cours de la fièvre, il nous apprit qu'il avait contracté une blennorragie quelque temps avant sa maladie, ensorte qu'il est probable que l'irritation causée par la blennorragie aura été la cause déterminante de l'inflammation gangréneuse qui a servi de crise à la fièvre adynamique.

Un homme âgé d'environ 36 ans contracta une blennorragie, et quelque temps après fut atteint d'une fièvre ataxique pour laquelle on le transporta à l'hôpital de la Charité. Bientôt la verge s'enflamma et devint d'un rouge livide. La gangrène ne tarda pas à s'en emparer; elle fit même des progrès rapides, et ne se borna entièrement que lorsque les symptômes de la fièvre éprouvèrent une diminution sensible. D'abord elle parut n'attaquer que la peau; mais bientôt le gland et le corps caverneux présentèrent des signes non équivoques de corruption, et la verge fut entièrement détruite. Les parties gangrénées se détachèrent par lambeaux, et leur chute totale laissa une plaie conique dont la guérison fut très-lente.

Un autre personne attaquée tout-à-la-fois d'une blennorragie et d'une fièvre adynamique eut aussi la verge atteinte de gangrène; mais ce malade fut moins maltraité que les deux autres, car il en fut quitte pour le prépuce : sa fièvre à la vérité fut accompagnée de symptômes moins graves que celle qu'éprouvèrent les deux individus dont je viens de parler.

Le traitement de l'inflammation de la verge varie selon les périodes de la maladie. Les cataplasmes émolliens, ou les fomentations et les bains locaux de même nature, les boissons rafraîchissantes, les saignées conviennent généralement dans le début. Plus tard, s'il se forme des abcès, on les ouvre. S'il paraît des taches gangréneuses, on y applique des antiseptiques; et lorsque les escarres sont détachées, on panse les ulcérations qui leur succèdent avec des plumasseaux enduits de cérat, ou avec de la charpie sèche. Lorsque la gangrène s'étend aux corps caverneux, qu'elle se borne circulairement, et que la surface de la plaie que laisse la chute des parties mortifiées est perpendiculaire à l'axe de la verge, ou du moins qu'elle a très-peu d'obliquité, la guérison en est facile et les pansemens sont peu douloureux. Mais lorsque la gangrène s'est bornée irrégulièrement, que la plaie qui lui succède a une surface fort étendue, inégale, que le passage de l'urine et les pansemens causent de très-vives douleurs, on doit faire l'amputation de la portion du corps caverneux et de l'urètre laissée à nu par les escarres. Il est un précepte fort important que nous devons rappeler ici, et que la plupart des auteurs ont omis, c'est de ne jamais pratiquer l'amputation qu'après la séparation des parties mortes, car c'est seulement alors qu'on peut connaître d'une manière certaine si la gangrène occupe les seuls tégumens, ou si elle s'étend à tout le corps de la verge. Or, on sent combien serait grave l'erreur d'un Chirurgien qui couperait cet organe pour une simple gangrène de la peau : il priverait de ses facultés viriles un individu qui les aurait conservées sans cette opération intempestive. Il est bon d'observer encore que dans plusieurs cas, c'est seulement quand les escarres sont détachées, qu'on peut juger de la difformité de la plaie et de la nécessité de la rendre plus régulière.

De l'Anévrisme des Corps caverneux.

Cette maladie n'est connue que par un fait qu'a observé et décrit Albinus (*Annotationes academicæ,* lib. 3, cap.). Voici ce fait tel qu'il est rapporté.

Un jeune homme eut la verge fortement courbée au moment où elle était en érection. Il s'y forma par la suite une tumeur qui fit des progrès. La peau qui la recouvrait conservait la même mobilité que sur le reste de la verge. La compression la faisait disparaître complètement dans le principe; mais plus tard elle ne disparaissait que difficilement et incomplètement. Comme elle avait une sorte de mollesse comparable à celle que présente un abcès, on y appliqua des onguens et des cataplasmes, dans le but d'en favoriser la maturation et l'ouverture. La tumeur continua de s'accroître, mais sans que rien annonçât qu'elle dût s'ouvrir spontanément. En conséquence on crut devoir l'inciser largement malgré les remontrances d'Albinus. Il en sortit du sang et rien autre chose. L'hémorragie fut très-abondante, et n'ayant pu être complètement suspendue, le jeune homme succomba en peu de jours. Albinus fit l'examen de la verge pour connaître le siège et la nature de la maladie; il trouva l'un des corps caverneux dilaté et formant une tumeur remplie de sang, comme dans l'anévrisme des artères. Il sut en outre que pendant la vie, la tumeur était plus petite et plus molle lorsque la verge était dans l'état de flaccidité, et qu'elle devenait dure et plus volumineuse avec le reste du pénis, pendant l'érection.

Cette espèce d'anévrisme diffère des autres, comme la structure des corps caverneux diffère de celle de toutes les autres parties. Le tissu spongieux de ces corps représente la cavité des artères, et leur enveloppe fibreuse répond aux parois artérielles. Cette enveloppe affaiblie, ou en partie rompue dans un point, se laisse distendre par le tissu spongieux placé au-dessous d'elle. Mais ici la tumeur sanguine qui se forme ne doit pas offrir de pulsations, et l'absence de ce signe fut, sans doute, ce qui causa l'erreur du Chirurgien qui ouvrit la tumeur dont parle

Albinus. La connaissance plus exacte de la structure des corps caverneux l'aurait détourné de cette funeste opération.

Si une semblable faute était de nouveau commise, et que la compression méthodique de la verge fût insuffisante pour arrêter le cours du sang, on devrait pour dernière ressource, et quand l'inefficacité de toutes les autres serait bien constatée, recourir à l'amputation de la verge.

Des Tumeurs dures, Nœuds ou Ganglions des Corps caverneux.

Il se forme quelquefois dans les corps caverneux des tumeurs ou duretés multiples et disposées chez quelques individus en forme de chapelet, solitaires chez d'autres, occupant les deux corps caverneux, ou se bornant à un seul. Elles sont situées quelquefois à l'endroit où les racines du corps caverneux vont se réunir vers le pubis pour former la verge; mais le plus ordinairement elles occupent un point intermédiaire entre la racine du pénis et le gland. Cette maladie qui n'est pas rare parmi les hommes d'un âge avancé, surtout parmi ceux qui se sont trop abandonnés à la vivacité de leur tempérament, est le plus souvent la suite de la maladie vénérienne.

Ces tumeurs ne sont point douloureuses; cependant dans quelques cas, lorsque la verge est dans une forte érection le malade sent vers la dureté un tiraillement douloureux. Elles ne s'opposent point au cours libre de l'urine, excepté dans les fortes érections : à la vérité une forte érection peut elle seule empêcher l'urine de couler; mais ces tumeurs causent toujours quelque changement dans l'érection de la verge et dans l'éjaculation de la semence.

Si une de ces tumeurs dures est située vers le milieu du corps caverneux droit, la verge, au lieu de se redresser en ligne droite sera courbée de ce côté; si la dureté est placée à gauche, la courbure sera du côté gauche. Si le ganglion ou le chapelet de ganglions regarde le périnée, la verge se courbera en bas; elle sera penchée en haut si c'est à la partie supérieure qu'existe la tumeur.

Ainsi la courbure est toujours du côté du mal; en voici la raison : l'érection dépend de la dilatation ou du gonflement des cellules des deux corps caverneux; s'ils se gonflent également, l'un des deux ne l'emportant pas sur l'autre, ils concourent également à la même action, et l'érection devra se faire en ligne droite; mais si une dureté, un dessèchement dans quelque portion de l'un des deux corps caverneux empêche la dilatation des cellules de cette portion, le corps caverneux sera dans cet endroit bridé, durci, et il s'y fera un enfoncement qui sera le centre de la courbure.

Lorsque les duretés du corps caverneux sont d'un certain volume, l'éjaculation de la semence est difficile, faible, ou même elle n'a pas lieu. Le sperme ne commence à s'écouler que lorsque la tension de la verge diminue, et il sort en bavant au lieu d'être lancé avec la force ordinaire. Aussi l'impossibilité d'engendrer est-elle souvent la suite de cette maladie.

On a essayé inutilement contre ces tumeurs les émolliens et les résolutifs de toute espèce. Le seul remède qui ait quelquefois, mais très-rarement, procuré quelque amendement à cette maladie, c'est le mercure, surtout en frictions. Les douches d'eau de Barrège dirigées sur la verge ont réussi dans certains cas. La Peyronie à qui

le hasard avait fait connaître leurs bons effets,
les regardait presque comme un spécifique.

Des Ulcères de la Verge.

Les ulcères de la verge sont le plus souvent
vénériens. On les désigne communément sous le
nom de chancres. Leur siège ordinaire est le gland
ou le prépuce, rarement la peau de la verge.

Les chancres se déclarent presque toujours
dans les sept ou huit premiers jours après un
coït impur : dans quelques cas très-rares ils ne
surviennent que plusieurs semaines après.

La première impression du virus qui produit
les chancres se manifeste par une rougeur et de
la démangeaison sur le gland ou à la face interne
du prépuce. Cette démangeaison se change bientôt en une douleur cuisante; l'épiderme en se
détachant, laisse un ulcère qui rend une sérosité
âcre et brûlante. Quelquefois le chancre commence par un petit tubercule dur, lequel venant
à s'enflammer et à s'ouvrir forme un ulcère plus
ou moins grand et des callosités plus ou moins
profondes.

On distingue les chancres en benins et en malins. Les premiers sont superficiels et petits; ils
ne causent presque point de douleur, et en les
pansant avec des remèdes convenables, ils guérissent en peu de jours. Quant aux chancres malins, on en reconnaît de trois espèces : ceux qui
sont profonds, durs et calleux; ceux qui sont
accompagnés de gangrène; et ceux sur lesquels
il s'élève des excroissances fongueuses et qui présentent l'aspect du cancer.

Les chancres profonds et accompagnés de callosités sont quelquefois couverts d'une espèce
d'escarre, qui est produite par la grande âcri-

monie du virus qui, en quelque sorte, a cautérisé le tissu de la partie. D'autres fois la surface de ces ulcères est livide et jaunâtre, tandis que les alentours sont rouges et enflammés. Enfin on en voit qui ne rendent aucune matière, ou s'ils en rendent, c'est une sanie ténue, extrêmement âcre, ou du sang.

Le virus qui produit les chancres est quelquefois si actif, si subtil, si pénétrant que non-seulement il cause une escarre gangréneuse sur le gland ou sur le prépuce, mais encore qu'il porte la mortification dans l'intérieur de la verge en très-peu de temps : aussi a-t-on vu dans quelques cas la verge tomber en pourriture et se séparer même du corps cinq ou six jours après avoir été attaquée d'un de ces chancres malins. Mais le plus souvent quand la gangrène s'empare des chancres, c'est à la suite d'un phimosis ou bien d'un paraphimosis qui étrangle la partie.

Enfin il y a des chancres qui envahissent tout le gland et auxquels il survient des excroissances fongueuses : le malade éprouve des douleurs insupportables ; la partie se gonfle extraordinairement. Dans cet état le gland paraît totalement détruit, et la verge représente alors un chou-fleur aplati et collé contre le pubis.

Le diagnostic des chancres de la verge est rarement embarrassant. Les circonstances commémoratives, la manière dont les chancres se sont développés, et l'aspect sous lequel ils se présentent suffisent presque toujours pour les faire distinguer des ulcérations non-vénériennes auxquelles le gland et le prépuce sont sujets. Dans les cas douteux, on doit abandonner l'ulcération à elle-même et suspendre tout jugement : si elle est vénérienne, elle fera des progrès et prendra un aspect qui ne laissera aucun doute sur sa nature; dans le cas contraire, elle guérira en peu de jours; ou si elle persiste, on trouvera dans sa manière d'être et dans les circonstances commémoratives des indices qui en feront connaître le véritable caractère. Il importe d'autant plus de distinguer les chancres commençans des ulcérations non-vénériennes, qu'une méprise en pareil cas exposerait le malade à subir un traitement inutile et peut-être même nuisible si le mal n'était pas vénérien, ou à négliger un traitement sans lequel il ne peut être préservé de la vérole, si l'ulcère est syphilitique. Les chancres malins présentent quelquefois l'aspect des ulcères cancéreux, et alors le diagnostic peut offrir de la difficulté. Dans ce cas, le mercure est, pour ainsi dire, une pierre de touche qui peut faire connaître le caractère de la maladie. En effet, si l'ulcère est vénérien, son état s'améliore ordinairement sous l'emploi de ce remède à l'extérieur et à l'intérieur; s'il est cancéreux, le mercure au contraire l'irrite et l'exaspère.

Le traitement des ulcères vénériens de la verge, considérés comme maladie locale, est différent selon la forme sous laquelle ils se présentent : les chancres bénins, légers, indolens, guérissent en général promptement, en les pansant avec un mélange d'onguent mercuriel et de cérat étendu sur un plumasseau, et en les lavant fréquemment avec de l'eau de guimauve. Ceux qui sont profonds, calleux, et peu disposés à suppurer, réclament l'usage des émolliens : on fait baigner souvent la verge dans de la décoction de racine de guimauve, dont on imbibe des compresses qu'on y applique; ou bien on la couvre d'un cataplasme émollient, en plaçant sur l'ulcère un peu de charpie fine enduite de digestif simple. Ces topiques relâchans déterminent peu à peu une suppuration louable qui fond les callosités du chancre, et les dispose à se cicatriser en les détergeant.

Si les chancres sont accompagnés d'une inflammation vive, et dont les progrès rapides font craindre que la partie ne tombe bientôt en gangrène, il faut se hâter de prévenir la perte de la verge en faisant des saignées copieuses, en employant les topiques les plus relâchans, les bains généraux et locaux, les boissons tempérantes, rafraîchissantes, et une diète sévère. Si malgré l'emploi de ces moyens, la gangrène survient, on aura recours aux antiseptiques, et lorsque la gangrène sera bornée, on favorisera l'établissement de la suppuration et la chute des escarres. Lorsque les parties gangrénées seront tombées, ou se conduira comme nous l'avons dit en traitant de l'inflammation de la verge.

Quand la gangrène a détruit une partie des corps caverneux, si à la chute des escarres il survient une hémorragie, on essayera de l'arrêter en comprimant la surface d'où le sang s'écoule, après l'avoir couverte d'agaric ou d'un bourdonnet trempé dans l'eau alumineuse. On aura soin avant d'exercer la compression, d'introduire une sonde dans l'urètre afin de conserver libre le passage de l'urine. La cautérisation pourrait être tentée si ces premiers moyens étaient infructueux. Et si la cautérisation elle-même restait sans effet et que la vie du malade fût en danger, il ne faudrait pas hésiter à pratiquer l'amputation de la verge, au-dessus du lieu d'où le sang s'échappe.

Les chancres qui s'étendent rapidement en

rongeant , pour ainsi dire, la partie; ceux sur lesquels il s'élève des excroissances fongueuses , et qui semblent tenir du caractère du cancer, causent ordinairement d'affreuses douleurs qui amènent promptement le marasme et une fièvre lente qui menace les jours du malade. Dans ce cas on doit s'attacher à calmer les douleurs et à arrêter les progrès du mal en employant les émolliens , les saignées, en mettant le malade à une diète sévère, en lui faisant prendre des bains, des boissons rafraîchissantes, et surtout en administrant l'opium tant à l'extérieur qu'à l'intérieur.

Lorsque les chancres ont des bords durs, calleux , qu'ils sont indolens, stationnaires, et que les topiques les plus propres à fondre les callosités ont été sans effet, on est obligé d'en venir aux légers escarrotiques; mais ces remèdes doivent être employés avec beaucoup de prudence. Il est souvent arrivé que des chancres bénins ont pris un mauvais caractère , parce qu'on a insisté trop long-temps sur l'application des topiques irritans et corrosifs.

Les chancres ne doivent pas être regardés comme un mal purement local, pour la guérison duquel il suffit d'employer des topiques. Ces ulcères, même ceux qui paraissent les plus bénins , doivent être considérés comme la cause et l'indice d'une vérole future. Or, c'est pour prévenir cette vérole qu'il faut imposer au malade un traitement général par le mercure. Dans ce traitement j'emploie, de préférence, les frictions , et je les administre de manière à ne point exciter la salivation. Pour rendre ce traitement complet, je pousse ordinairement la quantité d'onguent mercuriel double. jusqu'à cinq ou six onces. Je fais faire six frictions d'un gros, six d'un gros et demi, et toutes les autres de deux gros. Dans les commencemens je laisse deux jours d'intervalle entre les frictions; mais après les six premières, si je m'aperçois que la bouche n'a pas de disposition à être affectée par le mercure, j'emploie les frictions de jour à autre, afin d'abréger la durée du traitement.

Quoique les frictions paraissent mériter la préférence dans la circonstance dont il s'agit, on peut cependant faire usage de quelques préparations mercurielles à l'intérieur, surtout dans le cas où le malade n'a pas la liberté de faire des frictions.

Mais sous quelque forme que l'on administre le mercure, on ne doit commencer le traitement que lorsque les chancres sont déjà en bon train de guérison, ou même presque entièrement guéris; et l'on doit continuer l'usage du remède long-temps après qu'ils sont complètement cicatrisés. Enfin le malade ne peut être regardé comme radicalement débarrassé, que quand il ne reste aucune trace de dureté à l'endroit qui était occupé par les chancres, et qu'il a pris la quantité de mercure que l'expérience a démontré nécessaire pour la guérison de la syphilis.

Des Excroissances qui se forment sur la Verge.

La plupart des excroissances qui se développent sur le pénis sont de nature syphilitique. Elles se montrent très-fréquemment sur le gland ou le prépuce, et plus particulièrement encore à l'endroit où ces deux parties se réunissent. On en voit quelquefois sur la peau de la verge. Ces excroissances que l'on désigne sous le nom de poireaux, prennent différentes formes : elles sont

communément isolées et suspendues par un col
étroit ; dans quelques cas pourtant elles ont une
base large ; d'autres fois un grand nombre de petits
poireaux partent de la même racine et forment
de petites tumeurs qui ressemblent par leur surface inégale à un chou-fleur. Quand ces excroissances sont long-temps négligées, elles grossissent parfois au point de recouvrir entièrement
le gland ; et si, lorsqu'elles sont parvenues à ce
degré elles viennent à s'ulcérer, toute la masse
prend une forme tellement sordide, que ceux
qui ne sont pas versés dans la connaissance des
maladies vénériennes les prennent pour un cancer. Les poireaux sont constamment indolens,
fermes et entiers en naissant ; mais dès qu'ils sont
devenus nombreux, si l'on n'a pas soin de les
nettoyer régulièrement, l'humidité naturelle que
fournissent les parties acquiert une acrimonie
qui les rend sensibles et amène bientôt une ulcération douloureuse qui s'étend en rongeant, à
moins qu'on n'en arrête les progrès en appliquant
à temps les remèdes convenables.

Les Chirurgiens ne sont pas tout-à-fait d'accord
sur la manière de traiter ces excroissances syphilitiques. Les uns veulent qu'on les détruise dès
le début avec les caustiques, ou qu'on les emporte avec l'instrument tranchant. Les autres
soutiennent qu'on ne doit en venir là qu'après
avoir soumis le malade à un traitement mercuriel
complet et méthodique. Ce dernier mode de traitement est celui qu'on suit généralement aujourd'hui.

Quelquefois ces excroissances se flétrissent et
tombent d'elles-mêmes pendant l'usage du mercure ; mais très-souvent elles subsistent après le
traitement dans l'état où elles étaient avant. Ce-

pendant il faut observer que malgré cette circonstance, le malade est parfaitement guéri de la syphilis, si le traitement a été exécuté d'ailleurs suivant les règles de l'art. Ainsi ce qui reste à faire dans ce cas, c'est d'attaquer le vice local par quelque moyen extérieur. Lorsque les poireaux ne sont pas considérables, on les saupoudre avec de la sabine sèche reduite en poudre très-fine : ce remède suffit quelquefois pour les flétrir et les faire tomber. D'autres fois on est obligé de les couper au niveau de la peau et d'en toucher la racine avec le nitrate d'argent. Enfin si ce dernier moyen n'est pas applicable, on les détruira peu-à-peu avec un cathérétique, tel que le précipité rouge, le nitrate d'argent, le muriate d'antimoine liquide, etc. Après avoir ainsi détruit ces excroissances, si le malade a été bien traité, et que l'économie animale soit parfaitement purifiée du virus qui l'infectait, elles ne reparaîtront plus et il se formera une cicatrice solide à l'endroit qui leur donnait naissance ; mais si le contraire arrive, c'est une preuve que le malade n'est pas guéri et qu'il faut un traitement nouveau.

Du Cancer de la Verge.

Le cancer de la verge se développe sous l'influence des mêmes causes qui produisent les autres maladies cancéreuses, et reconnaît de plus quelques causes particulières. Il succède quelquefois à des ulcères ou à des excroissances syphilitiques exaspérées par l'emploi des remèdes irritans ; on a remarqué qu'un très-grand nombre de ceux auxquels cette maladie est survenue étaient atteints d'un phimosis qui ne leur permettait pas de découvrir le gland. La présence de l'humeur fournie par les glandes qui couron-

nent la base du gland , l'altération qu'elle éprouve
en séjournant sous le prépuce semblent être une
des causes qui contribuent à faire naître le cancer
de la verge. Il serait intéressant de savoir si le
cancer de la verge est une maladie rare chez les
peuples circoncis , tels que les Juifs et les Maho-
métans.

Cette maladie ne se développe pas toujours
de la même manière, et ne se montre pas constamment sous la même forme. Elle commence
ordinairement par une espèce de poireau situé sur
le gland , et auquel le malade fait d'autant moins
d'attention qu'il ne l'aperçoit pas , parce que le
gland est presque toujours recouvert, et qu'il
ne cause aucune douleur. Cependant le tubercule augmente, il devient douloureux, et la
douleur se fait sentir particulièrement pendant
le coït. Peu-à-peu le tubercule grossit, s'ulcère,
cause de vives souffrances, verse du sang et une
suppuration fétide. L'ulcération s'étend sur le
gland , sur le corps caverneux , qui se changent
en une tumeur fongueuse, dont le volume devient quelquefois très-considérable. Dans quelques cas, le cancer de la verge commence par un
petit tubercule dur, placé sur le gland et particulièrement vers sa base. Ce tubercule augmente
insensiblement; le gland et le corps caverneux
s'engorgent , s'endurcissent , et alors la maladie
se montre sous la forme d'une tumeur plus ou
moins volumineuse , dure, squirrheuse , sur laquelle il finit par s'établir une ulcération dont
les bords sont durs, renversés, et de laquelle
découle une matière ichoreuse , fétide. Quelquefois le gonflement et la dureté du gland sont
si considérables, que la portion de l'urètre qui
le traverse et l'orifice de ce canal sont tellement

rétrécis, que l'excrétion de l'urine est presque
entièrement empêchée. J'ai vu un malade qui
ne pouvait pisser que goutte à goutte et avec la
plus grande difficulté, la vessie pourtant contenait une quantité considérable d'urine, et était
distendue au point de former à l'hypogastre une
tumeur qui montait jusqu'auprès de l'ombilic.
Je fis l'amputation de la verge ; aussitôt que
l'urètre fut coupé, l'urine s'échappa avec impétuosité et la tumeur du ventre disparut. Sous
cette forme, le cancer de la verge fait des progrès moins rapides, cause moins de douleur, et
quelquefois même n'en cause pas du tout.

Quelle que soit la forme sous laquelle le cancer
de la verge se présente, la maladie fait des progrès plus ou moins rapides, et s'étend du côté
du pubis. Au bout d'un certain temps les glandes lymphatiques de l'aîne s'engorgent et se tu-
méfient, tantôt d'un côté seulement, tantôt des
deux côtés, et la cachexie cancéreuse ne tarde
pas à se montrer avec des signes non - équivoques.

Le cancer de la verge, comme celui des autres parties, ne peut guérir que par l'ablation
de la partie malade ; mais cette opération ne
doit être pratiquée qu'autant qu'il est possible
de couper dans la partie saine, que les glandes
de l'aîne ne sont point engorgées, et que la cachexie cancéreuse n'existe pas encore. Cette opération faite dans des circonstances favorables
réussit presque toujours ; mais malheureusement elle procure rarement une guérison radicale. Le plus souvent le mal repullule au bout
d'un temps plus ou moins long, soit dans le
moignon de la verge, soit dans les glandes inguinales, et fait périr misérablement le malade.

Lorsque l'opération n'est pas praticable, ou lorsque la maladie s'est reproduite après l'amputation, on doit se borner aux moyens propres à calmer les douleurs et à ralentir, s'il est possible, les progrès du mal.

De l'amputation de la Verge.

Le cancer et la gangrène de la verge, sont les deux maladies qui obligent le plus souvent à recourir à l'amputation de cet organe. Une hémorragie résultant d'une plaie dans laquelle la verge serait coupée en travers dans presque toute son épaisseur, ou de l'ouverture d'un anévrisme du corps caverneux, pourrait aussi rendre cette opération nécessaire, si cette hémorragie compromettait la vie du malade, et que les autres moyens fussent insuffisans pour l'arrêter.

On ne trouve que très-peu de chose sur cette opération, dans les auteurs anciens. Il est probable que la crainte de l'hémorragie a empêché plusieurs Chirurgiens de la pratiquer, et leur a suggéré l'idée de déterminer la chûte du pénis en le liant fortement dans sa partie saine, avec un cordonnet de fil de soie, après avoir placé une canule dans l'urètre, ou avoir introduit une sonde dans la vessie. Ruysch (1) nous a conservé l'histoire d'un paysan qui fut opéré de cette manière avec succès. Cet homme avait à la verge une tumeur cancéreuse, ulcérée, de la grosseur du poing. Après avoir introduit une sonde dans la vessie, on étreignit la verge derrière la tumeur avec un cordonnet mince, mais très-fort, que l'on serra beaucoup. Le malade supporta sans se plaindre la douleur causée

____

(1) *Obs. Anatom. Chirurg.*, *Obs.* 30, p. 28.

par la ligature. Le lendemain on en plaça une seconde afin d'accélérer la mortification et la chute de la tumeur, qui fut enveloppée avec le reste de la verge, dans une vessie mouillée pour recevoir l'urine et empêcher la mauvaise odeur : le cinquième jour, tout ce qui se trouvait au-dessous de la ligature était mort; on le retrancha avec le bistouri sans qu'il survînt d'hémorragie. Deux jours plus tard, on ôta la sonde, devenue inutile par la chute du cordon avec lequel on avait lié la verge. Heister, Bertrandi et plusieurs autres auteurs, recommandent ce procédé comme préférable à l'amputation; mais la plupart des praticiens n'en ont pas porté le même jugement, et aujourd'hui cette manière d'extirper la verge est entièrement tombée en désuétude.

On trouve dans les livres de l'art quelques exemples d'amputation de la verge pratiquée avec succès; mais les auteurs de ces observations n'entrent dans aucun détail sur le manuel de cette opération. Ils se contentent de dire qu'ils ont retranché la verge avec un bistouri, qu'ils ont arrêté l'hémorragie avec le cautère actuel, ou avec des médicamens astringens soutenus par la compression, et que la plaie traitée selon les règles de l'art s'est cicatrisée dans le temps ordinaire. Le Dran est le premier qui se soit occupparticulièrement de ce point de chirurgie. Il é surtout signalé la circonstance par laquelle cetta opération diffère de toutes les autres amputationse Dans celles-ci, c'est un précepte général de conserver une quantité de peau suffisante pour recouvrir la surface du moignon; dans l'amputation de la verge au contraire, on doit retrancher plus de peau que du corps caverneux. La raison de ce précepte est facile à concevoir : si l'on emportait autant du corps caverneux que de peau , la rétraction de celui-là vers le pubis et l'alongement de celle-ci sur le moignon empêcheraient d'apercevoir les vaisseaux , et rendraient leur ligature difficile et peut-être même impossible : l'entrée de l'urètre se trouverait cachée , et l'on ne pourrait la rencontrer qu'en tâtonnant, pour y introduire la sonde; par la suite la guérison de la plaie serait longue et difficile. Le précepte dont nous venons de parler est très-important sans doute ; mais il n'est pas le seul qu'exige cette opération pour être bien faite ; et nous avons cherché dans un Mémoire que nous avons publié en 1791, dans le Journal de Fourcroy, à suppléer au silence des auteurs sur cet objet.

L'appareil nécessaire pour pratiquer cette opération consiste en un bistouri droit à lame un peu longue, une pince à disséquer, des fils cirés, une sonde de gomme élastique, des liens pour la fixer, des bourdonnets , des plumasseaux , des compresses longuettes et un bandage en T double.

La plupart des auteurs conseillent de faire uriner le malade avant l'opération ; nous pensons au contraire qu'il vaut mieux que la vessie contienne de l'urine afin que la sonde qu'on y introduira lorsque la verge sera coupée, agisse moins contre ses parois. Lorsqu'on ampute la verge pour un cancer, on doit en conserver le plus possible, en coupant toutefois dans la partie saine. Quand l'opération est pratiquée à l'occasion de la gangrène, on doit couper le pénis dans l'endroit où la mortification s'est arrêtée; si c'est pour une hémorragie, suite d'une plaie transversale, on doit achever la section dans l'endroit même de la plaie. Enfin, si l'opération est faite à cause d'un anévrisme du corps caverneux qui a été ouvert imprudemment, on doit couper la verge immédiatement au-dessus de la tumeur. Le malade étant préparé à l'opération par les remèdes généraux, et le poil qui recouvre les parties génitales étant rasé, on la fera de la manière suivante.

Le malade est couché sur le bord droit de son lit et le Chirurgien placé du même côté ; celui-ci entoure d'un linge la portion de la verge qui doit être enlevée et l'embrasse de la main gauche avec l'attention de tirer la peau vers le gland, pendant qu'un aide saisit la verge à sa racine près du pubis et tend également la peau qui la recouvre. Sans cette précaution, lorsque la verge est coupée près de sa racine on risquerait d'enlever une partie de la peau des bourses, et de donner à la plaie une étendue beaucoup plus grande que celle qu'elle doit avoir. Les parties étant ainsi disposées, le Chirurgien coupe d'un seul coup de bistouri la peau, le corps caverneux et l'urètre. Cependant si l'on est obligé d'abattre la verge près de sa racine, et si la peau n'est pas très-mobile sur le corps caverneux, au lieu de couper celle-ci en même temps que le corps caverneux, il vaut mieux l'inciser d'abord circulairement à trois ou quatre lignes au-dessus de l'endroit où l'on veut amputer la verge, et couper ensuite le corps caverneux et l'urètre au niveau de la lèvre inférieure de la plaie circulaire faite à la peau.

Aussitôt que la verge est excisée, on doit arrêter l'hémorragie. Pour cela la ligature est préférable à tout autre moyen, lorsque les artères sont assez grosses et assez apparentes pour qu'on puisse les saisir avec une pince à dissection, et les lier immédiatement, comme dans l'amputation des membres. Les artères qui doivent être liées sont celles qui rampent sur la face supérieure du corps caverneux, et qu'on nomme artères dorsales de la verge, et celles qui sont placées dans le tissu spongieux de ce corps. Quand ces artères sont liées, la moindre compression suffit pour arrêter le sang qui s'échappe de ce tissu spongieux. Lorsqu'on a placé toutes les ligatures nécessaires, on introduit une sonde de gomme élastique dans la vessie, et on procède au pansement de la plaie. Il est extrêmement rare que les vaisseaux soient si petits qu'on ne puisse pas les saisir avec la pince à dissection pour en faire la ligature; mais si cela arrivait, comme je l'ai vu une fois à la suite de la gangrène de la verge, la ligature ne serait pas nécessaire, et la compression suffirait pour arrêter l'hémorragie. On s'est servi quelquefois du cautère actuel pour faire cesser l'écoulement du sang après l'amputation de la verge. Scultet, qui avait connu à Padoue un homme à qui on avait coupé le membre viril avec succès, fit cette opération, en 1635, à un bourgeois d'Ulm pour une gangrène dont cette partie était attaquée. Il coupa dans le vif avec un bistouri, arrêta l'hémorragie avec un fer ardent, et mit une canule dans l'urètre pendant la cure qui fut heureuse et de courte durée. La chirurgie de nos jours, devenue plus douce dans ses moyens, a rejeté l'emploi du feu dans ce cas.

Lorsque la sonde est introduite dans la vessie, on couvre la plaie de charpie sur laquelle on place des compresses longuettes dont les extrémités sont engagées sous les chefs d'un bandage en T, puis renversées sur elles-mêmes, et fixées avec des épingles. La sonde doit aussi être fixée au bandage au moyen de petits liens. On lève l'appareil au bout de trois ou quatre jours, et on panse la plaie comme toutes celles qui suppurent. La sonde doit être laissée dans la vessie jusqu'à la cicatrisation complète de la plaie; on a seulement la précaution de la retirer de temps en temps pour la nettoyer, ou pour la remplacer par une autre. Le Dran conseille d'ôter la sonde lorsque la suppuration est établie, et de la réintroduire lorsque la cicatrice commence à se former. Nous pensons qu'il est avantageux de la laisser pendant toute la durée de la cure, pour empêcher l'urine de mouiller la plaie, ce qui en retarde la guérison, et pour prévenir le resserrement de l'orifice de l'urètre.

Lorsque le moignon de la verge conserve une certaine longueur, les malades poussent leur urine au loin, et presque comme dans l'état de parfaite intégrité : ils n'ont besoin d'aucun moyen mécanique pour favoriser l'éjection de ce liquide; mais lorsque l'ablation de la verge a été faite près du pubis, il en résulte, dit Paré (1), que le malade est obligé de s'accroupir comme les femmes pour uriner. C'est pour obvier à cet inconvénient, et pour que le scrotum et les cuisses du malade ne soient pas mouillées par l'urine, que cet auteur a imaginé une canule de buis ou de métal d'une forme conique, destinée à diriger le cours de l'urine en s'appliquant par sa partie la plus large sur le pubis. Le malade

____

(1) **Livre 23**, Chapitre 9.

opéré par Ruysch se servait pour uriner d'une semblable canule en ivoire, et tous ceux à qui on a coupé le pénis très-près de sa racine sont obligés de faire usage de ce moyen.

CHAPITRE III.

Des Maladies des Parties génitales de la Femme.

On divise ces maladies en celles qui attaquent les parties extérieures de la génération, et en celles qui attaquent les parties intérieures.

ARTICLE PREMIER.

Maladies des Parties extérieures de la génération.

Les grandes lèvres, la fourchette, les nymphes, le clitoris et le méat urinaire sont exposés à un certain nombre de maladies dont nous ferons l'exposition après avoir parlé des vices de conformation de ces parties.

Vices de conformation des Parties extérieures de la génération.

Il n'est pas très-rare de voir des femmes chez lesquelles il n'existe presqu'aucune trace des parties externes de la génération, à l'exception d'un clitoris très-petit et d'une ouverture qui donne passage à l'urine. Au dessous de cette ouverture commence un raphé qui se prolonge jusqu'à l'anus; mais comme il existe en même temps chez ces femmes des vices d'organisation dans les parties intérieures, nous y reviendrons plus tard. Nous devons nous occuper spécialement ici des vices de conformation qui appartiennent exclusivement aux parties extérieures.

L'occlusion de la vulve est un des plus remarquables. Elle peut être congénitale ou accidentelle. Les causes qui produisent la première sont entièrement inconnues, comme celles de tant de dispositions vicieuses que les enfans apportent en naissant. Cette occlusion congénitale ou se borne à la vulve, ou s'étend au méat urinaire. Dans le premier cas, il n'en résulte aucun trouble dans la santé jusqu'à l'époque de la puberté; dans le second, l'excrétion de l'urine est impossible, et la rétention de ce liquide peut causer la mort, si l'art ne lui procure pas une issue. Nous reviendrons plus loin sur cet objet en traitant des maladies du méat urinaire.

L'occlusion de l'ouverture extérieure de l'urètre est toujours congénitale; celle de la vulve peut l'être également, comme aussi le résultat de causes qui agissent après la naissance. Parmi ces causes, les principales sont la brûlure, un accouchement laborieux, des ulcères syphilitiques, l'inflammation de la vulve qui se développe pendant le cours de la variole, ou dans toute autre circonstance analogue. Que cette occlusion soit primitive ou qu'elle soit acquise, les effets qui en résultent étant les mêmes, nous les décrirons ensemble.

Dans quelques cas l'inflammation qui s'empare des parties externes de la génération détermine des adhérences qui, sans empêcher complètement la sortie de l'urine, mettent obstacle à sa libre expulsion. On lit dans le 39.ᵉ volume de l'ancien journal de Médecine, une observation de ce genre. Une petite fille de trois ans mit, en jouant avec un tison, le feu à ses vétemens, et eut toute la partie supérieure des cuisses brûlée. Sa sœur aînée, aux soins de laquelle elle était confiée, la

pansa tant bien que mal ; les deux grandes lèvres
se collèrent ensemble dans toute leur étendue,
excepté à leur partie supérieure où le clitoris
faisait saillie au-dehors. L'urine était obligée de
refluer de bas en haut pour gagner supérieurement l'intervalle des grandes lèvres ; quelques
gouttes s'écoulaient aussi par la partie inférieure
où l'adhérence n'était pas complète. Cette fille
resta dans cet état jusqu'à l'âge de huit ans. A
cette époque il survint un abcès urineux au périnée, qui obligea d'appeler un Chirurgien.
Lorsque la membrane qui unissait les grandes lèvres eut été divisée, on aperçut au-dessous d'elle
un amas de graviers qui s'étaient déposés là,
comme cela a lieu chez les enfans mâles, entre
le gland et le prépuce lorsque l'ouverture de ce
dernier est très-étroite. Les graviers furent enlevés, et la plaie nouvelle, pansée convenablement, laissa les deux lèvres séparées.

Dans la plupart des cas, l'occlusion de la vulve
n'occupe que la partie qui correspond à l'entrée
du vagin. Elle est complète ou incomplète, et ce
n'est guères qu'à l'époque de la puberté qu'elle
produit des effets manifestes.

Complète, elle donne lieu à la rétention du
sang des règles dans le vagin. Les symptômes
causés par cette rétention ne diffèrent pas beaucoup de ceux qu'on observe dans le cas d'imperforation du vagin : seulement ici il y a adhérence
des grandes et des petites lèvres, au lieu que
dans l'imperforation du vagin, c'est derrière les
nymphes qu'existe l'obstacle à l'écoulement du
sang. Du reste les douleurs périodiques, la tuméfaction progressive de l'hypogastre, des signes
apparens de grossesse accompagnent les deux affections. On remédie à ce vice de conformation

en séparant les grandes lèvres l'une de l'autre avec l'instrument tranchant et en employant les moyens propres à empêcher qu'elles ne se réunissent de nouveau.

Dans l'occlusion incomplète de la vulve, le sang des règles peut s'écouler au-dehors; on n'observe pas les mêmes accidens que dans le cas précédent, et souvent le mal n'est reconnu qu'à l'époque où la femme voulant se livrer à l'acte de la génération, l'introduction du pénis est impossible.

Cet état ne met pas nécessairement obstacle à la conception. On trouve dans les observateurs un assez grand nombre de faits qui prouvent que la matière prolifique lancée à l'orifice de la vulve, a quelquefois fécondé la femme sans intromission dans le vagin. La femme dont parle Riolan, et qui accusait son mari devant les tribunaux pour n'avoir pas rempli le devoir conjugal, fut reconnue enceinte lors de l'inspection, malgré l'occlusion de la vulve qui avait empêché l'accomplissement du coït.

Voici un autre fait non moins remarquable : « *Puella Romana à primo ortu clausa, nisi quod exiguum esset foramen vix pisum capiens prò urinæ et menstruorum egressu, assiduis amisii precibus commota, ipsius libidini nimium dedit, rata nullum conceptionis periculum futurum, quippè cujus vulræ labia à nativitate conjuncta et unita penem non admittebant : cæterùm fricationis hujus debitas dedit pænas, ex ipso præter spem gravida facta; quinto à conceptu mense, tumentem puellæ ventrem advertens mater Joh. Trullium adit, et postquam omnia ipsi exposuisset, opem ejus implorat, ne in partu tandem gravius vitæ periculum subiret filia; eam atque invisens, Trullius cunctis examinatis, unita vulvæ labia sectione dirimit. Ipsa autem debito tempore filium peperit.* » Moinichen qui rapporte cette observation (1), ajoute avoir vu lui-même à Venise trois filles dans le même cas, et qu'il a guéries de la même manière. Ces faits et plusieurs autres semblables ont conduit généralement à admettre l'opinion que nous avons émise, savoir que l'introduction du pénis dans le vagin n'est pas absolument indispensable pour la conception.

L'occlusion partielle de la vulve, qui met obstacle au coït, en met ordinairement aussi à l'accouchement. Dans un des cas précités, on crut devoir inciser la membrane long-temps avant le terme de la grossesse pour rendre plus facile la sortie de l'enfant. Quelques Chirurgiens consultés dès les premiers mois de la grossesse, ont pensé devoir s'abstenir de faire cette opération à cette époque où l'avortement est plus à craindre, et différer jusqu'au cinquième mois où il arrive plus rarement. Quelquefois le Chirurgien n'a connu cette disposition qu'au moment de l'accouchement. Dans ce cas, si la membrane était fort mince, on pourrait, comme le fit Mauriceau, se dispenser de l'inciser : la force avec laquelle le fœtus est poussé suffirait pour la rompre. Mais si elle avait assez de consistance pour mettre quelque obstacle à l'accouchement, on ne devrait pas hésiter à en faire l'incision ; d'autant plus que la déchirure qui se fait à ce moment là peut ne pas se confondre, se perdre dans la première ouverture, et qu'alors il y a deux orifices au lieu d'un. C'est ce que j'ai observé chez une jeune dame. Pendant le cours

---

(1) *Observat. Medico-Chirurg.*, p. 49.

de la petite vérole ses grandes lèvres s'étaient réunies dans une grande partie de leur étendue; il restait seulement en haut une ouvertnre qui donnait issue à l'urine et au sang des règles. Cette dame s'étant mariée à l'âge de vingt-deux ans devint bientôt enceinte, malgré les difficultés que son mari éprouva à consommer le mariage. L'accouchement se fit avec tant de promptitude qu'il était terminé avant l'arrivée de l'accoucheur. Mais l'enfant, au lieu de sortir par l'ouverture qui existait à la partie antérieure des grandes lèvres, se fit une voie au travers de la cicatrice qui les unissait. L'accoucheur s'en étant aperçu, conçut l'idée de réunir à l'aide de quelques points de suture, les bords de cette déchirure. Mais avant de pratiquer cette opération, il desira, ainsi que le mari de la dame, s'éclairer de l'avis de quelques confrères, et nous fûmes appelés, M. Sédillot l'aîné et moi. Nous pensâmes que l'opération projetée était d'un succès fort incertain, et qu'en supposant qu'elle réussît, elle laisserait la malade dans la disposition défavorable où elle était relativement à l'acte de la génération et de l'accouchement; qu'il était préférable de couper la bride ou l'espèce de pont qui séparait les deux ouvertures. A la vérité après cette section la vulve devait avoir une grande largeur, mais le mari de la malade, consulté sur ce point, ayant déclaré qu'il préférait une voie facile à celle qui lui avait offert tant d'obstacles, il fut décidé qu'on couperait la bride. Je le fis sur-le-champ; les bords de l'incision et ceux de la déchirure ne tardèrent pas à se cicatriser.

Dans un cas où, par suite d'un accouchement très-laborieux, la vulve s'était presque entièrement bouchée, Lamotte fut obligé d'inciser pen-

dans le travail de l'accouchement la cicatrice qui
empêchait de suivre les progrès du travail, mettait obstacle à l'écoulement des eaux, et aurait
sans doute compromis l'existence de cette femme
si l'incision n'en eût pas été faite.

Des Plaies des grandes Lèvres.

Les instrumens piquans, tranchans et contondans peuvent agir sur les grandes lèvres et y faire
toutes sortes de blessures : les plus fréquentes
pourtant sont les plaies contuses et les contusions.

Celles-ci donnent lieu à un gonflement considérable produit par l'accumulation du sang dans
l'épaisseur des grandes lèvres. Si ce liquide est
simplement infiltré, la résolution est prompte,
et l'ecchymose s'étend au loin dans les parties
environnantes; mais si le sang est épanché et
qu'il forme ce qu'on appelle un dépôt sanguin,
la résolution en est impossible, ou du moins fort
difficile, et il vaut mieux, comme nous le dirons
plus loin en traitant des tumeurs sanguines des
grandes lèvres, lui donner issue par une incision, que de l'abandonner aux efforts toujours
incertains et très-lents de la nature.

Les plaies contuses des grandes lèvres suppurent avant de se cicatriser; malgré cela leur cicatrisation est en général prompte et facile. Elles
doivent être pansées à plat et couvertes de topiques résolutifs. Quand les deux bords de la plaie
se réunissent, la cicatrice est à peine visible;
mais dans quelques cas, ils se cicatrisent séparément, et la difformité qui en résulte est quelquefois très-apparente, comme on le voit dans
une observation rapportée par Trioen. Une ser-
vante de Leyde étant tombée sur le bord d'un

vase eut les grandes lèvres déchirées et éprouva
une hémorragie considérable. Dans plusieurs
points il se forma des escarres dont la chute
laissa des plaies que se cicatrisèrent facilement,
mais avec cette circonstance fâcheuse qu'une des
grandes lèvres resta percée d'une ouverture qui
ressemblait à une seconde vulve.

Des Tumeurs des grandes Lèvres.

Les grandes lèvres peuvent être le siège de plusieurs sortes de tumeurs. Le phlegmon s'y montre
plus communément que les autres. Il est très-
rare de voir cette maladie chez les jeunes filles,
et particulièrement chez celles qui ne sont pas
encore réglées. Les femmes récemment mariées
y sont au contraire fort sujettes; celles qui sont
avancées en âge n'en sont presque jamais atteintes.
Cette inflammation est quelquefois le résultat
d'une cause manifeste, d'une contusion, par
exemple; mais le plus souvent elle se développe
sans cause connue. Ces phlegmons n'offrent rien
de particulier dans leurs symptômes, si ce n'est le
gonflement énorme qui les accompagne et la gêne
qu'ils apportent dans la marche. Ils se terminent
toujours par suppuration. On les traite, comme
toutes les inflammations phlegmoneuses, par les
cataplasmes émolliens, les demi-bains, la diète
et les boissons rafraîchissantes. Il est rare que les
accidens inflammatoires soient portés au point
d'exiger l'emploi des saignées générales : l'application des sangsues sur les parties enflammées
aurait l'inconvénient d'augmenter l'irritation déjà
existante. Quand la suppuration est formée, on
doit ouvrir l'abcès par une incision longitudinale
proportionnée au volume de la tumeur, et pratiquée sur la face interne de la grande lèvre :

c'est de ce côté que se rompent ordinairement ces abcès lorsqu'on les abandonne à eux-mêmes ; mais souvent alors l'ouverture est trop petite pour donner issue au pus ; elle se ferme avant que le foyer soit entièrement vidé, et la maladie ne tarde pas à reparaître : la même chose a lieu lorsque, en ouvrant la tumeur, on ne donne pas à l'incision une étendue suffisante. La règle à suivre dans ce cas est d'inciser la tumeur dans toute sa longueur.

Il n'est pas très-rare de voir des femmes chez lesquelles chaque mois, aux époques des règles, il se forme des abcès de ce genre. J'ai eu occasion d'en rencontrer plusieurs ; voici ce que j'ai observé dans ces phlegmons périodiques des grandes lèvres : les parois du foyer deviennent lisses, semblables à celles d'un kyste : la simple incision est alors insuffisante pour procurer la guérison ; il faut, pour prévenir la récidive du mal, irriter les parois du foyer avec de légers cathérétiques, et si de simples cathérétiques sont impuissans, avec des caustiques assez actifs pour déterminer une inflammation vive de ces parois et le développement de bourgeons charnus à leur surface.

Lorsque ces abcès se sont reproduits un certain nombre de fois, qu'ils ont une grande étendue et qu'ils montent entre le vagin et la paroi correspondante du bassin, la guérison complète est quelquefois impossible. Une dame fut attaquée d'un phlegmon à la grande lèvre gauche. L'inflammation finit par un abcès qui fut ouvert avec le bistouri : l'ouverture étant trop petite, le pus ne s'écoula qu'incomplètement ; les parois du foyer ne se réunirent pas, et la tumeur reparut deux mois après. Dans les deux années suivantes, l'abcès se reproduisit tous les deux ou trois mois, tantôt à l'époque des règles, tantôt lorsque la malade faisait un voyage même de courte durée : chaque fois il s'ouvrait de lui-même, et quatre ou cinq jours après, il n'en restait plus d'autre trace qu'une dureté qu'on sentait dans l'épaisseur de la lèvre en la pinçant entre le pouce et le doigt indicateur. Cette Dame m'ayant consulté, je lui dis que pour la guérir radicalement, il fallait ouvrir l'abcès dans toute son étendue, et je l'engageai à me faire avertir lorsque cet abcès reviendrait, ce qui ne tarda pas à arriver. Dans un voyage qu'elle fit de Rouen à Paris, la grande lèvre se tuméfia considérablement et devint douloureuse ; peu de jours après la fluctuation y fut manifeste. Je pratiquai sur sa face interne une incision longitudinale. Cette incision aussi longue que la tumeur donna issue à une grande quantité d'un liquide visqueux, jaunâtre, et qui avait beaucoup plus de ressemblance avec la matière que contiennent certains kystes, qu'avec le pus des phlegmons. Je portai le doigt indicateur dans le foyer, je reconnus que ses parois étaient lisses, et que sa cavité s'étendait beaucoup au-dessus de la base de la grande lèvre, entre la partie inférieure du vagin et la paroi correspondante du bassin. Pour mettre, autant que possible, ce foyer à découvert, j'emportai les bords de l'incision, et j'enlevai la plus grande partie de la face interne de la grande lèvre : je remplis ensuite exactement le foyer avec de la charpie. Je m'attendais à voir paraître des bourgeons charnus sur la surface de ce foyer ; mais je m'aperçus bientôt que ses parois restaient lisses, que rien n'annonçait leur réunion. En conséquence, je jugeai convenable de les irriter, pour y déterminer une inflammation adhésive; je remplis la cavité de l'abcès avec des bourdonnets couverts d'une couche épaisse de pommade épispastique très-forte, et je les y laissai pendant vingt-quatre heures. Quand cette charpie fut ôtée, je tamponnai le vagin pour mettre les parois du foyer en contact immédiat; mais malgré les soins les plus attentifs dans les pansemens, que je faisais moi-même deux fois par jour, les parties ne se réunirent pas, et l'inflammation provoquée par la pommade épispastique, s'étant dissipée peu-à-peu, les choses se trouvaient dans le même état qu'auparavant. Cependant l'étendue du foyer avait sensiblement diminué; les bords de l'ouverture avec perte de substance qui avait été pratiquée sur la face interne de la grande lèvre, s'étaient couverts d'une cicatrice, et cette ouverture dans laquelle on pouvait introduire le bout du petit doigt, était arrondie et ne donnait issue qu'à un peu de mucosité glaireuse, dont la quantité diminuait encore chaque jour. Dans cet état de choses, je dis à cette dame que pour la guérir radicalement, il conviendrait de toucher les parois du kyste avec un caustique liquide, tel que le muriate d'antimoine ou l'acide nitrique; mais je ne lui cachai pas que le succès de ce moyen était incertain : elle aima mieux rester dans un état qui ne lui causait aucune incommodité, que de se soumettre à un traitement douloureux et dont le succès n'était pas assuré. J'ai vu cette dame longtemps après : rien n'était changé, et l'abcès ne s'était pas reproduit.

L'ouverture des abcès des grandes lèvres, soit qu'elle ait eu lieu spontanément, ou qu'elle soit faite par le Chirurgien, peut devenir fistuleuse lorsque la membrane interne de la lèvre est fort amincie, et que l'ouverture se trouve très-petite. Cette fistule verse une quantité plus ou moins grande d'un pus jaunâtre et séreux, que j'ai vu prendre quelquefois, par des Chirurgiens inattentifs, pour des fleurs blanches ou le mucus de la blennorrhée. Les circonstances antécédentes et un récit exact de la part de la malade, peuvent faire présumer l'existence d'une fistule de ce genre ; mais l'examen des parties peut seul en donner la certitude. On remarque alors sur la face interne de la grande lèvre, une ouverture d'où l'on voit sortir la matière purulente : un stylet porté dans cette ouverture pénètre à une certaine profondeur en haut ou en bas, quelquefois même dans plusieurs sens. Pour guérir cette fistule, il faut ouvrir le foyer dans toute son étendue, par une ou par deux incisions, selon qu'il ne s'étend que d'un côté, ou qu'il se prolonge dans plusieurs directions. Dans les cas où la membrane interne de la grande lèvre est très-amincie, elle est incapable de se réunir, et l'excision est indispensable. Après que l'incision ou l'excision a été faite, on panse à plat, et la guérison ne tarde pas à avoir lieu. Si la fistule a peu de largeur, il ne reste d'autre trace de la maladie qu'une cicatrice linéaire : dans le cas contraire, surtout lorsque les parois de la fistule sont lisses, les bords de l'incision se cicatrisent séparément, et il reste une fente à la lèvre. La même chose arrive encore lorsqu'une partie de la membrane interne a été excisée.

Tumeurs sanguines des Grandes Lèvres.

Un épanchement de sang dans le tissu cellulaire des grandes lèvres produit une tumeur quelquefois très-considérable. Il a ordinairement lieu à la suite d'une contusion ; quelquefois il est le résultat du froissement auquel sont soumises ces parties pendant l'accouchement ; dans certains cas il survient spontanément. J'ai observé une maladie de ce genre chez une jeune femme enceinte alors et sujette à l'épilepsie. Il se forma subitement dans la grande lèvre gauche, à la suite d'une attaque d'épilepsie, une tumeur sanguine, sans que la malade eût éprouvé aucune contusion. On prit d'abord cette tumeur pour une hernie ; mais on reconnut bientôt que ce n'était qu'un épanchement de sang, et j'en fis l'ouverture. Les tumeurs sanguines occupent rarement les deux grandes lèvres à la fois ; presque toujours un seul côté de la vulve est tuméfié, même lorsqu'elles paraissent à la suite de l'accouchement. Leur couleur est bleuâtre, brune ou violacée ; leur volume est souvent considérable ; il égale quelquefois celui du poing. Dans certains cas, peu d'heures suffisent pour que ces tumeurs acquièrent ce volume. Un sentiment de tension et une douleur plus ou moins vive les accompagnent ; les mouvemens des cuisses sont gênés à proportion de leur grosseur et de leur sensibilité ; quelquefois elles sont frappées de gangrène.

Le diagnostic est facile. Il suffit de remarquer que dans quelques cas l'épanchement de sang dans les deux grandes lèvres a fait croire à l'existence d'une hernie du vagin, pour mettre à l'abri d'une erreur aussi grossière.

Le traitement consiste à appliquer des compresses imbibées d'une liqueur résolutive lorsque la tumeur est très-petite ; à l'inciser et à la vider du sang qu'elle contient quand elle a un volume médiocre, et à plus forte raison quand elle est très-grosse : sans cela, dans la plupart des cas, la gangrène s'emparerait de la tumeur. Après avoir incisé la grande lèvre à sa face interne, on la comprime doucement pour exprimer tout le sang qui y est accumulé; ensuite on rapproche les bords de la division, et l'on couvre la plaie de topiques résolutifs, ou même de médicamens antiseptiques, s'il existe déjà quelque disposition à la gangrène.

De l'Œdème des Grandes Lèvres.

L'œdème des grandes lèvres survient particulièrement chez les femmes enceintes. Quelques accoucheurs, et Mauriceau en particulier, ont observé que cet accident a lieu surtout chez celles qui sont grosses de plusieurs enfans. Il arrive aussi dans d'autres circonstances et notamment dans certaines hydropisies. Les grandes lèvres sont gonflées, demi-transparentes, indolentes, molles, conservant l'impression du doigt; elles gênent mécaniquement le mouvement des cuisses et rendent la progression embarrassée. Elles pourraient mettre quelque obstacle ou quelque retard à l'accouchement : on doit en conséquence chercher à dissiper le gonflement œdémateux avant cette époque; mais, en général, la compression à laquelle ces parties sont soumises dissipe l'infiltration, qui reparaît après l'accouchement. Les moyens que l'on met en usage sont les mêmes que ceux qu'on emploie dans les autres hydropisies : les laxatifs, les diurétiques, les légers diaphorétiques. Si ces remèdes étaient insuffisans, et que l'œdème des grandes lèvres fût porté à un point de gêne très-grand et qui pût faire craindre quelque obstacle dans l'accouchement, on devrait y faire des mouchetures avec la pointe d'une lancette enfoncée seulement à une ou deux lignes.

L'inflammation œdémateuse des grandes lèvres, accompagnée de mouvemens fébriles, chez les femmes enceintes, est bien autrement sérieuse que le simple œdème de ces parties. Elle peut amener une inflammation de l'utérus. Mauriceau dit l'avoir plusieurs fois observée.

Des Varices des Grandes Lèvres.

Elles ont souvent lieu chez les femmes grosses, surtout lorsqu'elles ont déjà eu plusieurs enfans. Ces varices déterminent un gonflement inégal et noueux des grandes lèvres, et quelquefois un prurit incommode. Chez quelques-unes, la constipation et la pléthore sanguine concourent au développement de cette dilatation veineuse, dont la cause principale est toujours la pression qu'exerce l'utérus distendu. Dans ce cas, on peut diminuer cet accident par les laxatifs, les rafraîchissans et la saignée, employés avec circonspection. Presque toujours le traitement se borne à éviter tout ce qui pourrait aggraver cette indisposition, dont au reste il est bien difficile d'obtenir la cure radicale.

Des Tumeurs fibreuses des Grandes Lèvres.

Il se développe quelquefois dans l'épaisseur des grandes lèvres des tumeurs dures, en apparence squirrheuses, mais dont le tissu blanc et fibreux diffère essentiellement de celui de ces dernières tumeurs, et ressemble beaucoup à la substance des corps fibreux de l'utérus. Ces tumeurs ont généralement une forme arrondie, une rénitence très-marquée ; elles ne causent aucune douleur, et n'incommodent qu'à raison de leur volume. Leur surface est lisse, et la membrane muqueuse de la grande lèvre, qui les revêt à leur face interne, ne leur adhère pas. Elles peuvent durer fort long-temps sans prendre un mauvais caractère ; bien différentes à cet égard des **tumeurs squirrheuses**, qui finissent toujours par dégénérer en cancer. Ces tumeurs ressemblent beaucoup aux kystes, et dans quelques cas il est presque impossible de les en distinguer. L'erreur, au reste, n'a ici rien de fâcheux ; l'extirpation convient également aux unes et aux autres. Cette opération ne présente pas ordinairement de difficulté : un tissu cellulaire très-lâche unit la tumeur aux parties voisines, et le doigt sert autant que le bistouri pour l'isoler. Après que la tumeur a été enlevée, on n'a pas à craindre le retour de la maladie comme après l'ablation d'une tumeur squirrheuse ou cancéreuse.

Les tumeurs fibreuses des grandes lèvres s'étendent quelquefois très-loin dans le bassin, entre le vagin et les parties environnantes ; leur extirpation peut alors être fort difficile. Une femme âgée de trente-huit ans, grande, brune et maigre, entra à l'hôpital de la Charité dans le mois de juin 1817. Depuis quatre ans elle portait dans l'épaisseur de la grande lèvre gauche une tumeur qui paraissait au premier aspect du volume du poing, et dont la nature n'était pas facile à déterminer. Les personnes que cette femme avait consultées soupçonnaient que c'était, les unes un abcès froid, les autres un squirrhe, d'autres une hernie. Elle me parut avoir plus d'analogie avec les tumeurs enkystées, et je m'arrêtai à cette dernière idée. Un écoulement de matière semblable à du petit-lait mêlé de flocons épais, avait lieu par le vagin, et la malade avait cru remarquer que la tumeur diminuait lorsqu'il s'en écoulait une certaine quantité. Cette circonstance était très-propre à me confirmer dans mon opinion qui du reste ne me semblait que probable. La peau n'adhérait pas à la tumeur, et celle-ci pouvait être repoussée en totalité dans le vagin. Je jugeai que l'extirpation qui me paraissait le seul moyen de guérison, était praticable, et le 25 juin j'y procédai. Je commençai par faire deux incisions semi-elliptiques dans le but d'enlever avec la tumeur une portion de la membrane qui la recouvrait. Je portai ensuite l'instrument dans la tumeur elle-même afin d'en bien connaître la nature, et je vis que c'était une masse solide; j'essayai de l'ébranler avec la main pour juger de son étendue, et il me parut qu'elle se prolongeait fort loin dans le bassin; je la séparai avec le bistouri des parties voisines; je cherchai autant que possible à l'isoler dans ses points les plus reculés, avec les ongles; et après vingt minutes de tentatives, je parvins à enfoncer la main dans le bassin, au-dessus de la tumeur, à la hauteur d'un demi-pied au moins; j'entraînai ainsi peu-à-peu à l'extérieur une masse dure, d'apparence squirrheuse, du volume de deux placentas réunis : elle ne put sortir sans déchirer un peu le vagin à sa partie postérieure et gauche. Je craignis même, en voyant sortir avec la tumeur une membrane blanchâtre, ressemblant à la membrane muqueuse du rectum, que cet intestin n'eût été intéressé. Mais cette crainte n'était pas fondée. Après l'extirpation de cette masse énorme, je remplis de charpie la cavité qui l'avait contenue. La malade abattue par la douleur et la longueur de l'opération paraissait anéantie et ne proférait aucune plainte. Elle passa plusieurs jours dans un état de faiblesse extrême et presque sans fièvre. Enfin la suppuration s'établit, la cavité diminua de largeur, des mèches furent placées régulièrement dans le vagin pour prévenir son resserrement ou des adhérences contre-nature ; les forces revinrent par degrés, et la malade, au grand étonnement de tous ceux qui avaient suivi sa maladie, sortit de l'hôpital parfaitement rétablie.

Des Tumeurs enkystées des Grandes Lèvres.

On a vu se former dans le tissu cellulaire des grandes lèvres des tumeurs cystiques de l'espèce du mélicoris et de l'athérôme. Ces tumeurs ont été prises quelquefois pour des hernies. On les voit dans quelques cas s'enflammer, suppurer, se rompre et guérir. Mais le plus souvent il est nécessaire de recourir aux moyens chirurgicaux usités dans le traitement de ces sortes de tumeurs. Mauriceau a vu une tumeur de ce genre qui durait depuis vingt-cinq ans, avait acquis le volume du poing et fut guérie en peu de jours par une simple incision. Elle menaçait de suppurer quand elle fut ouverte, et il s'en écoula une quantité considérable de *matière anévrysmale* semblable à de la lie de vin rouge. Ces tumeurs ne deviennent douloureuses qu'à l'époque où l'inflammation s'en empare ; jusqu'à ce moment elles ne gênent que par leur volume.

Des Tumeurs cancéreuses des Grandes Lèvres.

Les carcinômes des grandes lèvres diffèrent peu de ceux des autres parties. Leur volume est généralement peu considérable ; ils s'ouvrent assez promptement, et présentent un ulcère dont les bords sont durs, renversés, et qui répand une matière ichoreuse et fétide. Les glandes inguinales s'engorgent, le teint s'altère, l'embonpoint diminue, la malade s'affaiblit, et les signes

de la cachexie cancéreuse deviennent manifestes.
Le seul moyen de guérison est l'ablation de la
tumeur, encore est-il souvent infidèle. La plaie
que fait l'opération se cicatrise, à la vérité; mais
la maladie ne tarde pas à se reproduire, soit
dans le même endroit, soit dans l'aîne. J'ai plusieurs fois pratiqué cette opération, et j'ai toujours vu le cancer reparaître, et causer la mort
dans un espace de temps plus ou moins long.
On a vu le cancer des grandes lèvres se présenter
sous la forme d'une tumeur fongueuse; mais le
plus souvent il a l'aspect commun aux ulcères
cancéreux.

Des Tumeurs stéatomateuses des Grandes Lèvres.

Des tumeurs stéatomateuses se sont quelquefois développées dans les grandes lèvres, et y
ont acquis un volume considérable. On lit dans
le tome quinzième du Journal de médecine, la
description d'une tumeur de ce genre, qui
couvrait les deux tiers supérieurs de la cuisse
droite. La peau qui la couvrait s'était déchirée
en plusieurs endroits, et formait autant d'ulcères, d'où découlait un pus de mauvaise nature, etc. Le stéatôme faisait en même temps saillie
dans le vagin et dans le rectum, ce qu'il était
facile de reconnaître par l'intromission du doigt
dans ces parties. On résolut de tenter l'extirpation qui fut pratiquée par Gouteyron, Chirurgien major de l'hôpital Saint-André de Bordeaux. Les adhérences de la tumeur avec des
parties qu'il fallait ménager, ne permirent pas
de l'enlever en totalité : la portion qui fut emportée pesait quatre livres. Sa substance était
semblable à celle des loupes ordinaires; on y
trouva plusieurs kystes inégalement épais. On

fit des scarifications sur la portion qui ne put être enlevée ; la plaie fut pansée avec un onguent digestif, la suppuration s'établit, le kyste ne tarda pas à s'exfolier; les parties qui avaient été excessivement distendues se rapprochèrent, et la cicatrisation fut complète sept semaines après l'opération.

Maladies de la Fourchette.

La commissure postérieure des grandes lèvres à laquelle on donne le nom de *fourchette*, n'est guère exposée à d'autres maladies qu'au déchirement. Celui-ci est presque toujours produit par la distension de la vulve, lorsqu'un corps volumineux la traverse, tel, par exemple, qu'une tumeur qu'on enlève, un instrument qu'on introduit dans le vagin, un fœtus qui sort de l'utérus. Cette déchirure a lieu surtout dans le premier accouchement, particulièrement chez les femmes déjà parvenues à un certain âge, époque où les parties molles ont moins d'extensibilité. L'étroitesse de la vulve, la grosseur de l'enfant, la rapidité du travail de l'enfantement, sont autant de circonstances qui concourent le plus souvent à ce déchirement.

Il peut être borné à la fourchette, ou s'étendre à une partie, ou à la totalité du périnée. Dans quelques cas très-fâcheux, l'anus est lui-même déchiré, et une seule ouverture le réunit à la vulve.

Pour prévenir ces accidens, on doit soutenir avec soin le périnée pendant le travail de l'accouchement, surtout au moment où les douleurs deviennent plus vives; on pourrait même chercher à ralentir le travail, si sa trop grande rapidité faisait craindre un déchirement; on sait qu'il a surtout lieu chez les femmes qui ne sont pas secourues dans ce moment, et chez lesquelles le périnée n'est pas soutenu convenablement. Si cet accident arrive, soit par négligence, ou parce qu'on n'a pu le prévenir, voici ce qui reste à faire.

Si la déchirure est récente et se borne à la fourchette, elle n'a rien de grave : les parties se réunissent ordinairement, et dans le cas où la réunion n'aurait pas lieu, les bords se cicatriseraient isolément, ce qui n'aurait pas d'inconvénient. Si la déchirure s'étend au périnée, on doit recommander à la malade de tenir constamment les cuisses rapprochées, de rester couchée sur le côté, afin que les liquides qui s'écoulent du vagin ne mettent pas obstacle à la réunion. On peut encore favoriser le rapprochement des parties à l'aide de bandelettes agglutinatives. Par ces moyens on parvient quelquefois à un heureux résultat, surtout quand la déchirure ne s'étend qu'à une partie peu considérable du périnée. Mais lorsque la déchirure est plus longue, elle est plus difficile à guérir; la guérison est généralement impossible lorsqu'elle s'étend jusqu'à l'anus.

Lorsqu'on a négligé tout moyen de réunion dans le principe, les lèvres de la plaie se cicatrisent séparément, et la seule ressource qui reste alors, est de rafraîchir les bords de la division, en excisant la cicatrice qui les couvre, ou en y déterminant de l'inflammation avec des caustiques. Ces moyens pourraient réussir dans les cas de déchirement partiels; ils seraient insuffisans dans les déchiremens complets. Si l'on tentait cette réunion, on devrait chercher à rapprocher les bords de l'ancienne plaie, par une position convenable, plutôt que par des sutures dont l'expérience a fait connaître l'insuffisance. Nous reviendrons sur cet objet en parlant de la déchirure de la cloison recto-vaginale.

On a vu la fourchette rester intacte et le périnée se déchirer : les moyens que nous venons d'indiquer conviennent encore dans ce cas.

Des Vices de conformation du Clitoris.

Le clitoris a quelquefois des dimensions beaucoup plus considérables que celles qui lui sont naturelles ; il peut égaler, surpasser même par son volume et sa longueur la verge de l'homme. Cette disposition vicieuse a porté des femmes à en abuser avec d'autres ; « glorieuses peut-être de cette espèce de ressemblance avec l'homme, dit Tissot, il s'est trouvé de ces femmes imparfaites qui se sont emparées des fonctions viriles... L'on a vu souvent de ces femmes aimer les filles avec autant d'empressement que les hommes les plus passionnés, concevoir même la jalousie la plus vive contre ceux qui paraissaient avoir de l'affection pour elles ».

Ce n'est pas seulement à ce goût dépravé, à cette inclination antiphysique que s'arrêtent les inconvéniens du vice de conformation dont nous parlons ; il expose encore à des souffrances réelles pendant les actes licites de l'amour, et l'homme lui-même est gêné par cette repoussante monstruosité.

Alors donc que le clitoris a de trop fortes dimensions, il faut le retrancher. On a proposé pour cela la ligature : elle est trop lente et cause beaucoup de douleur. Le bistouri est préférable. On fait cette amputation comme celle de la verge. Seulement ici le précepte de tirer la peau à soi n'est pas applicable. Les mêmes moyens conviennent, à quelques modifications près, pour arrêter l'hémorragie.

Le clitoris est quelquefois le siége d'une tumeur squirrheuse ou cancéreuse. L'amputation est alors indispensable; elle le serait encore si cette partie était osseuse, comme Bartholin dit l'avoir observé.

Des Vices de conformation et des maladies des Nymphes.

Dans la plupart des femmes les nymphes sont complètement recouvertes par les grandes lèvres, qu'elles ne dépassent pas à moins que celles-ci ne soient très-petites. Dans quelques cas, elles offrent une longueur telle, que non seulement elles se montrent au-dessous des grandes lèvres, mais encore qu'elles gênent dans la marche, dans la position assise, et surtout dans le coït. Cette conformation vicieuse est fort commune dans certains pays, en Egypte, par exemple. Au rapport de Léon l'Africain, il y a des hommes en Afrique dont la seule industrie est de savoir retrancher ce que ces parties ont de trop. Dans notre Europe ce vice de conformation est fort rare, et la nymphotomie ou excision d'une portion des nymphes est une opération très-rarement pratiquée. Mauriceau rapporte qu'il fut obligé de la faire à une femme de condition qui montait souvent à cheval et qui éprouvait alors des cuissons insupportables produites par le froissement des petites lèvres qu'elle avait fort longues. Cette raison et le déplaisir que cette exubérance causait à son mari, la déterminèrent à solliciter l'opération.

L'excision des nymphes peut être faite avec un bistouri ou avec des ciseaux; elle n'offre rien de particulier. Il est important seulement que la femme soit bien assujettie, afin de prévenir les mouvemens que la douleur ne manquerait pas de provoquer. La compression suffit pour arrêter l'hémorragie. Si cependant une artère un peu grosse se trouvait intéressée, on en ferait la ligature. Si le sang coulait en nappe et que la compression fût insuffisante pour l'arrêter, on pourrait recourir au cautère actuel.

La longueur excessive des nymphes n'est pas la seule circonstance qui rende leur excision nécessaire; certaines maladies de ces parties peuvent aussi l'exiger. La fille d'un marchand de la rue Grénétat, âgée de 15 à 16 ans, entendant parler d'hermaphrodites, crut l'être parce qu'elle s'aperçut qu'il lui sortait de la vulve un corps rougeâtre. M. Sue ayant été appelé, reconnut que ce corps rouge n'était autre chose qu'une des nymphes considérablement alongée; il était surmonté d'un tubercule semblable à une fraise. On coupa cette tumeur et les parties restèrent bien conformées (1).

Une jeune fille, au rapport de Smellie, tomba de très-haut sur un corps dur, et se fit une forte contusion aux parties extérieures de la génération. Il se forma à l'une des nymphes une tumeur fongueuse de deux à trois pouces de longueur et d'un pouce d'épaisseur; l'excision en fut faite avec succès.

Les nymphes sont sujettes à des adhérences vicieuses, ordinairement accidentelles, quelquefois congénitales, qui mettent obstacle au passage du sang menstruel et à l'acte de la génération. L'incision est indispensable.

Elles sont encore chez quelques femmes, aux époques menstruelles, le siége d'un engorgement auquel participent les caroncules myrtiformes.

____

(1) Encycl. Méth., Art. Anatom. pathol.

Péchlin parle d'une femme chez laquelle ce gonflement était si considérable que le sang des règles ne pouvait sortir, et qu'elle était obligée d'introduire son doigt entre les parties tuméfiées pour lui faire un passage.

Les caroncules myrtiformes peuvent être atteintes des mêmes maladies que les nymphes. Des tumeurs fongueuses s'y développent quelquefois, quelquefois elles-mêmes prennent un accroissement qui les rend incommodes, ou du moins très-difformes. Mauriceau rapporte qu'une femme, récemment accouchée, vint chez lui *masquée* pour le prier de remédier au trop grand alongement qui s'était fait d'une des caroncules myrtiformes. Elle excédait d'un travers de doigt les grandes lèvres, ce qui déplaisait fort à cette femme. Mauriceau employa la ligature pour retrancher « le superflu de cette caroncule. » La guérison fut complète en quatre jours.

Vices de conformation et maladies du Méat urinaire.

Le méat urinaire reste souvent libre quand l'ouverture de la vulve est inperforée ; dans quelques cas l'imperforation s'étend à ce conduit, dans d'autres même elle est bornée à lui, le reste de la vulve étant bien conformé. On reconnaît rarement ce vice de conformation au moment même de la naissance ; mais bientôt on s'aperçoit que l'enfant n'urine pas ; il crie, il s'agite ; en peu de temps la région hypogastrique présente une tumeur ovale formée par la vessie distendue. Ces circonstances conduisant à examiner l'orifice de l'urètre, on reconnaît alors qu'il est bouché par une membrane mince, ordinairement poussée par l'urine accumulée dans le conduit, et dont la distension augmente quand l'enfant contracte les muscles abdominaux et surtout lorsqu'il crie. On remédie à cette occlusion en fendant la membrane qui la produit, et en plaçant à demeure, pendant cinq à six jours, une petite sonde de gomme élastique bien assujettie. Dans quelques cas, comme Schultz l'a observé, la membrane qui bouche le méat urinaire est percée d'une ouverture extrêmement petite par laquelle l'urine ne fait que suinter, et l'enfant éprouve la plupart des signes de la dysurie. Il faut aggrandir cette petite ouverture qui peut servir à y introduire un stylet canelé sur lequel on fait glisser le bistouri.

Lorsque, au lieu d'une simple membrane qui ferme l'extrémité de l'urètre, celui-ci est lui-même resserré et oblitéré, le cas est fort grave. Quelquefois la nature fournit elle seule une route artificielle à l'urine, et ce liquide coule par l'ombilic; mais dans la plupart des cas l'enfant succombe, soit qu'on l'abandonne aux seules ressources de la nature, soit qu'on ouvre une voie artificielle à l'urine par l'un des moyens que nous avons indiqués précédemment. (*Maladies de la Vessie*) En parlant des affections de l'ombilic nous avons cité quelques observations remarquables de déviations de l'urine, qui ont persisté jusqu'à l'âge adulte et qu'on a pu guérir, parce que l'urètre était simplement clos par une membrane. Il en eût été tout autrement, par exemple, si, dans le cas observé par Cabrol, l'urètre eût été oblitéré.

Il se développe quelquefois sur un point du contour du méat urinaire, et plus souvent sur sa partie inférieure que dans le reste, un excroissance fongueuse, rouge, saignante, très-doulou-

reuse par le frottement et quelquefois par le contact de l'urine. Elle est rarement volumineuse.
Toutefois la douleur qu'elle cause fait désirer vivement à la malade d'en être délivrée. L'excision, ou la cautérisation avec le fer rouge est le
seul moyen de guérison. J'ai toujours employé
l'instrument tranchant et constamment avec succès. Si la maladie se reproduisait après avoir été
enlevée avec le bistouri, il faudrait l'exciser de
nouveau et y appliquer le cautère actuel pour
détruire ce qui aurait échappé à l'instrument
tranchant.

Des Maladies communes à toutes les parties de la Vulve.

Les principales maladies qui affectent toute l'é-
tendue de la vulve, ou qui peuvent se manifester sur chacun de ses points, sont l'érysipèle, les
dartres, les ulcères et les excroissances vénériennes, les tumeurs cancéreuses.

— L'érysipèle de la vulve n'est pas fort rare.
Tantôt il commence à cette partie même, tantôt
il s'étend des parties voisines jusqu'à elle. Ce qu'il
offre de particulier est le gonflement qu'il détermine dans les grandes et les petites lèvres, la
cuisson vive qu'il provoque, la suppuration et les
escarres superficielles qui le terminent dans beaucoup de cas. Cette inflammation est quelquefois
le résultat des premières approches de l'homme;
dans quelques circonstances les parties déchirées
s'ulcèrent, une matière muqueuse découle de la
vulve, et quelques Chirurgiens ont été induits en
erreur au point de prendre cette affection pour
une maladie vénérienne. Le traitement n'exige
rien de particulier, si ce n'est de prévenir l'ad-

hérence vicieuse des parties enflammées, en recommandant des injections fréquentes dans le vagin, ou même en y plaçant un corps cylindrique trempé dans une forte décoction de graine de lin, plutôt qu'enduire les parties d'un corps gras toujours nuisible dans les affections érysipélateuses.

— Les dartres de la vulve s'étendent ordinairement à la face interne et supérieure des cuisses. La démangeaison qu'elles causent est extrêmement incommode ; souvent un écoulement muqueux et âcre a lieu par le vagin : l'excrétion de l'urine et le coït provoquent des douleurs très-vives. Le traitement qui convient aux dartres en général est applicable aux dartres de la vulve.

— Les chancres vénériens peuvent se manifester sur tous les points de la vulve ; ils ressemblent beaucoup par leur forme et leur développement à ceux de la verge. Quelquefois ils sont accompagnés d'un tel gonflement des grandes et des petites lèvres, que l'entrée du vagin et celle de l'urètre sont entièrement fermées. Ces chancres ont parfois une marche très-rapide, et dans une espace de temps fort court, ils sillonnent profondément et détruisent en partie les grandes et les petites lèvres. Dans quelques cas, ils percent l'urètre ou la paroi recto-vaginale. Le traitement de ces ulcères est le même que celui des chancres de la verge. Lorsqu'ils occupent la fourchette, il est convenable d'y placer un petit tampon de charpie ou un morceau d'éponge, afin d'absorber les liquides, qui, s'accumulant sur ce point, favoriseraient les progrès de l'ulcération.

— Les excroissances syphilitiques de la vulve sont les mêmes que celles de la verge ; elles demandent le même traitement

— Quant aux tumeurs cancéreuses de cette partie, l'ablation et la cautérisation sont les seuls moyens de les guérir lorsque le mal est local. Ces moyens ne réussissent pas toujours, et j'ai vu plusieurs fois les tumeurs reparaître après l'extirpation, avec les signes généraux de la cachexie cancéreuse.

ARTICLE II.

Maladies des Parties intérieures de la génération.

Ces maladies attaquent le vagin, l'utérus et ses annexes, telles que les ovaires, les trompes de Fallope et les ligamens larges. Il ne sera question ici que des maladies du vagin et de celles de la matrice.

Des Vices de conformation et des maladies du Vagin.

Vices de conformation.

Ils sont nombreux et variés. Les principaux sont l'ouverture du vagin dans le rectum, son étroitesse congénitale ou accidentelle, son imperforation.

—L'ouverture du vagin dans le rectum n'a été observée qu'un petit nombre de fois. On en trouve un exemple dans le Journal des Savans, pour l'année 1777 ; un autre dans les Mémoires de Berlin, pour l'année 1774. Louis en a rapporté un troisième dans une thèse soutenue sous sa présidence aux Écoles de chirurgie. Nous la transcrirons toute entière. « *Alia imperforatio-*

nis APPARENTIS *species hic manet recensenda, de quâ non itapridem Parisiis vidimus exemplum notatu dignum, vernaculi in Academiarum commentariis non tradendum, ob verecundiam de re pudendâ servandam. Adolescentula in quâ nullum vulvæ et vaginæ vestigium, per anum purgationes menstruas patiebatur : eam vir quidem adamavit, et huic quâ datâ viâ se commisit, non tangenda transiliens vada. Quod alibi nefanda fuisset fœditas, in hoc casu fuit secundùm naturæ intentum. Gravida enim facta, fœtum tempore opportuno enixa est, lacerato ani sphinctore. An uxore sit disposita uti fas sit? Judicent theologi morales.* »

On a vu le vagin s'ouvrir dans la vessie. Maret de Dijon en cite un exemple.

— L'étroitesse du vagin peut être congénitale ou accidentelle, s'étendre à toute la longueur de ce conduit, ou n'en occuper qu'une portion et particulièrement son orifice. Cet état ne met point obstacle à l'écoulement du sang des règles, et le plus souvent il n'est reconnu qu'à l'époque où la femme veut se livrer aux plaisirs de l'amour. Le chirurgien doit avant tout chercher à connaître si l'étroitesse du vagin est bornée à l'orifice, ou étendue à tout ce conduit. A cet effet, il y introduit une sonde à la profondeur de deux pouces, et lui imprime des mouvemens de côté et d'autre, en haut et en bas : si ces mouvemens sont faciles il juge que les parois du vagin sont molles, flexibles, et qu'elles laissent entre elles l'écartement nécessaire derrière l'orifice rétréci. Il incise l'entrée du conduit à droite et à gauche dans une étendue convenable avec un bistouri droit, à lame étroite et boutonnée Il place ensuite une mèche de charpie qu'on renouvelle plusieurs fois dans la journée et dont l'usage est continué jusqu'à l'entière cicatrisation des plaies. J'ai rencontré deux fois ce vice de conformation, et j'y ai remédié par l'opération dont je viens de parler.

L'étroitesse accidentelle de l'orifice du vagin est produite par diverses causes. Un accouchement laborieux (1), des pustules varioliques, des ulcères vénériens, l'emploi inconsidéré des injections astringentes après l'accouchement : telles sont les circonstances qui dans la plupart des cas ont donné lieu à cette affection, et dont la manière d'agir est à peu-près semblable ; l'inflammation des parties ulcérées ou déchirées, contiguës entre elles, leur permet de contracter les adhérences qui produisent ce rétrécissement.

Les effets de ce resserrement accidentel du vagin sont les mêmes que ceux du rétrécissement congénital : le sang menstruel peut s'écouler au-dehors, mais l'intromission du pénis est impossible. Les remèdes à employer sont aussi les mêmes ; seulement après avoir incisé les adhérences, il faut insister pendant un temps plus long sur les moyens propres à prévenir une nouvelle coarctation.

On juge que le rétrécissement occupe toute la longueur du vagin, lorsqu'une sonde introduite dans cette partie y est gênée et ne peut être mue d'aucun côté. Le plus souvent cette étroitesse du vagin dans toute son étendue est un vice de première conformation. Quelquefois, mais rarement, elle est le résultat des mêmes causes qui produisent le rétrécissement partiel. Quoiqu'elle ne permette pas l'intromission du pénis, elle n'empêche pas toujours que la fécondation ait lieu.

Autant qu'il est aisé de remédier au rétrécis-

____

(1) Saviard, Obs. 32, p. 129.

sement d'une partie du vagin, autant il est difficile de faire cesser celui qui occupe toute la longueur du canal. Si l'on a recours à l'instrument
tranchant, l'opération est très-laborieuse et son
résultat fort incertain. On risque de blesser la
vessie ou le rectum, comme il est arrivé à Roonhuysen qui l'avoue avec candeur dans ses observations. Enfin, dans le cas où cette dilatation
aurait été opérée, il serait d'une extrême difficulté de maintenir la voie suffisamment large.
Les moyens dilatans sont bien préférables; leur
succès à la vérité peut n'être pas durable, mais
au moins ils n'offrent aucun danger, et on pourrait, s'il était nécessaire, revenir à leur emploi
une ou plusieurs fois. Assez souvent ces moyens
ont eu un plein succès. Benevoli rapporte l'observation d'une femme dont le vagin rétréci dans
toute sa longueur était tellement étroit qu'on ne
pouvait y introduire qu'avec beaucoup de peine
une plume à écrire de moyenne grosseur. Cette
femme était mariée depuis trois mois : le mariage n'ayant pu être consommé, devait être
rompu d'après les lois existantes, et l'époque
fixée pour cela était prochaine. Benevoli entre-
prit de rendre cette femme apte à remplir le devoir conjugal. La cause du rétrécissement du
vagin n'était pas connue, et il est vraisemblable
qu'il était congénital. Les parois du vagin étaient
dures et presque calleuses. Benevoli prescrivit
d'abord pendant plusieurs jours des fomentations
émollientes; ensuite il introduisit jusqu'au fond
du vagin un pessaire de racine de gentiane, semblable à ceux dont on se sert pour dilater l'orifice
des fistules. Il remplaça ce premier pessaire par
d'autres progressivement plus gros : le vagin fut
dilaté au point de recevoir la moelle conte-

nue dans les tiges du bled de Turquie. Ces diverses substances, en s'imprégnant des mucosités secrétées par le vagin, se gonflaient et distendaient les parois du canal. Benevoli employa plus tard des éponges préparées, et faisait de temps à autre des injections pour cicatriser les petites excoriations que les pessaires pouvaient produire. Le vagin avait pris une largeur convenable lorsque Benevoli cessa de voir cette femme. Il lui recommanda de continuer l'usage des éponges pendant quelque temps, et il apprit d'elle que ses conseils avaient eu le résultat qu'elle désirait.

On trouve dans les Mémoires de l'Académie des Sciences (1) une observation de rétrécissement du vagin qui a disparu sans aucun secours de l'art. Une femme mariée à l'âge de seize ans, avait le vagin si étroit qu'un tuyau de plume d'oie ne pouvait y entrer. Il n'était fermé par aucune membrane. A chaque époque menstruelle, on sentait dans la région de l'utérus une tension douloureuse, due sans doute à la difficulté avec laquelle le sang traversait le vagin qui, au sentiment du Chirurgien qui la traitait, semblait être plus étroit du côté de la matrice que vers la vulve. Indépendamment des souffrances qu'elle éprouvait pendant l'écoulement des règles, cette femme était tourmentée par un mari jeune et vigoureux qui espérait toujours se faire un passage et qui n'y réussissait pas. Enfin au bout de onze ans elle devint grosse sans que le mari cependant fût plus avancé que le premier jour. Son Chirurgien était persuadé qu'elle ne pourrait pas accoucher par les voies naturelles. Néanmoins vers le cinquième mois,

____

(1) Ann. 1712, Hist. p. 37.

le vagin commença à se dilater et continua toujours depuis; de sorte qu'il prit à la fin une largeur ordinaire et que la femme accoucha fort
heureusement. Le même recueil contient une
observation qui offre avec celle-là une analogie
remarquable (1). Une dame de Brest avait le vagin si étroit qu'à peine pouvait-il admettre un
tuyau de plume. Toutefois elle devint enceinte
et accoucha, après trois heures de douleurs,
d'un enfant gros et fort. La seule différence
qui se trouve entre les deux faits, c'est que dans
le premier le vagin commença à se dilater vers le
cinquième mois, au lieu que dans le second la
dilatation ne s'est faite qu'au moment des plus
fortes douleurs, et qu'il a même fallu dilater les
parties avec le doigt. Dans les deux cas les seuls
efforts de la nature ont suffi pour dilater le vagin et faciliter l'accouchement; mais il y aurait
de l'imprudence en pareil cas à abandonner la
femme aux seuls secours de la nature : aussi
toutes les fois qu'une femme, dont le vagin est rétréci au point de ne pas permettre l'introduction
du pénis, devient enceinte, on doit de bonne
heure chercher à dilater ce conduit par les
moyens convenables, et ces moyens n'auraient
pas dû être négligés dans les deux cas précités.
S'ils ont été omis et que le travail de l'enfantement soit entravé par la disposition vicieuse du
vagin, on devra recourir aux opérations qui paraîtront convenables et que la prudence per-
mettra de pratiquer. Pineau parle d'une femme
chez laquelle on fit une incision sur le côté du
vagin pour favoriser l'accouchement. Cette opération doit être faite avec un bistouri conduit

(1) Année 1748, Hist. p. 58.

sur une sonde ou sur le doigt. Si l'introduction de la sonde ou du doigt n'était pas possible, le génie du Chirurgien pourrait seul le guider dans ce cas difficile.

De l'Imperforation du Vagin.

On nomme ainsi l'occlusion de ce conduit par quelque cause que ce soit. Si le sang des règles ne peut pas s'écouler au-dehors, l'imperforation est complète ; elle est incomplète s'il sort avec difficulté : l'une et l'autre peuvent être congénitales ou accidentelles. On nomme imperforées les femmes chez lesquelles cette disposition se trouve.

L'imperforation ne produit aucun accident jusqu'à la puberté. A cette époque, si l'occlusion du vagin est complète, elle met obstacle à l'écoulement du sang ; si elle est incomplète, les règles coulent, mais avec difficulté ; le coït est impossible, mais la conception ne l'est pas, comme nous l'avons dit en parlant de l'angustie du vagin qui peut être considérée comme une sorte d'imperforation incomplète.

L'occlusion incomplète et *accidentelle* du vagin est fort rare. On en trouve un exemple dans les Transactions philosophiques, année 1732, p. 45. Une femme accoucha de deux enfans ; à la suite de cet accouchement les bords de l'orifice du vagin se réunirent si exactement que les règles ne pouvaient plus passer. Huit mois après elle eut une rétention d'urine produite par la compression que le vagin distendu par le sang menstruel exerçait sur l'urètre et sur le col de la vessie. On ouvrit l'entrée du vagin par une incision cruciale qui donna issue à trois pintes de sang ; la rétention d'urine cessa, et dans l'espace de quelques momens, cette femme fut guérie d'une affection qui durait depuis un temps considérable.

— *L'imperforation congénitale incomplète* est ordinairement due à une mauvaise disposition de la membrane hymen. Tantôt cette membrane a une forme circulaire et est percée dans sa partie moyenne d'une petite ouverture ; tantôt elle a la forme d'un croissant, et il part de sa partie moyenne une espèce de ligament qui va s'insérer au-dessous du méat urinaire. Ce ligament laisse de chaque côté une ouverture par laquelle on pourrait introduire une sonde dans le vagin. Cette ouverture donne passage au sang menstruel ; mais elle ne saurait admettre le pénis. Je ne connais qu'un exemple de ce genre d'imperforation congénitale incomplète ; il est rapporté par Sméllie dans son Traité des accouchemens. L'autre espèce est beaucoup plus fréquente ; les auteurs racontent un assez grand nombre de faits qui s y rapportent. Nous en citerons quelques-uns. Ruysch (t. 1, obs. 22) dit qu'il fut appelé au secours d'une femme en travail dont l'hymen encore tout entier s'opposait à la sortie de l'enfant qui le distendait avec sa tête. Après y avoir fait une incision avec les précautions convenables, il aperçut plus loin dans le vagin une autre membrane épaisse qu'il incisa encore ; après quoi l'accouchement s'acheva. Mauriceau (obs. 489) donne l'histoire d'une femme chez laquelle la conception avait eu lieu sans introduction du membre viril, comme il était facile de s'en convaincre d'après l'intégrité de la membrane hymen. Une jeune femme de dix-huit ans avait l'orifice du vagin fermé par une membrane si dure et si épaisse que son mari ne put la rompre et qu'il fût lui-même atteint d'un paraphimosis. On reconnut pourtant que cette femme était grosse. La membrane hymen fut incisée, et l'accouchement eut lieu quatre mois après (1). La fécondation des femmes qui font le sujet de ces observations prouve que chez elles l'imperforation n'était pas complète, au moins dans le principe : on pourrait admettre, ce qui est peu probable, qu'elle l'est devenue accidentellement après la fécondation ; mais il est plus vraisemblable que l'hymen offrait un orifice très-petit qui aura échappé à l'attention des observateurs que nous venons de citer ou dont ils auront négligé de parler. On ne peut pas raisonnablement admettre que la conception ait lieu quand l'occlusion du vagin est complète. Dans le cas rapporté par Ruysch, où le vagin était bouché profondément par une seconde membrane, il est plus difficile de comprendre comment s'est faite la fécondation. Cet auteur suppose que la seconde membrane ne s'est formée que pendant la grossesse : cette supposition est assez ingénieuse, mais elle n'est établie sur rien de positif, et l'on ne conçoit pas bien quelle circonstance aurait pu donner lieu à la formation de cette membrane lorsque l'occlusion de l'orifice du vagin éloignait toutes les causes connues d'inflammation.

— *Imperforation congénitale complète.* Elle se présente sous deux formes : tantôt l'orifice du vagin est fermé par une membrane plus ou moins épaisse qui n'est autre chose que l'hymen sans ouverture ; tantôt le vagin manque en tota-

---

(1) Guillemeau. Traité des Accouch., Livre ii, Ch. x, p. 141 et 142.

lité, ou dans une partie de sa longueur, et il n'y a à sa place qu'une substance solide fibreuse.

L'occlusion du vagin par l'hymen est la plus fréquente. Les recueils d'observations sont remplis de faits qui s'y rapportent. Ce n'est qu'à l'époque de la puberté que des circonstances particulières avertissent de ce vice de conformation. Le sang exhalé dans l'utérus ne trouvant pas d'issue, s'accumule dans le vagin, puis dans la cavité même de la matrice. Il cause de la pesanteur, de la douleur, et enfin une tuméfaction d'abord obscure, puis manifeste et toujours croissante, au point de simuler la grossesse. La distension qu'éprouve le vagin est telle que la membrane qui le bouche est poussée au-dehors entre les grandes lèvres et forme une tumeur qu'on a prise quelquefois pour un renversement du vagin ou pour une chute de la matrice. La 495ᵉ. observation de Mauriceau me paraît offrir un cas de cette espèce. Cet accoucheur fut appelé pour visiter une femme de vingt-cinq ans, dont le mari prétendait avoir sujet de se séparer sous prétexte de sa stérilité. Elle n'avait jamais été réglée ; mais de temps à autre elle éprouvait des douleurs comparables à celles qui ont lieu dans l'accouchement ; son ventre était gonflé au point qu'elle n'était pas éloignée de croire qu'elle était enceinte. Mauriceau l'ayant examinée, aperçut au-dessous du conduit de l'urine, dans l'endroit où *le col de la matrice* (le vagin) aurait dû être ouvert, une tumeur assez considérable : il y fit avec la lancette une ouverture qui donna issue à plusieurs pintes d'une matière semblable à de la lie de gros vin. Les coliques périodiques auxquelles cette femme était sujette ne reparurent pas, et environ deux mois après elle devint grosse.

Les signes rationnels de cette conformation vicieuse commencent donc à se montrer vers l'époque de la puberté. La jeune fille éprouve les symptômes qui précédent et annoncent l'écoulement du sang menstruel; mais cet écoulement n'arrive pas; il reste un état de malaise inaccoutumé, et au bout d'un mois, des coliques hypogastriques indiquent un nouvel effort; à chaque époque les accidens sont plus graves, et dans les intervalles successifs la jeune fille est dans un état plus grand de souffrance. Le ventre enfin se tuméfie, les seins acquièrent un volume d'autant plus considérable que la distension de l'utérus concourt avec la puberté à produire ce gonflement. On cite plusieurs cas où de jeunes filles imperforées ont été regardées comme enceintes, bien qu'elles ne fussent pas actuellement aptes à le devenir. Quelques-unes ont été chassées ignominieusement de la maison paternelle comme ayant manqué à leur devoir.

Si l'on examine les parties de la génération, on reconnaît, après avoir écarté les grandes et les petites lèvres, que l'orifice du vagin est bouché par une membrane qui ordinairement fait saillie en bas et forme une sorte de tumeur mollasse. Ces signes sensibles, joints aux autres circonstances de la maladie, ne peuvent laisser aucun doute sur la cause des accidens. Néanmoins, malgré la facilité du diagnostic, cette affection a quelquefois été méconnue, et la rétention du sang menstruel a entraîné la mort des malades. Il est vraisemblable, bien qu'on n'ait pas de faits authentiques à cet égard, que dans quelques cas la membrane qui bouche le vagin s'est rompue spontanément. Mais ces cas doivent être fort rares, et lorsque ce

10.   27

vice de conformation existe, il est du devoir du Chirurgien de le détruire.

L'indication qui se présente alors est précise : c'est d'inciser la membrane hymen. On fait coucher la malade sur le dos, les jambes écartées et maintenues immobiles ; on plonge le bistouri dans la membrane ; on porte dans le vagin le doigt indicateur qui sert de conducteur à l'instrument pour agrandir l'incision sur les côtés, parallèlement à l'orifice du vagin. L'incision doit avoir assez d'étendue pour permettre l'entrée facile de tout le doigt.

Au moment où la membrane qui retient le sang est divisée, ce liquide s'échappe au-dehors : il est quelquefois séreux et dans un état de dissolution, mais il n'exhale pas d'odeur, sans doute parce qu'il n'avait aucune communication avec l'air. Après être sorti avec une sorte d'impétuosité, au moment de la ponction, il s'écoule ensuite peu-à-peu et avec lenteur pendant plusieurs jours.

L'incision de la membrane pourrait ne procurer qu'une guérison temporaire, si après l'avoir faite on ne mettait obstacle à la réunion des parties divisées : on introduit donc dans le vagin une tente de charpie dont on continue l'usage pendant quelques jours ; on fait des injections pour enlever les parties coagulées du sang, les concrétions membraneuses ou polypeuses qui se sont formées dans le vagin par le séjour prolongé de ce liquide.

Dans un cas observé par De Haen, après l'incision de la membrane hymen et l'écoulement du sang, il survint des douleurs vives, de la tension dans la région hypogastrique, des vomissemens, de la pyrexie, en un mot, des signes d'inflammation du bas-ventre. Les saignées et les autres moyens antiphlogistiques furent mis en usage dissipèrent ces accidens. Cette inflammation ne saurait être attribuée, selon nous, à l'incision de la membrane hymen; elle nous paraît offrir la plus grande analogie avec celle qui se déclare dans le péritoine après l'accouchement, par le changement subit qui s'opère dans le volume de l'utérus et dans ses rapports avec les parties voisines. Les mêmes causes agissant ici, quoiqu'avec moins d'activité, peuvent produire le même effet : c'est par les mêmes moyens qu'on doit chercher à le combattre.

De l'Absence du Vagin.

L'imperforation par absence du vagin, si l'on peut nommer ainsi ce vice de conformation, se présente avec des modifications très-remarquables; 1.° chez quelques femmes il n'y a aucune trace des parties extérieures de la génération : la vulve est remplacée par une espèce de raphé semblable à celui qui, chez l'homme, s'étend depuis le méat urinaire jusqu'à l'anus; le clitoris manque ordinairement, ou s'il existe il est très-petit; une étroite ouverture correspond à l'urètre et donne issue à l'urine; 2.° chez d'autres, on voit deux replis analogues aux grandes lèvres, qui partent du pubis et vont finir vers l'anus en formant une espèce de fosse naviculaire : entre ces deux replis, lorsqu'on les écarte, on ne trouve qu'un cul-de-sac dans le fond duquel est un raphé qui se dirige en arrière; on n'aperçoit du reste ni petites lèvres, ni aucune trace de l'origine du vagin; 3.° dans quelques unes, les parties externes de la génération existent, mais le vagin n'a que le tiers au plus de sa longueur ordinaire; il se termine par une espèce de voûte ou cul-de-sac au delà duquel est une substance solide.

Quelle que soit la disposition des parties extérieures de la génération, tantôt il n'y a aucune trace de vagin, tantôt on trouve, à l'endroit que ce canal devrait occuper, une substance fibreuse. Voici comment on peut reconnaître quel est de ces deux états celui qui existe : on introduit dans le méat urinaire une sonde d'argent et le doigt indicateur dans le rectum ; si on sent avec le doigt la sonde placée dans la vessie, et qu'il n'y ait entre l'un et l'autre que des membranes minces, on juge qu'il n'y a à l'intérieur aucune trace de vagin, que rien ne le remplace et que le rectum est appliqué immédiatement sur la vessie et le canal de l'urètre. Si au contraire le doigt ne sent la sonde qu'à travers des parties épaisses et dures, on en conclut que quelque chose est interposé entre le rectum et la vessie, soit un rudiment de vagin, soit une substance fibreuse.

Ces diverses conformations vicieuses ne donnent lieu à aucun accident jusqu'à l'époque de la puberté. A ce moment il peut survenir des symptômes fort graves, mais quelquefois aussi il ne s'en manifeste aucun. Cette différence tient à la manière dont sont disposées les parties intérieures.

Parmi les femmes qui n'ont point de vagin, les unes sont privées de matrice, ou si elle existe, elle est petite, mal conformée et impropre à verser le sang menstruel ; les autres ont un utérus disposé comme dans l'état naturel ; chez celles-ci à l'époque de la puberté, le sang est exhalé dans la cavité utérine ; il s'y accumule et la distend. En conséquence les accidens qui surviennent à cette époque chez une fille ainsi conformée font connaître que le vice des organes génitaux ne s'étend pas aux parties intérieures. Si, au contraire, la jeune fille passe l'âge auquel s'établit le flux menstruel sans éprouver aucun accident de ce genre, on juge que la matrice manque, ou que si elle existe, elle est défectueuse. On trouve dans les auteurs un certain nombre de faits qui se rapportent à cette espèce d'imperforation. Morgagni raconte qu'il fut consulté au sujet d'une paysanne dont le *pudendum* se trouvait tout-à-fait dans l'état naturel; mais le vagin vers le tiers de sa longueur se terminait brusquement. Il n'y avait aucune cicatrice en cet endroit, ni au-dessous, et la femme, ainsi que ses parens, ne se souvenaient pas qu'il eût existé aucun ulcère, ni aucun autre vice capable de produire une adhérence des parois du vagin. Ces parois elles-mêmes examinées attentivement offraient partout le même aspect, et la portion de membrane qui tapissait le cul-de-sac, ne différait en rien de celle qui en formait les côtés. Ce cul-de-sac du reste ne cédait pas sous le doigt, comme l'aurait fait une simple cloison membraneuse; mais elle était résistante comme le sont les corps fibreux. Enfin la femme, qui était à la fleur de l'âge, n'avait jamais éprouvé ni écoulement sanguin, ni effort hémorragique. Morgagni pensa qu'elle n'avait point de matrice, ou que s'il en existait une, elle n'était le siège d'aucune exhalation sanguine, soit à raison de sa petitesse, soit par toute autre cause.

Morgagni fut encore consulté par une autre femme mariée depuis trois ans, qui disait avoir une étroitesse du vagin pour laquelle un médecin d'une certaine réputation lui avait conseillé l'usage des dilatans; mais elle en avait éprouvé tant d'incommodité qu'elle avait été contrainte d'y renoncer. Morgagni, en examinant les parties de la génération, reconnut que le vagin manquait entièrement, et que le conduit étroit dans lequel les moyens dilatans avaient été portés était le canal de l'urètre. Il s'informa si cette femme avait eu quelquefois ses règles, si par intervalles elle ressentait des douleurs aux lombes et au pubis. La réponse fut négative. Ces circonstances jointes à l'âge de cette femme, à sa bonne santé, à sa fraîcheur, portèrent Morgagni à penser dans ce cas, comme dans le précédent, qu'il y avait absence de vagin et de matrice.

Morand a inséré dans ses Opuscules de Chirurgie un fait qui se rapporte au même vice de conformation. Ce Chirurgien fut consulté conjointement avec Ferrein, Petit et Winslow, relativement à une demande en séparation formée par un tailleur de Paris qui n'avait pu consommer le mariage. Deux Chirurgiens avaient précédemment visité la femme et ne lui avaient point trouvé de vagin, ni aucune espèce de conduit qui permît l'introduction du membre viril, pas même celle d'un stylet : tout l'appareil extérieur du sexe consistait en deux replis de peau qui par leur jonction ne laissaient voir qu'une espèce de raphé ou couture terminée vers l'anus par un cul-de-sac sans ouverture qui répondait à la fosse naviculaire. Dans la supposition d'un vagin caché sous les apparences extérieures d'une coalition contre nature de ces parties, on avait tenté de le découvrir par une incision profonde qui avait été faite sans succès, l'instrument n'ayant trouvé que des chairs assez dures, sans aucun conduit ni cavité qui pût représenter un vagin prolongé jusqu'à la matrice. Cette femme n'avait d'ailleurs jamais été réglée, ni n'avait éprouvé aucun des accidens qui annoncent l'effort menstruel ou indiquent l'accumulation du sang dans l'utérus. Aucune circonstance commémorative ne faisait présumer une adhérence accidentelle du vagin ; tout au contraire confirmait dans l'idée d'un vice de première conformation. Néanmoins deux autres chirurgiens consultés sur le même objet pensèrent qu'il pourrait bien n'y avoir qu'une occlusion partielle du vagin, et que si l'incision précédemment faite eût été plus profonde, elle aurait pu rendre cette femme habile à remplir le devoir conjugal. Ferrein, Petit et Morand réunis de nouveau persistèrent dans leur première opinion et la confirmèrent par de nouveaux raisonnemens.

J'ai eu occasion d'observer un fait qui offre avec ceux qui viennent d'être rapportés une grande analogie. Une jeune fille était parvenue jusqu'à l'âge de vingt-un ans sans jamais avoir eu ses règles, ni aucune des incommodités qui sont le résultat ordinaire de leur rétention. Elle était d'ailleurs d'une santé florissante et elle ignorait elle-même le vice de conformation dont ses organes génitaux étaient le siège. Un jeune homme à qui elle voulut accorder ses faveurs fit de vains efforts pour en profiter, et reconnut qu'elle était inapte à l'acte auquel elle voulait bien se prêter. Un accoucheur fut consulté, et déclara qu'il y avait imperforation du vagin ; il proposa une opération pour laquelle il demanda trois louis qui lui seraient remis d'avance. Cette exigence de la part de l'accoucheur obligea la jeune fille de s'adresser à d'autres Chirurgiens : elle vint à moi. Voici quelle était la disposition des parties : les grandes lèvres étant rapprochées, la conformation n'offrait aucun vice apparent; mais en les écartant on voyait au-dessous du méat urinaire une ouverture qui n'avait pas plus d'un demi-pouce de profondeur et présentait la forme d'un entonnoir, par suite des efforts que l'amant de cette jeune fille avait faits pour surmonter la barrière qui s'opposait à son passage. Voulant connaître plus exactement l'état des parties intérieures, j'introduisis une sonde dans l'urètre, et je portai dans le rectum le doigt indicateur de la main droite. Je sentis assez distinctement la convexité de la sonde avec le doigt introduit dans l'intestin pour me convaincre qu'ils n'étaient séparés l'un de l'autre que par des membranes minces, celles de la vessie et du rectum, et qu'il n'y avait pas de vagin interposé entre eux. Je dirigeai de plus le doigt dans divers sens, surtout en avant et en haut pour rencontrer l'utérus; mais je ne distinguai rien qui y ressemblât. Je fus donc autorisé à conclure que chez cette fille il n'existait pas de matrice.

Je connais une jeune femme qui est dans le même cas. Elle n'avait que sept à huit ans lorsqu'elle fut soumise à mon examen : il n'y avait en elle presque aucune trace des parties extérieures de la génération. On voyait seulement à la place des grandes lèvres deux petits replis de la peau qui commençaient au pubis et qui se perdaient peu-à-peu vers l'anus sous forme de commissure. Au milieu de l'espace compris entre ces deux replis de la peau, il y avait une sorte de raphé qui s'étendait depuis le méat urinaire jusqu'à l'anus ; il n'existait ni nymphes, ni clitoris; à l'aide du doigt indicateur porté dans le rectum, et d'une sonde introduite dans la vessie, je re-

connus qu'il n'y avait entre ces deux parties
qu'une cloison membraneuse qui n'était pas plus
considérable que la cloison recto-vesicale chez
l'homme. J'en conclus qu'il y avait absence de
vagin. Parvenue à l'âge de la puberté, cette jeune
fille n'éprouva aucun des phénomènes qui précèdent et accompagnent l'éruption des règles, et
depuis lors elle n'a ressenti aucun accident qui
put faire soupçonner leur rétention. Quand elle
eut atteint sa dix-huitième année ses parens voulurent la marier, et je fus de nouveau consulté
pour savoir si par quelque opération, on pourrait la mettre dans le cas de devenir épouse et
mère : ma réponse fut négative; mais malgré cela
elle fut mariée à un jeune homme qu'on avait
prévenu du vice de conformation qu'elle avait, et
qui trouva dans une dot considérable une com-
pensation suffisante. Les seins chez cette femme
sont peu développés, et quelques poils rares couvrent le mont de Venus.

Il est de toute probabilité que dans les divers
cas dont nous venons de parler, il y avait absence à la fois de vagin et de matrice, bien que
cette opinion ne soit pas appuyée sur l'ouverture
des cadavres. Plusieurs faits, notamment ceux
qui ont été rapportés par Colombus et par Fre-
mondus, son compatriote, démontrent que la
matrice peut manquer, et il est vraisemblable
que dans tous les cas précités elle manquait ou
n'existait qu'en rudiment.

Si le vagin manquant complètement dans sa
partie supérieure, ou étant remplacé par une espèce de cordon ligamenteux, la matrice existe
néanmoins, et existe avec l'organisation qui lui
est propre dans l'état sain, il en résulte à l'époque de la puberté des accidens fâcheux : non-

seulement la femme n'a pas l'écoulement qui appartient à son sexe, et est inhabile à concevoir, mais le sang des règles étant exhalé dans l'utérus à chaque période, et ne trouvant pas d'issue, s'accumule, détermine des douleurs et un gonflement qui chaque mois augmentent d'une manière évidente. Les signes qui dénotent cette congestion de sang dans la matrice sont en partie les mêmes que ceux qu'on observe dans le cas d'occlusion complète de l'orifice du vagin. Là seulement il n'y a point de tumeur dans le vagin lui-même, ni, à plus forte raison, entre les grandes lèvres. La distension de l'utérus n'est appréciable qu'à l'hypogastre, à travers les parois abdominales, et en portant le doigt dans le rectum. Ce vice de conformation, qui d'abord pourrait paraître moins grave que le précédent, dans lequel il y a à la fois absence de la partie supérieure du vagin et absence de l'utérus, est cependant bien autrement fâcheux. Il est facile d'en voir la raison : dans un des cas, la femme est non-réglée ; dans l'autre, le sang est versé dans l'utérus, il ne peut trouver d'issue, il s'amasse, et la mort est le résultat inévitable de cette accumulation. Le seul moyen de prévenir cette terminaison funeste serait de se frayer une voie jusqu'à la cavité de la matrice, ce qui permettrait au sang de couler. L'opération qu'on pratiquerait dans ce but pourrait être tentée du côté du périnée ou dans le rectum. Elle n'est praticable par le périnée que lorsqu'il y a, à la place du vagin, une substance plus ou moins épaisse au travers de laquelle l'instrument peut être conduit jusqu'à l'utérus sans intéresser la vessie ni le rectum ; on reconnaît que cette substance compacte existe, en introduisant une sonde dans la vessie et le doigt dans le rectum, ainsi qu'il a été dit précédemment. Si la vessie et le rectum ne sont séparés que par une cloison mince, la blessure de l'un ou de l'autre serait inévitable ; on n'a d'autre ressource alors que de tenter la ponction de l'utérus par le rectum avec un trois-quarts courbe.

Une observation rapportée par De Haen, vient à l'appui de ce que nous avons dit sur le danger de pénétrer dans la vessie lorsqu'on veut se frayer un chemin jusqu'à l'utérus, dans le cas d'occlu-on du vagin dans sa moitié supérieure. Une jeune fille de vingt-quatre ans avait depuis huit années mis en usage tous les remèdes propres à provoquer l'apparition des règles. L'hypogastre avait acquis une grosseur et une dureté remarquables. Elle fut visitée par plusieurs gens de l'art qui reconnurent qu'elle était imperforée, et décidèrent que l'opération pouvait et devait être tentée. Mais la situation, la forme et la structure des parties étaient tellement différentes de l'état naturel que l'opération ne pût être faite comme on l'avait pensé. Après avoir incisé largement une membrane qui parut être l'hymen, on pénétra d'abord à l'aide d'un stylet, puis avec le doigt dans une large cavité qu'on prit pour le vagin, et l'on fut confirmé dans cette opinion par l'écoulement d'un sang noir et abondant, comme cela a lieu ordinairement après que l'hymen est divisé ; mais l'évènement prouva que les choses s'étaient passées autrement. Cette jeune fille, qui depuis long-temps était dans un état de langueur, succomba trois jours après l'opération. À l'ouverture du cadavre, on trouva que la tumeur hypogastrique était formée par l'utérus et par les trompes énormément distendues. Le ventre contenait un peu de sérosité noire, trouble et fétide, semblable à celle des trompes, d'où elle paraissait s'être écoulée par plusieurs ouvertures qui s'y étaient faites spontanément; on pensa même que la mort pouvait bien être le résultat de cette rupture. L'ouverture faite à la membrane du vagin eût été suffisante si ce conduit eût eu la conformation ordinaire, et si la membrane incisée eût réellement été l'hymen. Mais par la disposition vicieuse des parties, il se trouva que l'incision comprit l'urètre et pénétra dans la vessie. Le sang qui s'était échappé au moment de l'opération, provenait de l'incision elle-même et non d'une collection formée précédemment. Il n'y avait chez cette fille aucune trace de vagin : ce conduit était remplacé par un corps solide, d'un pouce de largeur et d'un pouce et demi de longueur. Rien n'indiquait que le vagin eût autrefois existé et que ses parois eussent contracté des adhérences ; seulement au-dessus de ce corps solide, on trouvait entre lui et l'utérus, une vaste cavité qui eût pu admettre la tête d'un enfant, et qui était pleine d'une sanie d'un brun noirâtre. Cette cavité parut être la partie supérieure du vagin. L'utérus et les trompes contenaient également ment dans leurs cavités de la sanie noire (1).

L'ouverture de la vessie et du rectum n'est pas le seul accident à craindre dans l'opération par laquelle on cherche à remédier à l'espèce d'imperforation qui nous occupe. L'inflammation de la matrice et des parties voisines a fait périr deux femmes sur lesquelles on avait pratiqué cette

____

(1) *Ratio Medendi*, etc., t. III, page 31.

opération, et dont l'histoire est venue à ma connaissance. Chez l'une, on avait fait la ponction de la matrice par le rectum avec un trois-quarts ; chez l'autre, pour laquelle j'avais été consulté avec plusieurs de mes confrères, on avait plongé le bistouri au travers de la substance fibreuse et celluleuse qui occupait la place du vagin, et on était parvenu jusqu'à la matrice sans intéresser la vessie ni le rectum. L'une et l'autre moururent trois ou quatre jours après l'opération.

Je terminerai ce qui a trait à cette espèce d'imperforation, en rapportant l'histoire d'une jeune fille sur laquelle aucune opération n'a été tentée, et qui a succombé aux accidens produits par ce vice de conformation.

Dans le mois de juin 1814, on reçut à l'hôpital de la Charité une fille de vingt-deux ans dont les règles n'avaient pas encore paru, et qui éprouvait dans le ventre des douleurs assez vives. Plusieurs saignées locales et générales furent pratiquées sans succès ; les douleurs même augmentèrent d'intensité, et prirent la forme d'attaques hystériques qui devinrent par degrés plus fortes et plus rapprochées. Le ventre, qui était déja tuméfié lors de l'entrée de la malade à l'hôpital, le devint davantage ; on jugea à propos d'introduire le doigt dans le vagin et on reconnut que cette femme était imperforée : elle fut transférée de la salle où elle était dans une des salles dont nous sommes chargés. Voici ce que nous observâmes. En écartant les grandes lèvres, qui étaient moins développées qu'elles ne le sont communément, et les nymphes qui n'offraient rien de particulier, on apercevait une seule ouverture située un peu plus bas que ne l'est ordinairement le méat urinaire. Cette ouverture était arrondie,

sans aucune saillie ; elle donnait passage à l'urine
et admettait à peine le bout du petit doigt. Cependant en forçant cette ouverture le doigt attei-
gnait une cavité qui n'était séparée du rectum
que par une membrane très-mince, ainsi qu'on
le reconnut encore en portant une sonde dans la
vessie et l'indicateur dans le rectum. La région
hypogastrique était considérablement gonflée :
on y distinguait une tumeur dure, élastique et
douloureuse depuis quelque temps à la pression.
Depuis quelque temps aussi l'urine s'écoulait
involontairement, ce que la malade attribuait
aux tentatives qu'avait faites un Chirurgien de son
pays pour explorer les parties. Nous apprîmes
encore de cette fille que les douleurs abdominales avaient commencé vers l'âge de treize ans ;
que la tuméfaction du ventre n'était devenue manifeste que quatre ans après, et qu'elle était plus
considérable à droite qu'à gauche. Elle n'avait du
reste remarqué aucune périodicité dans le retour
des douleurs, qui reparaissaient à des intervalles
irréguliers. L'état de la malade ne présenta rien
de particulier jusqu'au mois de novembre, si
ce n'est l'augmentation graduelle des douleurs
et de la tuméfaction hypogastriques. Le 29 novembre, il s'échappa par l'ouverture qui donnait
passage à l'urine, une livre environ d'un liquide
épais, inodore, d'un rouge brun et semblable en
tout à du sang épaissi ; en même temps le ventre
diminua de volume, devint souple ; la malade se
sentit soulagée et crut être guérie. On chercha,
mais envain, à reconnaître avec le doigt et avec
la sonde l'endroit d'où venait ce liquide. L'évacuation, après avoir duré pendant deux heures,
s'arrêta et reparut deux jours après ; elle continua jusqu'au 7 décembre qu'elle fut de nou-

veau suspendue. Le ventre quoique très-affaissé, devint sensible, la peau chaude et sèche, le pouls fréquent ; la malade tomba dans le découragement et la tristesse, il survint de la diarrhée, une faiblesse qui augmenta progressivement jusqu'au 8 janvier, jour où la malade succomba, le quarantième après la première évacuation. Voici ce que l'ouverture du corps fit connaître : le seul orifice que présentait la vulve conduisait à un canal long d'un pouce et demi. Dans son intérieur venaient aboutir deux autres conduits placés l'un au-dessus de l'autre : le supérieur était le méat urinaire ; l'inférieur traversait une cloison épaisse d'une ligne, large d'un pouce, représentant assez bien un vagin, et aboutissant au col de l'utérus. La cavité de cet organe était plus grande qu'elle ne l'est ordinairement, et son tissu d'un blanc rosé. Sur les parties latérales et supérieures de la matrice existaient deux tumeurs : la droite, un peu moins grosse que le poing, avait des parois épaisses, blanchâtres, et contenait un liquide semblable à celui qui s'était écoulé pendant la vie. A cette tumeur s'en joignait une autre qui s'élevait jusqu'auprès de l'estomac, et était formée de loges remplies de sang ou de tumeurs hydatiformes. La tumeur du côté gauche contenait huit à dix onces de sang épaissi. Les ovaires manquaient, et nous pensâmes que ces tumeurs s'étaient développées dans leur substance. La cavité de ces tumeurs ne communiquait pas avec celle de l'utérus ; mais il naissait de chacune d'elles un canal qui s'étendait jusqu'à la petite cavité placée près de la vulve, sans communication manifeste avec elle. Le sang écoulé pendant la vie avait-il transsudé à travers les membranes? Des adhérences accidentelles avaient-elles avant la mort produit l'occlusion de quelque conduit? Ce conduit a-t-il échappé à nos recherches, quelque attentives qu'elles aient été? C'est ce que nous ne pouvons pas décider.

Maladies du Vagin.

De la Rupture du Vagin.

Le vagin peut se rompre dans un accouchement laborieux, soit par la disproportion du volume du fœtus avec la largeur que ce conduit est susceptible d'acquérir, soit à raison des manœuvres imprudentes faites dans le but de favoriser la sortie de l'enfant. Cette rupture peut affecter différentes directions et avoir lieu dans les divers points de l'étendue du vagin. Mais son siège le plus ordinaire est à l'endroit où ce conduit s'unit à la matrice. Il ne sera question ici que du déchirement de la cloison recto-vaginale, formée par l'adossement et l'union intime de la partie postérieure inférieure du vagin, avec la partie antérieure inférieure du rectum.

Ce déchirement qui a été observé particulièrement chez les femmes dont l'accouchement avait été terminé par le forceps, et qui se fait communément selon la longueur du vagin, n'est pas toujours accompagné des mêmes circonstances. Quelquefois la cloison recto-vaginale est déchirée pendant que le périnée et le sphincter de l'anus conservent leur intégrité. D'autres fois il y a déchirure, non seulement de la cloison recto-vaginale, mais encore du sphincter de l'anus et du périnée. Dans le premier cas, les matières fécales liquides s'échappent involontairement par la déchirure et sortent par la vulve, pendant que les matières solides ne sont rendues que par les efforts de la défécation et sortent en partie par le vagin et en partie par l'anus. Dans le second cas, la vulve étant confondue avec l'anus dont le sphincter est déchiré, les matières stercorales s'échappent continuellement et involontairement par cette ouverture commune, ce qui oblige la malade à porter sans cesse des garnitures gênantes, pour éviter la plus dégoûtante malpropreté.

Lorsque la cloison recto-vaginale est seule déchirée et que la déchirure est récente, la nature convenablement secondée peut procurer la réunion, comme le prouvent plusieurs observations et notamment celle qui a été communiquée par M. Sédillot jeune, à la Société de Médecine de Paris, et qui a été insérée dans le tome IV du recueil périodique de cette Société. Voici le fait.

En l'année 1790, M. Sédillot fut appelé au Gros-Caillou, pour secourir une femme dans le travail de l'enfantement. La tête était enclavée et le vagin rempli de matière stercorale liquide. Il y avait à la partie postérieure de ce conduit une déchirure longitudinale d'un pouce et demi d'étendue pénétrant dans le rectum. Cet accoucheur fit observer la déchirure à la sage-femme qui l'avait précédé. Comme elle en niait l'existence, il pensa qu'il était prudent de suspendre l'application du forceps jusqu'à ce que la mauvaise foi de cette femme étant constatée, il ne fût plus possible d'attribuer aux moyens qu'il allait employer, un accident qui existait déja. L'accouchement fut terminé par le forceps dont l'application ne parut point augmenter la déchirure. M. Sédillot fut d'avis d'abandonner cette plaie à la nature; dans la vue d'empêcher le séjour des lochies, des matières fécales et autres impuretés dans son voisinage, on prit seulement la précaution de faire de fréquentes injections d'abord émollientes, puis détersives dans le vagin, et de faire donner un lavement toutes les vingt-quatre heures. La cicatrice fut complète en dix jours.

Mais un événement aussi heureux est extrêmement rare, et presque toujours les bords de la déchirure restent écartés et se cicatrisent séparément; la femme est assujettie à une infirmité dégoûtante et presque insupportable. On a pensé que l'on pourrait remédier à cet état déplorable, en rendant saignans les bords de la déchirure et en les réunissant au moyen de quelques points de suture, comme on le pratique dans le bec-de-lièvre. Cette opération a été pratiquée plusieurs fois, mais presque toujours sans succès. On lit dans Smellie (t. III, p. 457), qu'il fut appelé par une sage-femme pour une malade qui était dans le cinquantième jour après son accouchement. Le périnée, le vagin et le rectum avaient été déchirés et ne faisaient plus qu'un canal de la longueur de deux pouces, ce qui empêchait cette femme de retenir ses excrémens. Les bords des parties déchirées commençaient à se cicatriser. Smellie essaya avec des ciseaux de les *parer* comme dans le bec-de-lièvre; mais il ne put en venir à bout. Il fixa donc alors la lame d'une lancette sur son manche au moyen d'une bandelette, et avec la pointe de cet instrument, il les scarifia; ensuite il fit avec beaucoup de peine deux points de suture profonds à travers le vagin et le rectum, et deux au périnée. Mais au bout de deux jours il survint une grande inflammation, et les points de suture se rompirent.

Des escarres tombèrent, les parties suppurèrent, mais elles ne se joignirent point entre elles ; néanmoins elles se contractèrent de façon qu'au bout de trois mois la femme était maîtresse de ses excrémens.

M. Gardien nous apprend que M. le professeur Dubois a pratiqué la suture du pelletier dans un cas semblable, mais infructueusement. Si tous ceux qui ont fait cette opération en avaient fait connaître le résultat, on verrait probablement qu'il a été presque toujours malheureux. Cependant elle a été pratiquée avec succès par M. Saucerotte de Lunéville, et par M. Noël de Reims. L'observation de Saucerotte est consignée dans ses Mélanges de Chirurgie et dans le tom. IV du Recueil périodique de la Société de Médecine de Paris ; celle de M. Noël se trouve dans le tom. VII du même Recueil.

La femme opérée par Saucerotte était âgée d'environ 25 ans. Elle était accouchée à la campagne et pour la première fois ; la tête du fœtus, fort grosse, était restée soixante heures au passage : l'accouchement avait été terminé par le forceps. La fourchette, le périnée, la cloison recto-vaginale, moins le sphincter de l'anus, se rompirent. Lorsque dans les premiers jours après l'accouchement les matières fécales se présentèrent, une partie prit sa route par l'anus et l'autre par le vagin. Dans l'examen que Saucerotte fit de cette lésion tant à l'aide du toucher qu'au moyen d'un *speculum uteri*, il trouva que la crevasse de la paroi recto-vaginale, longue dans la direction de l'axe du corps, d'environ un pouce et demi, commençait au-dessus du sphincter de l'anus qui était intact et isolé entre la déchirure de la fourchette et celle de la cloison recto-vaginale. Sau-

28.,

cerotte et deux de ses confrères qu'il fit appeler en consultation engagèrent la famille de cette femme à consulter plusieurs accoucheurs célèbres. Comme l'opinion de la plupart d'entre eux fut de tenter la réunion de la cloison recto-vaginale, en avivant les bords de la solution de continuité, et en y appliquant ensuite une suture, la malade, ses parens, Saucerotte et ses deux confrères accueillirent ce moyen curatif. Voici la manière ingénieuse suivant laquelle l'opération fut pratiquée, trois mois et vingt jours après l'accident.

La malade étant située convenablement et assujettie par des aides, on introduisit dans le vagin un *speculum uteri* dilatatoire dont on avait coupé la branche ascendante, parce que cette branche n'aurait pu s'appuyer, dans son ascension, contre le pubis, sans faire presser les deux inférieures sur la cloison recto-vaginale, ce qui aurait gêné l'action de l'instrument porte-aiguille; au lieu que le *speculum* n'étant qu'à deux branches, l'aide chargé de cette partie, le portant contre l'arcade du pubis, devait laisser absolument à découvert la paroi recto-vaginale. La partie la plus extérieure de la division fut avivée avec des ciseaux. Pour aviver la partie la plus intérieure, on se servit de deux instrumens dont l'un était en forme de petit couteau et l'autre en forme de rugine. Une gouttière mince, en bois de noyer, introduite sur le doigt indicateur gauche dans l'anus et dirigée de manière que sa convexité était tournée en devant, servit de point d'appui aux deux instrumens dont il vient d'être parlé. Les bords de la division étant rendus saignans, Saucerotte se servit de la suture du pelletier ou à surjet. Pour la pratiquer, il avait fait construire deux aiguilles d'une courbure différente ; précaution dont il reconnut la nécessité dans l'opération ; la plus courte lui ayant servi pour les points supérieurs, et la plus longue pour ceux du côté du sphincter, après avoir retiré le fil double du chas de la première, pour le faire passer dans celui de la seconde. Il avait fait construire aussi une espèce de pince porte-aiguille dont les deux branches pouvaient être écartées et rapprochées au moyen d'une vis. Le talon des aiguilles pouvait être fixé à l'extrémité de cet instrument, à droite et à gauche, en ligne horizontale, en ligne oblique et même en ligne droite, selon l'axe de l'instrument ; avantage qu'il n'aurait point trouvé dans le porte-aiguille ordinaire. On pratiqua la suture en commençant par la partie supérieure de la plaie, et on fit six points complets ; c'est-à-dire, que chaque bord de la solution de continuité fut perforé six fois. On fixa au bout du fil un petit rouleau de linge enduit d'emplâtre de Nuremberg, afin de tenir lieu de nœud sur la première perforation ; tandis que sur la dernière, le fil double ciré fut ouvert en deux et lié sur un pareil rouleau, auprès du sphincter de l'anus.

L'opération terminée, on introduisit dans le vagin un linge couvert de baume du Pérou, et dans l'anus, une canule de plomb un peu aplatie, courbée selon la concavité de l'os sacrum, évasée par le haut, et assez longue pour que l'extrémité supérieure portât au-delà du plus élevé des points de la suture. La malade fut mise à une diète sévère pour favoriser la constipation. L'onzième jour il survint de si pressantes épreintes que l'on n'eut que le temps de tirer la canule, la malade rendit avec de vives douleurs et avec effusion de sang, des *crotins* qui déchirèrent trois

points inférieurs, de manière que les excrémens
passèrent presque tous par le vagin.

Saucerotte fut découragé par cet accident ;
cependant quelques jours après, en examinant
l'état des parties, il vit que la plaie n'avait à peu-
près que la moitié de la grandeur qu'elle présentait auparavant, et que sa figure, au lieu d'être
longitudinale, était triangulaire, ayant sa base vers
le sphincter. La malade, pourvue de beaucoup
de courage et d'envie de guérir, se soumit à une
nouvelle opération, qui fut faite environ un mois
après la première ; mais dans cette seconde opération, on coupa le sphincter qui avait ajouté
aux difficultés de la première, et qui avait contribué à en empêcher le succès par la résistance
qu'il opposait à la sortie des matières fécales. On
supprima la canule qui avait fort incommodé, et
dont la présence avait sans doute causé une rétention d'urine, qui avait rendu plusieurs fois
le cathétérisme nécessaire. Enfin, au lieu de provoquer la constipation, on entretint la liberté
du ventre par quelques verres d'eau de tamarins,
et on permit une nourriture peu abondante, en
même temps relâchante et rafraîchissante. Cette
seconde opération eut un succès complet. Trois
mois après cette opération, la femme était maîtresse, malgré la section du sphincter de l'anus,
de retenir ou d'évacuer à volonté les excrémens
durcis et même ceux qui étaient liquides. La
partie inférieure du vagin présentait plusieurs
froncis et plusieurs petites bosselures qui en ré-
trécissaient l'entrée. A l'endroit de la section du
sphincter, il y avait à l'extérieur une espèce de
petite gouttière, où les matières stercorales solides ne séjournaient pas lorsque cette femme
allait à la selle, mais où celles qui étaient li-

quides s'arrêtaient, ce qui la mettait dans le cas d'essuyer cette partie avec un linge doux ou avec une éponge mouillée : léger inconvénient en comparaison de la sale incommodité à laquelle elle était sujette auparavant.

La femme opérée par M. Noël avait eu le périnée, l'anus et la cloison recto-vaginale déchirés dans son premier accouchement, qui, au bout de trois jours des douleurs les plus aiguës, avait été terminé par le forceps. Depuis cet accident, elle avait mis au monde sept enfans, par les seuls efforts de la nature et sans beaucoup de difficulté. Elle ne pouvait presque jamais retenir ses excrémens et elle était en conséquence constamment obligée de porter des garnitures très-gênantes pour éviter la malpropreté la plus dégoûtante. En examinant cette femme, M. Noël reconnut que le périnée était entièrement déchiré, et que la cloison recto-vaginale était divisée dans l'étendue au moins d'un pouce et demi extérieurement ; il n'existait plus d'orifice du vagin, ni du rectum : pour apercevoir ces deux conduits il fallait beaucoup écarter les cuisses.

La malade étant préparée à l'opération par une diète sévère, par l'usage d'une boisson légèrement émétisée, et par deux lavemens dont l'un fut pris le soir et l'autre à la pointe du jour, M. Noël y procéda de la manière suivante. Il aviva à droite et à gauche avec des ciseaux, tout ce qui précédemment formait le périnée ; il étendit profondément cet avivement jusqu'à la cloison recto-vaginale à laquelle il donna aussi plusieurs petits coups de ciseaux, afin de l'entamer. Pour la réunion, il se servit de la suture entortillée. Il enfonça une épingle de laiton fine et longue de deux pouces et demi, profondément dans la lèvre gauche, près de ce qui allait former l'orifice du rectum; avec le doigt indicateur de la main gauche, il conduisit la pointe de gauche à droite pour la faire pénétrer dans la lèvre droite et ressortir parallèlement à la tête qui se trouvait à gauche : cela fait, il prit une seconde épingle et répéta ce qu'il venait de faire avec la première, mais à un pouce plus haut. Il entortilla avec un cordon de fil ciré, les têtes et les pointes des épingles. Après quoi il introduisit le doigt indicateur de la main droite dans le rectum, celui de la main gauche dans le vagin; il les rapprocha l'un de l'autre vers la cloison, et il reconnut que les bords de la division étaient en contact, quoique les épingles n'eussent pas été portées jusquelà. Les cuisses furent rapprochées l'une de l'autre et maintenues dans cette position par une ligature. On permit à la malade de se coucher sur l'un ou l'autre côté; mais on lui recommanda de se mettre toujours sur le dos chaque fois qu'elle aurait besoin d'aller à la garde-robe, afin que les matières fécales pussent glisser sur la partie postérieure du rectum. On entretint la plus grande liberté du ventre par des bouillons aux herbes émétisés de fois à autre, et qui faisaient presque toute sa nourriture. Le sixième jour on ôta l'épingle du côté du vagin, les matières fécales passaient entièrement par le rectum. Le huitième, la malade fut mise dans un fauteuil. Le dixième, elle fut obligée de partir : tout était alors dans le meilleur état. Malgré cela M. Noël ne retira pas l'épingle qui était près du rectum, parce qu'il craignait que la malade quittant le régime laxatif, une constipation de quelques jours n'occasionnât le décollement d'une cicatrice encore trop récente pour résister à une défécation forcée. Environ quinze jours après l'arrivée de cette femme chez elle, son mari écrivit à M. Noël que l'épingle était tombée, et qu'aucune partie de la cicatrice ne paraissait disposée à se démentir.

Malgré les résultats heureux obtenus par MM. Saucerotte et Noël, on ne peut pas se dissimuler que l'opération dont il s'agit est une de celles qui offrent le moins de chances de succès. Cependant comme elle n'est point dangereuse, que l'infirmité pour laquelle on la pratique est ce qu'il y a de plus dégoûtant et de plus triste, et qu'en supposant qu'on ne réussisse pas, l'état de la malade ne sera point aggravé, nous pensons qu'on ne peut pas se dispenser de la pratiquer lorsqu'elle est réclamée avec instance par les malades. A l'égard du procédé opératoire, on ne peut pas le décrire en général, parce que devant être subordonné aux circonstances très-variables de la maladie, c'est au génie du Chirurgien à déterminer celui qui convient à chaque cas particulier.

La communication du rectum avec le vagin à la suite d'un accouchement difficile, n'est pas toujours l'effet du déchirement de la cloison recto-vaginale; elle résulte quelquefois de la gangrène de cette cloison, produite par la compression de la tête de l'enfant lorsqu'elle reste long-temps arrêtée dans l'excavation du bassin. Ruysch (obs. 59), parle d'une femme qui, à la suite d'un accouchement laborieux, eut la cloison recto-vaginale gangrenée dans une si grande étendue, que lorsque l'escarre fut tombée, il y avait à cette cloison une ouverture qui aurait pu admettre une noix entourée de son écorce verte, et par laquelle les matières fécales passaient du rectum dans le vagin. Un Chirurgien qui voyait cette malade avec Ruysch, plaça dans le vagin un pessaire en forme de canal, dont la surface externe était enduite d'un médicament sarcotique; mais la malade ne put le supporter. On se borna donc à appliquer sur l'ouverture des plumasseaux couverts du même médicament. Cette ouverture diminua d'étendue par degrés, et en peu de temps elle fut entièrement fermée. Il est évident que les plumasseaux et les onguens incarnatifs dont ils étaient enduits, n'ont contribué en rien à la guérison de cette femme, et que cette guérison doit être attribuée aux efforts de la nature.

L'accident dont nous venons de parler est beaucoup moins fréquent à la suite des accouchemens laborieux que la gangrène de la paroi antérieure du vagin et de la partie correspondante du basfond de la vessie ou de l'urètre, à la suite de laquelle il reste une fistule urinaire vésico-vaginale. Nous avons parlé de cette espèce de fistule en traitant des maladies des voies urinaires.

Des Polypes du Vagin.

Les polypes du vagin sont assez rares. Il n'est aucun point de la surface de ce conduit sur lequel ils ne puissent se développer. C'est ordinairement des rides de sa membrane interne que part le pédicule de ces tumeurs. Leur forme est presque toujours globuleuse. Quelques-uns de ces polypes ont un pédicule étroit; d'autres ont une base large, ce qu'on reconnaît assez facilement par le toucher en faisant tourner le doigt sur la partie de la tumeur qui adhère aux parois du vagin. La consistance de ces polypes est généra-

lement dure. Ils sont presque toujours indolens.
Enfermés d'abord dans le vagin, ils finissent
quelquefois par en sortir et se montrer au-dehors.
Les uns sont peu volumineux ; les autres ont assez
de grosseur pour incommoder la femme qui en
est affectée, pour mettre obstacle au coït, quelquefois même à l'excrétion de l'urine, à l'écoulement du sang menstruel, à la progression. Ils
ne sont jamais de nature cancéreuse et n'entraînent pas les accidens qui appartiennent à ce genre
de maladie.

Le développement des polypes du vagin se fait
à peu près comme celui des polypes des autres
parties. En général leur accroissement s'opère
avec lenteur, et souvent ils existent depuis long-
temps avant de produire le moindre accident.

Ces polypes ayant quelques caractères communs avec diverses autres tumeurs qui se présentent dans le vagin, on pourrait par inattention
les confondre avec ces tumeurs, et notamment
avec les hernies vaginales, soit de la vessie, soit
des intestins et de l'épiploon. On pourrait prendre
aussi un polype du vagin pour le renversement
auquel ce conduit est sujet. On évitera cette méprise en considérant attentivement les symptômes
propres à chacune de ces tumeurs.

Si la tumeur qu'on rencontre dans le vagin
augmente et diminue de temps à autre ; si elle
disparaît par la pression et se montre de nouveau
quand on cesse de la comprimer ; si elle devient
plus volumineuse dans les efforts de la toux, etc..
on juge que cette tumeur est une hernie et non
un polype. Les autres signes varient selon l'espèce de hernie qui simule le polype. Quand la
tumeur occupe la partie antérieure du vagin, si
elle a une base large, et qu'elle soit plus appa-

rente lorsqu'il y a long-temps que la femme n'a uriné ; si dans son plus grand développement elle fait sentir de la fluctuation ; si en la pressant on excite des envies d'uriner ; si elle disparaît lorsque la malade a uriné, où lorsqu'on a complètement vidé la vessie au moyen de la sonde ; enfin, si le doigt porté alors dans le vagin distingue à l'endroit que la tumeur occupait une espèce d'écartement par lequel la vessie pénétrait dans le vagin, ou si dans ce point, lorsque la maladie est ancienne, on ne trouve plus qu'une petite tumeur dure formée par un ou par plusieurs calculs contenus dans une enveloppe membraneuse, il est bien manifeste qu'il y a là une hernie de la vessie et non une tumeur polypeuse. Nous remarquerons encore, avec Levret, qu'il ne faut prendre ni pour une hernie de la vessie, ni pour un polype à base large, la saillie que forme chez les femmes grosses et chez celles qui ont eu plusieurs enfans la paroi antérieure du vagin près l'orifice de ce conduit. Cette saillie, que j'ai vue plusieurs fois assez grande pour dépasser cette ouverture, ne cause ordinairement aucune incommodité.

Lorsque la tumeur contenue dans le vagin en occupe les parties supérieure et latérale, si elle est réductible comme dans le cas précédent, qu'au moment où elle rentre elle fasse entendre une sorte de gargouillement, on reconnaît que c'est une hernie intestinale.

A l'égard de la tumeur formée par la chute du vagin, on ne la confondra point avec un polype si l'on considère qu'elle se présente sous la forme d'un bourrelet circulaire qui se montre entre les lèvres de la vulve et quelquefois au-dehors ; que le doigt porté au milieu de ce bourrelet pénètre dans le reste du canal au fond duquel se trouve le col de la matrice, qui est placé plus bas que dans l'état ordinaire, parce que l'utérus est entraîné par le vagin. Nous verrons plus loin, en parlant des polypes de la matrice, les signes auxquels on peut les distinguer de ceux du vagin.

Le pronostic de ces derniers est en général moins fâcheux que celui des polypes de la matrice, les moyens thérapeutiques étant plus faciles à appliquer. Du reste, ces moyens sont généralement les mêmes que ceux que l'on met en usage contre les polypes utérins, et nous en parlerons en traitant de ceux-ci.

De la Chute ou Renversement du Vagin.

Le vagin est sujet à une espèce de déplacement auquel on a donné les noms de relaxation, descente, chute ou renversement du vagin, selon qu'il est plus ou moins considérable. On a cru pendant long-temps que ce déplacement était formé par le renversement de toutes les tuniques du vagin ; mais on s'est convaincu par l'examen attentif des phénomènes de la maladie, et par l'ouverture des corps que la membrane muqueuse ou interne de ce conduit est la seule qui se relâche, s'engorge, s'épaissit, glisse en quelque sorte sur le tissu cellulaire qui l'unit à la tunique externe, et forme un bourrelet qui descend plus ou moins bas selon les degrés de la maladie, qui a la plus parfaite ressemblance avec le relâchement et la chute de la membrane du rectum. Le renversement du vagin est borné quelquefois à un point de la circonférence de ce conduit ; mais le plus ordinairement il se fait dans toute cette circonférence.

L'amplitude du bassin, la largeur excessive de

la vulve, l'affaiblissement et le relâchement de la tunique muqueuse du vagin par des fleurs blanches habituelles et très-abondantes, par plusieurs accouchemens ; la laxité du tissu cellulaire qui unit cette membrane à la tunique externe, sont autant de circonstances qui la disposent à se renverser. Les efforts violens et répétés pour aller à la garde-robe, pour lever ou porter un fardeau, etc. ; la station habituelle, sont les causes immédiates ou efficientes du renversement de cette membrane.

Ce renversement se présente pour l'ordinaire sous la forme d'un bourrelet irrégulièrement plissé, dans lequel, avons-nous dit, on peut introduire le doigt, qui rencontre à une hauteur plus ou moins grande, le col de la matrice. Lorsqu'il n'y a qu'un simple relâchement de la membrane muqueuse du vagin, le bourrelet est peu considérable ; il est placé sous l'arcade du pubis. Si ce bourrelet est plus gros et le prolapsus plus grand, la membrane se présente à l'orifice du vagin et y forme une tumeur lisse, molle, indolente et dont le volume augmente ou diminue selon que la femme se tient ou debout ou couchée. Enfin dans un troisième degré de la maladie qui est essentiellement la chute du vagin, le bourrelet en question depasse plus ou moins les grandes lèvres et y forme une tumeur presque cylindrique, dont l'extrémité est percée d'une ouverture ronde dans laquelle le doigt peut aisément pénétrer. Dans cet état de la maladie, la matrice est entraînée par le vagin, et son col est plus bas qu'à l'ordinaire. La malade éprouve un sentiment de pesanteur et de tiraillement dans la région hypogastrique, un ténesme fréquent et une sorte de difficulté d'uriner occasionnée par le changement de direction de l'urètre.

Lorsque la maladie est ancienne et que les malades ont été long-temps privées de secours, l'engorgement de la membrane interne du vagin augmente de plus en plus ; la tumeur qu'elle forme s'alonge et se durcit ; la pesanteur et le tiraillement dans l'hypogastre deviennent plus considérables, le ténesme et la dysurie plus incommodes. Aux époques menstruelles, le sang s'écoule par l'ouverture que présente l'extrémité inférieure de la tumeur. Parvenue à ce degré, la chute du vagin a beaucoup de ressemblance avec celle de la matrice : les symptômes de ces deux maladies sont à-peu-près les mêmes, et plusieurs fois on les a prises l'une pour l'autre. On évitera cette méprise en ayant égard aux circonstances suivantes : la tumeur formée par le déplacement du vagin présente partout la même dureté ; elle est ordinairement plus large à son extrémité inférieure, et l'ouverture qui s'y remarque est fort irrégulière. Dans la chute de la matrice, au contraire, la tumeur est peu dure dans sa partie supérieure ; elle est communément terminée par une extrémité étroite en manière de museau de tanche, et l'ouverture qu'on y aperçoit est placée en travers. Ajoutez à cela qu'il est toujours, ou presque toujours impossible d'y introduire le doigt. tandis qu'il pénètre facilement dans celle qui se trouve à l'extrémité de la tumeur formée par la chûte du vagin.

Lorsque la tumeur produite par la chute du vagin est considérable, et qu'elle reste habituellement au-dehors, l'urine en tombant sur sa surface, l'irrite, l'excorie et amène à la longue des ulcérations profondes. Quelquefois aussi l'engorgement de la membrane qui forme cette tumeur augmente à un tel point qu'elle s'enflamme et que la gangrène s'en empare. Cet accident est toujours très-grave et peut faire périr la malade.

Le pronostic de la chute du vagin varie à raison de l'ancienneté et de l'étendue du déplacement. Lorsqu'il est récent et peu considérable, on peut espérer de le guérir. Quand le déplacement est ancien et volumineux, il est difficile et presque toujours impossible d'en obtenir la guérison.

Les indications curatives du renversement du vagin sont différentes selon le degré de la maladie. Lorsqu'il n'y a qu'un simple relâchement de la membrane muqueuse, les femmes en sont si peu incommodées qu'elles ne réclament pas ordinairement les secours de l'art ; ensorte qu'on est rarement appelé à leur donner des conseils dans ce premier degré de la maladie, ou plutôt dans cette prédisposition au renversement de la membrane muqueuse du vagin. Si l'on est consulté alors, on doit conseiller les moyens propres à remédier à l'état de flaccidité, d'atonie et de mollesse de cette membrane. Ces moyens sont les lotions et les injections toniques et fortifiantes avec une décoction de roses rouges, de racine de bistorte, de grenade, etc., ou mieux encore avec les eaux de Barrèges ; les bains froids et surtout les bains de mer peuvent être employés utilement.

Lorsque le renversement du vagin est confirmé et que la membrane muqueuse de ce conduit forme un bourrelet plus ou moins saillant à l'entrée ou hors de la vulve, l'indication est de réduire la membrane et d'en prévenir la rechute. La réduction est facile lorsque le renversement est récent et peu considérable ; assez souvent elle s'opère d'elle-même quand la femme reste couchée sur le dos. Mais si le renversement est ancien et considérable, il est quelquefois très-difficile de replacer la membrane, et on n'y parvient qu'après avoir disposé les parties par les remèdes généraux et une situation convenable qu'on fait garder plus ou moins long-temps à la malade.

Lorsque le renversement du vagin est réduit, on doit s'occuper d'en prévenir la récidive. Les injections toniques, fortifiantes et astringentes n'auraient ici aucune efficacité, et l'on est obligé d'avoir recours à des moyens mécaniques. Les pessaires conviennent essentiellement ; mais des pessaires ronds ou ovales sont pour l'ordinaire insuffisans, et l'on est forcé de se servir de ceux qui ont la forme d'un bondon. On peut remplacer le pessaire avec beaucoup d'avantage par une éponge fine introduite dans le vagin et retenue par l'espèce de bandage dont les femmes se garnissent à l'époque des règles, ou d'un bandage mécanique composé d'une ceinture, à la partie antérieure de laquelle est fixée une lame à ressort dont l'autre extrémité vient appuyer sur l'éponge dans le vagin.

L'engorgement de la tunique interne du vagin renversée et repliée sur elle-même augmente quelquefois à un tel point que cette partie tombe en mortification. Dans ce cas, la plupart des praticiens n'hésitent pas à en conseiller l'extirpation. Mais la difficulté, et la presqu'impossibilité de distinguer le renversement du vagin parvenu au point dont il s'agit, d'avec la chute de la matrice, et le danger inévitable de l'excision de ce

10.   29

dernier organe qui serait faite dans cette circonstance, doivent retenir tout Chirurgien sensé. Il vaut mieux s'en tenir aux remèdes internes et externes qui peuvent fixer la gangrène : si cette méthode est la moins prompte, au moins elle est la plus sûre.

Des Maladies de la Matrice.

La matrice est sujette à un grand nombre de maladies. Celles dont nous parlerons sont, les plaies, l'inflammation, les déplacemens, les corps fibreux, les calculs, les polypes et le cancer. Nous renvoyons pour ce qui concerne les autres maladies de cet organe, ainsi que pour l'opération césarienne, la section de la symphise des pubis et la gastrotomie, aux Traités des accouchemens et à ceux de pathologie interne. Avant de parler des maladies de la matrice, nous devons nous occuper des vices de conformation de cet organe.

Des Vices de conformation de la Matrice.

Parmi les vices de conformation de l'utérus, les uns ne donnent lieu à aucun accident et n'admettent en aucune manière les secours de la thérapeutique ; les autres, au contraire, font naître des troubles dans les fonctions et réclament les soins du Chirurgien. Les premiers appartiennent plutôt à l'histoire anatomique de la matrice qu'à ses maladies : telles sont l'absence de cet organe, sa division en deux parties, etc. ; les seconds sont évidemment du domaine de la pathologie, telles sont les diverses espèces d'imperforation.

L'imperforation de l'utérus est ou congénitale ou accidentelle. Dans le premier cas, elle est due à une sorte de cloison membraneuse qui semble être la continuation de la membrane interne du vagin, et qui bouche l'orifice de la matrice; elle peut être complète ou incomplète.

Incomplète, l'écoulement des règles peut avoir lieu, mais souvent avec une grande difficulté; des douleurs vives dans l'hypogastre, quelquefois même du gonflement, se manifestent à chaque époque menstruelle. Littre eut l'occasion d'examiner le cadavre d'une femme qui avait ce genre d'imperforation incomplète. Cette femme était morte à cinquante ans; elle n'avait point eu d'enfans pendant dix-neuf ans de mariage. Elle rendait peu de sang dans le temps de ses règles : elle était alors fort gonflée, souffrait de grandes douleurs dans le bas-ventre, et quelques années après qu'elle eut commencé à être réglée, elle mouchait et crachait du sang à chaque époque menstruelle. Littre, à l'ouverture du corps, reconnut que l'orifice de la matrice était fermé par la membrane qui tapisse intérieurement le vagin; cette membrane était seulement percée de deux petits trous d'un quart de ligne de diamètre. Le col de la matrice était plus long qu'à l'ordinaire; la cavité de ce viscère avait plus d'ampleur et ses parois moins d'épaisseur. Cet agrandissement de la cavité de l'utérus était sans doute le résultat de la stagnation du sang menstruel qui n'en sortait que difficilement. Cette espèce d'imperforation, sans mettre un empêchement absolu à la conception, y porte au moins beaucoup d'obstacle, comme on le voit d'après ce fait. Si une femme chez laquelle cette disposition vicieuse existe devenait enceinte, on ignore jusqu'à quel point cette conformation pourrait mettre obstacle à l'accouchement.

L'imperforation congénitale complète de l'utérus ne donne lieu à aucun phénomène, et reste ignorée jusqu'à l'âge de la puberté. Mais alors le sang des règles étant retenu dans la matrice, il en résulte des accidens qui se reproduisent et s'accroissent à chaque période menstruelle. On peut rapporter à cette espèce d'imperforation le fait dont parle Benevoli, et dans lequel la membrane qui bouchait le col de l'utérus fut rompue par une sorte de hasard. Une jeune fille de dix-huit ans, dont le ventre était très-gonflé par l'accumulation du sang menstruel, fut prise d'une rétention d'urine due sans doute à la même cause. L'introduction de la sonde ne se put faire que très-difficilement. Le lendemain le cathétérisme fut plus difficile encore. Les tentatives pour parvenir dans la vessie furent répétées inutilement pendant une heure. Ensuite la malade ayant changé de position, Benevoli continua ses tentatives, bien que dans cette situation nouvelle il lui fut plus difficile de reconnaître si la sonde ne s'éloignait pas de l'urètre. Au bout de ce temps, l'instrument ayant pénétré à une certaine profondeur, il crut qu'il était parvenu au col de la vessie ; voulant alors terminer une opération déjà très-longue, et procurer du soulagement à la malade, il poussa la sonde avec plus de force ; il s'écoula, au lieu d'urine, une liqueur brune, semblable à de la lie de vin, que Benevoli regarda comme de l'urine sanguinolente. Après que ce liquide se fut écoulé en très-grande quantité (environ 32 livres), l'urine elle-même s'échappa avec force, mais non par l'ouverture de la sonde. Il fut évident alors que l'instrument n'avait pas pénétré dans la vessie, mais dans la cavité de l'utérus ;

car le vagin lui-même n'offrait pas d'occlusion.
Il y avait trois ans que le ventre de cette jeune
fille avait commencé à gonfler, et chaque mois,
pendant plusieurs jours, elle éprouvait quelques douleurs et un accroissement sensible dans
le volume du ventre. Le lendemain du jour où
la matière sanieuse s'était écoulée, Benevoli introduisit le doigt dans le vagin ; il dilata le col
de l'utérus, afin que la matière la plus épaisse,
contenue encore dans la cavité de cet organe,
pût s'écouler au-dehors. Pendant un mois environ, il sortit un liquide épais avec des membranes corrompues. Des injections facilitèrent la
cure qui fut complète au bout de deux mois.

On pourrait, dans un cas semblable, faire avec
connaissance de cause ce que Benevoli a fait
par hasard ; c'est-à-dire, percer le col de la matrice avec un trois-quarts, ou même avec un
corps arrondi dans le cas où la membrane offri-
rait peu de résistance.

L'imperforation accidentelle de la matrice ne
survient presque jamais qu'à la suite d'un accouchement laborieux ou contre-nature, dans lequel
le col de ce viscère a éprouvé des déchiremens ou
des excoriations. Cette occlusion peut survenir
encore à la suite d'une inflammation ou d'une
ulcération simple de cette partie. L'imperforation accidentelle complète donne lieu, comme
celle qui est congénitale, à la rétention des règles
et à la stérilité ; quelquefois cette imperforation
n'arrive qu'après la fécondation, et dans ce cas
elle peut empêcher ou gêner l'accouchement. Il
est certain que lorsque la grossesse et l'imperforation complète co-existent, celle-ci est pos-

térieure à la conception. L'imperforation in-complète peut seule précéder l'imprégnation.

Les mêmes moyens auxquels on a recours dans l'imperforation congénitale sont applicables ici, et leur emploi présente ordinairement moins de difficulté.

Si l'imperforation complète survient pendant la grossesse et qu'elle soit reconnue avant le terme de l'accouchement, il faut, pour la détruire, savoir si elle est due à une simple adhérence des parties contiguës, ou à une véritable membrane. On a remarqué dans plusieurs cas qu'une union légère entre les parois opposées du col de l'utérus s'établissait à une époque avancée de la grossesse, qu'elle donnait lieu dans les derniers temps, sans doute lorsque le col commence à se développer, à des douleurs qui simulaient le travail de l'enfantement et faisaient craindre un accouchement prématuré. Cette union contre-nature a souvent cédé à l'usage des demi-bains ou des bains entiers. Si ce moyen est insuffisant, il faut détruire avec l'instrument tranchant l'obstacle qui s'oppose à la sortie de l'enfant. En négligeant cette opération, on s'expose à voir succomber la malade dans les plus vives douleurs et les convulsions épileptiques.

Un fait rapporté par Armand vient à l'appui de cette assertion. « Je fus prié, dit-il, d'aller rue des Arcis voir une femme âgée d'environ trente-huit à quarante ans, mariée depuis neuf mois, et grosse de sept mois et demi. Elle avait été attaquée de convulsions avant mon arrivée. J'observai, en introduisant mon doigt dans l'entrée de l'orifice intérieur de la matrice, qu'il était ouvert seulement de la rondeur d'une pièce de quatre sous, et la matrice à deux lignes de là environ, en tirant du côté de sa cavité, exactement fermée par une membrane continue à sa propre substance ; j'en fis mon pronostic ». Trois saignées furent faites et des remèdes intérieurs prescrits : la malade n'en fut point soulagée, et mourut sans être accouchée. A l'examen du cadavre, on reconnut, en portant le doigt dans le vagin, la même résistance au col de la matrice qu'on avait rencontrée du vivant de la femme. On ouvrit le bas-ventre ; « la matrice était fermée de sa propre substance, pour ainsi dire, comme nous l'avions remarqué, néanmoins contre l'état naturel ». La division de la membrane *charnue*, si elle eût été possible, et dans le cas contraire, l'opération césarienne étaient les meilleurs moyens à employer.

Thomas Simson a rapporté, dans les Mémoires d'Edimbourg, un cas dans lequel il pratiqua l'incision du col de l'utérus avec un succès passager. Une femme âgée d'environ quarante ans, devint grosse d'un premier enfant qui, au terme de la gestation, ne fut pas expulsé naturellement ; il fallut l'extraire par morceaux après qu'il eut cessé de vivre. Trois mois environ après ce premier et pénible accouchement, cette femme redevint enceinte. Parvenue au terme de sa grossesse, elle fut deux jours en travail sans que le col commençât à se dilater. Simson appelé auprès d'elle reconnut une imperforation complète. Il demanda une consultation. On décida qu'on aurait recours à l'incision du col, pour ouvrir un passage à l'enfant. Dans ce but, on introduisit dans le vagin une sorte de *speculum uteri*, à l'aide duquel on put distinguer avec l'œil les parties sur lesquelles l'instrument tranchant devait agir.

L'incision fut faite peu-à-peu dans un demi-pouce de profondeur, avant de pénétrer dans la cavité de la matrice ; le doigt fut porté dans la plaie et rencontra la tête de l'enfant. Les bords de l'incision étaient durs, comme si c'eût été un cartilage. Cette ouverture ne se dilata pas du tout dans les divers efforts que fit la malade ; de sorte qu'il fut nécessaire d'y conduire avec le doigt un bistouri pour faire plusieurs autres incisions au contour cartilagineux de la première. Ces incisions ne furent point douloureuses, et ne donnèrent lieu à aucun écoulement de sang. Le travail continua, mais sans amener une dilatation suffisante pour faire espérer un accouchement naturel ; ensorte qu'on crut devoir tirer cet enfant par morceaux, comme on avait fait le premier. Cette femme offrait d'ailleurs une étroitesse remarquable du vagin qui eût rendu fort difficile l'accouchement par les moyens naturels. Cette étroitesse avait précédemment obligé d'extraire le premier enfant et aurait suffi sans doute pour rendre nécessaire la même opération pour le second ; elle devait conduire les Chirurgiens qui soignèrent cette malade à tenter plutôt l'opération césarienne abdominale. Car à quoi servira d'inciser le col de l'utérus si quelqu'autre disposition met ensuite obstacle à la sortie du fœtus ? Peu après l'opération, cette femme fut prise d'une douleur de côté, avec gêne de la respiration et fièvre violente. Elle mourut vingt-quatre heures après, sans avoir eu ni douleurs, ni hémorragie. Le corps ne fut pas ouvert. L'auteur de l'observation pense que la mort de la malade ne peut être attribuée à l'opération, mais bien aux accidens qui survinrent du côté de la poitrine.

Des Plaies de la Matrice.

La situation profonde de la matrice la met à l'abri de la plupart des agens vulnérans à l'action desquels les parties plus superficielles sont exposées. Aussi les plaies de la matrice sont-elles fort rares ; presque toujours le péritoine et la vessie sont compris dans la même blessure, quelquefois aussi le rectum et le vagin.

Ces plaies sont presque toujours faites par des instrumens piquans ou par des armes à feu, lorsque la matrice est dans l'état de vacuité : en effet, rarement alors des instrumens tranchans ou contondans pourraient blesser un organe protégé par une couche épaisse de parties molles et par l'enceinte osseuse du bassin. Mais il n'en est pas de même dans l'état de grossesse, et particulièrement depuis le cinquième mois jusqu'au terme de la gestation. Les rapports de la matrice ne sont plus les mêmes alors : elle est venue se placer derrière les muscles abdominaux distendus et amincis, et les corps contondans, même ceux qui agissent avec le moins de force, peuvent étendre leur action jusqu'à cet organe.

Les symptômes des plaies de la matrice ne sont pas les mêmes dans l'état de vacuité et dans l'état de plénitude de ce viscère. Dans le premier cas, c'est surtout d'après la direction dans laquelle le corps vulnérant a été introduit, et d'après la profondeur à laquelle il pénétré, qu'on peut juger s'il a porté son action jusqu'à la matrice. La douleur dans la région hypogastrique d'où elle s'étend aux lombes, aux aînes, aux cuisses ; les envies de vomir, les vomituritions sont des symptômes communs aux blessures de la matrice.

de la vessie et même aux plaies pénétrantes de l'abdomen sans lésion de ces viscères. L'écoulement de sang par le vagin serait un signe beaucoup plus sûr des plaies de la matrice; mais il ne peut avoir lieu que dans les cas où la blessure a divisé toute l'épaisseur des parois, et il n'est pas impossible non plus que cette hémorragie, si fréquente chez les femmes, survienne par simple exhalation, sans que la matrice ait été offensée.

Les plaies et les contusions de la matrice chez les femmes enceintes, donnent lieu en partie aux mêmes accidens, et provoquent de plus l'avortement, au moins dans le plus grand nombre des cas. Ces plaies sont toujours fort graves pour la mère, et surtout pour le fœtus. Toutefois elles ne sont pas constamment mortelles, et quelquefois la mère et l'enfant ont survécu, dans des cas même où des corps vulnérans avaient traversé la matrice et atteint le fœtus lui-même. Une observation de Reichard confirme cette assertion (1).

La femme d'une aubergiste, parvenue près du terme de sa grossesse sans accident, reçut un coup de pistolet chargé de menu plomb, tiré par un homme ivre. Plusieurs petites balles frappèrent l'épaule et le bras gauche; quelques-unes atteignirent la hanche; quelques-unes la main droite : mais une blessure plus grave se présentait dans le flanc gauche et s'étendait à droite, sans que la sonde pût en mesurer l'étendue. Malgré le nombre de ces blessures, cette femme ne s'aperçut de ce qui lui était arrivé qu'en voyant son sang couler; elle éprouva alors une courte

---

(1) *Dissertatio exhibens Uterum gravidæ unà cum fœtu vulneratum. Auctore J. Martino Reichard. Argentorati,* 1735. *August.*

lipothymie; des vomissemens survinrent, et les premiers signes du travail de l'accouchement ne tardèrent pas à se montrer. Le lendemain la malade accoucha d'un enfant bien portant. Lorsqu'on eut lavé l'enfant, on reconnut qu'il avait sur la clavicule droite, une plaie produite par un grain de plomb du volume d'un gros pois, et l'on trouva dans cette plaie un morceau de la chemise de sa mère que le corps vulnérant y avait entraîné : huit jours après, le grain de plomb fut lui-même extrait. Il parut donc manifeste qu'il y avait eu blessure de la matrice. Les suites de cet accident furent longues et graves : il survint une dysenterie fort douloureuse, les lochies coulèrent mal; la suppuration devint très-abondante; le pus coulait difficilement par un trajet étroit. La malade ayant refusé de se soumettre à l'opération de la contre-ouverture que le sinus fistuleux rendait nécessaire, on s'en tint à lui prescrire des injections et à l'engager à laisser dans sa plaie une canule d'argent, tant pour favoriser la sortie de la matière purulente que pour faciliter les injections. Cette femme suivit ce conseil. Il resta une fistule qui au reste ne l'empêcha pas de se bien porter, et de se livrer à ses occupation sordinaires.

De l'Inflammation de la Matrice.

Tantôt l'inflammation se borne à la membrane interne de la matrice, et constitue le catarrhe utérin aigu; tantôt elle occupe toute l'épaisseur de cet organe : c'est la métrite proprement dite.

— Le catarrhe utérin ou inflammation aiguë de la membrane muqueuse de la matrice reconnaît à peu-près les mêmes causes que les autres phlegmasies, et de plus l'excitation des organes génitaux par l'abus des plaisirs de l'amour, par l'introduction de corps étrangers dans le vagin, par les dérangemens de la menstruation, etc.

L'invasion de cette affection s'annonce par un prurit à la vulve, qui va en croissant, au point de devenir insupportable, se propage dans le vagin, quelquefois jusque dans la matrice, est accompagné d'envies fréquentes d'uriner, et chez quelques femmes de désirs insatiables. Au bout de trois ou quatre jours, il paraît un écoulement de liquide clair, peu abondant, avec sentiment de chaleur dans les parties où se sont manifestées les demangeaisons : bientôt l'écoulement augmente, sa couleur devient verte ou jaunâtre ; la malade ressent à l'hypogastre une douleur gravative qui s'étend vers les fosses iliaques, les aînes, les grandes lèvres, le périnée et la partie supérieure interne des cuisses ; l'ardeur d'urine est insupportable, elle fait éprouver une vive cuisson, un sentiment de brûlure ; il survient quelquefois de la pyrexie. Cet état dure jusqu'au neuvième ou dixième jour ; alors l'intensité des symptômes diminue ; la matière de l'écoulement prend une couleur jaunâtre, elle devient épaisse, blanchit, sa quantité augmente ; les ardeurs d'urine se dissipent, l'écoulement diminue graduellement, et s'arrête enfin tout-à-fait au trente-sixième ou quarantième jour. La maladie passe quelquefois à l'état chronique, et l'écoulement devient souvent très-opiniâtre.

Le traitement du catarrhe utérin aigu consiste dans l'emploi des boissons adoucissantes, des demi-bains tièdes, des injections émollientes, des fomentations sur l'abdomen, des lavemens, des saignées enfin lorsque l'inflammation est violente. On doit joindre à ces moyens le repos, la situation horizontale et un régime humectant et rafraîchissant. Si la maladie passe à l'état chronique, on a recours aux remèdes usités dans le traitement des fleurs blanches.

— La métrite est l'inflammation du tissu même de la matrice et des deux membranes qui la revêtent à l'intérieur et à l'extérieur. Cette inflammation est extrêmement rare chez les filles avant l'établissement des règles. Mais aussitôt que cette évacuation est formée, la matrice devient plus irritable, surtout pendant le travail même de la menstruation, et alors elle est plus susceptible de s'enflammer. Elle est aussi plus disposée à cette maladie chez les femmes mariées; cette disposition augmente durant la grossesse, et existe au plus haut degré dans les premiers jours de l'accouchement. Avec l'âge, la disposition de la matrice à s'enflammer diminue: il est rare d'observer la métrite chez les femmes qui ont cessé d'être réglées. On distingue la métrite en aiguë et en chronique : il ne sera question ici que de la première.

Cette maladie peut survenir dans l'état de vacuité de la matrice, dans l'état de grossesse et après les couches. L'inflammation occupe quelquefois la totalité de l'utérus ; d'autres fois elle est bornée à une région de cet organe. Dans les femmes en couche, l'inflammation s'étend presque toujours plus ou moins au péritoine des régions voisines de la matrice, au tissu cellulaire qui couvre cette membrane et aux ligamens larges.

Les causes de la métrite sont nombreuses et

variées. Les unes sont prédisposantes et les autres efficientes. Les premières sont les mêmes
que celles qui concourent au développement des
phlegmasies des autres organes. Les secondes
sont les plaies de la matrice, les percussions
sur l'hypogastre, l'excision ou la ligature d'un
polype, des travaux forcés, une marche trop
longue, l'application d'un pessaire, surtout lorsque le col de la matrice est légèrement engorgé,
comme cela a souvent lieu dans la maladie qui
nécessite l'emploi de ce moyen mécanique ; le
refroidissement subit des membres inférieurs,
lorsque le sang a été raréfié par l'exercice ; l'application des corps froids sur la région de la
matrice et sur les parties génitales ; les bains
très-froids, les boissons à la glace prises le corps
étant échauffé, l'abus des plaisirs de l'amour,
surtout quand il existe une grande disproper-
tion entre les organes de la génération des deux
individus et que l'utérus se trouve un peu plus
bas que dans l'état naturel ; enfin l'action de
toute espèce d'instrument sur l'orifice utérin,
soit dans l'intention criminelle de procurer
l'avortement, ou dans l'espoir trompeur de favoriser la fécondité ; les injections astringentes
habituelles ; la suppression du flux hémorroïdal,
des fleurs blanches, d'un ulcère ancien ; les mé-
tastases dartreuse, psorique, rhumatismale,
goutteuse. La plupart des auteurs ont mis au
nombre des causes de la métrite la suppression
et la diminution des règles et des lochies ; mais
cette suppression ou cette diminution paraît
plutôt l'effet que la cause de l'inflammation.

Telles sont les causes qui peuvent produire
l'inflammation de la matrice chez toutes les femmes indistinctement ; mais il en est d'autres qui

sont particulières aux femmes en couche, comme
l'application du forceps avec lequel une main
peu exercée peut pincer l'orifice de la matrice ;
le toucher pratiqué brusquement et trop souvent ; les manœuvres réitérées et faites sans méthode pour aller chercher les pieds de l'enfant,
surtout long-temps après l'évacuation des eaux,
l'extraction du placenta opérée d'une manière
violente. Quelques causes particulières peuvent,
conjointement avec celles qui viennent d'être
énumérées, favoriser le développement de la
métrite. Ces causes sont les vives affections de
l'âme, telles que la frayeur, une joie excessive
ou une tristesse profonde ; les efforts soutenus,
mais infructueux, de la matrice, pour se débarrasser du produit de la conception , surtout
après l'évacuation des eaux de l'amnios ; un bandage fortement serré autour du ventre dans la
vue de soutenir la matrice ; l'application de
corps froids, de la glace, sur l'hypogastre pour
suspendre une hémorragie dangereuse ; la pu-
tréfaction des caillots de sang , d'une portion
du placenta retenus dans l'utérus, dont l'orifice
est fermé.

L'invasion de la métrite est presque toujours
subite. Lorsque la maladie s'annonce avec intensité, et avec les signes d'une fièvre inflammatoire, ordinairement la femme éprouve un
frisson et des anxiétés. La chaleur succède à ces
premiers symptômes ; le pouls devient fréquent,
plein, dur, chez les nouvelles accouchées d'une
constitution robuste, chez celles qui ont fait une
fausse couche ou souffert quelque violence ; chez
les autres, il est développé dès le principe, mais
il devient bientôt petit, faible, quelquefois irrégulier : il se déclare en même temps de la ten-

sion et de la douleur dans l'hypogastre. Chez les femmes nouvellement accouchées, la douleur est d'abord rémittente, comme les douleurs ordinaires après l'accouchement, mais elle revient bientôt avec plus de force, et semble partir des reins. Chez les femmes qui n'ont pas été enceintes depuis long-temps, et chez celles qui n'ont point fait d'enfant, la douleur est plus constante, plus fixe. La malade rapporte cette douleur à divers points du bas-ventre, tantôt aux lombes, au nombril, au pubis, aux aînes, aux cuisses, suivant la région de la matrice qui est le siège de l'inflammation. Si c'est le col de cet organe qui est enflammé, le doigt introduit dans le vagin le trouve douloureux, brûlant, dur, retracté en quelque sorte, et son orifice fermé. Dans tous les cas, la moindre pression sur l'hypogastre augmente la douleur et la rend insupportable, quelquefois même la malade ne peut soutenir le poids des couvertures.

Lorsque la métrite a lieu dans l'état de vacuité de la matrice, il est rare que le gonflement de cet organe soit assez considérable pour qu'il produise une tumeur sensible à l'hypogastre. Il n'en est pas de même lorsque la métrite attaque une femme en couche : les nouvelles acccouchées ont naturellement le ventre soulevé, mais mou, et même plusieurs heures après l'accouchement, la main découvre encore la forme arrondie de l'utérus développé ; or, si l'inflammation s'empare de cet organe pendant qu'il est dans cet état, son volume augmentera, et il formera dans la région sus-pubienne une tumeur circonscrite, rénitente et très-douloureuse : mais cette tumeur n'est jamais fort volumineuse, et lorsque dans la métrite toute la région hypogastrique est considérablement tendue et élevée, on peut être certain que l'inflammation s'est communiquée au péritoine et au tissu cellulaire qui l'unit aux parties voisines. La malade éprouve un sentiment de pesanteur sur le rectum qui l'invite à pousser ; elle se plaint d'ardeur en urinant, ou de difficulté d'uriner. Si la métrite a lieu pendant les couches, ordinairement les vidanges se suppriment, et souvent les mamelles s'affaissent ; si elle survient pendant le temps du flux menstruel, ce flux s'arrête ; mais, comme nous l'avons dit précédemment, la suppression de ces écoulemens est l'effet et non la cause de l'inflammation.

Aux symptômes locaux dont nous venons de parler, il s'en joint un grand nombre d'autres qui varient à raison de l'intensité de l'inflammation, et qui peuvent être regardés comme le résultat des rapports sympathiques de la matrice avec les autres organes. Ces symptômes sont généralement les suivans : nausées, éruptions abondantes de vents, vomituritions, vomissemens même de bile jaune, érugineuse ; agitation, soif vive, langue sèche ; céphalalgie qui s'étend de la base des orbites à l'occiput ; rougeur de la face, insomnie, délire, soupirs, dyspnée ; et lorsque l'inflammation continue ses progrès et qu'elle est fort intense, des phénomènes plus alarmans se déclarent : il survient du hoquet, des soubresauts des tendons, du météorisme, des sueurs symptomatiques au front, à la poitrine ; le pouls est très-petit, serré, intermittent, d'une fréquence extrême ; les extrémités se refroidissent, il coule du vagin une matière très-fétide, les urines et les selles s'échappent involontairement, de fréquentes lipothymies précèdent la mort.

Le diagnostic de la métrite présente rarement de la difficulté. Cependant lorsque cette inflammation survient à la suite des couches, la ressemblance de ses phénomènes avec ceux de la péritonite pourrait faire prendre une de ces maladies pour l'autre. On peut prévenir cette méprise en considérant que dans la péritonite, la douleur et la tension du ventre sont générales ; que la malade n'éprouve pas ce sentiment de pesanteur sur le rectum qui excite à faire des efforts comme pour aller à la selle ; que le col de la matrice offre peu de dureté et de sensibilité, et que son orifice n'est pas exactement fermé ; enfin, que les vomissemens, l'anxiété, le météorisme, la prostration, etc., qui se manifestent presque au début de la péritonite, ne surviennent dans la métrite que lorsqu'elle est portée à son plus haut degré, ou qu'elle est compliquée de la péritonite à laquelle elle peut donner naissance. Au reste, dans l'une ou l'autre de ces phlegmasies, une erreur de diagnostic ne peut avoir aucune suite fâcheuse, puisque le traitement est le même.

L'hystérie à la suite des couches pourrait être prise pour l'inflammation de la matrice. Mais pour peu qu'on apporte d'attention aux symptômes propres à chacune de ces maladies, il sera facile de les distinguer.

La métrite, comme toutes les autres inflammations, peut se terminer par résolution, par suppuration, par gangrène ou par induration.

La résolution est la terminaison la plus favorable, et tous les efforts de l'art doivent tendre à la procurer. Elle n'a guère lieu que vers la fin

du second septénaire. Elle s'annonce par le retour des lochies ou des règles ; par l'apparition
des hémorroïdes , par l'écoulement plus ou
moins abondant d'une matière puriforme et fétide, ou d'un liquide sanguinolent, et surtout
par la diminution graduelle de tous les symptômes de la phlegmasie. Quelquefois un érysipèle, un rhumatisme qui se porte de l'utérus
sur une autre partie, une sueur abondante,
prolongée, égale, des urines à sédiment puriforme, ou une éruption miliaire, juge la maladie.

La métrite se termine rarement par suppuration. La structure dense et serrée de la matrice,
le peu de tissu cellulaire qui entre dans sa composition sont des circonstances peu favorables à
la formation du pus. Cependant on trouve dans
les auteurs , et notamment dans les ouvrages de
Mauriceau, de la Motte, de Van Swieten , de
Smellie, des exemples de métrites qui se sont ter-
minées par suppuration, et dans lesquelles des
abcès énormes, qu'on a cru s'être formés dans le
tissu de la matrice, se sont montrés au bout d'un
temps plus ou moins long, à la paroi antérieure
de l'abdomen, aux aînes, aux fesses, ou se sont
ouverts dans la vessie ou dans le rectum. Mais
peut-on penser que la matrice dont la structure,
comme nous venons de le dire, est si peu favorable à la suppuration, puisse devenir le siège
d'un vaste abcès, et conserver encore la faculté de remplir toutes ses fonctions, comme
cela a eu lieu chez la plupart des femmes qui ont
eu de pareils dépôts qu'on a cru avoir leur siège
primitif dans cet organe? N'est-il pas plus vraisemblable qu'ils se sont formés dans le tissu cellulaire du péritoine enflammé en même temps
30..

que la matrice, et que ceux qui se sont ouverts
dans le rectum ou dans la vessie, comme j'en
ai vu un exemple, étaient placés dans les ligamens larges de la matrice? A l'égard des abcès
de la matrice que l'on dit s'être ouverts dans sa
cavité, on ne peut pas les révoquer en doute;
mais je pense qu'ils doivent être fort rares, et
qu'il est probable qu'on aura souvent pris pour
du pus venant d'un abcès de l'utérus, la matière
muqueuse, puriforme, sécrétée par la membrane
interne de cet organe enflammé et qui s'écoule
par le vagin. Quoiqu'on ne puisse pas douter de
la formation des abcès dans l'épaisseur des parois de la matrice, il faut convenir cependant
que les faits de ce genre constatés par l'ouverture
des corps sont extrêmement rares. Un célèbre
Médecin, M. Portal, en rapporte deux dans son
Traité d'Anatomie médicale. Dans l'un, la matrice était gonflée et dure dans sa totalité; on
trouva, sous la membrane qui la rêvet extérieurement, une quantité considérable de pus; son
tissu en était aussi imbibé : sa cavité parut saine
et ne contenait aucune humeur. Dans l'autre, le
pus était ramassé aussi entre l'enveloppe externe
de la matrice et son corps, à la partie postérieure
duquel on voyait un trou qui communiquait
dans la cavité de cet organe, laquelle contenait
du pus mêlé avec du sang; les parois de la matrice étaient gonflées et relâchées dans toute leur
étendue : le col surtout était très-tuméfié et
rempli intérieurement de petits corps de nature
polypeuse adhérens à sa surface interne.

Lorsque les symptômes de la métrite se soutiennent au même degré au delà du second septénaire, on a lieu de craindre la suppuration.
On juge qu'elle se fait, par les signes généraux

des suppurations internes. Au moment de la formation du pus, les douleurs augmentent et deviennent pongitives ou pulsatives ; il se déclare le soir des mouvemens fébriles avec horripilation, les urines et les selles se suppriment. La diminution de tous ces symptômes annonce que la suppuration est faite. Si l'abcès s'ouvre dans la matrice, le pus s'écoule par le vagin ; s'il se fait jour dans la vessie, il sort par l'urètre avec les urines ; il s'échappe par l'anus si l'abcès perce le rectum ; mais dans ces deux derniers cas, il est probable, comme nous l'avons dit, que l'abcès n'avait pas son siège dans les parois mêmes de la matrice, et qu'il s'était formé dans l'épaisseur des ligamens larges, ou dans le tissu cellulaire des environs. Il en est de même lorsqu'il se manifeste une tumeur au-dessus du pubis, vers l'une des aînes, ou aux fesses. Dans ce cas, la nature tend toujours à pousser le pus vers l'extérieur ; mais la fluctuation est d'autant plus long-temps à se manifester, que la matière purulente a plus de parties à traverser pour arriver au-dessous de la peau. Quand l'abcès est abandonné à lui-même, ce n'est quelquefois qu'au bout de quarante ou cinquante jours qu'il s'ouvre spontanément. Voyez ce que nous avons dit de ces abcès en traitant des tumeurs externes du bas-ventre, Tom VII, pag. 507 et suivantes.

La métrite se termine quelquefois par gangrène ; mais ce n'est que dans l'inflammation de la matrice qui survient après les couches que cette terminaison funeste a lieu. La structure spongieuse de l'utérus, les secousses, les déchirures qu'il éprouve durant le travail de l'accouchement ; l'excès de sensibilité, d'irritabilité dont cet organe jouit chez les nouvelles accouchées, favorisent cette terminaison qui suppose toujours une inflammation des plus intenses. La gangrène s'annonce du troisième au septième jour par le vomissement, le hoquet, le délire, l'assoupissement, l'accroissement continuel du météorisme, des selles d'une odeur cadavéreuse, noires et involontaires; l'écoulement d'une matière putride et fétide par le vagin; la cessation complète de la douleur et de la chaleur; un pouls intermittent, très-petit, d'une fréquence extrême; le refroidissement des extrémités; les sueurs froides et visqueuses, les lipothymies, les convulsions que suit de près une mort inévitable.

L'ouverture des corps a prouvé que l'induration, un état presque calleux dans un point quelconque de la matrice, surtout dans son col, pouvaient être le résultat d'une inflammation; mais les squirrhes de cet organe paraissent avoir presque toujours une autre origine. Si on les observe quelquefois après la métrite, ils se manifestent par le défaut d'une résolution bénigne, par la disparution de la fièvre et de la douleur: on découvre à la région hypogastrique une tumeur rénitente, indolente, inégale, bosselée, ordinairement avec obliquité de la matrice et déplacement de son col. Cette tumeur fait saillie dans le vagin où le toucher reconnaît sa présence à une masse lourde : elle pèse profondément sur le périnée : ces phénomènes sont plus sensibles quand la femme est debout. Il survient un engourdissement, une douleur sourde, des varices et de l'œdème à l'un ou à l'autre membre inférieur; des tiraillemens, des douleurs dans les lombes, un écoulement de matière blanchâtre et tenace par le vagin; les menstrues sont peu abondantes, manquent ou sont remplacées par des hémor-

ragies utérines ; la femme devient stérile, ou si
elle conçoit malgré son état, elle avorte constamment sans cause évidente; la vessie, le rectum
sont affectés par le volume de la tumeur ; enfin,
la face se décolore et présente un aspect cachec-
tique. Le squirrhe commençant n'est pas toujours facile à reconnaître ; on le confond aisément
avec les autres maladies de l'utérus, avec celles
des ovaires. Mais trop souvent le diagnostic de
cet accident funeste se confirme par la dégénération du squirrhe en cancer.

Le pronostic de la métrite est toujours fâcheux ;
mais il est plus ou moins grave selon un grand
nombre de circonstances. Lorsque l'inflammation de la matrice a lieu dans l'état de vacuité,
à moins qu'elle ne soit très-intense, elle se
termine presque toujours par une résolution
bénigne. L'inflammation de l'utérus dans la grossesse est presque toujours mortelle, si l'avortement ne survient bientôt accompagné d'hémorragie. La métrite qui se déclare après les couches
est en général fort grave : très-peu de femmes en
réchappent quand elle est violente. Le danger de
cette phlegmasie est d'autant plus grand qu'elle
arrive à une époque moins éloignée de l'accouchement et que celui-ci a été plus laborieux.

La métrite, comme toutes les autres maladies
inflammatoires, doit être combattue par les
moyens antiphlogistiques, tels que les saignées
générales et locales, les boissons rafraîchissantes
et adoucissantes, les bains entiers et les demi-
bains tièdes, les embrocations, les fomentations
émollientes et anodines sur l'hypogastre, les injections dans le vagin et les lavemens de même
nature, une diète sévère, le repos le plus par-
fait, etc. Mais l'emploi de plusieurs de ces moyens

doit être modifié selon les circonstances dans lesquelles la métrite s'est développée, l'intensité de l'inflammation, le tempérament de la malade, les complications de la maladie, etc.

Lorsque la métrite attaque une fille ou une femme hors le temps de la grossesse, et que l'inflammation est modérée, les saignées générales ne sont pas indiquées : on doit se borner à l'application des sangsues à la vulve ; mais lorsque la métrite est intense, cette saignée locale, quelque copieuse qu'elle fût, ne suffirait pas pour arrêter les progrès de l'inflammation, et la réduire à ce degré où la nature peut en opérer la résolution. Il est indispensable alors de recourir à la saignée du bras, et de la répéter plus ou moins selon l'état des forces et la violence des symptômes inflammatoires.

Dans la métrite qui atteint une femme nouvellement accouchée, l'emploi de la saignée exige plus de circonspection. Chez une femme délicate et faible, que les spasmes ont beaucoup tourmentée durant le travail, dont les lochies ne coulent pas, comme l'inflammation est plutôt l'effet que la cause de l'éréthisme et de la contraction spasmodique des vaisseaux utérins, la saignée, surtout réitérée, ne peut qu'augmenter la faiblesse et la cause du spasme. Lorsque la métrite est accompagnée d'une fièvre adynamique ou ataxique, l'inflammation présente une disposition à la malignité, que la saignée ne saurait dissiper. Dans tous ces cas, on peut tirer un grand parti des vésicatoires appliqués sur l'abdomen et la partie interne des cuisses, et des moyens propres à calmer le spasme de la matrice et le trouble du système nerveux. La saignée n'est pas mieux indiquée lorsque des caillots de sang, une portion du placenta, retenus et corrompus dans la matrice, ont irrité cet organe et amené les symptômes inflammatoires. Il convient alors de joindre aux remèdes propres à calmer le spasme ceux qui peuvent favoriser l'expulsion de la cause irritante.

Mais lorsque la métrite est survenue à la suite d'un accouchement laborieux ou artificiel, chez une femme robuste et pléthorique; que les lochies ont été brusquement supprimées; que le pouls est dur, vibrant, et que tous les autres symptômes inflammatoires sont portés à un très-haut degré, la saignée est le seul secours sur lequel on puisse compter pour arrêter les progrès du mal et prévenir une terminaison funeste. Ainsi sans perdre de temps il faut ouvrir une veine au bras, et tirer en une ou deux fois une quantité de sang suffisante pour abattre la violence de l'inflammation. Lorsque la métrite est compliquée avec la péritonite, après avoir pratiqué une ou plusieurs saignées du bras, on doit appliquer des sangsues sur l'abdomen : mais pour retirer de bons effets de cette saignée locale, il convient, comme nous l'avons dit en parlant de l'inflammation du péritoine, qui survient quelquefois après l'opération de la taille, de couvrir le ventre d'un grand nombre de sangsues pour faire avorter pour ainsi dire, l'inflammation de cette membrane, qui est plus dangereuse encore que celle de la matrice.

Telles sont les règles d'après lesquelles l'emploi de la saignée doit être dirigé dans le traitement de la métrite. A l'égard des autres moyens antiphlogistiques, ils conviennent tous sans exception, quelles que soient les circonstances dans lesquelles la maladie s'est déclarée, et à quelque degré que l'inflammation soit portée. Le spasme et l'irritabilité extrême chez les nouvelles accouchées méritent la plus grande attention. Lorsque de pareils symptômes paraissent, si l'inflammation est suffisamment dissipée, on retire de bons effets de l'opium et de légers sédatifs.

Quand la métrite se termine par suppuration, s'il se manifeste une tumeur à l'hypogastre, à l'une des aînes ou dans quelqu'autre point de la périphérie du bas-ventre, on doit la couvrir d'un cataplasme émollient, et en faire l'ouverture aussitôt que la fluctuation s'y fait sentir. Si l'abcès s'ouvre dans la cavité de la matrice, on fait des injections par le vagin pour faciliter la sortie du pus ; mais il est à craindre alors qu'il ne reste un ulcère fistuleux incurable. Il en est de même lorsque le pus perce la vessie ou le rectum. Lorsque l'inflammation de la matrice se termine par gangrène, la maladie est nécessairement mortelle. Le quinquina, dont on conseille l'usage, et les autres antiseptiques sont sans effet.

Lorsque la métrite finit heureusement, il n'est pas rare que les règles soient retardées et ne reparaissent qu'à la deuxième ou troisième époque. Il serait imprudent de conseiller dans cette circonstance les emménagogues ; ces médicamens, qui sont tous plus ou moins stimulans, pourraient devenir nuisibles.

Des Vices de Situation de la Matrice.

La matrice est sujette à divers déplacemens : 1.° elle est susceptible de s'abaisser dans le vagin ; 2.° de se renverser ; 3.° de s'incliner, de s'enclaver même dans le bassin ; 4.° de former une hernie : nous avons parlé ailleurs de cette dernière espèce de vice de position de l'utérus; il ne sera question ici que des trois autres.

De la Descente de la Matrice.

La descente de la matrice a plusieurs degrés que l'on désigne par les noms de relâchement, de descente, proprement dite, de chute ou précipitation. Le relâchement, la descente et la chute de l'utérus peuvent se faire hors le temps de la grossesse, pendant la grossesse, ou au moment même de l'accouchement. Ils sont très-rares chez les filles.

Les causes qui y donnent lieu sont prédisposantes et efficientes. Les premières sont la largeur considérable du bassin, la laxité des parties qui fixent la matrice dans sa position, laxité qui est quelquefois primordiale, et qui d'autres fois est le résultat de grossesses rapprochées, surtout chez les femmes encore fort jeunes; l'abreuvement et le relâchement des membranes du vagin. Les causes efficientes sont les grands efforts pour lever ou pour porter un fardeau, tout exercice du corps brusque et violent, la station longtemps prolongée, l'équitation, les cahotemens d'une voiture, une pression forte sur l'abdomen, les efforts immodérés pour aller à la garde-robe dans la constipation, une forte secousse à l'occasion d'une chute sur les pieds, la pression exercée sur la matrice par les autres viscères abdominaux chez les femmes qui ont beaucoup d'embonpoint, ou par une tumeur développée dans le bas-ventre, etc.

Dans le premier et dans le second degré de la maladie, la matrice est descendue dans le vagin où l'on rencontre une tumeur piriforme, autour de laquelle on peut facilement promener le doigt, et dont le sommet est percé d'une ouverture transversale. Cette tumeur est située plus haut lorsque la matrice est relâchée, et plus bas lorsqu'elle est *descendue*. Dans le troisième et dernier degré de la maladie, la matrice est hors de la vulve, et pend entre les cuisses. Dans ce dernier cas, elle entraîne avec elle le vagin qu'elle renverse, et une portion du bas-fond de la vessie, qui recouvre la partie antérieure et supérieure de la tumeur à laquelle elle est adhérente. Il arrive aussi quelquefois que plusieurs des viscères flottans du bas-ventre s'enfoncent dans l'espèce de cul-de-sac formé par le vagin renversé, et qu'ils augmentent de beaucoup le volume de la tumeur. La matrice précipitée se présente sous la forme d'une tumeur alongée, presque cylindrique, terminée par une extrémité beaucoup plus petite que le reste, et sur laquelle on voit une ouverture transversale par laquelle coule le sang des règles, aux époques ordinaires. Lorsque la chute de la matrice est ancienne, la membrane muqueuse du vagin exposée à l'action de l'air, prend quelquefois avec le temps un aspect semblable à celui de la peau. Aussi est-il arrivé que des personnes de l'art, peu attentives ou ignorantes, ont pris cette tumeur pour le membre viril, et qu'elles ont regardé comme hermaphrodites des femmes attaquées de cette maladie. Saviard nous a conservé l'histoire d'une fille de Toulouse qui était dans ce cas.

Dans le premier et même dans le second degré de la descente de la matrice, les femmes n'éprouvent d'autre incommodité que de la pesanteur et des tiraillemens dans les reins ; ces symptômes augmentent lorsqu'elles se tiennent debout ou qu'elles marchent long-temps ; ils diminuent, au contraire, par le repos et surtout par la position horizontale. Dans le troisième degré de la maladie, c'est-à-dire, lorsque la matrice a franchi la vulve, la pesanteur et les tiraillemens dans les reins sont plus considérables ; il s'y joint souvent une grande difficulté d'uriner, un ténesme continuel, et quelquefois des douleurs très-vives dans la tumeur elle-même, qui s'enflamme et s'ulcère facilement à raison de sa position déclive, du frottement auquel elle est exposée, et du contact de l'urine qui l'humecte presque sans cesse.

Le diagnostic de la descente de la matrice ne présente ordinairement aucune difficulté ; cependant on pourrait, faute d'attention, la confondre avec un polype de la matrice ou du vagin. Mais il est facile d'éviter cette méprise en considérant que la tumeur formée par la descente de la matrice peut rentrer facilement, et qu'elle se réduit ordinairement d'elle-même lorsque la femme est couchée ; tandis que le polype n'est pas toujours susceptible de réduction : d'ailleurs, la tumeur formée par un polype, quoique piriforme, est différente de celle qui résulte de la descente de la matrice, en ce que la partie la plus large est en même temps la plus basse, et que son extrémité n'est pas percée d'une ouverture longue, placée en travers.

Le pronostic de la descente de la matrice hors le temps de la grossesse, n'a rien de fâcheux. Abandonnée à elle-même, elle dégénère en une maladie chronique avec laquelle les femmes peuvent vivre très-long-temps sans en être fort incommodées.

Le traitement consiste à remettre la matrice dans sa place naturelle, et à l'y maintenir. Lorsqu'il n'y a encore que relaxation, ou même descente de la matrice, la réduction se fait avec facilité : il suffit le plus souvent de faire coucher la femme sur le dos, le bassin un peu plus élevé que la poitrine, pour que la matrice revienne d'elle-même à sa position naturelle ; si la situation n'est pas suffisante, le doigt indicateur introduit dans le vagin, repousse sans effort et sans difficulté l'utérus dans le lieu qu'il a abandonné.

Si la matrice est totalement précipitée, la réduction peut offrir beaucoup de difficulté, particulièrement lorsque la maladie est ancienne. Les parties déplacées sont si volumineuses qu'elles ne peuvent être aisément repoussées dans un lieu où elles ont pour ainsi parler, perdu le droit de domicile. De plus, elles se sont tuméfiées, durcies, et ces deux circonstances ajoutent à la difficulté de la réduction. Cependant, quelque ancienne que soit la maladie et quelque volumineuse que puisse être la tumeur, il est rare qu'il soit impossible de la réduire. On trouve dans les auteurs un assez grand nombre d'observations qui prouvent que des précipitations de la matrice qui dataient de douze, quinze, vingt ans et même plus, ont pu être réduites. Mais alors on doit, avant de tenter le replacement, y disposer les parties. A cet effet on recommande à la malade de garder pendant long-temps la position horizontale ; on fait sur la tumeur des fomentations émollientes et résolutives; on prescrit un régime assez sévère pour obtenir une diminution dans le volume des viscères abdominaux et des parties déplacées. Dans quelques cas on joint à ces moyens l'emploi de la saignée, afin d'amener un relâchement favorable à la réduction. Saviard, Le Blanc, chirurgien à Orléans, Hoin, chirur-

gien à Dijon, et plusieurs autres sont parvenus,
à l'aide de ces moyens, à réduire des chutes de
la matrice très-anciennes et très-volumineuses.
Les ulcérations que présente quelquefois la surface de la tumeur, ne sont point une contre-indication à sa réduction, comme quelques Chirurgiens l'ont pensé : c'est, au contraire, un
motif pour y recourir plus promptement, puisque c'est un moyen de soustraire la tumeur à
l'action de l'air et aux frottemens qui ont produit
ces ulcérations et les entretiennent. Il est seulement alors une précaution importante à avoir, et
dont les auteurs, que je sache, n'ont pas fait
mention. C'est d'enduire le vagin d'un corps gras,
afin de prévenir l'adhérence mutuelle de ses parois, dans les points où le pessaire, dont on se
sert pour contenir la matrice, ne les écarte pas.

Le volume considérable que présente la matrice
dans les derniers temps de la grossesse, n'empêche pas toujours la chute ou la précipitation de
ce viscère. Il y a plus, ce cas n'est pas très-rare
dans la pratique, et les recueils d'observations en
citent un assez grand nombre d'exemples. Tantôt
alors la précipitation de la matrice a eu lieu chez
des femmes qui y étaient sujettes avant leur grossesse, et tantôt elle a paru pour la première fois
au temps de l'accouchement.

Lorsque la précipitation de la matrice arrive
dans le courant de la gestation, il faut employer
tous les moyens propres à en procurer la réduction. Quand la grossesse est peu avancée, cette réduction est assez facile si on la fait sur le champ,
et si avant de la tenter, on a soin de vider le
rectum et la vessie au moyen des lavemens et de
la sonde. Lorsqu'on est assez heureux pour
réussir, on recommande à la malade de garder

le lit pendant long-temps, de se tenir le ventre libre et d'éviter tous les efforts violens, afin de prévenir la récidive de la maladie. Si la grossesse est déja avancée, ou que la chute de la matrice subsiste depuis quelque temps, la réduction devient très-difficile et presque toujours impossible. Dans ces cas, on doit, après avoir tenté inutilement de repousser l'utérus dans sa place naturelle, le laisser au-dehors plutôt que de fatiguer par des manœuvres imprudentes, l'enfant et la mère. Il ne faut cependant pas abandonner la matrice à elle-même; on doit la soutenir avec un bandage convenable, et la femme doit rester au lit jusqu'au terme de la grossesse.

Lorsque la chute de la matrice arrive à l'époque de l'accouchement, toute tentative de réduction serait inutile, et même dangereuse pour l'enfant et la mère. On doit alors faciliter la sortie de l'enfant en dilatant peu-à-peu l'orifice de l'utérus, avec l'attention de faire soutenir cet organe pendant cette opération, qui, quoique laborieuse, ne présente pas autant de difficulté que lorsque la matrice est dans sa situation naturelle. Lorsque l'enfant est sorti, on doit procéder à l'extraction du placenta; mais cette extraction exige beaucoup de circonspection. On conçoit aisément qu'on ne doit point en confier l'expulsion à la nature, et encore moins tirer sur le cordon à la manière accoutumée. La main introduite dans la matrice, il faut faire le décollement du placenta selon la méthode ordinaire. Cette opération achevée, la matrice se contracte, son volume diminue et la réduction devient très-facile.

Quelles que soient les circonstances dans lesquelles la descente de la matrice s'est faite, et à quelque degré que soit parvenue la maladie, il ne suffit pas de faire la réduction de l'utérus. Ce viscère se déplacerait de nouveau, si on ne s'y opposait par des moyens convenables. S'il y a simplement relaxation de la matrice, il suffit quelquefois pour que cet organe reprenne sa situation naturelle, de faire garder à la malade une position horizontale, de lui recommander d'éviter tous les efforts violens, et d'employer des injections astringentes et aromatiques froides, qui raffermissent les membranes du vagin relâchées. Mais lorsque la matrice est descendue fort bas dans le vagin, ces moyens sont insuffisans, et il faut avoir recours à un pessaire. Toutefois on ne doit employer cet instrument qu'autant que le col de la matrice n'est ni engorgé ni douloureux, et qu'on a la certitude que les symptômes que la malade éprouve dépendent du déplacement de l'utérus et non de l'engorgement et de l'alongement de son col; car autant le pessaire est salutaire dans le premier cas, autant il est nuisible dans le second. L'usage du pessaire est indispensable dans la chute ou précipitation de la matrice.

On a singulièrement varié la matière et la forme des pessaires. Aujourd'hui on ne se sert guère que des pessaires en gomme élastique, dont la forme est ronde ou ovale, qui sont un peu concaves sur leurs deux faces, et percés dans leur milieu d'une ouverture circulaire pour recevoir le col de la matrice et permettre l'écoulement des menstrues. La grandeur du pessaire doit être proportionnée au diamètre du vagin. Lorsque ce diamètre est peu considérable, on emploie un pessaire rond; mais quand le vagin est très-ample, un pessaire de cette forme assez grand pour résister à l'effort des parties qui tendent à le chasser, porterait sur le sacrum et le pubis, et produirait nécessairement de la difficulté pour uriner et aller à la selle. On est obligé alors d'employer un pessaire ovale qui prend son point d'appui sur les tubérosités ischiatiques. Quelle que soit la grandeur du pessaire, pour qu'il tienne et qu'il remplisse l'objet qu'on se propose, il faut qu'il n'entre pas trop facilement. Lorsqu'on a placé le pessaire, il est essentiel que la femme reste pendant quelques jours au lit. Quand on prend cette précaution, le pessaire tient mieux, parce que les parties ont le temps de revenir sur elles-mêmes et d'en presser la circonférence; la gène qu'en éprouve la femme est aussi moins considérable, parce qu'il y a moins de frottemens que si elle se livrait à quelque exercice. Chez les femmes dont le périnée est déchiré, les pessaires ordinaires tiennent difficilement, et alors on est presque toujours obligé de se servir d'un pessaire en bilboquet.

L'usage du pessaire donne lieu à divers inconvéniens. La première application de cet instrument augmente presque toujours la sécrétion muqueuse du vagin, et produit une espèce de catarrhe qui subsiste quelquefois pendant tout le temps que la femme porte le pessaire. Si un pessaire composé d'une substance altérable reste très-long-temps dans le vagin, sa surface devient inégale, raboteuse, bosselée; la membrane interne du vagin devenue plus ou moins fongueuse s'enfonce dans les excavations que cette surface présente; le mucus vaginal y stagne, s'y altère et prend une odeur fétide; la membrane muqueuse du vagin s'ulcère dans plusieurs points, des douleurs vives s'y font sentir, et quelquefois il survient de la fièvre et d'autres symptômes qui pourraient faire croire à une inflammation de la

vessie ou de la matrice. On fait cesser ces accidens en enlevant le pessaire, ce qui n'est pas toujours sans difficulté. On peut les prévenir en
changeant le pessaire de temps en temps, et en
recommandant à la malade de faire tous les jours
des injections dans le vagin.

Lorsque les femmes ne peuvent supporter un
pessaire quelconque, le moyen le plus sûr pour
suppléer au défaut de cet instrument, c'est d'appliquer après la réduction des parties une éponge,
ou une compresse forte à l'entrée du vagin, et de
la retenir au moyen d'un bandage à ressort, avec
une patte qui appuie sur l'éponge ou sur la compresse, et qui puisse se placer de côté pour la
sortie des excrémens et des urines. Nous terminerons ce qui a rapport à la descente de la matrice par une observation singulière de cette
maladie, rapportée par Chopart, dans son Traité
des Maladies des voies urinaires, tom. 2, pag. 73,
et qui lui avait été communiquée en 1784, par
M. Marrigue, Chirurgien en chef de l'infirmerie
de Versailles.

Une fille de la campagne fit, à l'âge de quatorze
ans, un effort violent pendant l'éruption de ses
règles, pour jeter par dessus un mur un paquet
d'herbes qu'elle tenait entre ses bras. Elle ressentit sur-le-champ une douleur très-vive dans
les reins et dans la partie inférieure de l'hypogastre. Le lendemain, elle aperçut un corps
charnu qui sortait de la vulve et dépassait les
grandes lèvres : ce corps était la matrice. La réduction n'en fut point faite. Cette fille s'accoutuma peu-à-peu à cette incommodité. Cependant
la tumeur augmenta dans la suite par la sortie
ou descente d'une plus grande portion de ce
viscère, lequel se gonfla peu-à-peu, acquit la

forme et le volume d'un œuf d'oie. La jeune
fille essaya plusieurs fois de replacer sa descente ;
mais elle éprouva une telle résistance que ses tentatives furent tout-à-fait infructueuses. Elle prit
le parti de vivre avec son incommodité, qui au
reste ne lui causait aucune douleur, et n'empêchait pas que les règles ne coulassent régulière-
mens tous les mois. Parvenue à l'âge de vingt-
deux ans, elle épousa un homme qui n'ayant
jamais connu d'autre femme pensa qu'elles étaient
toutes conformées comme la sienne. En conséquence il ne se plaignit point du vice organique
dont elle était affectée, et fit pendant vingt
ans des tentatives inutiles pour la rendre mère.
Cette femme ne cessa pas de jouir de la meilleure santé, et devint grasse et robuste ; elle
s'occupa des travaux de la campagne et fut constamment réglée tous les mois. Enfin au bout de
vingt ans, son mari parvint à dilater l'orifice de la
matrice qui était hors des grandes lèvres, et après
l'avoir élargi peu-à-peu, il y introduisit le gland
de la verge et commença l'œuvre de la génération.
Cette femme devint enceinte, et la grossesse s'an-
nonça par tous les signes qui la caractérisent. Le
développement de la matrice se fit en partie dans
le bassin, et en partie hors de cette cavité. La
portion de ce viscère sortie par la vulve, s'étendit
dans toutes les dimensions autant qu'il lui fut
possible ; mais comme dans ce déplacement elle
se trouvait contrainte par la vulve et par l'orifice
du vagin dont la partie supérieure était retournée
pour suivre et accompagner la descente utérine,
elle s'alongea et forma une tumeur plus étendue au-
dehors. L'autre portion de la matrice ou son fond
s'étendait dans l'hypogastre proportionnément à
l'accroissement du fœtus. Cette femme passa le

temps de sa grossesse sans autre incommodité qu'une leucophlegmatie qui lui survint au septième mois, et qui se dissipa spontanément par un flux abondant d'urine. Arrivée au terme de l'accouchement, après neuf mois révolus, elle éprouva les douleurs qui annoncent un travail prochain. La portion de la matrice qui était sortie par la vulve se présentait à la vue sous la forme et le volume d'un gros melon ellipsoïde ; sa surface était rouge. La matrice était tellement serrée par la vulve, qu'elle semblait y avoir contracté des adhérences. L'orifice placé à son extrémité inférieure, présentait une ouverture d'environ un pouce de diamètre. Le sommet de la tête de l'enfant se manifestait à cet orifice dont les bords étaient si durs et si calleux qu'il ne fut pas possible de les dilater. Il y avait déja plus de vingt-quatre heures que le travail était commencé, et comme on ne pouvait pas espérer que le col de l'utérus se dilatât assez pour permettre la sortie de l'enfant, on se décida à faire aux bords de cet orifice une incision de chaque côté, qui agrandissant suffisamment cette ouverture, permît l'introduction de la main dans la matrice pour y saisir l'enfant et l'amener au-dehors ; il était mort. Dans les tentatives que l'on fit pour extraire le placenta, le cordon se rompit, ce qui obligea de porter la main dans la matrice et de détacher le placenta qui se divisa en plusieurs parties qu'on enleva. Cet accouchement ne fut suivi d'aucun accident : les lochies coulèrent avec abondance. On engagea cette femme à garder le lit pendant un mois, à faire usage de fomentations émollientes, de bains de vapeur pour tâcher d'amollir la matrice et de parvenir à sa réduction. Mais elle ne voulut se soumettre à ce traitement que pendant huit jours, et reprit ses travaux accoutumés. La matrice se rétablit dans l'état où elle était avant la grossesse, avec cette différence que la portion déplacée était un peu plus longue et plus cylindrique. Cette femme parvenue à l'âge de cinquante-trois ans jouissait encore d'une bonne santé, dix années après son accouchement, et s'occupait des travaux de la campagne.

Du Renversement de la Matrice.

La matrice est renversée quand elle est retournée sur elle-même à la manière d'une bourse, d'un sac ou d'un doigt de gant. Dans cet état, sa face externe est devenue interne ; le corps qu'elle présente à la vue ou au toucher est recouvert de la membrane muqueuse, et la cavité qu'elle forme est tapissée par le péritoine. Avant le renversement, cette cavité s'ouvrait dans le vagin ; après, elle correspond à la cavité abdominale dont elle semble être une appendice.

Ce renversement présente trois degrés : le premier est une simple dépression du fond de la matrice qui s'enfonce comme la forme d'un chapeau qu'on presse avec le poing, ou, suivant l'expression de Mauriceau, comme *le cul d'une fiole de verre ;* le second est le renversement incomplet qui a lieu lorsque le fond de l'utérus s'engage dans son orifice ; dans le troisième degré, la matrice est entièrement retournée, et remplit le vagin, ou pend entre les cuisses. Une seule partie de l'utérus ne peut se renverser ou se retourner : c'est celle qui est au-dessous de l'insertion du vagin ou le museau de tanche, lequel forme après le renversement un bourrelet en général peu saillant, qui entoure comme un anneau le pédicule de la tumeur formée par la matrice renversée. On conçoit que le renversement ne peut devenir complet qu'en passant par tous les degrés du renversement incomplet; mais tous les degrés de celui-ci ne conduisent pas au premier.

On distingue les causes du renversement de la matrice en prédisposantes ou éloignées, et en efficientes ou prochaines.

Dans l'état de vacuité de cet organe, ses parois sont si épaisses et si solides, la substance de son col et de son orifice est si dense et si serrée, particulièrement chez les femmes qui n'ont point fait d'enfans, que son renversement paraît impossible. Aussi regarde-t-on la dilatation préalable de la matrice, l'amincissement, l'amollissement et l'atonie de ses parois, comme des conditions sans lesquelles cet organe ne pourrait jamais se renverser. La grossesse n'est pas la seule cause qui en developpant la matrice, la dispose au renversement. Un polype, de l'eau, des hydatides, du sang peuvent produire le même effet, si à l'instant où cet organe se débarrasse de ces corps étrangers, ses parois sont molles, relâchées, et si une puissance quelconque tend à les déprimer et à les enfoncer dans la cavité utérine.

Le développement de la matrice par le produit de la conception, ou par un corps étranger, a paru une circonstance si essentielle au renversement de cet organe, que presque tous les auteurs ont nié la possibilité de ce renversement chez les femmes dont la matrice n'a pas éprouvé de dilatation. Cependant des hommes qui ne manquaient pas d'instruction, ont assuré l'avoir observé quelquefois chez des filles ou des femmes dont la matrice n'avait pas été soumise à l'action d'une cause propre à en écarter les parois et à les affaiblir; et Puzos a fait de cette espèce de renversement le sujet d'un Mémoire qui a été lu dans la séance publique de l'Académie de chirurgie en 1744; mémoire qui ne se trouve plus aujourd'hui, et qui serait oublié si le Mercure de France du mois de septembre de la même année n'en eût pas donné un extrait. Après avoir parlé du renversement qui arrive à la suite de l'accouchement, Puzos, dit le rédacteur du Mercure, passe à celui qui provient de causes externes, inconnues jusqu'à lui, et tellement indépendantes de l'accouchement que la maladie qu'elles produisent a été observée chez des filles hors de tout soupçon, chez des femmes qui n'avaient jamais eu d'enfans, et chez d'autres qui, depuis quinze ou vingt ans étaient accouchées pour la dernière fois, et n'avaient senti aucune incommodité, si ce n'est vers l'époque ou la maladie avait commencé. Pour appuyer son opinion sur ce point, il rappelait des faits dont il disait avoir été témoin, ajoutant que la plupart de ces renversemens reconnus pour être de cause interne, ne s'étaient déclarés que dans l'âge critique des femmes, et qu'à des personnes extrêmement grasses. Les partisans de l'opinion contraire à celle de Puzos, n'ont pas été ébranlés par les raisons de cet habile accoucheur, et par les faits rapportés dans son Mémoire. Ils n'ont point révoqué en doute ces faits, ni d'autres faits semblables qu'on trouve dans les auteurs; mais ils les ont interprétés à leur manière, en disant qu'on peut avoir pris un polype pour une matrice renversée, et que dans les cas où la maladie était véritablement un renversement de l'utérus, on pouvait supposer que ce renversement avait succédé à un accouchement clandestin. Enfin

Baudelocque a regardé comme un vice de conformation de la matrice, un renversement de cet
organe qu'il a rencontré sur une fille de quinze
ans. Nous avons partagé l'opinion générale sur
les causes prédisposantes du renversement de la
matrice, et nous avons pensé qu'il ne pouvait
avoir lieu sans une distension préalable de cet
organe, jusqu'au moment où nous avons trouvé
l'utérus renversé chez une femme qui n'avait
point eu d'enfant depuis quinze ans et dont la
matrice ne contenait aucun corps étranger. Cette
femme était âgée de quarante-quatre à quarante-
cinq ans, d'une grande stature et d'un embonpoint considérable sans être excessif : elle avait
toujours été bien réglée et était mère de trois enfans. Elle n'avait jamais eu de perte de sang, ni
de fleurs blanches. Après avoir éprouvé pendant
long-temps un sentiment de gêne et de pesanteur
dans le bassin, et de tiraillement dans la région
des lombes, surtout lorsqu'elle avait marché ou
qu'elle s'était tenue debout pendant un certain
temps, il se présenta à l'entrée du vagin une tumeur qu'elle sentait avec le doigt, mais pour
laquelle elle ne consulta personne. Cependant la
tumeur devint de plus en plus apparente, finit
par s'échapper du vagin, et se présenta entre les
grandes lèvres qu'elle ne tarda pas à dépasser.
Alors les symptômes que la malade éprouvait
étant devenus plus intenses, elle consulta deux
personnes de l'art qui regardèrent la tumeur
comme un polype et en proposèrent la ligature.
Avant de se décider à l'opération, cette femme
voulut prendre d'autres avis : je fus consulté.
Dans l'examen que je fis, j'aperçus entre les
grandes lèvres une tumeur qui les dépassait d'environ huit à dix lignes. Cette tumeur était un peu

plus grosse que la matrice dans son état naturel ; elle avait une figure piriforme, son pédicule gros et court était entouré d'un bourrelet peu saillant sous lequel le doigt pouvait pénétrer à la profondeur de quelques lignes ; un gros stylet boutonné, porté entre le bourrelet et le pédicule de la tumeur, ne pénétrait pas plus avant que le doigt. Cette tumeur était un peu douloureuse au toucher ; sa couleur était grisâtre, sa surface un peu inégale et comme villeuse ; elle présentait dans quelques points des ulcérations superficielles qui se guérissaient et se reproduisaient alternativement. On voyait à chaque époque des règles le sang sortir par exudation de la surface de la tumeur ; les gouttelettes d'abord séparées étaient bientôt réunies par d'autres qui se produisaient de même, et qui formaient une nappe dont toute cette surface était couverte. Hors le temps des règles cette même surface fournissait une espèce de mucus jaunâtre assez abondant. Lorsqu'on pressait cette tumeur de bas en haut, on la faisait remonter au-dessus des grandes lèvres et même jusque dans le vagin ; mais aussitôt qu'on cessait de la presser elle ressortait. La réunion de tous ces phénomènes ne laissait aucun doute sur la nature de cette tumeur. Je fis différentes tentatives pour la réduire : elles furent inutiles. Désespérant d'en obtenir la réduction, je dis à la malade qu'il n'y avait d'autre parti à prendre que d'en faire la ligature ou de l'abandonner à elle-même. Cette femme se serait soumise volontiers à la ligature ; mais je n'osai l'entreprendre par la crainte des accidens funestes auxquels elle a presque toujours donné lieu, et je l'engageai à vivre avec son incommodité, d'autant mieux qu'elle jouissait d'ailleurs d'une bonne santé, et qu'elle n'éprouvait d'autres malaises que ceux dont nous avons parlé.

Le Blanc, Chirurgien à Orléans, a vu un renversement de la matrice survenu dans une perte de sang. Voici le fait : « Au mois de janvier 1734, dit-il, on vint me chercher pour la femme de François Bouchet de Saint-Denis-en-Val, que l'on me dit être en mal d'enfant dont la tête était passée sans pouvoir accoucher : y étant arrivé, cette femme me dit que ses règles lui avaient manqué depuis trois mois, et que ressentant depuis quatre heures de vives tranchées, il lui était survenu une perte de sang considérable ; que dans une violente douleur la tête de son enfant était sortie, et que ce qui la surprenait le plus, c'était d'avoir à trois mois un enfant si gros, dont les épaules ne pouvaient passer. En la touchant je m'aperçus bientôt que ce n'était point la tête d'un enfant ; je crus d'abord que c'était une chute de matrice ; mais l'ayant examinée avec une lumière et n'y trouvant point l'orifice de la matrice tel qu'il se remarque ordinairement dans la chute, surtout dans une chute aussi récente, je fus convaincu que cette masse qui était grosse comme la tête d'un enfant né à six ou sept mois, était proprement le corps de la matrice renversé. Je la réduisis selon l'art. Je visitai ensuite tous les linges qu'on avait mis sous la malade pour recevoir le sang, afin de voir si elle n'avait pas rendu de corps solide : je ne trouvai autre chose que des caillots de sang. Cette femme s'est parfaitement rétablie et a eu depuis plusieurs enfans (1) ». C'est d'après cette observation communiquée par Le Blanc à l'Aca-

____

(1) Précis d'Opérat. de Chirur., tom 1.er, p. 359.

démic de Chirurgie que Sabatier a avancé dans
son Mémoire sur les déplacemens de la matrice
et du vagin, que les pertes de sang peuvent produire le renversement de l'utérus, tant parce
qu'elles relâchent le tissu de cet organe, que
parce qu'elles sont ordinairement accompagnées
de douleurs très-vives, qui déterminent le diaphragme et les muscles du bas-ventre à se contracter et à agir sur le viscère avec toute la force
dont ils sont capables. Mais il est évident que les
pertes ne peuvent produire ces deux effets qu'autant que le sang s'accumule dans la matrice, y
séjourne pendant long-temps et en distend les
parois, comme cela a eu lieu chez la femme qui
fait le sujet de l'observation de Le Blanc. Il résulte
de ce que nous venons de dire sur les causes prédisposantes du renversement de la matrice, que
ce renversement n'a presque jamais lieu que chez
les femmes dont cet organe a été distendu par le
produit de la conception, ou par un corps étranger quelconque qui a séjourné plus ou moins
long-temps dans sa cavité; qu'il n'est pas absolument impossible cependant que l'utérus se
renverse, sans avoir été préalablement dilaté;
mais sans doute qu'alors il existe dans sa structure une disposition particulière qui favorise le
renversement, soit que cette disposition vienne
de sa première conformation, ou qu'elle dépende
d'un état morbide, qui ne s'est manifesté par
aucun symptôme appréciable.

Les causes efficientes du renversement de la
matrice sont toutes les puissances qui, agissant
sur la partie de cet organe disposée à céder, la
dépriment, la poussent ou la tirent en dehors. Ces
causes agissent d'autant plus efficacement pour
produire cet effet, que les parois de la matrice

sont dans un état de mollessse et d'inertie plus prononcé.

La cause efficiente la plus ordinaire du renversement de la matrice, à la suite de l'accouchement est la mauvaise manière de faire l'extraction du placenta. Cet accident a lieu, 1.° lorsqu'on arrache le placenta avant le temps opportun; c'est-à-dire lorsqu'il n'est pas décollé : la matrice étant souvent alors dans un état d'inertie, cède facilement à la traction exercée sur elle, et suit le placenta dans le mouvement par lequel il est entraîné au-dehors; 2.° lorsqu'on tire le cordon ombilical sans le soutenir près de son insertion au placenta, avec deux doigts de la main gauche disposés de manière à rendre l'action de la puissance qui agit sur le cordon perpendiculaire à la surface du placenta; 3.° lorsque, au lieu d'agir peu-à-peu et avec circonspection, on le tire avec force et par secousses. Dans tous ces cas, le renversement de la matrice n'a lieu que par la précipitation ou la maladresse de l'accoucheur ou de la sage-femme; mais il arrive quelquefois au moment de l'accouchement, sans que la personne qui assiste la femme y ait aucune part et puisse même le prévenir. Alors le renversement de la matrice peut dépendre; 1.° des efforts violens et trop prolongés auxquels la femme se livre au moment de la sortie de l'enfant, dans la vue d'obtenir une délivrance plus prompte; 2.° de la sortie brusque de l'enfant; 3.° de ce que le cordon ombilical est très-court, ou contourné sur le cou ou sur d'autres parties de l'enfant. Ces causes agissent d'autant plus efficacement pour renverser la matrice que les parois de cet organe sont dans un état de mollesse et d'inertie; que la femme accouche debout; qu'elle a éprouvé précédemment le même accident ; qu'elle accouche sans de grandes douleurs et presque d'un seul effort ; que la matrice enfin contient encore une très-grande quantité d'eau dans les derniers temps du travail.

Le renversement complet de la matrice, à la suite de l'accouchement, a lieu ordinairement pendant le travail ou immédiatement après : quelquefois cependant il ne se fait que plusieurs heures, ou même plusieurs jours après l'accouchement et la délivrance ; mais il est probable que les renversemens complets qui se sont montrés aussi tard ont existé long-temps auparavant d'une manière incomplète, et qu'ils ont presque toujours commencé dans le moment de la délivrance, ou immédiatement après.

Un polype développé dans la cavité de la matrice, en distendant et affaiblissant les parois de cet organe, le dispose au renversement. Dans cet état de l'utérus, si le polype s'échappe de sa cavité, l'effort qui le pousse au dehors, et son propre poids lorsqu'il n'est plus soutenu par les parties environnantes, comme lorsqu'il pend entre les cuisses de la malade, suffisent pour opérer le renversement de la matrice. Et celui-ci se fera d'autant plus complètement que l'effort dont il s'agit sera plus grand et plus prompt, le polype plus volumineux, plus pesant, et attaché plus près du fond de la matrice : il renverse toujours ce viscère quand il a pris naissance dans le fond de sa cavité, s'il vient à s'en dégager subitement, et s'il franchit la vulve en même temps ; mais il ne fait que l'entraîner à sa suite, s'il prend naissance dans le voisinage du col, quoique dans l'intérieur même du corps : dans ce dernier cas il n'y a qu'abaissement de la matrice, et le renversement ne peut avoir lieu. Nous reviendrons sur cette espèce de renversement en parlant des polypes de la matrice.

Les signes et les symptômes du renversement de la matrice sont différens selon les degrés de la maladie. Pour se former une idée exacte de ces signes, il faut se rappeler que la matrice, immédiatement après l'accouchement, reste molle un instant et ne peut être sentie avec la main appliquée sur l'hypogastre ; mais bientôt après elle revient sur elle-même, se resserre, se durcit et forme dans l'hypogastre une tumeur ronde, circonscrite, assez ferme, dont la surface est tantôt régulière, tantôt un peu inégale, et que la main distingue parfaitement bien à travers les parois de l'abdomen. Quand la matrice se renverse, cette tumeur éprouve des changemens dans sa forme et dans son volume, ou même elle disparaît entièrement selon le degré du renversement.

Lorsqu'il n'y a qu'une simple dépression ou un enfoncement des parois de la matrice, la tumeur formée par ce viscère présente vers l'hypogastre une espèce de cul-de-lampe dont la main peut apprécier la profondeur à moins que la femme ne soit très-grasse ou hydropique. Le bord de cette fosse est horizontal ou incliné en arrière, en avant, à droite ou à gauche, suivant la partie des parois de la matrice qui est enfoncée et la direction de ce viscère. Le doigt indicateur porté dans la matrice trouve son fond, ou l'une de ses parois déprimée et plus ou moins rapprochée de son orifice. Si la partie déprimée ne se relève pas spontanément lorsque les causes qui l'ont abaissée cessent d'agir, ou si on ne la repousse pas avec la main portée dans la matrice, et si les contractions du diaphragme et des muscles abdominaux continuent pendant que l'utérus reste dans un état d'inertie, la simple dépression des parois de cet organe se convertira en un renversement incomplet et même complet.

Dans le renversement incomplet, la fosse qu'on observe à la surface péritonéale de la matrice devient plus profonde; son entrée, d'abord très-évasée, semble moins grande; bientôt on ne peut plus mesurer la profondeur de la dépression, et cette large ouverture qu'elle offrait n'en présente plus qu'une souvent fort étroite. Mais ce n'est que sur les femmes maigres, et surtout chez celles qui ont déjà eu d'autres enfans qu'on est à même de bien faire ces observations. En touchant la femme, on trouve une tumeur plus ou moins grosse, hémisphérique, qui semble sortir de la matrice, et qui est entourée d'un bourrelet plus ou moins épais, formé par le col de cet organe; tandis que l'autre main, placée au-dessus du pubis, sent cette dépression plus ou moins profonde dont il vient d'être parlé. Si le placenta est encore adhérent à la matrice, il s'engage en partie dans le vagin et paraît plus dur au toucher que de coutume.

Lorsque la matrice est complètement renversée, elle ne franchit pas toujours la vulve à l'instant où se fait le renversement, surtout lorsqu'il s'opère lentement. Elle reste quelquefois dans le vagin; elle se contracte, s'y durcit, y prend une forme ronde, et ne tarde pas à augmenter de volume et à durcir encore, parce que son tissu s'engorge et devient plus épais. La tumeur que le doigt découvre en touchant la femme, remplit le bassin et s'élève assez au-dessus du pubis pour en imposer aux personnes peu attentives et leur faire croire qu'il n'existe pas de renversement. Mais, comme nous venons de le dire, le doigt indicateur porté profondément dans le vagin y trouve une tumeur dont il parcourt aisément toute la surface, et qui semble presque ronde et sans pédicule. La main qui palpe extérieurement ne sent partout, entre elle et le doigt qu'on promène autour du sommet de cette tumeur, que l'épaisseur ordinaire aux parois du ventre, à travers lesquelles on reconnaît quelquefois très-distinctement, dans les femmes maigres, l'orifice de la matrice.

Quand la matrice, complètement renversée, a franchi la vulve, elle pend entre les cuisses sous la forme d'une tumeur dont le volume, la figure, la consistance varient selon que le placenta qui a entraîné la matrice y adhère encore et fait partie de la tumeur, ou qu'il l'a entièrement abandonnée et a été enlevé. Dans le premier cas, la tumeur a un volume énorme, respectivement au volume de celle qui est formée par la matrice seule; elle est plus grosse en bas et plus serrée dans le haut; elle est recouverte par une membrane lisse sous laquelle rampent un grand nombre de vaisseaux dont la plupart sont très-apparens. Cette tumeur est d'abord molle; mais elle ne tarde pas à se durcir un peu, parce que la matrice qui en fait le noyau, se contracte sur elle-même et devient plus ferme. Le doigt indicateur introduit dans le vagin distingue à peine autour du pédicule de cette tumeur un bourrelet de la hauteur de quelques lignes; mais le vagin lui fait une espèce de fourreau, s'il n'a pas été renversé lui-même. Dans le second cas, c'est-à-dire lorsque la tumeur est dépouillée du placenta, elle est beaucoup moins volumineuse, d'un rouge brun, d'un tissu mollasse, spongieux ; le sang ruisselle de toute sa surface ; la membrane rougeâtre et poreuse qui la revêt, semble se réfléchir de son pédicule sur le bourrelet peu saillant qui l'entoure et de celui-ci sur la surface interne du vagin. Plus ronde que longue, quand la matrice seule est renversée, cette tumeur s'alonge à mesure qu'elle entraîne et renverse le vagin ; son pédicule en paraît plus gros mais moins ferme ; il ne semble alors qu'un cylindre membraneux. Dans ce dernier degré du renversement de la matrice, la main appliquée au-dessus des os pubis n'y découvre point de tumeur et peut mesurer la profondeur de la cavité du bassin, si les parois du ventre se laissent déprimer aisément.

Les symptômes et les accidens du renversement de la matrice sont différens selon le degré de la maladie, et les circonstances particulières dont elle est quelquefois accompagnée. Quel que soit le degré de la maladie, si le placenta reste collé partout à la tumeur, il n'y a point d'hémorragie ; mais elle s'annonce aussitôt qu'un point s'en détache ; elle augmente à mesure que de nouveaux points s'en séparent, et lorsqu'il a abandonné tout-à-fait la matrice et laissé à nu sa surface, le sang ruisselle abondamment de toute cette surface, mais particulièrement de l'endroit où adhérait le placenta. Cette hémorragie toujours très-grande dans les premiers instans, lorsque la matrice est molle, flasque, sans force et insensible au toucher, diminue du moment où ce viscère se contracte et se durcit, mais elle continue pourtant, et quoique moins abondante, elle n'en devient pas moins dangereuse, si la femme est naturellement faible, comme le sont la plupart de celles chez lesquelles la matrice se renverse.

La simple dépression du fond de la matrice ou de l'une de ses parois n'est pas douloureuse, et la malade ne remarque aucun changement dans sa manière d'être. Dans le second degré de la maladie ou renversement incomplet, la malade ressent des douleurs aiguës dans les aînes et dans les reins, une pesanteur incommode dans le bassin, de la difficulté pour uriner et un ténesme qui la forcent à faire de violens efforts qui précipitent la matrice de plus en plus et la renversent totalement. Dans ce troisième degré de la maladie, les douleurs sont plus vives, et si le renversement se fait brusquement, elles deviennent si déchirantes et les tiraillemens si grands, qu'il semble à la femme qu'on lui arrache tout ce qui est dans le ventre, et que tout s'en échappe. Elle éprouve des faiblesses continuelles qui sont bientôt suivies de sueurs froides, de convulsions, de délire et quelquefois de la mort, qu'on a vue survenir quelques heures après l'accouchement.

Lorsque la matrice complètement renversée, n'a pas été réduite sur le champ, elle s'engorge, s'enflamme, se gangrène même quelquefois ; mais presque toujours alors la gangrène est superficielle, bornée à la membrane muqueuse, et n'empêche pas constamment les malades de guérir. Ces accidens sont à craindre surtout lorsque la matrice a été fatiguée, meurtrie, déchirée par des tentatives mal dirigées et infructueuses de réduction. Et lors même que ces tentatives ont réussi, si la femme survit à la réduction, la matrice froissée, tiraillée, déchirée, peut s'engorger, se durcir, devenir squirrheuse et carcinomateuse ; mais il est rare que la malade survive assez long-temps pour n'être victime que de ces derniers accidens.

Les accidens primitifs dont nous venons de parler ne sont pas les seuls qui puissent se déclarer à l'instant du renversement de la matrice, ou dans les premières heures. Une anse d'intestin peut suivre le fond de cet organe, s'insinuer dans sa cavité dont l'entrée est d'abord large, s'y étrangler, comme on l'a observé à la suite de la rupture de la matrice, et donner lieu à de nouveaux accidens qu'on n'a regardés jusqu'ici que comme sympathiques. Les douleurs d'entrailles, la tuméfaction du ventre, les nausées, les vomissemens, le hoquet, attribués communément au renversement de la matrice, pourraient bien n'avoir dépendu chez quelques femmes que de cet étranglement. Si l'histoire de l'art ne fournit que très-peu d'exemples de cette espèce de hernie, ce n'est peut-être que parce qu'on n'a pas ouvert toutes les femmes qui sont mortes des suites primitives du renversement de la matrice. En voici un exemple rapporté par Stalpart Van-der-Wiel (1). Une femme dont la matrice avait été complètement renversée par les manœuvres d'une sage-femme ignorante qui tira sur le cordon ombilical pour extraire le placenta, mourut une demi-heure après être accouchée. La tumeur était pendante entre les cuisses et du volume de la tête d'un enfant : une autre femme appelée auprès de la malade avait détaché le placenta. La tumeur étant incisée dans sa partie inférieure, on trouva les intestins à nu dans la poche formée par la matrice renversée. Il paraît que dans ce cas la femme est morte d'hémor-

____

(1) *Cent.* I, *Obs.* 67.

ragie, quoique Van der Wiel n'en dise rien ; mais on conçoit que si elle eût survécu aux premiers accidens du renversement, la portion intestinale tombée dans l'utérus aurait pu y subir une sorte d'étranglement, et donner lieu aux accidens dont nous avons parlé, ou tout au moins s'opposer à la réduction de la tumeur.

Lorsque le renversement de la matrice a été méconnu, ou qu'il n'a pu être réduit, si la malade ne succombe pas aux accidens primitifs, voici ce qui arrive : la matrice diminue de volume à mesure que son tissu se dégorge, comme on l'observe à la suite d'un accouchement ordinaire, mais plus lentement que dans ce dernier cas ; ensorte qu'elle n'offre souvent après les cinq ou six premiers mois, ou plus tard encore, que la grosseur d'une matrice saine non renversée ; quelquefois même elle semble plus petite, quoiqu'elle ne cesse pas un instant de répandre du sang. On la trouve alors sous la forme d'une poire, un peu plus arrondie dans son corps qu'une matrice ne l'est dans son état habituel ou de vacuité. Son col, également moins aplati et un peu plus court, est entouré supérieurement d'un bourrelet peu saillant, sous lequel le doigt pénètre à la profondeur de quelques lignes. On la prendrait pour un polype de moyenne grosseur, si l'on ne se rappelait tout ce qui est survenu depuis l'accouchement et si on se bornait à un examen superficiel. Cette erreur a été commise plus d'une fois et on a fait la ligature de la tumeur. Chez quelques femmes, cette opération a été exempte de grands inconvéniens ; mais chez la plupart il a fallu enlever promptement la ligature pour faire cesser les accidens qu'elle avait causés ; et on l'a fait trop tard encore à l'égard de plusieurs qui en ont été victimes. Le plus grand nombre des femmes dont la matrice renversée au moment de l'accouchement, n'a pas été réduite, et qui ne succombent pas aux accidens primitifs, restent sujettes à des pertes habituelles, soit de sang, soit d'humeurs muqueuses qui les épuisent et les conduisent à la cachexie. Cependant on en a vu vivre long-temps avec cette maladie en jouissant d'ailleurs d'une bonne santé. Mais quel que soit l'état des forces et de santé que reprennent de telles femmes, elles sont impropres à la génération; elles ne peuvent même remplir le devoir conjugal sans aggraver leur condition déja trop déplorable, et hâter leur mort. Cependant une observation communiquée au célèbre professeur Baudelocque, par M. Chevreul, médecin à Angers, semblerait prouver que la conception n'est pas absolument impossible chez une femme dont la matrice renversée n'a pas été réduite. Il s'agit, dans cette observation, d'une femme de 28 ans qui accoucha heureusement d'un enfant bien portant, au mois d'octobre 1777; mais la sage-femme, en la délivrant, renversa la matrice, et borna ses soins, faute de savoir, à la repousser dans le bassin. Dix mois après, cette femme qui n'avait éprouvé que des accidens très-légers soupçonna qu'elle était grosse parce qu'elle éprouvait des dégoûts et d'autres incommodités presque inséparables des premiers temps de la grossesse. Au terme de trois mois, elle ressentit dans le bas-ventre, et surtout vers les reins de légères douleurs qui augmentèrent graduellement jusqu'au cinquième jour; alors elles devinrent très-fortes et elles expulsèrent une masse considérable qu'un Médecin et un Chirurgien appelés auprès de cette femme, virent et reconnurent être la matrice renversée ; ils tentèrent trois jours de suite, mais inutilement, la réduction, et ne pouvant l'obtenir, ils se déterminèrent à repousser seulement la tumeur dans le bassin, comme l'avait fait la sage-femme. Six jours après, la malade qui ne se croyait plus enceinte, rendit un fœtus bien formé, long de cinq pouces, que le Chirurgieu qui avait été appelé auprès de cette femme vit et examina à l'instant de son expulsion. M. Chevreul crut long-temps que cette femme n'avait qu'un polype que ses confrères avaient pris pour la matrice ; mais il leur rendit justice en 1781, après avoir examiné la femme, et s'être assuré que le renversement de l'utérus existait réellement et était complet. Alors il pensa que la conception avait eu lieu dans l'une des trompes et que le fœtus s'y était developpé.

Le diagnostic du renversement de la matrice qui arrive au moment même de l'accouchement présente rarement de la difficulté. Cependant, il a été souvent méconnu par des hommes ignorans ou peu attentifs ; ils ont pris la matrice renversée et enveloppée du placenta pour la tête d'un second enfant renfermé dans ses membranes, et lorsqu'il l'ont vue dépouillée de cette enveloppe, pour une mole, un faux-germe et plus souvent encore pour un polype. On évitera cette grossière méprise en se rappelant les signes propres au renversement de la matrice et que nous avons exposés précédemment, et en examinant les choses avec la plus grande attention, avant de prononcer sur leur nature. Le diagnostic présente un peu plus de difficulté lorsque le renversement existe depuis long-temps et que la matrice a éprouvé les changemens dont nous avons parlé plus haut. Dans cet état de la maladie, on a pris

quelquefois la tumeur formée par l'utérus renversé pour une chute de cet organe et bien plus
souvent pour un polype sortant de sa cavité. Mais
un homme instruit ne commettra pas cette
faute. La forme de la tumeur, l'ouverture transversale qui se voit à son extrémité inférieure et
par laquelle le sang s'écoule à chaque période
menstruelle si la femme est encore réglée ; ses
rapports avec le bas-fond de la vessie, la facilité
avec laquelle on la réduit sont autant de circonstances qui caractérisent la descente ou la chute
de la matrice, et qui la font aisément distinguer
de son renversement. Ajoutez à cela que les accidens qui résultent de la chute de l'utérus sont
moins graves que ceux de son renversement.

A l'égard du polype utérin, comme il ressemble
à la matrice renversée depuis long-temps, par sa
forme, son volume, sa consistance, son peu de
sensibilité, il est souvent très-difficile de l'en distinguer. Ce n'est qu'en songeant aux circonstances
suivantes que l'on parvient à saisir la différence
qui existe entre ces deux espèces de tumeurs.
Le pédicule du polype est généralement plus
long et plus grèle que celui de la matrice renversée : ce dernier est toujours plus gros, plus
court, et est entouré supérieurement d'un bourrelet peu saillant sous lequel le doigt ne pénètre qu'à quelques lignes de profondeur. Le
pédicule du polype descend de l'intérieur de la
matrice, ou du bord de son orifice. Dans le premier cas, le col utérin lui sert comme de gaine,
on peut promener le doigt sur toute sa circonférence, et souvent à une très-grande profondeur.
Dans l'autre cas, l'orifice de la matrice est à côté
du pédicule du polype qui a pris naissance sur
l'un des points de son bord. Quel que soit le lieu

d'où vienne le polype qui pend dans le vagin, la matrice est au-dessus, et la main qui palpe l'hypogastre la découvre aisément si l'embonpoint de la femme n'y met pas d'obstacle. La cavité du bassin semble vide, au contraire, lorsque la tumeur qui se trouve dans le vagin provient de la matrice renversée. Le diagnostic du renversement de la matrice produit par un polype qui s'est développé dans sa cavité et qui en est sorti présente quelquefois beaucoup de difficulté : nous en parlerons en traitant des polypes.

Le renversement de la matrice est une maladie très-grave ; mais elle n'est pas essentiellement mortelle ; peut-être même n'est-elle pas aussi dangereuse qu'on le pense communément. La plupart des femmes chez lesquelles ce renversement a été méconnu y ont survécu un grand nombre d'années, et plusieurs même ont joui d'ailleurs d'une bonne santé. D'autres femmes chez lesquelles on croyait avoir réduit la matrice parce qu'on l'avait fait rentrer dans le vagin, n'ont éprouvé d'autre accident qu'une perte de sang de longue durée, mais souvent peu abondante après les premières heures. En général le danger de cette maladie dépend moins des accidens qui proviennent essentiellement du renversement de la matrice que des efforts inutiles qu'on a faits pour y remédier. Beaucoup de femmes sont mortes pendant ces efforts, ou après la réduction, les unes un peu plus tôt, les autres un peu plus tard ; celles-ci, dans des syncopes désespérantes par leur récidive et leur durée, sans qu'on puisse les attribuer au sang qu'elles ont perdu ; celles-là dans les convulsions, d'autres des suites de la contusion, de la déchirure, de l'inflammation, de la gangrène de la matrice même. Combien

ces accidens, étrangers en quelque sorte au renversement, ne sont-ils pas plus graves que ceux
qui résultent essentiellement du renversement !
Ces derniers se bornent à des douleurs, des tiraillemens pénibles dans l'hypogastre, qu'on peut
modérer en soutenant la matrice renversée, ou
en la repoussant dans le bassin, et à l'hémorragie qui n'est inquiétante qu'autant que la matrice renversée reste molle et flasque. Aucune des
femmes chez lesquelles Baudelocque a été témoin
du renversement de la matrice n'a perdu au delà
de deux ou trois palettes de sang, tandis que
d'autres, en moins de temps, en ont répandu
plusieurs livres, quoiqu'il n'y eût ni renversement, ni dépression de l'organe qui le laissait
échapper ainsi par torrens.

Si l'on compare l'état de ces femmes chez lesquelles on a été en quelque sorte tranquille spectateur du renversement de la matrice, ou chez
lesquelles ce renversement a été méconnu et
livré aux soins de la nature, à l'état de celles chez
qui on a pris la matrice renversée pour un polype, pour une mole, ou pour la tête d'un second enfant, qu'on s'est efforcé d'arracher ou
d'extraire; à l'état même de celles chez lesquelles,
après avoir reconnu l'accident on a tenté vainement ou opéré avec effort la réduction; si l'on
compare, dis-je, l'état des premières femmes
avec celui des dernières, on verra que le plus
grand danger a toujours été du côté de celles-ci.

La réduction est l'indication que présente le
renversement de la matrice. On l'opère d'autant
plus facilement que l'accident est plus récent.
Ainsi on doit y procéder sur le champ, à moins
que quelqu'une des circonstances dont nous parlerons bientôt ne s'y oppose. La manière de faire

cette réduction est différente selon le degré du renversement.

Quand il n'y a qu'une simple dépression, il est rare qu'on soit obligé d'introduire la main dans la matrice pour y remédier; il suffit presque toujours alors de solliciter l'action de cet organe en le maniant extérieurement à travers les parois du ventre; et à mesure qu'il se contracte et se durcit, la dépression diminue, s'efface et disparaît, pourvu qu'on ne fasse aucun effort pour extraire le placenta. La réduction de la portion déprimée s'obtient de même après la délivrance et peut-être plus vite encore, parce que le poids du placenta ne tend plus à l'entraîner et ne l'empêche pas de remonter.

Mais lorsque la dépression augmente au lieu de s'effacer, il faut introduire la main dans l'utérus pour en relever la portion abaissée, et la soutenir un instant, de peur qu'elle ne s'enfonce de nouveau. Alors on refoule en même temps le placenta, s'il est encore adhérent, et on diffère de l'extraire autant que le demandent les circonstances.

Lorsque le renversement est avancé au point que le fond de la matrice est engagé dans l'orifice, et forme une tumeur dans le vagin, il faut de suite repousser avec la main la portion qui est renversée, et avec elle, le placenta lorsqu'il ne s'en est pas détaché.

Le replacement ne s'obtient plus aussi facilement lorsque la matrice est tout-à-fait renversée, soit que le fond de l'organe ne fasse que se présenter à la vulve, soit que la tumeur pende entre les cuisses. Pour faire la réduction dans ce cas, quelques auteurs conseillent d'avoir soin de se garnir les doigts avec des bandelettes de linge fin à demi usé, dans la crainte que la matrice ne soit endommagée dans les divers mouvemens nécessaires pour la replacer. Mais, outre que cette crainte n'est point fondée, on a beaucoup moins de facilité à opérer suivant cette méthode qui ôte l'avantage de toucher, et empêche de sentir les progrès de la réduction. Voici de quelle manière on procède à cette réduction.

La malade est couchée sur le dos, la tête fléchie et soutenue par un oreiller, le bassin plus élevé que la poitrine; si le placenta est encore adhérent à la matrice, on l'en sépare pour que le volume des parties à réduire soit moins considérable et la réduction plus aisée; ensuite on repousse toute la matrice dans le vagin, quand elle a franchi la vulve. Cela fait, on saisit cet organe avec la main droite disposée de manière que la base de la tumeur corresponde à la paume de la main, et que les doigts soient distribués autour de son pédicule; on pousse de façon à commencer la réduction par la partie de la matrice qui est le plus près de son orifice, et conséquemment ce qui s'est renversé le dernier, comme on le fait dans une hernie. Si l'on ne réussit pas par ce procédé, on peut employer le suivant qui a plusieurs fois été mis en pratique avec succès : on réunit les doigts en forme de cône, on les applique sur le centre de la tumeur, et on le déprime en le faisant rentrer dans le globe même que forme la matrice; on continue d'agir ainsi jusqu'à ce que la partie de la matrice que la main pousse devant elle, et la main elle-même aient traversé le col. De quelque manière qu'on opère la réduction, l'autre main doit être placée sur l'hypogastre pour fixer la matrice même que la main droite ne ferait que refouler sans cette précaution, ou qu'on ne réduirait qu'en exposant la femme à quelque danger. La main gauche soutient le col de la matrice à travers lequel toute la portion renversée doit repasser ; elle modère l'effort que fait celle qui opère sur le point qui unit le vagin avec la matrice, et ne contribue pas moins que l'autre à la réduction. Quand celle-ci est faite, la main doit rester pendant quelques instans dans la matrice pour en soutenir les parois et solliciter leur contraction en les titillant avec les doigts. Si ces parois restent molles, sans action et presque insensibles, on a recours aux injections et aux autres moyens excitans usités dans les cas d'inertie et d'hémorragie de la matrice. On recommande à la malade de rester couchée sur le dos, de tenir le siège un peu élevé, de faire de temps à autre des frictions sur le corps de la matrice, qu'on lui fait palper et reconnaître ; de ne se livrer à aucun effort, soit en urinant, soit en allant à la selle, afin de prévenir la récidive du renversement, accident que l'on dit être arrivé quelquefois, mais qui n'a eu lieu probablement que parce que la réduction n'était pas complète.

Lorsqu'on n'a pu réduire la matrice dans les premiers instans, ou que des accidens survenus pendant les tentatives de réduction ont forcé d'y renoncer, il convient de soutenir la tumeur au moyen d'un bandage convenable, et de faire de nouvelles tentatives de temps en temps, mais avec beaucoup de ménagemens pour ne pas augmenter les difficultés ou les obstacles qui ont nui au succès des premiers efforts. Si la tumeur est dure, douloureuse au toucher, il faut attendre qu'elle soit redevenue plus molle, moins sensible, et que le col de la matrice soit également relâché. Le délai qu'on se permet alors et qui est impérieusement réclamé par les circonstances, loin de rendre la réduction plus difficile, la rendra au contraire beaucoup plus facile, comme l'expérience l'a appris. On a vu en effet des renversemens de la matrice qui n'ont pu être réduits dans les premiers instans, et qui l'ont été facilement au bout de plusieurs jours, après la disparition de l'engorgement douloureux de la matrice et le relâchement de son col.

Les accidens qui accompagnent le renversement de la matrice qui n'a pu être réduit sur-le-champ, sont quelquefois si considérables et si alarmans, la difficulté de la réduction est si grande qu'on a pensé qu'il y aurait peut-être moins de danger à amputer cet organe qu'à faire de nouveaux efforts pour le replacer, ou qu'à le laisser renversé. Plusieurs auteurs ont conseillé cette opération ; mais elle n'a guere été pratiquée dans le cas dont il s'agit, que par des sages-femmes ou des accoucheurs ignorans, qui ont coupé ou lié la matrice en croyant avoir affaire à un polype. Quelquefois cependant des hommes instruits ont fait cette opération avec connaissance de cause ; mais presque toujours les résultats ont été funestes. Aujourd'hui tous les praticiens pensent que l'amputation ou la ligature de la matrice renversée à la suite de l'accouchement ne peut pas être admise. Nous avons eu occasion d'observer les suites funestes d'une ligature appliquée sur la matrice renversée dans l'accouchement, cet organe ayant été pris pour un polype chez la femme qui fait le sujet de l'observation suivante.

Une femme âgée de 24 ans, enceinte pour la première fois, arrive au terme de sa grossesse, et accouche heureusement le 6 juillet 1824. La sage-femme qui l'assiste, dans la vue de hâter la délivrance, exerce imprudemment des tractions violentes sur le cordon ombilical et renverse complètement la matrice qui pend entre les cuisses sous la forme d'une grosse tumeur à laquelle le placenta est attaché.

Un jeune médecin est appelé : il méconnaît la nature de cette tumeur, et la regarde comme un polype sur lequel le placenta est implanté; il détache ce corps et place une ligature sur la tumeur qui versait une grande quantité de sang. La constriction de la ligature au moyen d'un serre-nœud fait cesser l'hémorragie, et la tumeur est ensuite repoussée dans le vagin le plus haut possible.

Cette ligature ne causa ni douleurs vives, ni convulsions, ni aucun autre accident bien remarquable, quoique de temps à autre on augmentât la constriction. Le 24 juillet, c'est-à-dire, dix-huit jours après l'accouchement, la malade est portée à l'hopital de la Charité et présente l'état suivant: le serre-nœud dépasse les grandes lèvres d'environ un pouce et demi, et la ligature est très-lâche; le doigt indicateur introduit dans le vagin y touche une tumeur ronde, assez molle, dont il peut parcourir librement toute la circonférence, mais sans pouvoir atteindre ses limites supérieurement, ni même l'endroit où la ligature est placée; le ventre est souple, presque indolent à la pression; la région hypogastrique se laisse déprimer aisément, sans douleur, et l'on n'y sent aucune tumeur; le pouls est petit, fréquent; le visage est altéré et d'un jaune remarquable.

La ligature tomba le premier août, vingt-six jours après l'opération, sept jours après l'entrée de la malade à l'hôpital. Le lendemain la tumeur sortit spontanément du vagin.

L'examen attentif de cette tumeur, dont la forme était globuleuse, fit reconnaître à sa surface les orifices des sinus utérins et les traces de l'insertion du placenta. On voyait à sa partie supérieure une cicatrice récente, froncée, évidemment due à l'inflammation adhésive du péritoine déterminée par la présence de la ligature. En détruisant cette cicatrice, on pénétra dans une petite cavité tapissée par une membrane séreuse. Toutes ces circonstances jointes à la structure fibreuse de la tumeur, à la disposition par couches de ses fibres, à la dilatation considérable des nombreux vaisseaux qui entraient dans sa composition, ne me permirent pas de douter qu'elle ne fût une portion de matrice renversée.

Après la sortie de cette tumeur, le toucher en fit découvrir une autre dans le vagin. Celle-ci, beaucoup moins considérable que la première, était en quelque sorte pyramidale. On distinguait sur la partie moyenne de sa base un léger enfoncement rond et légèrement froncé. Son sommet était environné par un bourrelet, au-dessous duquel le doigt pouvait pénétrer à quelques lignes de profondeur. Je ne doutai point que cette seconde tumeur ne fût formée par la portion de la matrice renversée comprise au-dessus de la ligature.

La malade éprouva un bien-être marqué après la chute de la première tumeur : elle eut de l'appétit et demanda des alimens ; cependant le visage conservait l'altération et la teinte jaune dont il a été parlé plus haut.

Le 4 août à midi, frisson de deux heures, suivi de chaleur et d'une sueur abondante ; rémission vers le soir ; mais à 10 heures, nouvel accès de fièvre qui se prolonge fort avant dans la nuit.

Le 5, deux nouveaux accès de fièvre; région hypogastrique douloureuse, surtout à droite, vomissemens de matières jaunâtres amères, changement dans le timbre de la voix, respiration suspirieuse.

Le 6, les vomissemens continuent; deux accès de fièvre, comme la veille; douleur dans l'arrière-bouche, déglutition difficile.

Le 7, même état; légère rémission : cependant la malade exige qu'on la transporte chez elle où j'envoie un élève instruit chaque jour pour la visiter.

Les jours suivans, la fièvre, de rémittente qu'elle était, devient continue, les traits s'altèrent de plus en plus; les forces diminuent rapidement, et la malade meurt le 12 août.

J'aurais bien voulu pouvoir faire moi-même l'ouverture du corps de cette femme; mais mes occupations ne me le permettant pas, j'en chargeai deux de nos élèves internes les plus instruits. Quelques difficultés qu'ils éprouvèrent dans cette opération ne leur permettant pas d'examiner en détail l'état des viscères abdominaux, ils enlevèrent les parties de la génération. Je fis l'examen de ces parties en présence de MM. les professeurs Desormeaux et Deneux, et d'un grand nombre d'élèves; voici ce qui fut observé, après avoir fendu le vagin dans toute la longueur de sa partie antérieure : la tumeur que l'on sentait dans ce canal immédiatement après la chute de la partie de la matrice renversée qui se trouvait au-dessous de la ligature avait presque entièrement disparu; le peu qui en restait était entouré par un bourrelet circulaire qui lui était contigu, et formait avec lui à la partie supérieure du vagin, une espèce de voûte au milieu de laquelle était

une cicatrice enfoncée, très-mince qui , séparait
la cavité de l'abdomen de celle du vagin. Du côté
du bas-ventre , la portion restante de la matrice
formait une espèce d'entonnoir profond dans lequel s'enfonçaient les ligamens larges et les trompes de Fallope ; les ovaires quoiqu'entraînés vers
cette espèce d'entonnoir n'y étaient point engagés ; ils étaient flottans sur les parties latérales.
Le fond de cet entonnoir était séparé de la cavité
du vagin par une cloison très-mince, comme
nous l'avons dit. Il est évident d'après cela qu'une
grande partie du fond de la matrice renversée a
été séparée par la ligature , qui a fait périr la malade consécutivement.

Comme nous l'avons dit précédemment, lorsqu'on a fait inutilement, pour réduire la matrice
renversée , tout ce qu'on peut attendre des secours de l'art, il faut rendre les accidens moins
graves et moins dangereux, et ralentir les progrès
du dépérissement journalier occasionné par les
hémorragies fréquentes ou habituelles qui conduisent presque toujours, plus tôt ou plus tard, la
femme au tombeau. Mais ce que l'art n'a pu faire
dans ce cas, la nature l'a opéré quelquefois en
rétablissant la matrice dans son état naturel.
Cette réduction spontanée de l'utérus renversé
complètement depuis long-temps a été regardée
autrefois comme impossible. Aujourd'hui sa possibilité ne peut plus être révoquée en doute : elle
est prouvée par deux faits, dont l'un a été observé
par M. de la Barre , Chirurgien au bourg de Beuzeville , en Normandie, l'autre par le professeur
Baudelocque : en voici le précis.

M. de la Barre s'étant retiré dans une chambre
voisine de celle où sa femme accouchait , eut à
peine entendu les premiers cris de son enfant,

que ceux de la mère, qu'il croyait délivrée, le rappelèrent auprès d'elle. La sage-femme avait renversé complètement la matrice, en voulant extraire le placenta, et, croyant que c'était un faux-germe, elle s'efforçait de l'arracher, en se faisant aider d'un autre matrone également ignorante. M. de la Barre reconnut l'accident, et n'osa tenter d'y remédier. Ayant détaché l'arrière-faix qui tenait encore à la matrice, il exigea de l'une des deux sages-femmes qu'elle réduisit ce viscère, après l'avoir fomenté avec un peu de vin chaud ; mais cette réduction fut incomplète sans doute ; la matrice se présenta sans cesse à la vulve, et interceptait le passage de l'urine qu'on fut obligé d'évacuer, pendant dix à douze jours au moyen de la sonde. M. de la Barre, au lieu de tenter de replacer la matrice entièrement dès l'instant qu'il s'aperçut qu'elle ne l'était pas, se contenta de faire des injections émollientes et relâchantes pour en ramollir le col, et n'essaya que long-temps après d'opérer la réduction. Tous ses efforts furent inutiles ; l'état de sa femme devint plus fâcheux de jour en jour à cause de la continuité de l'hémorragie, et il était loin d'espérer sa guérison lorsque, au bout de six mois, un accident heureux vint l'opérer. Sa femme voulant descendre du lit pour prendre un lavement, fit un effort, et tomba sur le carreau. A l'instant même elle ressentit dans le ventre un mouvement extraordinaire accompagné d'une douleur très-vive, d'une perte plus abondante et de défaillances. Remise au lit, M. de la Barre s'aperçut en la touchant, que la réduction de la matrice, qu'il avait tentée tant de fois venait de s'opérer. Il n'existait plus de tumeur dans le vagin ; le col de la matrice était libre, et ce Chirurgien put y introduire le doigt profondement. Sa femme épuisée éprouva de nouveaux accidens qui retardèrent ou prolongèrent sa convalescence ; mais on crut devoir les attribuer autant à sa faiblesse qu'à un reste d'humeur laiteuse. Elle se rétablit entièrement dans la suite. Cette observation fut communiquée à l'Académie de Chirurgie par M. de la Barre. Aucun des membres de cette compagnie ne voulut y ajouter foi, et Baudelocque qui avait été chargé de l'examiner crut que le fait était faux. Il est probable que ce célèbre accoucheur aurait persisté dans cette opinion, sans l'occasion qu'il eut quelques années après, d'observer un fait de la même espèce, et plus extraordinaire encore : le voici.

Mme Boucharlatte accoucha de son premier enfant au commencement de janvier 1782, dans la ville du Cap-Français, qu'elle habitait depuis sa naissance. L'accouchement fut naturel ; mais la délivrance offrit des difficultés qui déterminèrent le médecin-accoucheur à porter la main dans la matrice pour en extraire l'arrière-faix. A l'instant où il sortit, cette jeune femme se plaignit qu'on lui arrachait les entrailles, et sentit ensuite entre les cuisses une masse d'un grand volume qu'on repoussa dans le vagin. Elle perdit beaucoup de sang, tomba plusieurs fois en syncope, et se trouva tellement affaiblie, que l'accoucheur craignant qu'elle ne mourût entre ses mains, n'osa plus toucher à la matrice qu'il n'avait fait que repousser dans le bassin. Il crut qu'il valait mieux attendre le retour des forces pour tenter la réduction ; mais elles revinrent si lentement qu'on jugea inutile ensuite de s'occuper de cette réduction.

Pendant les premières années, la tumeur se pré-

sentait à la vulve toutes les fois que la femme faisait
des efforts pour aller à la selle ; quelquefois elle
sortait : la malade la repoussait après en avoir
observé le volume et la forme; ou bien elle ap-
pelait l'accoucheur pour la réduire. La tumeur
était de la grosseur du poing, dans ces premiers
temps, et de forme conique. Dans la suite, elle
perdit de ce volume, se réduisit à celui d'un œuf
de poule et sortit plus rarement.

Il y avait huit ans que Mme Boucharlatte était
dans cet état lorsqu'elle vint en France; et après
avoir consulté, tant à Bordeaux qu'à Paris, différentes personnes de l'art qui ne furent pas d'accord sur la nature de la tumeur, elle eut recours
au célèbre Baudelocque. Ce professeur, en examinant la malade, trouva dans le vagin une tumeur de la grosseur et à-peu-près de la longueur
d'un moyen œuf de poule; elle semblait sortir
du col de la matrice qui était très-ouvert et qui
en entourait le pédicule d'une manière assez lâche
pour qu'on pût promener le doigt autour, mesurer la longueur et la profondeur du sillon dans
lequel il était, et s'assurer également que la membrane extérieure de l'un se réfléchissait sur la
face interne de l'autre.

L'état de maigreur du sujet permit d'ailleurs
de palper assez profondément la région hypogastrique pour se convaincre que le bassin ne contenait rien qui ressemblât au corps de la matrice.
et que la tumeur que parcourait le doigt introduit dans le vagin, était ce viscère lui-même.

En fixant cette tumeur avec la main qui était
à l'extérieur, tandis qu'avec deux doigts de l'autre
main il en repoussait la base, comme pour la réduire, Baudelocque s'aperçut qu'elle perdait au
moins la moitié de sa longueur ; que la profon-

deur de la gaine que formait le col de la matrice autour du pédicule s'en augmentait d'autant : en un mot qu'on refoulait le fond de cette matrice renversée au niveau du bord de l'orifice externe ; que la réduction s'en faisait à demi, mais que les parties revenaient à leur premier état aussitôt que l'on cessait d'agir. La faiblesse de la femme, la douleur qu'elle éprouvait pendant ces tentatives ne permirent pas de les pousser plus loin. Mais on se promit bien de les recommencer quelques jours après, quoiqu'on n'osât se flatter d'aucun succès, tant on croyait alors qu'il était impossible d'en obtenir.

La veille du jour fixé pour tenter de nouveau la réduction, quelques amis de Mme Bouchar-latte voulurent, pour la distraire, la promener dans sa chmbre : comme elle y mit de la résistance, ses mains s'échappèrent de celles qui l'enlevaient de dessus sa chaise, et elle retomba brusquement assise sur le parquet. Un mouvement extraordinaire et une douleur aiguë se firent sentir dans le ventre ; elle perdit un instant connaissance ; on la mit au lit, et on fit appeler aussitôt Baudelocque, qui ne retrouva plus la tumeur qu'il avait si bien examinée trois jours auparavant. La femme elle-même avait déja remarqué qu'elle n'existait plus. Le col de la matrice était encore alors assez ouvert dans toute sa longueur, pour permettre d'y introduire le doigt profondément, et d'explorer la cavité qui était au-dessus. Le museau-de-tanche était long de quatre à six lignes en devant, un peu moins en arrière, et échancré sur le côté gauche. La région hypogastrique se trouvait un peu élevée, tendue et douloureuse. Pour la première fois depuis huit ans, la malade avait passé plusieurs heures sans perdre une seule goutte de sang. Trois jours après ce replacement spontané, le col de la matrice était dans l'état ordinaire; l'orifice resserré ne permettait plus au doigt d'y pénétrer; le sang ne reparut que dix jours après cet évènement heureux; il cessa de couler quatre ou cinq jours ensuite, et cette évacuation reprit une marche périodique.

Mme Boucharlatte, qui en arrivant à Paris était maigre et dans un état de consomption, qui avait le teint pâle et livide, reprit de la fraicheur, de la force et de l'embonpoint. Agée seulement de 28 ans, et veuve depuis plusieurs années, elle repassa au Cap, y contracta un nouveau mariage, devint enceinte, et accoucha heureusement au terme ordinaire. Elle mourut un an après d'une maladie aiguë. ◆

Ce fait paraît si extraordinaire, que s'il avait été observé par un homme moins instruit et moins véridique que Baudelocque, on serait tenté de douter de sa réalité, comme ce professeur avait douté de la vérité du fait observé par le Chirurgien de Beuzeville. N'est-ce pas le cas de dire que le vrai peut quelquefois n'être pas vraisemblable? Au reste la possibilité de la réduction de la matrice renversée depuis long-temps, prouvée par les deux observations que nous venons de rapporter, est une raison de plus contre la ligature ou l'extirpation de cet organe.

Il serait difficile, ou plutôt impossible de dire d'une manière satisfaisante par quel mécanisme la matrice renversée depuis long-temps peut se rétablir spontanément dans son état naturel. Mais quel que soit ce mécanisme, pour le seconder et pour prévenir d'autres accidens, on doit soutenir la matrice au moyen d'un pessaire, après les premiers temps, lorsque le dégorgement de son tissu est opéré, et ne renoncer à l'usage de cet instrument que quand il est manifestement nuisible, comme dans le cas où l'utérus est devenu squirrheux ou carcinomateux ; ce qui arrive bien rarement à la suite de son renversement, s'il ne s'y joint des causes étrangères Le pessaire, en maintenant la matrice, en l'empêchant de sortir, d'être froissée entre les parties de la femme, ou par les cuisses quand elle reste ou paraît très-souvent au-dehors, est encore le moyen le plus propre à prévenir ces suites tardives et fâcheuses du renversement de ce viscère. La malade doit garder le lit ; on lui recommande de ne faire aucun effort, soit pour aller à la selle, soit pour rendre ses urines, et il convient de tenter de temps à autre la réduction, quoique l'espoir de l'obtenir semble peu fondé.

De la Rétroversion de la Matrice.

On a donné le nom de rétroversion de la matrice à un changement de direction de cet organe, dans lequel son axe vertical est devenu parallèle au diamètre antéro-postérieur du bassin, de manière que son fond est tourné en arrière et placé dans la concavité du sacrum, pendant que son col est porté du côté du pubis. Cette espèce de déplacement de la matrice n'a commencé à être bien connu que vers le milieu du dernier siècle. Il a été observé d'abord en France par Grégoire, professeur d'accouchemens à Paris, qui en faisait mention dans ses cours, et en rapportait un exemple ; ensuite en Angleterre par Walter Wall, Chirurgien à Londres, qui en avait puisé la connaissance dans les leçons de Grégoire, et qui fournit au célèbre Guillaume Hunter, l'occasion de l'observer pour la première fois dans un cas que nous croyons devoir citer ici, tant parce que c'est le premier qui ait été publié, que parce qu'il est très-propre à donner des lumières sur cette espèce de déplacement de la matrice.

Une jeune femme de Londres étant à peu-près dans le quatrième mois de sa grossesse, eut une frayeur et se trouva mal. Elle ne put ensuite rendre ses excrémens et ses urines sans une grande difficulté : son incommodité augmenta, et il y eut rétention complète d'urine et d'excrémens. Le septième jour de cette rétention, on appela Walter Wall. Il sonda cette femme et donna issue à environ trois pintes d'urine ; il essaya ensuite de lui donner un lavement ; mais il passa peu d'eau dans le rectum. Le soir il la resonda, et il sortit plus d'une pinte d'urine sanguinolente. Pour découvrir la cause de ces accidens, Walter Wall introduisit le doigt dans le vagin ; il y trouva une grosse tumeur située derrière ce conduit, et qui le comprimait contre la face interne du pubis au point qu'il ne put toucher l'orifice de la matrice. Il porta ensuite le doigt dans le rectum, sentit la même tumeur placée au-devant de cet intestin, et qui le pressait contre le coccix. Ces circonstances rappelèrent à ce Chirurgien un exemple de rétroversion de la matrice, dont Grégoire, professeur d'accouchemens à Paris, avait fait mention dans ses leçons. Il tenta en vain de replacer ce viscère, et pria Guillaume Hunter de venir voir cette femme qui était très-faible. Ce Médecin portant le doigt dans le vagin, un peu sur le côté, éloigna la tumeur du pubis et procura la sortie d'une grande quantité d'urine. Après avoir fait appuyer la malade sur ses genoux et ses coudes, il tenta de repousser de bas en haut le corps de la matrice, au moyen de deux doigts portés dans le rectum, et d'attirer en bas le col de ce viscère avec les doigts de l'autre main introduits dans le vagin. Ces tentatives réitérées furent infructueuses. Cette femme mourut le surlendemain. Hunter fit l'ouverture du corps. La vessie excessivement remplie d'urine, occupait presque toute la région antérieure de l'abdomen ; étant ouverte, son col parut soulevé au-dessus du pubis par une grosse tumeur ronde, qui était la matrice renversée, de manière que le col de ce viscère faisait le sommet de cette tumeur, et était appuyé sur le bord supérieur du pubis, que son corps et son fond étaient tournés en arrière et en bas, au-devant du rectum et vers l'anus. La matrice ainsi renversée avait augmenté de volume, et s'était enclavée dans le bassin, au point qu'on ne pût la tirer au-dehors qu'après avoir coupé et écarté la symphise des os pubis. On trouva la tête de l'enfant portée en bas dans le fond de ce viscère. Dans un cas aussi fâcheux, où la réduction de la matrice est impossible par les procédés ordinaires, ne conviendrait-il pas, dit Hunter, de faire la ponction de ce viscère, soit par le vagin, soit par le rectum, afin de diminuer son volume en procurant l'évacuation des eaux de l'amnios et de faciliter son replacement? Il faudrait pratiquer cette opération avant l'épuisement des forces de la malade (Médical observ. and inquir., vol. 4, pag. 401, 406,). D'autres exemples de rétroversion de la matrice pendant la grossesse sont cités dans le même ouvrage (vol. 5, pag. 104, 378, 381, 388). Depuis la publication des observations de Hunter sur le déplacement de l'utérus, auquel il a donné le nom de rétroversion, plusieurs praticiens en Angleterre, en Allemagne, en France, en ont recueilli un grand nombre ; mais ces faits isolés n'avaient pas fixé l'attention des Chirurgiens d'une manière spéciale, avant Desgranges, Chirurgien gradué du collège de Lyon, qui a réuni ces faits à ceux que sa pratique lui a fournis, pour en former un corps de doctrine. Il est à regretter que son mémoire sur la rétroversion et l'antéversion de la matrice, couronné en 1785 par l'Académie de Chirurgie n'ait pas été imprimé, et qu'il ne se soit point trouvé dans les archives de cette illustre Académie après sa suppression.

La rétroversion de la matrice n'a presque jamais lieu dans l'état de vacuité de cet organe ; c'est pendant les trois ou quatre premiers mois de la grossesse qu'elle arrive. Après ce temps, le volume de la matrice est généralement tel, qu'un pareil déplacement paraît impossible, la longueur de cet organe surpassant alors, dans la plupart des femmes, la largeur du bassin prise du pubis au sacrum.

La rétroversion de la matrice peut s'opérer lentement ou subitement. Dans le premier cas, la marche graduelle des symptômes annonce les progrès du déplacement qui augmente de jour en jour ou de semaine en semaine, et parvient insensiblement à son plus haut point. Dans le second, il devient complet en moins d'une heure, souvent en un instant.

On observe plus particulièrement la rétroversion de la matrice chez les femmes dont l'excavation du bassin est très-grande, pendant que le détroit supérieur est resserré. On peut donc regarder cette disposition du bassin comme une cause prédisposante de ce déplacement. La pression des viscères flottans du bas-ventre sur le fond de la matrice et sur sa face antérieure en est la cause efficiente. Si cette pression est légère, mais continue, la rétroversion de la matrice s'opère d'une manière lente et graduelle : elle aura lieu tout d'un coup si la pression des viscères abdominaux sur cet organe est le résultat d'une impulsion violente donnée par le diaphragme et par les muscles de l'abdomen, ou par des agens extérieurs. C'est ainsi que l'on a vu la matrice se renverser en arrière à l'occasion des efforts du vomissement, de ceux qu'on exerce pour aller à la garde-robe, et même pour uriner; souvent aussi ce renversement a été déterminé par une chute, par un coup ou une forte compression sur le bas-ventre.

Les accidens qui accompagnent la rétroversion de la matrice sont plus ou moins intenses selon le volume de cet organe et l'étendue du renversement. Lorsqu'il a lieu dans les premiers mois de la grossesse et qu'il se fait lentement, la femme n'éprouve d'abord qu'une pesanteur incommode sur le fondement, des tiraillemens douloureux dans les aînes, le devant des cuisses et les lombes, et une sorte d'épreintes tant au col de la vessie que du côté du rectum, qui excitent fréquemment le besoin d'uriner et d'aller à la selle. Ces symptômes augmentent et s'aggravent dans la proportion des efforts de la malade pour surmonter les obstacles qui gênent alors la sortie des urines et des excrémens. Si le jet des premières s'établit avec peine, il se soutient difficilement et est souvent entrecoupé. Dans ce premier degré de la rétroversion et à une époque de la grossesse où la matrice est encore peu volumineuse, il serait facile de la rétablir dans sa direction naturelle et de faire cesser les accidens; mais si cet organe reste renversé, comme il continue de se développer malgré son déplacement, et que chaque jour il a besoin d'un plus grand espace, bientôt il comprime plus fortement le col de la vessie et le rectum, qui s'en trouvent affaissés au point de ne plus permettre l'issue des urines, ni la sortie des matières stercorales les plus liquides. Il peut arriver en pareille circonstance, que la sonde ne puisse plus pénétrer dans la vessie, et qu'il soit également impossible d'administrer des lavemens.

Les accidens n'arrivent que par degrés à ce dernier point lorsque la rétroversion a lieu au commencement de la grossesse et qu'elle s'opère lentement; mais lorsqu'elle se fait d'une manière soudaine et complète dans le cours du troisième au quatrième mois de la grossesse, les accidens parviennent au même point en très-peu de temps. La matrice déja enclavée au milieu du bassin lorsque les accidens sont parvenus à ce degré, s'y enclave bien plus fortement encore dans la suite, si l'on n'en fait pas promptement la réduction. En effet, cet organe continuant à se développer, parce que le produit de la conception qu'elle renferme continue de s'accroître, et ne pouvant le faire selon l'ordre que suit ce développement dans l'état ordinaire de grossesse, il se moule en quelque sorte à la cavité du bassin, en s'étendant vers les endroits qui lui opposent moins de résistance. Son augmentation de volume dans ce dernier temps, ne dépend plus uniquement du développement du produit de la conception, il provient aussi de la tuméfaction de sa propre substance, qui s'engorge et s'enflamme, ce qui amène de nouveaux accidens.

La rétention d'urine et la constipation, effets

de la rétroversion de la matrice, en deviennent bientôt comme autant de nouvelles causes qui agissent concurremment avec les autres, de manière à la rendre plus considérable et à s'opposer plus fortement à la réduction. La vessie excessivement distendue par l'urine, ne peut s'élever dans le bas-ventre sans entraîner avec elle le col de la matrice et sans agir d'ailleurs sur le corps de ce viscère déja renversé vers le sacrum, au moins avec une force égale au poids de l'urine qu'elle contient, et qui peut aller au-delà de dix à douze livres en certains cas. Les matières stercorales retenues et accumulées dans le haut du rectum, au-dessus du point où cet intestin est affaissé par le fond de la matrice, agissent de même, et poussent de plus en plus cette partie en bas. Ajoutez à cela l'impulsion que ces matières reçoivent à chaque instant de l'action intestinale, et les efforts souvent involontaires, que la femme fait, soit pour uriner, soit pour aller à la garde-robe.

Les accidens dont nous venons de parler sont la suite nécessaire de la rétroversion de la matrice; cependant ils ne suffisent pas pour établir le diagnostic d'une manière certaine, parce qu'ils sont communs à d'autres espèces de déplacemens de cet organe, et qu'il n'en est aucun qui ne puisse dépendre d'une autre cause. Ce n'est que par le toucher qu'on peut reconnaître sûrement l'espèce de déplacement qui existe et son étendue. Dans la rétroversion de l'utérus, le doigt indicateur porté dans le vagin, rencontre à peu de distance de son orifice, un corps assez solide et arrondi : c'est la matrice qui offre au toucher sa face postérieure recouverte par la paroi postérieure du vagin, laquelle est appliquée contre l'antérieure. Si l'on cherche à faire pénétrer le doigt entre cette tumeur et la paroi antérieure du vagin, à quelque profondeur qu'on l'introduise, le plus ordinairement on ne peut atteindre l'orifice de l'utérus, ou du moins on ne touche que sa lèvre postérieure à une hauteur plus ou moins grande derrière le pubis. Si l'on porte le doigt dans le rectum, on rencontre à une certaine distance de l'anus, une tumeur formée par le fond de la matrice qui est appuyé contre le sacrum. En examinant les parties extérieures de la génération, le plus souvent on n'aperçoit point le méat urinaire que la rétraction du col de la vessie et celle de l'urètre fait remonter dans le vagin derrière l'arcade du pubis, et on ne peut le découvrir qu'après avoir repoussé en haut la peau du pénil. Les grandes lèvres sont gonflées et quelquefois très-douloureuses. En général on juge du degré de la rétroversion de la matrice par la hauteur à laquelle l'orifice de cet organe est situé, et le plus ou le moins de difficulté qu'on éprouve à y atteindre. Mais ce signe n'est pas toujours certain. Quelquefois l'orifice utérin est très-accessible au toucher, quoique le renversement soit aussi grand qu'il puisse le devenir : ce qui tient à ce que le col de la matrice se recourbe alors comme l'est le bec d'une cornue.

Le pronostic de la rétroversion de la matrice, est toujours fâcheux ; mais il est plus ou moins grave selon le volume de cet organe, l'étendue de son déplacement, son ancienneté et l'enclavement plus ou moins grand de ce même organe dans le bassin. Lorsque le renversement est porté au point d'intercepter complétement le cours de l'urine et des matières stercorales, si l'on ne se hâte d'y rémédier, l'inflammation s'empare de la matrice, du rectum, de la vessie, etc., et la malade succombe au bout de sept à huit jours. On a vu quelquefois la vessie gangrenée dans quelques points, se crever, et l'urine s'épancher dans l'abdomen.

Le traitement consiste à replacer la matrice dans sa position naturelle, et à l'y maintenir. La réduction présente peu de difficulté lorsque le déplacement est récent, et la matrice peu volumineuse : mais elle en offre de grandes et quelquefois d'insurmontables quand ce déplacement existe depuis plusieurs semaines, plusieurs jours seulement, surtout si la matrice est très-grosse, étroitement enclavée et comme étranglée au milieu du bassin. Quoique le traitement de la rétroversion de la matrice consiste essentiellement à remettre en place cet organe, néanmoins les accidens qui proviennent de son renversement, offrent quelquefois des indications plus pressantes et exigent des secours qui préparent ou facilitent la réduction, et sans lesquels on ne pourrait en certains cas l'obtenir.

On commencera dans ces sortes de cas par évacuer les urines, s'il est possible d'y parvenir, soit en insinuant un doigt le long et à côté de la symphyse du pubis, pour écarter convenablement le corps de la matrice du col de la vessie et de l'urètre, soit en introduisant une sonde dans la vessie. Pour réussir dans cette dernière opération, on est quelquefois obligé de tirer la peau du pénil vers l'ombilic, afin de mettre en évidence le méat urinaire qui est remonté dans le vagin, derrière la symphyse du pubis. Si le changement de direction que l'urètre a éprouvé rend impossible l'introduction d'une algalie de femme, on se servira d'une sonde courbe comme pour les hommes.

On évacuera également les matières stercorales, si les lavemens peuvent pénétrer et détremper celles qui sont amoncelées et desséchées dans le haut du rectum et la portion iliaque du colon. On aura recours à la saignée, et on la réitérera lorsque l'état inflammatoire des parties le rendra nécessaire; on emploiera les fomentations et les bains, et l'on ne procédera à la réduction qu'après l'avoir préparée de cette manière. Il est arrivé quelquefois que la réduction, qui paraissait impossible avant l'emploi de ces moyens, s'est faite ensuite aisément et presque spontanément.

Réduire dans sa situation naturelle la matrice renversée en arrière, c'est en relever le fond et en abaisser le col. Pour y parvenir, il faut donner à la femme une position dans laquelle les viscères du bas-ventre fassent le moins d'efforts possible sur la matrice : ainsi elle se placera sur les coudes et sur les genoux, de manière que le bassin soit plus élevé que le ventre et la poitrine; si elle ne pouvait garder cette position qui est fort gênante, on la ferait coucher sur le dos, les jambes et les cuisses fléchies, en ayant soin de placer des oreillers sous le bassin, afin qu'il soit plus élevé que le reste du tronc. Mais quelle que soit la position de la femme, il est utile qu'elle ne fasse aucun effort pendant qu'on s'occupe de la réduction. Pour opérer le replacement de la matrice on en repousse le fond de bas en haut et de derrière en devant au moyen de plusieurs doigts portés méthodiquement dans le vagin. Si ce procédé ne réussit pas, on introduira deux doigts dans le rectum à dessein de repousser le fond de la matrice au-dessus de l'angle du sacrum, en même temps qu'on abaissera le col, si on peut l'atteindre, au moyen de deux doigts de l'autre main portés dans le vagin. On ne peut rien dire des efforts nécessaires pour ramener la matrice à sa direction naturelle : quelquefois il en faut peu, d'autres fois il en faut de longs et de pénibles. Dussausoy assure que n'ayant pu réduire la matrice dans un cas de cette espèce, avec l'indicateur et le doigt du milieu placés dans le rectum, parce qu'ils n'agissaient pas avec assez de force, il en vint à bout en portant la main entière dans le fondement, où elle pénétra sans peine, et en plaçant les doigts à des distances égales les uns des autres sur tout le contour de la tumeur formée par le fond de la matrice, de manière à embrasser parfaitement sa circonférence. Si les premières tentatives ne réussissent pas, on en fera de nouvelles avec la circonspection que commande l'état des parties. La crainte de provoquer l'avortement ne doit point arrêter le praticien. Indépendamment de ce qu'il n'est pas toujours la suite de pareils efforts, c'est que le danger auquel la rétroversion de la matrice expose la mère et l'enfant, sera bien plus grand et plus certain si l'on ne replace pas ce viscère à temps.

Lorsque les tentatives de réduction sont infructueuses, si l'on abandonne la matrice à elle-même, la malade périt infailliblement. Guillaume Hunter était tellement persuadé de l'impossibilité de sauver les femmes qui sont dans ce cas, sans employer des moyens extraordinaires, qu'il a pensé qu'on pourrait essayer de diminuer le volume de la matrice en portant un trois-quarts dans le corps de ce viscère au travers de la paroi postérieure du vagin, pour vider une partie des eaux de l'amnios, dont on sait que la quantité respectivement à la grosseur du fœtus, est plus grande au commencement de la grossesse qu'à une époque plus avancée. Il serait possible que la ponction permît de replacer la matrice; mais en même temps il serait fort à craindre qu'elle ne l'excitât à entrer en contraction et qu'elle ne déterminât l'expulsion prématurée de l'enfant. Cependant elle a été pratiquée depuis peu d'années avec succès par M. Jourel, docteur en médecine à Rouen. On trouve dans le Bulletin de la Faculté de Médecine de Paris, (année 1812, n.° VIII), un extrait de l'observation de ce médecin et du rapport qu'en ont fait MM. les professeurs Dubois et Desormeaux. Dans le Recueil des Thèses soutenues en 1813 à la Faculté de Médecine de Paris, on lit une observation recueillie à l'Hôtel-Dieu de Lyon sous les yeux de MM. Viricel et Bouchet, relative à une rétroversion de la matrice guérie par la ponction de cet organe.

Sabatier pense qu'on n'aurait point à craindre l'avortement en faisant la ponction de la vessie au-dessus du pubis : l'évacuation des urines mettant toutes les parties à l'aise, pourrait rendre la réduction de la matrice plus facile. Mais comme les obstacles dépendent moins de la plénitude de la vessie que du volume de la matrice, il est douteux qu'après avoir vidé le premier de ces viscères, on puisse rétablir le second dans sa position naturelle. C'est au moins ce qu'on peut inférer de l'observation de Hunter, que nous avons rapportée plus haut, dans laquelle on voit qu'à l'ouverture du corps, après avoir vidé la vessie, il fut impossible de désenclaver la matrice et de faire remonter son fond au-dessus du détroit du bassin avant d'avoir divisé la symphyse du pubis.

Il est probable que c'est d'après cette circonstance de l'observation de Hunter, que l'on a conseillé de recourir à la section de la symphyse du pubis dans le cas de rétroversion de la matrice, où il est impossible de rétablir cet organe dans sa situation naturelle par les procédés ordinaires. Cette opération a été conseillée d'abord par Purcell, et ensuite par M. le docteur Gardien qui en a beaucoup vanté les avantages; mais comme elle n'a jamais été pratiquée dans le cas dont il s'agit, on ne peut parler de ses résultats probables que d'après le raisonnement; et les raisons sur lesquelles sont fondés les éloges qu'on lui a prodigués ne paraissent pas sans replique.

La matrice étant réduite, il faut la maintenir dans sa direction naturelle. Une situation convenable de la part de la femme, l'attention de ne faire aucun effort, soit pour uriner, soit pour aller à la selle, suffisent ordinairement pour cela. On fera garder le lit à la malade jusqu'au quatrième mois de la grossesse, époque à laquelle la matrice dépasse le détroit supérieur et ne peut plus retomber dans l'excavation du bassin. On lui recommandera de se tenir couchée sur le côté plutôt que sur le dos.

Les accidens qui proviennent directement ou indirectement de la rétroversion de la matrice, ne cessent pas toujours à l'instant de la réduction de ce viscère, et présentent souvent après cette réduction de nouvelles indications qu'il ne faut pas négliger. S'il existe des symptômes d'inflammation, on les combat par les antiphlogistiques, tels que les saignées générales et locales, les fomentations émollientes et anodines, les bains ou les demi-bains tièdes, les injections dans le vagin, etc. Quelquefois la rétention d'urine continue après que la matrice a été remise dans sa direction naturelle ; elle ne dépendait d'abord que de la compression du col de la vessie ; mais après la réduction elle peut être entretenue par l'inflammation de son col ou par l'inertie de son corps qui suit ordinairement son extrême distension. Dans le premier cas, on lui oppose les antiphlogistiques dont nous venons de parler, et dans le second on la combat par les moyens usités dans la paralysie de la vessie.

De l'Antéversion de la Matrice.

Dans cette espèce de déplacement, le fond de la matrice est porté en devant et son col en arrière. Il peut avoir lieu dans la grossesse et dans l'état de vacuité. Mais on ne l'observe guères que dans ce dernier état de l'utérus. La forme presque plate de la partie antérieure de l'excavation du bassin, et la résistance que cette partie offre à la face antérieure de la matrice et à son fond, empêchent cet organe de se renverser en avant ; aussi ne trouve-t-on dans les auteurs presque aucun fait bien détaillé d'antéversion de la matrice survenue dans les premiers mois de la grossesse. Baudelocque nous apprend que Chopart lui avait communiqué un exemple d'antéversion de la matrice chez une femme grosse de deux mois, qui ne semblait avoir eu d'autre cause que les efforts du vomissement ; mais il ne donne aucun détail sur ce fait. Au reste, si l'antéversion venait à se présenter dans les premiers mois de la grossesse, on la distinguerait facilement de la rétroversion : le doigt introduit dans le vagin rencontrerait la face antérieure de la matrice qui serait devenue inférieure ; le col de ce viscère serait fixé en arrière contre le sacrum, et le fond en avant contre

le pubis; la vessie et le rectum se trouveraient
comprimés; mais ces accidens auraient moins de
gravité et de danger que dans la rétroversion,
parce que le déplacement de la matrice ne serait
jamais aussi considérable en avant qu'il peut l'être
en arrière. Quant aux indications, elles se borne-
raient encore ici à réduire la matrice et à la maintenir dans sa situation naturelle, en recommandant à la malade de rester couchée sur le dos.

Si l'antéversion de la matrice est si difficile et
si rare dans l'état de grossesse, il n'en est pas de
même dans l'état de vacuité de cet organe. La
mobilité et la direction naturelle de l'utérus sont
telles que chez presque toutes les femmes son col
est porté en arrière et son fond en devant; mais
lorsque cet organe n'a que son volume ordinaire,
cette déviation ne donne lieu à aucun accident
et on ne la reconnaît qu'en touchant les femmes
pour explorer la matrice lorsqu'elles éprouvent
quelques symptômes qui font soupçonner une
lésion organique de ce viscère.

Levret est le premier qui ait parlé de l'antéversion de la matrice dans l'état de vacuité de
cet organe : il la nomme *déplacement transversal*,
et en cite trois exemples dont aucun n'était accompagné de grossesse. Levret avoue qu'il a d'a-
bord, comme bien d'autres, méconnu cette espèce
de déplacement; mais l'ouverture du corps d'une
femme morte à la suite de l'opération de la taille
qui lui fut faite dans le dessein de la délivrer
d'une pierre qu'on croyait châtonnée dans la vessie
lui décilla les yeux : en effet on trouva la matrice
placée en travers dans le bassin, son orifice appuyé sur la partie moyenne du rectum, et le
haut de la partie antérieure de son corps sur le
bas-fond de la vessie, faisant bosse au-dedans de

ce viscère, en y repoussant ses tuniques; c'est cette
bosse qui avait été prise, du vivant de cette infortu-
née, pour une pierre châtonnée qu'on ne pouvait
toucher à nu avec la sonde; on avait d'autant plus
aisément été induit en erreur, qu'au dire de
toutes les personnes que cette femme avait appe-
lées à son secours, elle éprouvait la plupart des
symptômes de la pierre. L'ouverture de son corps
prouva qu'elle n'avait eu la vessie malade en aucune manière, et que le déplacement de la matrice avait fait toute la maladie. On fit des recherches sur le cadavre pour trouver la cause de ce
déplacement, et on n'en put reconnaître d'autre
qu'un engorgement peu considérable dans la
propre épaisseur de la paroi antérieure du corps
et du fond de cet organe : les ligamens ronds
étaient plus gros et plus courts qu'ils ne doivent
l'être naturellement.

Le sujet de la seconde observation de Levret
était une femme âgée d'environ cinquante ans ;
elle avait eu plusieurs enfans sans qu'il se fût
passé rien d'extraordinaire dans aucun de ses accouchemens , ni dans leur suite : depuis le dernier, qui datait de dix ans, elle était devenue
sujette à des écoulemens de fleurs blanches et à
des dérangemens dans ses règles, lesquelles l'a-
vaient quittée entièrement depuis un an. A cette
époque il lui était survenu des douleurs sourdes
dans le bassin, accompagnées de pesanteur dans
le rectum, surtout lorsqu'elle avait besoin d'aller
à la selle; d'ailleurs elle urinait souvent avec
peine, et ses urines étaient devenues peu-à-peu
glaireuses, ardentes et pleines de sédiment gra-
veleux. La région de la vessie était tendue et très-
douloureuse au toucher, surtout du côté des
aînes, lieu où elle disait sentir deux espèces de

cordes tendues, qui l'obligeaient de rapprocher ses cuisses de son ventre lorsqu'elle était couchée, et de se pencher un peu en devant quand elle était levée; de plus, toutes les fois qu'elle se mettait debout, elle sentait tomber un corps dur dans la vessie, qui, en même temps qu'il lui donnait envie d'uriner, l'en empêchait; mais lorsqu'elle se couchait, ce corps se retirait et les urines sortaient alors avec moins de difficulté. On pensa que cette femme pouvait être attaquée de la pierre : en conséquence on la sonda d'abord couchée; mais n'ayant rien rencontré, on la fit mettre sur ses genoux sans avoir retiré la sonde, et l'on sentit en effet un corps comme charnu qui vint heurter l'algalie : on crut pour lors qu'une excroissance quelconque faisait toute la maladie. On toucha cette femme; mais on ne put atteindre l'orifice de la matrice, quoique le rectum fût vide et que la malade fût couchée horizontalement sur le dos. Le doigt introduit dans le fondement rencontra la bosse que faisait le col de la matrice en repoussant la paroi du rectum en dedans de sa cavité. Cette circonstance ne laissa aucun doute sur la nature de la maladie. On plaça un pessaire à cette femme et les accidens se dissipèrent. Mais quelques semaines après, les fleurs blanches qui l'avaient quittée en même temps que ses règles, reparurent. On les attribua à la présence du pessaire et on le retira. Alors les accidens se renouvellèrent, et l'on fut obligé, pour les faire cesser, de replacer le pessaire. Les fleurs blanches s'étant peu-à-peu épuisées, la santé se rétablit; mais un an après, cette femme étant devenue constipée, déplaça le pessaire en faisant des efforts pour aller à la garde-robe. On se disposait à en placer un autre; mais le lendemain la malade ne sentant aucune des incommodités pour lesquelles le pessaire avait été mis, on pensa qu'elle pouvait s'en passer. Un mois environ après la guérison fut parfaite.

Dans la troisième observation de Levret, il est question d'une fille de quarante-cinq ans, qui étant sur le point de perdre ses règles éprouvait des dérangemens dans sa santé depuis plusieurs années. Elle ne pouvait presque plus marcher, à cause des douleurs vives qu'elle souffrait dans les reins et dans le bas-ventre, lieu où elle avait la sensation d'un poids qui lui paraissait plutôt exister dans la vessie qu'ailleurs : les difficultés d'uriner qu'elle éprouvait surtout lorsqu'elle était debout ou sur ses genoux, la confirmaient dans cette idée, au point que s'étant persuadée qu'elle avait la pierre, elle demanda à être sondée. On la sonda en effet; mais on ne trouva point de pierre : on sentit néanmoins avec le bout de la sonde quelque chose de rond qui était extraordinaire ; d'ailleurs, comme cette demoiselle souffrait moins couchée que debout, et qu'alors il lui semblait que le poids incommode par devant, se portait en arrière, on la toucha, et on reconnut qu'elle avait l'espèce de déplacement de la matrice dont il est ici question : on plaça un pessaire approprié à cet état, et les symptômes diminuèrent considérablement. La présence de cet instrument donna lieu à un écoulement de fleurs blanches qui dura près d'un an : il diminua ensuite peu-à-peu, et la santé se rétablit. Tous les symptômes précédens s'étant enfin dissipés, on ôta le pessaire qui, devenu inutile, gênait comme corps étranger.

Nous devons à Desgranges précédemment cité, une observation semblable à celles de Levret. Une femme âgée de trente-huit ans, mère de cinq

enfans, était affligée depuis plus de trente heures
d'une rétention d'urine incomplète, accompagnée d'une pesanteur incommode sous le pubis.
Le ventre était tendu et douloureux; la région
hypogastrique, principalement soulevée, présentait au toucher une tension évasée, plus étendue
en travers qu'en hauteur. La malade avait de la
fièvre, souffrait des aînes, des hanches et des
reins; elle se tenait accroupie dans son lit, et
sentait un poids dans le fondement qui l'incommodait beaucoup. Desgranges offrit de la soulager
à l'instant avec la sonde, ce qu'elle refusa. On la
saigna; on prescrivit des fomentations émollientes
et ensuite un lavement.

La position que la malade fut obligée de
prendre pour être fomentée, la soulagea, et lui
permit de rendre une plus grande quantité d'u-
rine; mais le lavement augmenta les douleurs et
le poids sous le pubis. Elle but abondamment
d'une tisane émulsionnée : deux heures après
elle s'endormit et reprit sa position ordinaire. Le
soulagement n'avait été que momentané : la
vessie ne s'était point vidée, et la cause qui s'opposait à sa déplétion, qui entretenait tous les accidens, existait encore. Le même sentiment de
malaise se fit sentir avec la même force et le besoin d'uriner était encore plus pressant. Le soir
la malade permit qu'on la sondât : il sortit beaucoup d'urine, et on crut sentir un corps étranger
dans la vessie, que l'on présuma être un squirrhe.
Dans l'intention de s'en mieux assurer, Desgranges
introduisit les doigts dans le vagin, et ne tarda
pas à s'apercevoir qu'environ le tiers supérieur
de la matrice portait directement sur le bas-fond
de la vessie qu'il enfonçait et repliait en quelque
sorte en deux, de manière que la distension

cet organe s'opérait pour la plus grande partie, sur les côtés, à mesure que les urines y parvenaient. Le col de l'utérus pesait sur l'intestin ; il était monté si haut qu'il était difficile de l'atteindre. Pour remédier à ce déplacement, on fit faire une espèce de bascule à la matrice en tirant en avant son orifice ; mais bientôt elle se remit en travers, du sacrum vers le pubis. Dans une seconde tentative, la malade étant dans une position fort inclinée des pieds à la tête, le bassin soulevé par un aide, on parvint à redresser l'utérus, et à placer un pessaire pour le maintenir dans sa direction naturelle. La malade se sentit soulagée à l'instant ; mais elle éprouva encore pendant quelque temps de la difficulté d'uriner. Elle avoua que son incommodité était venue par degrés depuis sa dernière couche, il y avait quatre ans, et qu'elle croyait la devoir aux efforts qu'elle faisait pour tourner *l'ensouple* de son métier (espèce de gros rouleau avec une cheville de fer) sans en descendre, ce qui est fort pénible (1).

Il résulte des observations que nous venons de rapporter, 1.° que l'engorgement de la paroi antérieure de la matrice et de ses ligamens ronds est la cause occasionnelle de l'antéversion de cet organe dans son état de vacuité, et que les efforts pour remuer ou soulever un fardeau, qu'une chute sur les pieds, etc., en sont la cause déterminante ; 2.° que cette espèce de déplacement a des symptômes qui lui sont propres : une sensation douloureuse continuelle se fait sentir dans la vessie, et suggère quelquefois l'idée de la présence d'une pierre dans la cavité de cet organe que semblent confirmer les recherches qu'on fait

______

(1) Journal de Médecine, tom. 59, pag. 55.

avec la sonde : ce sentiment de gêne et de souffrance est plus considérable quand la femme est
debout ou sur ses genoux que lorsqu'elle est couchée sur le dos ; mais ces symptômes ne suffisent
pas pour caractériser la maladie, qui ne peut être
bien reconnue qu'en portant le doigt dans le vagin
et dans le rectum ; 5.° il résulte encore de ces faits
qu'après avoir remis la matrice dans son attitude
naturelle, on ne peut l'y maintenir qu'au moyen
d'un pessaire, dont l'usage continué pendant un
temps plus ou moins long peut amener la guérison
radicale de la maladie, sans qu'il soit possible d'expliquer de quelle manière il agit pour faire disparaître l'engorgement de la paroi antérieure de
la matrice et de ses ligamens ronds, qui est la
cause occasionnelle de son antéversion.

Des Calculs ou Pierres de la Matrice.

Il est arrivé quelquefois que des femmes ont
rendu par le vagin des masses pierreuses ou os-
seuses auxquelles on a donné le nom de pierres
de la matrice. Mais plus souvent encore on a
trouvé à l'ouverture des cadavres une ou plusieurs concrétions de ce genre dans la cavité de
l'utérus : il ne peut donc rester aucun doute sur
l'existence de cette maladie.

Les causes qui donnent lieu à la formation des
calculs utérins sont assez obscures : Louis avait
émis l'opinion qu'elles naissaient de l'aggrégation
des parties les plus solidifiables que contient le liquide exhalé dans la matrice, de la même manière que se forment les calculs urinaires, biliaires
et autres. M. le professeur Roux (1), dans un
mémoire sur les polypes fibreux de l'utérus, a

____

(1) Mélanges de Chirurgie, pag. 101.

pensé que ces pierres de la matrice n'étaient le plus souvent que des corps fibreux ossifiés. Cette manière de voir paraît beaucoup plus conforme à la raison et plus d'accord avec les faits observés. En effet, il n'est pas rare de rencontrer de ces corps fibreux ossifiés en totalité ou en partie, et le pédicule qui les soutient rompu.

Les symptômes produits par la présence des calculs dans l'utérus sont une douleur, une gêne habituelle, une pesanteur dans cette partie, un écoulement muqueux purulent ou rougeâtre par le vagin : de l'hypogastre, les douleurs s'étendent souvent dans les lombes, les cuisses ; quelques femmes éprouvent à la vulve un prurit insupportable qui les oblige à se gratter continuellement, jusqu'à s'excorier. Des douleurs utérines n'accompagnent pas toujours cette affection. Quelques femmes qui ne s'en étaient jamais plaint, avaient des pierres dans la matrice. Communément les douleurs augmentent ou reparaissent par intervalles : elles deviennent quelquefois alors très-aiguës et comparables à celles qui précèdent l'accouchement. C'est au milieu de ces douleurs que ces corps étrangers peuvent être expulsés spontanément. Leur présence produit encore d'autres accidens : elle gêne quelquefois l'excrétion de l'urine et des matières fécales ; elle rend la progression moins libre, la démarche contrainte. Lorsqu'ils sont près du col de l'utérus et que son orifice est un peu dilaté, il est possible d'en reconnaître l'existence par le toucher, soit immédiatement avec le doigt, soit avec la sonde. Dans certains cas, ils ont usé la paroi postérieure du vagin et ont donné lieu à des fistules vaginorectales.

La sortie d'un ou de plusieurs calculs n'amène

pas toujours la guérison : il est arrivé quelquefois que l'utérus en contenant d'autres, la maladie a continué sa marche ; d'autres fois après l'expulsion des pierres, l'altération qu'elles avaient produite sur les parois de la matrice a entraîné plus ou moins lentement la mort des malades.

Le traitement des calculs utérins varie selon les circonstances qui les accompagnent, leur forme et le lieu qu'ils occupent. Si leur présence ne produit aucun trouble dans les fonctions, et qu'on la reconnaisse seulement parce que de temps à autre il en sort quelques-uns, on doit se bonner à une méthode expectante, favoriser seulement leur sortie par les bains entiers, les bains de siége, les injections émollientes. Si le calcul cause des accidens qui fassent désirer de l'extraire, on doit chercher à en reconnaître approximativement la forme, le volume et les rapports avec les parties contiguës. Tout calcul très-volumineux, inégal, ne pourrait être enlevé sans occasionner des déchiremens dangereux : il en est de même d'un calcul qui, sans être très-inégal aurait une forme telle que les parois de la matrice l'embrasseraient exactement, et s'enfonceraient dans les dépressions qu'il pourrait avoir.

Le seul cas dans lequel on pourrait tenter cette extraction serait celui où le calcul d'un volume médiocre serait reconnu par un stylet, et sa surface parcourue de telle manière par cet instrument, qu'on aurait la certitude qu'il n'adhère nulle part aux parois de l'utérus.

Louis a proposé, pour faire cette opération, un instrument d'une forme particulière. Ce sont des ciseaux à lames tranchantes en dehors. Ces ciseaux conduits dans l'orifice du col et écartés dans une étendue proportionnée au volume du calcul, divisent à droite et à gauche les parties et préparent une issue au corps étranger.

Si l'incision nécessaire à l'extraction d'un calcul, donnait lieu à une hémorragie abondante, on aurait recours aux injections froides, aux liqueurs astringentes portées sur la plaie même, au moyen de charpie ou d'une éponge qui en serait imbibée. On pourrait aussi employer dans ce cas, comme moyen à la fois mécanique et styptique, un citron dépouillé de son écorce, et enfoncé dans le vagin jusqu'au col de la matrice.

Des Corps fibreux de la Matrice.

On nomme ainsi des productions accidentelles de nature fibreuse, de forme sphéroïde, arrondie, ovoïde, anguleuse, etc., développées dans le tissu de l'utérus, auquel elles n'adhèrent pas par continuité de substance, mais où elles sont en quelque sorte châtonnées et dont on peut les isoler avec facilité, parce qu'elles ne tiennent aux parties voisines qu'au moyen d'un tissu cellulaire peu résistant et de quelques petits vaisseaux sanguins.

Les corps fibreux de la matrice ont été confondus par la plupart des anciens médecins, et même par quelques médecins modernes, avec les squirrhes de ce viscère. La nature de ces productions accidentelles n'a été bien connue que dans ces derniers temps, et c'est aux recherches d'anatomie pathologique de M. le professeur Roux et de Bayle que nous devons cette connaissance.

Le volume des corps fibreux de la matrice varie depuis celui d'un pois jusqu'à celui d'une tête d'homme adulte, et même au-delà. Ils se présentent, relativement à leur structure, sous trois états différens : d'abord, ils sont charnus et mous, puis durs et cartilagineux ; dans le dernier degré ils deviennent osseux : dans tous, ils conservent l'organisation fibreuse qui leur appartient et qui en forme le caractère. Ils diffèrent des tumeurs squirrheuses, non-seulement par cette disposition, mais encore par leur marche : ils deviennent de plus en plus consistans, tandis que les squirrhes se ramollissent et s'ulcèrent.

Les corps fibreux de l'utérus peuvent avoir leur siége sous la membrane muqueuse de ce viscère, sous sa tunique péritonéale et dans l'épaisseur de ses parois. Ceux qu'on trouve dans cette dernière situation ne sont jamais unis avec le tissu de la matrice par continuité de substance. Quelquefois ils sont très-adhérens, mais pour l'ordinaire ils ne tiennent aux fibres de l'utérus qu'à l'aide d'un tissu cellulaire très-facile à déchirer ; ils sont quelquefois tellement isolés des fibres de la matrice, qu'au premier aspect on les croirait enkystés. Lorsque leur nombre est considérable, ou qu'ils sont très-volumineux, ils déforment tout à fait le corps de la matrice, aggrandissent cet organe dans tous les sens, et dilatent considérablement sa cavité. Les corps fibreux situés entre le tissu de la matrice et sa tunique péritonéale, présentent deux dispositions différentes : tantôt ils sont presque entièrement renfermés dans les parois de l'utérus, et forment seulement une protubérance du côté de l'abdomen ; tantôt ils sont totalement cachés sous la tunique péritonéale, qui seule fournit un pédicule quelquefois très-grèle. Ce pédicule et quelques lames cellulaires paraissent alors le seul moyen d'union de ces corps avec la partie fibreuse de la matrice. A l'égard des corps fibreux qui sont placés entre le tissu de la matrice et sa membrane muqueuse ou interne, il sont pédiculés, ou simplement protubérans dans la cavité utérine. Dans l'un et l'autre cas, ils élargissent cette cavité; on les désigne sous le nom de polypes fibreux; ils sont recouverts par la membrane interne de la matrice sous laquelle ils se développent.

Les corps fibreux de la matrice ne se forment peut-être jamais avant l'âge de trente ans. On les a rencontrés le plus ordinairement chez des femmes âgées de plus de cinquante ans et célibataires. En général ils sont assez communs; Bayle estime à un cinquième la proportion des femmes parvenues à un certain âge chez lesquelles on rencontre ces corps. Mais comme la plupart d'entre eux restent très-petits, et qu'ils sont enfoncés dans le tissu charnu des parois de la matrice, ou saillans à la surface péritonéale, ils ne déterminent aucun accident; on ne reconnaît leur existence qu'après la mort, et en examinant avec soin l'état de la matrice.

Les symptômes, les signes et le traitement des corps fibreux de l'utérus varient à raison du siége et du volume de ces corps. En traitant des polypes de la matrice, nous parlerons de ceux qui sont situés sous la membrane interne de cet organe. Il ne sera question ici que des corps fibreux placés sous la tunique péritonéale de l'utérus, et de ceux qui sont renfermés dans le tissu propre de cet organe.

Les corps fibreux placés sous la membrane péritonéale de la matrice ne produisent aucun symptôme qui puisse déceler leur existence tant qu'ils sont peu volumineux; mais lorsqu'ils ont pris un certain accroissement, ils causent des malaises dans la région hypogastrique, et forment une tumeur que l'on découvre facilement en palpant l'abdomen. Cette tumeur est plus ou moins arrondie, indolente, tantôt enfoncée dans le bassin, tantôt saillante dans le milieu de la région hypogastrique, ou située dans l'une ou l'autre des fosses iliaques. S'il n'y a point d'autre lésion organique de l'utérus, les règles n'éprouvent point de dérangement, et les autres fonctions de cet organe ne sont point lésées. Lorsque la tumeur a cessé de grossir, le sentiment de gêne que les malades avaient ressenti jusque-là dans le bas-ventre, s'efface ordinairement par degrés, disparaît même entièrement, et les femmes peuvent parvenir à un âge très-avancé en jouissant d'ailleurs d'une bonne santé.

Les corps fibreux qui ont leur siége dans le tissu propre des parois de la matrice occupent quelquefois le museau-de-tanche, presque toujours le corps même de la matrice ou l'épaisseur de son col. Dans le premier cas, le doigt peut les distinguer lors même qu'ils sont encore très-petits ; dans le second, ce n'est que quand ils ont acquis un certain volume qu'ils produisent divers symptômes qui annoncent une affection de l'utérus.

Chez les femmes encore réglées, les corps fibreux développés dans l'épaisseur des parois utérines causent de temps à autre des hémorragies plus ou moins abondantes, des fleurs blanches, un suintement sanieux, des douleurs dans l'hypogastre et les lombes, etc. Plusieurs conservent la faculté de concevoir ; mais l'accouchement amène les plus grands dangers pour elles-mêmes et pour leur enfant. Quelques-unes gardent leur embonpoint et leur fraîcheur, d'autres maigrissent sans pâlir ; d'autres deviennent pâles, bouffies, maigrissent, perdent leurs forces, et semblent atteintes d'une maladie incurable ; mais au bout d'un certain temps, la menstruation redevient régulière, ou cesse complètement selon l'âge de la femme, et la santé se rétablit : seulement il reste dans le bas-ventre une tumeur qui persiste aussi long-temps que la vie. Cette tumeur fait manifestement corps avec la matrice, comme il est facile de s'en convaincre en plaçant une main sur l'hypogastre en même temps qu'on porte un doigt de l'autre main dans le vagin ; les mouvemens que l'on transmet de part et d'autre à la tumeur, ne laissent aucun doute à cet égard.

Soit que la tumeur occupe l'épaisseur des parois de la matrice, soit qu'elle se trouve immédiatement sous la tunique péritonéale, les moyens à employer sont purement palliatifs. On doit diminuer les effets de la pression que le corps fibreux exerce sur les parties voisines par le repos, les bains tièdes, l'éloignement de tout vêtement étroit, un soin extrême à éviter toute violente secousse. Il est prudent aussi que les filles chez lesquelles existent des signes de cette affection restent célibataires et que les femmes mariées évitent de devenir enceintes. On prévient les pertes et on les modère, lorsqu'elles surviennent, par le repos, la position horizontale, les saignées, etc. Si la malade tombe dans le dépérissement, on doit chercher à la soutenir par les toniques et par un bon régime.

Des Polypes de la Matrice.

On donne ce nom à des tumeurs qui se développent dans l'intérieur de la matrice, et qui tiennent à sa face interne par un pédicule plus ou moins gros. Cette maladie a été peu connue des anciens, qui l'ont souvent confondue avec d'autres affections de la matrice, du vagin, et même des parties extérieures de la génération. Guillemeau, célèbre Chirurgien qui vivait dans le seizième siècle, est le premier qui se soit expliqué plus clairement que ses prédécesseurs sur cette maladie dont il a bien reconnu tous les caractères, et donné une description exacte. « Il se trouve (1), dit cet habile praticien, une autre supercroissance de la chair que l'on peut appeler mole pendante, qui est lorsque du col intérieur de la matrice, et même du dedans, il sort une masse de chair, laquelle est, de son origine où elle est attachée, de la grosseur d'un fuseau au doigt, allant toujours grossissant, comme une poire ou clochette, laquelle est pendante dans le col extérieur, dit *vagina* de la matrice, occupant tout son orifice dit *pudendum*, sortant quelquefois hors d'icelui de la grosseur du poing et plus ; ce que j'ai vu à quelques femmes, et de récente mémoire à une demoiselle à laquelle maître Honoré et moi, nous l'extirpâmes fort heureusement, l'ayant premièrement fort attirée au-dehors, puis liée en sa pointe et origine le plus haut qu'il nous fut possible. Telle ligature fut faite pour la crainte qu'il y avait de quelque flux de sang ». On ne peut méconnaître dans cette description le polype utérin. Ruysch (2), s'est expliqué clairement aussi sur la nature de ces tumeurs qui, implantées par un pédicule, se for-

---

(1) OEuvres de Chir., heur. Accouch., Livre I.ᵉʳ, Ch. IV, p. 267.
(2) *Obs. anat. Chir. Obs.* 6 *et* 58.

ment sur la membrane pituitaire. Mais c'est essentiellement à Levret qu'il faut déférer l'honneur
d'avoir éclairé par un grand nombre d'observations presque tout ce qui a rapport aux polypes
de la matrice. Il en distingue deux espèces : les
vivaces et les sarcomateux.

Les polypes utérins que Levret appelle *vivaces*
ne sont autre chose que des excroissances fongueuses qui s'élèvent communément de quelque
ulcère de l'intérieur de la matrice, et qui sont
constamment incurables. Comme ces végétations
ou excroissances fongueuses sont très-rares et
que leur histoire n'a pas encore été clairement
tracée, il n'en sera pas question ici : nous ne
parlerons que des polypes durs, charnus ou sarcomateux. Ces polypes diffèrent entre eux à raison
de leur volume, de leur structure et de l'endroit
de la matrice où ils prennent naissance.

Les polypes utérins commencent, comme
toutes les tumeurs de la même espèce, par être
très-petits ; ils croissent peu-à-peu et deviennent
quelquefois d'une énorme grosseur. On en a vu
dont le volume était égal à celui de la tête d'un
fœtus à terme ; d'autres qu'on a comparés par
rapport à leur volume et à leur forme à un cœur
de bœuf. On cite l'exemple d'un polype qui ressemblait à une de ces grosses cornues dont se
servent les chimistes et qui pesait douze livres.
On conçoit d'après cela que son volume devait
être prodigieux. Mais tous les polypes ne sont
pas susceptibles d'acquérir une grosseur si considérable : il y en a qui, après avoir pris de certaines dimensions, restent stationnaires et subsistent pendant long-temps sans être accompagnés
d'accidens graves ; on en a vu même qui ont diminué de volume, et se sont presque entièrement
dissipés par le seul bénéfice de la nature.

Tant que la tumeur est renfermée dans l'utérus sa figure est généralement ronde; hors de cet organe, elle est piriforme ou semblable à un cône dont la base est arrondie et le sommet plus ou moins gros : aussi a-t-on comparé les polypes de la matrice, tantôt à un cône, tantôt à une cornue, etc.

Il résulte des recherches d'anatomie pathologique de M. le Professeur Roux, et de celles faites plus tard par Bayle, que la structure de la plupart des polypes de la matrice est la même que celle des corps fibreux de cet organe; on les a nommés pour cette raison polypes fibreux. Les fibres qui les composent disposées en faisceaux contournés en tous sens et entremêlés d'une manière inextricable, sont rougeâtres, jaunes, grises ou blanchâtres. On aperçoit entre ces faisceaux du tissu cellulaire plus ou moins abondant, mais très-serré; on y voit aussi quelquefois des vaisseaux sanguins extrêmement fins et déliés; mais le plus souvent ces vaisseaux sont inapercevables. On n'a point encore découvert de nerfs dans ces sortes de polypes utérins; mais les douleurs que cause ordinairement la constriction de leur pédicule ne permettent pas de douter de leur existence. La structure fibreuse de certains polypes de la matrice n'était pas tout-à-fait inconnue à Herbiniaux : voici comment cet auteur s'exprime en parlant d'un polype dont le volume était si considérable qu'il fallut se servir du forceps pour l'extraire, après que le fil eut divisé son pédicule. « L'extraction faite, je mesurai le volume de ce polype : il avait treize pouces de circonférence à son ventre, six et demi à son pédicule, et sept de longueur depuis sa base jusqu'à l'endroit de la scission. Je le fendis dans toute sa

longueur pour en examiner la nature. L'intérieur
était partout de la même substance : c'était un
mélange de toutes sortes de fibres extrêmement
solides, dont la plus grande partie paraissait tendineuse et dirigée en tous sens; ce qui rendait
ce polype plus compact. Je n'y vis aucun vide,
comme on en remarque quelquefois, ni aucun
vestige de vaisseaux».En parlant d'un autre polype
qui ressemblait à un gros œuf de poule, le même
auteur dit : «il était aussi dur au centre qu'à la
circonférence; il n'y avait aucun vaisseau visible;
sa couleur était partout blanchâtre : enfin toute
la masse était formée d'une seule sorte de fibres
qui paraissaient tendineuses, et qui étaient si
entrelacées qu'il me fut impossible de les séparer
ni déchirer (1)».

Mais tous les polypes de la matrice ne sont point
de nature fibreuse. Levret a comparé la substance
d'un polype qui lui fut envoyé par Dejean, Chirurgien à Orléans, à une tettine de vache cuite.
On n'y apercevait d'autres cavités que celles de
quelques vaisseaux dont les plus gros n'avaient
pas un quart de ligne de diamètre, et que le peu
d'épaisseur de leurs parois fit regarder comme des
veines. On en a vu de spongieux. A l'ouverture
du corps d'une femme, Saviard trouva une excroissance charnue ayant la forme et le volume
du cœur d'un bœuf, attachée par un pédicule au
fond de la matrice, et dans le milieu de laquelle
il rencontra, après l'avoir fendue, une cavité
considérable qui s'étendait depuis sa base jusqu'à
sa pointe. Un polype de la grosseur du poing,
adhérent par un pédicule court et grêle au col

____

(1) Traité sur divers Accouch. laborieux et sur les Polypes de la Matrice, T. II. Obs. XVII et XX

de la matrice fut lié et amputé par Cailhava : à l'ouverture de cette tumeur, on découvrit qu'elle était cave et que son centre contenait une matière gélatineuse et plusieurs pelotons de filamens qui ressemblaient assez à des cheveux. Guiot a vu une tumeur de ce genre formant un sac membraneux, de l'épaisseur d'un écu de trois livres en quelques endroits, un peu moindre dans d'autres, et dont la cavité renfermait une grande quantité d'une espèce de bouillie ou de matière athérotomateuse semblable à de l'axonge de porc fondue et épaissie ; au milieu de cette substance, on trouva aussi un peloton de poils du volume d'un gros œuf de poule, et dont chaque poil était long de trois à quatre travers de doigt. Un polype présenté par Boudon à l'Académie de Chirurgie, formait une espèce de poche tissue de fibres charnues, dont l'intérieur était parsemé de rides qui se terminaient à la partie qu'on pouvait regarder comme l'orifice. A ces exemples de la variété de structure des polypes utérins nous pourrions en joindre un grand nombre d'autres ; mais cela nous paraît d'autant moins nécessaire que la nature de ces tumeurs ne pouvant être connue que par la dissection que l'on en fait après les avoir enlevées, il est difficile de tirer de sa connaissance des inductions thérapeutiques.

Quelle que soit leur structure intérieure, les polypes utérins sont toujours enveloppés par une membrane qui n'est autre chose qu'une expansion de la membrane interne de la matrice au-dessous de laquelle les tumeurs polypeuses se développent. L'épaisseur de cette membrane varie beaucoup. Elle est si mince quelquefois, si intimément unie à la substance du polype, qu'on a pu croire qu'elle n'existait pas. Elle est lisse et polie, lors même que la surface du polype est inégale, et l'on remarque qu'elle ne s'ulcère que par quelques causes extérieures; il faut excepter les polypes squirrheux quand ils dégénèrent en cancer. Au surplus, on n'a point trouvé encore de polypes qui aient contracté des adhérences avec les parois des cavités qui les renferment. Cette remarque est d'une grande importance pour la pratique, puisqu'elle prouve que dans tous les cas le passage de la ligature reste toujours libre. La membrane qui revêt les polypes est quelquefois parsemée de veines variqueuses plus ou moins grosses.

Les polypes tiennent à la matrice par un pédicule dont la grosseur, la longueur et la consistance présentent beaucoup de variétés. Dans le principe de la maladie, le pédicule est mince; sa grosseur augmente à mesure que la tumeur prend de l'accroissement, et quelquefois elle devient très-considérable : on a vu des polypes dont le pédicule avait quatre pouces de circonférence et même davantage. La consistance du pédicule est différente selon qu'il est formé seulement par la membrane muqueuse de la matrice épaissie, du tissu cellulaire et des vaisseaux, ou par cette membrane et une substance de la même nature que le polype. Dans le premier cas, le pédicule s'alonge et devient de plus en plus grêle, à mesure que le polype grossit et s'éloigne de l'endroit de la matrice où il est attaché. Dans le second, le pédicule conserve sa grosseur et sa longueur primitives, quelque volume qu'acquière la tumeur. La différence de structure et de consistance du pédicule explique pourquoi certains polypes tombent quelques jours après l'application de la ligature, tandis que dans d'autres la chute de la tumeur est beaucoup plus tardive. Herbiniaux a rencontré un polype dont le pédicule était si gros et si dur qu'il ne put être coupé par la plus forte constriction de la ligature, et que pour le détacher il fut obligé de le scier en quelque sorte avec le fil en le tirant alternativement d'un côté et de l'autre. Les vaisseaux qui nourrissent le polype lui sont transmis par le pédicule. On se tromperait si l'on jugeait de la grosseur de ces vaisseaux par celle de la tumeur : en effet, les polypes les plus volumineux ne sont vivifiés que par de très-petits vaisseaux. Sous ce rapport les polypes utérins diffèrent de la plupart des autres tumeurs dont les vaisseaux sont d'autant plus gros qu'elles sont plus volumineuses. Cependant on a vu des polypes dont le pédicule contenait des vaisseaux assez considérables : Vacoussin en a observé un qui ressemblait à une matrice renversée, et était suspendu par un pédicule de la grosseur du pouce, dans lequel on sentait au toucher des pulsations manifestes, ce qui suppose qu'il contenait une ou plusieurs artères considérables.

Les polypes utérins peuvent naître, 1.° de la face interne du corps de la matrice, 2.° de l'espèce de canal aplati que forme le col de cet organe, 3.° de la surface externe ou vaginale du museau-de-tanche, ou sur ses bords. La marche, les symptômes, le diagnostic et le pronostic de la maladie n'étant pas exactement les mêmes dans ces trois cas, il convient de considérer les polypes selon le lieu où ils se sont formés. Nous ne dirons rien des causes des polypes utérins parce qu'elles sont tout-à-fait inconnues, et que d'ailleurs en supposant qu'elle ne le fussent pas, on n'en pourrait tirer aucune induction pour la thérapeutique. Nous observerons seulement qu'il ne se développe peut-être jamais de polype dans la matrice avant l'époque de la menstruation, et que les femmes qui ont eu des enfans, celles qui sont stériles et celles qui vivent dans le célibat sont également sujettes à cette maladie sans qu'on en connaisse la cause véritable.

La plupart des polypes utérins prennent naissance dans la cavité du corps de la matrice : leur pédicule peut être implanté sur tous les points de la surface de cette cavité ; mais le plus souvent il tient à sa partie supérieure, entre les orifices des trompes de Fallope, ou plus ou moins près de l'un de ces orifices. Ces polypes ne produisent d'abord aucun symptôme qui puisse faire connaître ou même soupçonner leur présence ; et si les femmes éprouvent quelques incommodités dans les premiers temps de la maladie, elles ont assez de ressemblance avec celles d'une grossesse commençante pour que quelques-unes se soient crues enceintes. Mais lorsque le polype a acquis un certain volume, il se manifeste des symptômes qui peuvent, sinon en faire connaître positivement l'existence, au moins la faire fortement présumer. La malade éprouve des douleurs et de la tension dans la région hypogastrique, auxquelles se joignent des tiraillemens dans les reins, dans les aînes et dans les cuisses. Si elle est encore réglée, elle éprouve des irrégularités dans la menstruation ; les époques des règles sont plus rapprochées, leur durée est plus longue, un écoulement sanguinolent ou sanieux les précède ou les suit dans la plupart des cas. Souvent aussi elle a des fleurs blanches très-abondantes et quelquefois des ménorrhagies. Si le polype prend un accroissement considérable dans la matrice avant d'en dilater l'orifice et de s'y engager, les accidens augmentent; le trouble de la menstruation joint à l'écoulement muqueux et puriforme, qui est quelquefois très-abondant, amène une flaccidité de toutes les chairs, une pâleur chlorotique, une sorte de bouffissure et de cachexie; et si on ne découvre pas la véritable cause des accidens, ou si l'on ne peut pas y rémédier, la malade succombe dans un état de faiblesse, de pâleur ou de bouffissure souvent accompagné d'hydropisie partielle ou générale.

Mais le plus souvent le polype, qui croît en tous sens et qui est pressé par les parois de la matrice, élargit bientôt le col de cet organe où la résistance est moindre; il en dilate l'orifice, s'y engage peu-à-peu comme un coin, en écarte les bords et ne tarde pas à se manifester à la partie supérieure du vagin, sous la forme d'une bosse lisse, plus ou moins rénitente, insensible et entourée d'un bourrelet circulaire sous lequel le doigt trouve un enfoncement bien distinct de l'espèce de cul-de-sac qui termine le vagin. Il cesse alors d'exercer une action aussi grande sur les parois de la matrice, et les accidens qui en étaient l'effet diminuent ou se dissipent. Cependant le polype descend de plus en plus dans le vagin qu'il occupe en totalité ou en partie. Son extrémité inférieure, que rien ne gêne, grossit, pendant que celle qui répond au col de la matrice, conserve l'épaisseur qu'elle avait d'abord ou se rétrécit, et y éprouve une sorte d'étranglement. La constriction porte principalement sur les vaisseaux qui rampent à sa surface; ils se rompent et laissent échapper les humeurs et le sang que contient la tumeur. Il se fait alors des écoulemens séreux ou muqueux, des pertes de sang habituelles ou des hémorragies qui se renouvellent fréquemment. La tumeur qui remplit le vagin comprime le rectum, le col de la vessie et l'urètre, gêne le cours des urines et des matières fécales, et produit un sentiment de pesanteur habituelle qui incommode beaucoup la malade. Il arrive quelquefois que le polype, en descendant dans le vagin, entraîne avec lui le fond de la matrice à travers son orifice, de sorte qu'il occasionne un renversement incomplet de cet organe.

Après avoir séjourné plus ou moins longtemps dans le vagin, et y avoir acquis un volume considérable, le polype franchit quelquefois l'orifice de ce conduit, sort par la vulve et pend entre les cuisses. Il ne peut descendre aussi bas sans entraîner la matrice, dont le fond, comme nous venons de le dire, est quelquefois déjà renversé lorsque le polype n'a pas encore quitté le vagin. Quand le renversement est assez considérable pour que la partie de la matrice qui est entraînée dépasse la vulve, on distingue aisément aux signes que nous exposerons par la suite ce qui appartient au polype, d'avec la matrice. L'expulsion du polype hors de la matrice est l'effet de la résistance et de la pression que les parois de cet organe opposent à la tumeur à mesure qu'elle prend de l'accroissement. Une impulsion étrangère à l'action de la matrice, comme les efforts violens, la toux, les vomissemens, le cahotement d'une voiture, etc., peut bien favoriser cette expulsion, mais elle n'est pas absolument nécessaire pour qu'elle ait lieu. Il n'en est pas de même de la sortie du polype par la vulve : elle dépend bien moins du poids de la tumeur et de la pression qu'elle éprouve de la part des parois du vagin, que de l'impulsion qui lui est communiquée par la contraction violente et simultanée du diaphragme et des muscles abdominaux dans un effort quelconque. Au reste, cet événement n'arrive guère que lorsque la femme a l'orifice du vagin très-dilaté, la vulve fort grande, et que la tumeur est assez grosse pour recevoir l'impulsion qui lui est communiquée par les viscères abdominaux dans la circonstance dont nous parlons. Le polype sorti hors de la vulve se réduit pour l'ordinaire avec facilité, quand il n'a pas séjourné entre les cuisses pendant un espace de temps assez long pour y avoir acquis un volume trop considérable; et il n'est pas rare de le voir plus ou moins long-temps dans le vagin sans en sortir, pourvu que la malade ne soit pas exposée à des exercices pénibles et à des travaux fatigans. Mais si le polype ne peut rentrer dans le vagin, il reste suspendu entre les cuisses où il acquiert très-promptement un volume énorme. Il peut aussi s'enflammer, s'ulcérer et se mortifier.

Lorsque le polype dépasse la vulve, l'excrétion des urines et celle des matières fécales deviennent plus faciles; mais les écoulemens de toute espèce demeurent les mêmes, et les douleurs vers les reins, les aînes et les hanches prennent plus d'intensité, parce que la matrice entraînée par le polype éprouve un grand tiraillement.

Comme nous l'avons dit précédemment, tant que le polype reste dans la cavité de la matrice sans dilater son col et faire bosse à travers son orifice, on n'a aucun indice certain de son existence. Les symptômes que la malade éprouve dans les commencemens sont si peu remarquables et tellement équivoques qu'ils ont souvent été pris pour ceux d'une grossesse commençante. Ceux qui surviennent par la suite, à mesure que le volume du polype augmente, sont fort obscurs aussi et ne rendent pas le diagnostic plus facile. En effet, les pertes de sang habituelles, les écoulemens muqueux, symptômes principaux des polypes étant les effets de plusieurs affections utérines; peuvent exister chez des femmes qui n'ont point de polype dans la matrice. Le *toucher*, qui dans la plupart des cas fournit le signe pathognomonique de l'existence de ces tumeurs, ne peut les faire connaître ici, parce que ne faisant point saillie à travers l'orifice de l'utérus, le doigt ne peut point les atteindre. Cependant on ne doit jamais négliger ce moyen d'investigation, lorsqu'on observe chez une femme des pertes de sang habituelles, un écoulement muqueux, séreux, sanieux ou puriforme, et d'autres symptômes qui annoncent la lésion des fonctions utérines. Et comme il se passe souvent plus d'une année entre le moment de l'apparition des premiers symptômes et l'époque où la tumeur a suffisamment élargi l'orifice de la matrice pour faire saillie dans le vagin, toutes les fois qu'on a des raisons de soupçonner l'existence d'un polype, il faut explorer souvent le vagin au moyen du toucher. On a vu périr des femmes chez lesquelles cette espèce d'exploration avait été négligée depuis plus d'un an, et qu'on aurait probablement débarrassées, par la ligature ou l'extirpation; mais à l'époque où on avait pratiqué le toucher l'orifice de la matrice se trouvait dans son état naturel, et on ne l'avait pas renouvelé depuis.

Lorsque le polype a dilaté l'orifice de la matrice et qu'il fait saillie dans le vagin, le diagnostic présente rarement de la difficulté. Le doigt introduit dans le vagin y rencontre en haut une tumeur qui remplit le col de la matrice et en écarte les bords. Elle est plus ou moins grosse et saillante; elle est ronde, dure, lisse au toucher et entourée d'un enfoncement circulaire qui la sépare d'avec les bords de l'ouverture qui lui donne passage. Ces bords eux-mêmes font une saillie autour de laquelle on peut promener le doigt dans l'espèce de cul-de-sac qui termine le vagin. Cette tumeur a une telle ressemblance avec celle que forme le fond de la matrice incomplètement renversée, qu'il est facile de les prendre l'une pour l'autre. Mais on évitera aisément cette méprise, si l'on considère que le polype est ordinairement indolent et ne souffre absolument aucune réduction, au lieu que le fond de l'utérus se laisse réduire avec assez de facilité, quoiqu'il redescende l'instant d'après. Ajoutez à cela que le renversement de la matrice n'arrive presque jamais qu'à la suite de l'accouchement; pendant que le polype peut se montrer à toute autre époque et même s'opposer à la génération. Si malgré ces signes il reste encore quelque incertitude sur la nature de la tumeur, elle ne tardera pas à se dissiper par la manière dont se feront ses progrès. Si c'est un polype, il descendra bientôt dans le vagin où il formera une tumeur plus grosse en bas qu'en haut; si c'est la matrice renversée incomplètement, la tumeur augmentera d'une manière beaucoup plus lente, et conservera sa forme convexe et semblable à un segment de sphère sous laquelle elle a commencé à se montrer.

Lorsque le polype est tout-à-fait descendu dans le vagin, le doigt porté dans ce conduit y

trouve une tumeur plus ou moins volumineuse
dont il peut parcourir toute la circonférence.
Cette tumeur qui remplit le vagin en totalité
ou en partie est plus ou moins dure, lisse au
toucher, ronde ou piriforme, plus large inférieurement que supérieurement où elle présente un pédicule. Si le polype est petit ou de
moyenne grosseur, on peut atteindre ce pédicule avec le doigt, et alors on remarque qu'il
sort de la cavité de la matrice par l'orifice dilaté
de son col qui forme un bourrelet circulaire
plus ou moins épais et saillant; le doigt ou un
instrument mousse peut pénétrer profondément
entre le bourrelet et le pédicule; mais si on le
porte entre le bourrelet et la paroi du vagin, il
est bientôt arrêté par l'espèce de cul-de-sac qui
termine supérieurement ce canal. On peut aussi
apprécier la consistance, la grosseur et la longueur du pédicule qui varient selon la nature du
polype et son ancienneté. Mais lorsque la tumeur
a pris un accroissement considérable dans le vagin, et qu'elle le remplit entièrement, elle pousse
en haut le col de la matrice et éloigne tellement
son orifice que le doigt ne peut le toucher; il est
même souvent impossible d'atteindre le pédicule.

Dans l'un et l'autre cas, on pourrait, faute d'attention, prendre cette tumeur pour un renversement complet de la matrice, ou pour une chute
de cet organe. Cette méprise a souvent été commise; mais on l'évitera facilement en songeant à
la forme de la tumeur, à sa consistance, à son
degré de sensibilité, à la possibilité ou à l'impossibilité de la réduire, aux circonstances commémoratives, aux symptômes qui ont précédé
son apparition dans le vagin et à ceux que la
malade éprouve actuellement.

10.   36

Lorsque le polype est sorti par la vulve, **il se** présente entre les cuisses de la malade sous la forme d'une masse charnue, plus ou moins grosse, égale quelquefois par son volume à la tête d'un enfant nouveau-né, piriforme et suspendue à un pédicule qui remplit l'orifice de la matrice. Comme nous l'avons dit, le polype sorti du vagin et formant une tumeur entre les cuisses, entraîne nécessairement par son poids le fond de l'utérus auquel il est attaché. Cet organe descend et se renverse plus ou moins. Si le renversement est peu considérable, on sent le pédicule du polype. S'il est total, il y a en quelque sorte deux tumeurs, l'une inférieure beaucoup plus grosse, indolente, dure et irréductible, formée par le polype; l'autre supérieure, moins grosse, moins dure, douloureuse, et qui sert, pour ainsi dire, de racine au polype: c'est la matrice renversée.

Un polype sorti du vagin a souvent été pris pour un renversement complet de la matrice. La conformation extérieure du polype, la cavité ou la disposition celluleuse que l'on y a rencontrée en l'ouvrant après l'avoir extirpé, ont fait croire à plusieurs praticiens qu'ils avaient retranché la matrice, et leur aveuglement à cet égard a été si grand que quelques-uns n'ont pu être détrompés, quoique les femmes qui avaient subi cette opération soient devenues enceintes depuis. On évitera cette méprise en réfléchissant mûrement sur les circonstances commémoratives et la marche de la maladie, et en comparant les signes essentiels des polypes utérins avec ceux qui caractérisent le renversement complet de la matrice à ses diverses époques et dans ses différens états. C'est de la même manière et plus aisément encore qu'on distinguera un polype sorti par la vulve, d'une chute complète de la matrice.

Trois observations rapportées par Levret dans son Mémoire sur les polypes de la matrice prouvent avec évidence que des tumeurs polypeuses d'un volume considérable, qui avaient pris origine des parois intérieures de la matrice, et avaient déjà franchi totalement ou en partie l'orifice de cet organe, n'ont cependant pas empêché les femmes qui en étaient attaquées de concevoir, qu'elles n'ont porté aucun préjudice au développement du fœtus, et n'ont pas même accéléré l'accouchement. Cependant il peut arriver, comme une quatrième observation du même auteur le démontre, qu'un polype, soit par son volume, le point de son attache, ou sa position particulière, s'oppose à l'accroissement du fœtus et donne lieu à l'avortement.

Les polypes qui naissent dans l'intérieur du col de la matrice, ou sur le bord de son orifice, sont beaucoup plus rares que ceux qui sont implantés sur la surface de la cavité de cet organe. Il s'en trouve cependant quelques exemples. Ces polypes, dont le développement se fait dans le vagin, peuvent acquérir un volume considérable, et alors les malades éprouvent, au rectum et au périnée, une pesanteur et une douleur qui les empêchent de se tenir assises. Suivant Levret, ces polypes sont plus fréquemment accompagnés de fleurs blanches, ou d'un écoulement séreux abondant, que de pertes de sang; d'où il conclut, qu'il n'est pas moins nécessaire de toucher les femmes attaquées d'écoulemens blancs, pour tâcher d'en découvrir la cause, que celles qui ont des pertes de sang. Quand on touche une femme qui a un polype attaché au col de la matrice, si la **tumeur** prend naissance dans la cavité de ce col, on sent que son pédicule n'est pas partout également isolé, et que le doigt ne peut en parcourir toute la circonférence, comme dans les polypes implantés dans la cavité de l'utérus ; il y a un obstacle qui l'arrête, et le point qui résiste est un peu au-dessus du pourtour de l'orifice utérin, qui est plus ou moins renversé en arrière, ou vers l'une de ses parties latérales. Si le polype est attaché au bord de l'orifice de la matrice, cet orifice est dilaté et déformé ; la portion du col où la tumeur est implantée est très-alongée ; tandis que celle qui est opposée au pédicule se trouve dans son état naturel et paraît relevée, ce qui change la direction de l'orifice utérin et le rend alongé en bec de flûte. La racine du polype est confondue dans la partie du col de la matrice auquel elle adhère, de sorte que l'on peut à peine distinguer leurs limites. Ces sortes de polypes occasionnent, quand ils sont volumineux, la descente de la matrice ; mais ils ne produisent jamais son renversement..

Le pronostic des polypes utérins est soumis à un grand nombre de circonstances : en général, ceux qui naissent de la cavité du col ou de la circonférence de l'orifice de la matrice, ne sont jamais aussi fâcheux que ceux qui prennent naissance dans la cavité du corps de cet organe. Ceux-ci sont d'autant plus graves, qu'ils restent plus long-temps cachés dans cette cavité, et qu'ils y acquièrent un volume considérable qui les empêche d'en sortir et de descendre dans le vagin. Les polypes qui pendent fort bas dans ce conduit, lorsque leur pédicule a son attache dans la cavité de la matrice, fût-il même très-gros, sont

moins fâcheux, parce qu'alors ce pédicule étant
fort long, la ligature ne se porte pas si près du
point de son insertion, et par conséquent, n'est
pas autant dans le cas de faire naître l'inflammation de la matrice et les désordres qui l'accompagnent. Les polypes qui ont franchi la vulve,
sembleraient, au premier coup d'œil, devoir être
beaucoup plus graves que ceux qui sont renfermés dans le vagin ; cependant, en lisant les observations qui sont consignées dans le Mémoire
de Levret sur les polypes, et celles qu'on trouve
dans les recueils périodiques, on voit que presque toutes les femmes dont le polype était sorti
par la vulve, en ont été heureusement débarrassées par la ligature ou l'amputation. Le nombre
de ces observations est si grand, qu'on est porté
à croire qu'il y aurait de l'avantage à attendre la
sortie de ces tumeurs, par la vulve, pour en
faire la ligature, si la nature des accidens que
les malades éprouvent permettait de différer cette
opération. La sortie des polypes par la vulve, est
souvent accompagnée du renversement de la matrice, et cette circonstance ajoute à la gravité du
pronostic, non-seulement parce que le renversement de l'utérus peut donner lieu à des accidens fâcheux, mais encore parce qu'en pratiquant la ligature de ces polypes, on peut, faute
d'attention, placer le cordonnet sur la matrice ,
et causer des accidens mortels. L'âge de la malade, sa constitution, l'état de sa santé sont autant de circonstances sur lesquelles on doit mûrement réfléchir avant de porter un jugement
sur les suites probables du polype.

Les polypes de la matrice sont au nombre des
maladies dont on ne peut espérer la guérison que
des secours de l'art. Cependant, il n'est pas sans

exemple que la nature soit parvenue à se débarrasser toute seule de ces excroissances, lorsqu'elles
étaient descendues de la matrice dans le vagin.
Il est probable qu'alors le col de la matrice
étrangle le pédicule de la tumeur, qui périt et
tombe en se séparant du point de son implanta-
tion. Mais de pareils bienfaits de la nature sont
très-rares, et ce n'est qu'en l'imitant que la Chirurgie peut délivrer de cette maladie les femmes
qui en sont attaquées.

Les moyens recommandés par les auteurs et
employés par les praticiens sont, la cautérisation,
la section pure et simple du pédicule de la tumeur, l'arrachement avec torsion, et la ligature,

On attribue communément la cautérisation à
Celse ; mais il n'est pas probable que cet auteur
ait voulu parler des polypes utérins, lorsqu'il
dit : « Il survient encore à l'anus et à la matrice
un ulcère semblable à un champignon. Il faut,
en hiver, faire des fomentations avec de l'eau
tiède, et en été, avec de l'eau froide. On le saupoudre ensuite d'écume de cuivre (*spuma œris*);
puis on le couvre de cérat d'huile de myrte, dans
lequel on incorpore des écailles de cuivre (*squa-
mœ œris*), de la suie et de la chaux. Si ce médicament, ou d'autres plus forts ne consument
pas la tumeur, on la brûlera avec le fer (1) ».
Il est évident que ce traitement était consacré
aux ulcères avec fongosités qui naissent aux environs de l'anus, dans les deux sexes, et au dedans des parties naturelles des femmes, et non
pas aux polypes utérins dont Celse ne parle en
aucun endroit de son livre. Plusieurs autres au-

---

(1) *Corn. Celsus.* — *Lib.* VI, *Cap.* IX , *Sect* III,
art. 5.° Ed. de Valart.

teurs ont proposé la cautérisation ; mais la moindre réflexion suffit pour faire sentir que cette méthode, aussi cruelle qu'incertaine, serait d'une excessive difficulté. En effet, quelque sages précautions que le Chirurgien pût prendre, ce ne serait qu'avec des peines infinies qu'il parviendrait à garantir les parties saines de l'impression fâcheuse des caustiques ou du cautère actuel. Ajoutez à cela les risques de provoquer une dégénération fâcheuse, comme il arrive souvent aux sarcomes, qu'on ne peut détruire en une fois. On a donc banni le cautère actuel et les caustiques du traitement des polypes utérins.

La section pure et simple de ces tumeurs, sans les avoir préalablement entourées d'une ligature, conseillée par Aétius et plusieurs autres auteurs, a été rarement pratiquée. La difficulté de porter les instrumens dans un endroit étroit et profond, la crainte d'intéresser les parties saines voisines, et surtout celle d'une hémorragie dont on aurait peut-être bien de la peine à se rendre maître, ont porté un grand nombre de praticiens à rejeter cette méthode. Cependant elle a été pratiquée plusieurs fois avec succès ; mais elle n'est applicable qu'aux polypes durs, comme le sont constamment les polypes fibreux, qui ont un pédicule grêle ou d'une grosseur médiocre, et qui sont descendus assez bas dans le vagin pour que le doigt puisse atteindre ce pédicule, en parcourir toute l'étendue, et juger s'il ne contient pas quelques artères assez grosses pour faire sentir leurs battemens. J'ai pratiqué, avec succès, une fois cette opération sur une femme dont le polype, de la grosseur d'un œuf d'oie, présentait les conditions dont je viens de parler. La malade ne perdit pas une cuillerée de sang, et fut complè-

tement guérie au bout de sept à huit jours. Je
me suis servi pour cette opération de longs ciseaux à lames courbées sur leur plat et à pointes
mousses. On pourrait aussi couper le pédicule
avec un bistouri dont la lame longue, étroite,
boutonnée et courbée sur son plat, ne serait
tranchante que dans l'étendue d'environ un
pouce et demi vers sa pointe, ou qu'on couvri-
rait d'une bandelette de linge, jusqu'à la même
distance de sa pointe, si elle était tranchante dans
toute sa longueur. Tout récemment, M. le docteur Villeneuve a présenté à l'Académie royale
de Médecine un corps ovoïde de trois pouces de
diamètre, qu'il avait extrait de l'utérus d'une
femme. Ce corps, qui avait tout l'aspect de masses
fibreuses, si communes dans cet organe, adhérait par un pédicule étroit au fond de la matrice, passait par l'orifice utérin qu'il avait élargi,
et faisait saillie dans le vagin. M. Villeneuve l'attira légèrement avec deux doigts et fit la section
de son pédicule au moyen d'un bistouri dont la
lame était en partie entourée d'une bandelette
de linge. Il ne s'écoula qu'un peu de sang, et la
malade se sentit aussitôt soulagée du poids incommode et pénible qui la tourmentait depuis
long-temps. La guérison fut prompte; aucun
accident ne vint la retarder. Je crois pouvoir
conclure de ces faits, et de plusieurs autres semblables qui sont venus à ma connaissance, que la
section du pédicule des polypes qui présentent
les circonstances favorables dont nous avons parlé
plus haut, est préférable à la ligature. Par cette
section, la malade est plus promptement débarrassée, et n'est point exposée aux accidens qui
résultent quelquefois de la ligature et de la présence de l'instrument qui sert à la serrer. Mais

si on sentait dans le pédicule de la tumeur la pulsation de quelque artère, on conçoit qu'il y aurait de l'imprudence à le couper sans l'avoir étreint préalablement avec une ligature : cette précaution prévient une hémorragie qu'il serait peut-être impossible d'arrêter. Les auteurs qui ont blâmé et proscrit même la section pure et simple des tumeurs polypeuses de la matrice, par la crainte de l'hémorragie, n'ont pas manqué de citer l'observation suivante de Zacutus-Lusitanus (1), pour prouver que cette crainte n'est pas chimérique. Un empirique qui traitait une pauvre femme de douleurs vives à la matrice et d'une chaleur interne très-grande, ayant apperçu dans le vagin une excroissance de chair spongieuse, de la grosseur d'une amande seulement, la toucha d'abord avec l'acide sulfurique; mais voyant ses tentatives infructueuses, il la coupa avec des ciseaux. Cette section fut suivie d'une hémorragie si considérable que la malade périt d'épuisement. Un pareil fait ne suffit pas pour prouver qu'on ne doit jamais couper les polypes utérins sans avoir lié leur pédicule; d'abord parce qu'il n'est pas rapporté avec tous les détails qui auraient pu le rendre propre à fournir cette preuve; ensuite, parce qu'il est évident que l'excroissance dont il s'agit n'était pas un polype ordinaire, mais bien une végétation fongueuse et peut-être même cancéreuse du col de la matrice, maladie à laquelle il est toujours dangereux de toucher.

Plusieurs auteurs ont conseillé de tordre le pédicule des tumeurs polypeuses de la matrice, pour en déterminer la séparation d'avec la partie

____

(1) *Prax. Med. , Lib.* II, *Obs.* LXXXVI.

de cet organe où elles sont implantées. Deux exemples du succès de cette méthode ont été communiqués à l'Académie royale de Chirurgie, et sont rapportés par Levret, dans le Mémoire déjà cité. Le premier a été fourni par La Peyronie. Une femme de soixante ans portait depuis douze ou quinze ans, dans le vagin, une tumeur qu'on avait toujours prise pour une descente de la matrice, et qu'on avait essayé de contenir par un pessaire, après en avoir fait la réduction dans l'espace des quatre ou cinq dernières années ; la tumeur avait plusieurs fois chassé le pessaire et forcé l'orifice du vagin, qui était néanmoins fort resserré, ce qui avait rendu la réduction de la tumeur assez difficile et douloureuse. La dernière fois qu'elle sortit, on manda une sage-femme pour la réduire, mais dans les tentatives répétées qu'elle fit machinalement pour la replacer, elle tordit sans doute le pédicule de la tumeur qui était grêle et menu, puisque la tumeur se détacha et lui resta dans la main. Il n'en résulta rien de fâcheux et la malade se trouva guérie. Dans le second exemple communiqué par Boudou, on voit que ce Chirurgien fit à dessein et avec connaissance de cause, ce que la sage-femme avait fait involontairement et dans l'ignorance complète de la nature de la maladie. Boudou fut mandé pour voir une demoiselle de 38 ans, qui avait depuis cinq années un écoulement utérin de matières tantôt lymphatiques et tantôt sanguinolentes, accompagné de douleurs vives dans les parties. Il trouva dans le vagin une tumeur dure et sarcomateuse, qui prenait naissance dans la matrice, dont le fond était tiré vers son orifice par le poids de la tumeur. Elle remplissait le vagin au point que ce ne fut qu'avec beaucoup de difficulté qu'il pût parvenir jusqu'à l'endroit où sa racine était implantée. Boudou se mit en devoir de porter une ligature sur le pédicule de la tumeur, mais n'ayant pu y réussir, quoiqu'il eût fait prendre à la malade la position la plus avantageuse, il se détermina, afin d'éviter l'hémorragie qu'il craignait, à tordre doucement, avec beaucoup de ménagement et toujours dans le même sens le pédicule du polype, ce qu'il exécuta alternativement avec les doigts indicateur et du milieu de chaque main introduits dans le vagin. Par ce procédé, la tumeur, dont le pédicule était heureusement fort grêle, se sépara sans qu'il survînt d'hémorragie. Cependant, Boudou prit la précaution de faire saigner deux fois le même jour la malade. Il ajoute qu'il n'y eut aucun écoulement par le vagin, ce qui le dispensa de faire des injections. La tumeur était du volume d'une balle de paume et presque aussi dure, mais livide; elle pesait trois onces; on observait dans un endroit de sa circonférence une éminence frangée qu'on reconnut pour le pédicule qui pouvait avoir un pouce de long sur cinq ou six lignes de diamètre.

Malgré le succès obtenu par Boudou, on ne peut se dissimuler que la méthode d'extirper les polypes utérins par la torsion de leur pédicule, n'ait de grands inconvéniens à cause des risques que l'on courrait de tordre en même temps la partie de la matrice où la tumeur a son attache. Aussi cette méthode a-t-elle été généralement désapprouvée. Au reste, on conçoit que si elle pouvait devenir praticable avec moins de danger, en quelques circonstances, ce serait tout au plus dans le cas où il serait possible de s'assurer par le toucher que le pédicule de la tumeur est fort

mince, alongé et seulement attaché aux parois
du vagin, ou extérieurement au bord de l'orifice utérin; encore serait-il prudent en pareille
occurrence, de prendre la précaution qui est si
sagement indiquée dans une thèse soutenue en
1755, au Collége de Chirurgie, sous la présidence d'Hévin. Cette précaution consiste à saisir
le pédicule du polype aussi haut qu'il est possible, avec une pince ou une tenette, pour empêcher que la distorsion du pédicule, quoique
faite avec ménagement, ne s'étende dans les parois
de la matrice ou du vagin, au-delà du point d'attache de la tumeur.

La ligature est le procédé le plus généralement
employé pour la cure des polypes utérins. Elle
peut être pratiquée dans deux circonstances différentes : 1.° lorsque le polype est sorti par la
vulve, ou qu'on peut le tirer en dehors avec
les mains ou avec des tenettes; 2.° lorsque la tumeur est encore renfermée en entier dans le
vagin.

Avant que Levret eût conçu et exécuté le projet
de lier les polypes encore cachés profondément
dans le vagin, on n'appliquait la ligature qu'au
traitement de ceux qui étaient sortis en totalité,
ou du moins pour la plus grande partie, hors
de ce conduit. Mais comme cette sortie n'a lieu
le plus souvent que lorsque le polype a fait beaucoup de progrès, il arrivait ordinairement qu'en
attendant cette circonstance favorable, les malades couraient le plus grand risque de l'hémorragie et des autres incommodités que ces
sortes de tumeurs occasionnent.

La ligature des polypes utérins sortis par la
vulve peut être faite de deux manières. Dans
l'une, on embrasse le pédicule avec un lien formé

de la réunion de plusieurs brins de fil cirés; dans l'autre, on passe au travers du pédicule, au moyen d'une aiguille, deux liens qui peuvent être aisément séparés pour étreindre ce pédicule des deux côtés, comme on le faisait autrefois pour la ligature de l'épiploon. La première méthode doit être employée lorsque le pédicule est grêle ou d'une grosseur médiocre, mollet ou peu solide; la seconde convient mieux lorsqu'il est fort gros et très-dur. Mais de quelque manière que l'on place la ligature, on doit la serrer assez fortement pour étrangler le pédicule et y déterminer une ulcération circulaire dont la profondeur augmente successivement jusqu'à ce qu'il soit entièrement coupé, et que le polype se détache.

La ligature doit être placée le plus près possible de l'insertion du pédicule. Mais comme les polypes qui naissent de la cavité du corps de la matrice, en descendant dans le vagin et en sortant par la vulve, entraînent avec eux le fond de cet organe, et le renversent de manière à ce que la partie renversée forme le pédicule de la tumeur qui pend entre les cuisses de la malade, on doit prendre garde en faisant la ligature de cette tumeur, de placer le cordonnet sur la matrice au lieu d'entourer le véritable pédicule du polype ou la ligne de démarcation tracée entre ce pédicule et l'utérus par la nuance de couleur et la différence de structure, de consistance et de sensibilité dont nous avons parlé précédemment. Cette précaution est d'autant plus importante qu'en pareil cas la ligature de la matrice a presque toujours donné lieu à des accidens mortels.

Tous les Chirurgiens qui ont lié des polypes utérins sortis par la vulve, ne se sont pas conduits de la même manière, après avoir suffisamment serré la ligature. Les uns n'ont pas balancé à amputer sur le champ les tumeurs ainsi liées ; les autres ont apporté un délai plus ou moins long avant que d'en faire l'amputation ; quelques-uns même, après s'être contentés de serrer et d'étrangler le pédicule, ont laissé séparer et tomber d'elles-mêmes les tumeurs polypeuses. Établissons des règles pour ces divers modes d'opération. Lorsque le pédicule est peu volumineux et d'une consistance médiocre, on doit le couper immédiatement après l'avoir étreint. Mais lorsque le pédicule a un volume et une consistance considérables, comme il pourrait arriver qu'une seule ligature ne suffît pas pour l'étrangler complètement, et que si on le coupait aussitôt après l'avoir lié, il serait possible qu'on ne pût pas placer un second lien, ni serrer davantage le premier parce que le moignon du pédicule remonte fort haut dans le vagin dès qu'on a amputé la tumeur, il vaut mieux différer de quelques jours la section du pédicule, que de la pratiquer sur le champ. Toutefois on ne doit la remettre qu'à un temps peu éloigné, afin de faire cesser le plutôt possible les tiraillemens douloureux et les autres accidens que la malade éprouve, de la délivrer de l'impression de la matière sanieuse et putride qui en découle sur les parties voisines, et de l'odeur insupportable qu'elle exhale. Aussitôt que le polype est enlevé, le moignon du pédicule et la ligature qui l'embrasse remontent dans le vagin et même jusque dans la matrice, entraînés par le fond de cet organe que le poids de la tumeur avait renversé, et qui se rétablit dans sa situation naturelle lorsqu'il cesse d'être tiré en bas. La ligature se sépare au bout d'un temps plus ou moins long, suivant la grosseur et la dureté du pédicule : on l'a vu tomber le deuxième ou le troisième jour ; quelquefois sa chute n'a eu lieu qu'après vingt jours et même plus. Le traitement, après la ligature et l'amputation de la tumeur, consiste à faire des injections dans le vagin avec un liquide émollient, détersif ou antiseptique, selon l'exigence du cas ; à prescrire des médicamens internes et un régime appropriés à l'état de la malade, dont les forces et la santé ne tardent pas à se rétablir.

Comme nous l'avons dit précédemment, Levret est le premier qui ait conçu et exécuté le projet de lier les polypes utérins encore cachés profondément dans le vagin et même dans la matrice. Les premiers instrumens qu'il a imaginés pour parvenir à ce but, bien qu'il s'en soit servi plusieurs fois avec succès, ainsi que d'autres praticiens qui en ont fait usage, avaient des inconvéniens qui l'ont porté à les abandonner et à en inventer un autre beaucoup plus simple, qui seul fait l'office des deux premiers, appelés porte-nœud et serre-nœud.

Cet instrument qu'il a rendu public en 1757, se compose de deux tuyaux d'argent soudés parallèlement ensemble dans toute leur étendue, et qui ont chacun huit pouces de long, sur deux lignes environ de diamètre : l'extrémité supérieure de chaque tuyau est terminée en larme, et l'extrémité inférieure porte à sa partie externe un petit anneau qui y est soudé. Le lien dont on garnit cet instrument est un fil d'argent de coupelle bien recuit, d'un quart de ligne de diamètre et d'environ trois pieds de long.

Lorsqu'on veut se servir de cet instrument, on introduit le fil d'argent par l'extrémité supérieure de l'un des deux tuyaux ; et, après l'avoir fait

sortir par l'extrémité inférieure, on en arrête
le bout à l'anneau qui y répond, en l'y entortil-
lant deux ou trois fois; on enfile ensuite le second
tuyau avec l'autre chef du fil d'argent qu'on y
fait glisser jusqu'à ce qu'il n'en reste qu'une anse
de la circonférence d'un écu, ou à-peu-près;
mais ce chef ne doit point être arrêté au second
anneau, comme le premier; il faut au contraire,
qu'il pende librement au bout du tuyau dans lequel il est enfilé. Tout étant ainsi disposé, voici
comment on pratique l'opération :

La malade se place en travers sur le bord de son
lit, les jambes écartées et les pieds soutenus sur
deux chaises : il faut d'abord présenter à la vulve
l'anse seule de la ligature, en la dirigeant dans le
sens de cette fente, pour l'introduire par une des
parties latérales du vagin, entre les parois de ce
canal et la tumeur; ensuite on saisit le chef libre
de la ligature, avec le pouce et le doigt indicateur
de la main opposée à celle qui tient l'instrument;
on le pousse peu-à-peu dans le vagin, en le faisant
glisser en haut, à côté de la tumeur, jusqu'à ce que
l'on sente une légère résistance, qui annonce que
l'anse est arrivée au fond du vagin. Alors, on introduit un doigt dans ce conduit, du côté par lequel
on a enfoncé les deux chefs du fil d'argent pour
reconnaître s'ils sont assez écartés l'un de l'autre;
on fait tirer un peu le bout libre du fil, en même
temps qu'on fait passer la tumeur dans l'anse ag-
grandie de la ligature, en introduisant les tuyaux
dans le vagin, et en les transportant du côté opposé, jusqu'à ce qu'on sente une nouvelle résistance. Lorsqu'on en est venu là, on porte de
nouveau un doigt dans le vagin, pour reconnaître si l'anse de la ligature est montée au plus

haut possible; et si elle y est, le pédicule de la tumeur se trouvant ainsi embrassé par le fil d'argent, on retient l'instrument en place et on tire à soi l'extrémité libre du fil, jusqu'à ce qu'il n'en puisse plus sortir. On arrête ce fil à l'anneau qui était resté libre, et par le moyen de la torsion, on serre et on étrangle le pédicule du polype; on incline ensuite la partie inférieure de l'instrument vers l'une des cuisses de la malade; et pour éviter qu'il ne glisse, ou qu'il ne s'accroche, on l'y assujettit avec une bandelette qui, après avoir été enfilée à travers les deux anneaux de l'instrument, et affermie par un nœud, va entourer la cuisse, s'arrêter à une autre bande qui ceint le corps de la malade; on a enfin la précaution de placer une compresse entre l'instrument et la cuisse, pour éviter que celle-ci ne soit blessée. Il ne s'agit plus que de réitérer soir et matin la torsion du fil d'argent, autant que l'exige le volume et la dureté du pédicule de la tumeur.

Levret ayant reconnu par expérience que la ligature des polypes volumineux était presque impossible avec l'instrument dont il vient d'être parlé, et que d'ailleurs, quand le pédicule est en même temps gros et solide, le fil d'argent le mieux conditionné, à force de le tordre, est sujet à se casser, ce qui rend l'opération inutile et oblige de placer une seconde ligature, a fait des corrections à son instrument, ou plutôt il en a imaginé un autre. Celui-ci est composé de deux tuyaux d'argent, qui n'ont de commun avec ceux de l'instrument précédent, que d'être de semblable calibre, terminés supérieurement en larme percée, et inférieurement en rebords émoussés. Ces tuyaux joints comme la plupart des pinces, ou

des tenettes, ont comme elles, des anneaux à leurs
extrémités inférieures. La portion de chaque
tuyau comprise entre l'endroit de leur jonction
et l'extrémité garnie d'un anneau, est droite et
longue de deux pouces et quelques lignes; l'autre
portion, dont la longueur varie depuis trois
pouces jusqu'à cinq, selon la grosseur du polype
et la profondeur à laquelle la ligature doit être
portée, présente une courbure proportionnée à
sa longueur; mais cette courbure n'a lieu qu'au
voisinage de la jonction des deux tuyaux; le reste
est presque droit, ou ne présente qu'une légère
courbure en sens contraire de la première. Avec
cet instrument, Levret ne se servait point de fil
d'argent, il lui préférait un bout de bonne ficelle
bien cirée, de quatre pieds de longueur, dont il
faisait passer les chefs de haut en bas dans chaque tuyau. Voici la manière de se servir de cet
instrument.

La malade étant située convenablement, le
chirurgien prend l'instrument comme il prendrait des pinces fermées qu'il aurait dessein d'ouvrir, les chefs de la ligature pendant librement;
il l'introduit avec précaution, soit par la partie postérieure du vagin, soit par l'un ou l'autre côté, jusqu'à ce qu'il soit parvenu au fond
de ce canal. Arrivé là, il écarte suffisamment
les branches de l'instrument pour faire passer entre elles le corps du polype, ce qui se
fait aisément à l'aide des doigts de l'autre main
introduits à l'entrée du vagin, pour pousser le
corps de la tumeur du côté de l'instrument,
tandis qu'il transporte celui-ci tout ouvert du côté
opposé; il baisse la main qui tient l'instrument,
pendant qu'avec l'autre main, il tire à lui les
deux chefs de la ligature; et par ces deux mou-

vemens conjoints, il ferme l'instrument et embrasse exactement le pédicule du polype. Cela exécuté, l'opérateur fait sur l'extrémité des deux tuyaux le nœud du Chirurgien, avec les deux bouts pendans de la ligature; ensuite il attache ensemble les extrémités inférieures des deux tuyaux, au moyen d'une bandelette qu'il fait passer dans les anneaux dont ces extrémités sont garnies; puis il incline l'instrument vers l'une ou l'autre cuisse contre laquelle il le fixe convenablement. Ce procédé est fort ingénieux, mais il ne peut guère servir que pour les polypes d'un petit volume. Si le polype est gros, il s'oppose au jeu de l'instrument dont les deux tuyaux ne s'écartent pas assez pour laisser passer la tumeur entre eux : d'ailleurs on ne peut point porter une ligature dans l'intérieur de l'utérus avec cet instrument. Ajoutez à cela que la présence des deux tuyaux dans le vagin pendant tout le temps nécessaire pour que le pédicule du polype soit divisé par la ligature, est fort incommode et peut donner lieu à des accidens.

Herbiniaux est, je crois, le premier qui ait imaginé de porter une ligature autour du pédicule des polypes utérins, en faisant parcourir à cette ligature la circonférence du pédicule, de manière à former un bracelet autour de ce pédicule. Les instrumens qu'il a inventés pour arriver à ce but sont très-ingénieux et il les a employés souvent avec succès; mais comme ces instrumens, ainsi que tous ceux qui ont été imaginés dans la même vue, sont tombés dans l'oubli depuis que Desault a conçu et employé un procédé plus simple, nous n'en parlerons point.

Les instrumens de Desault pour la ligature des

polypes sont, 1.° une canule d'argent longue
d'environ sept pouces, d'une ligne et demi de
diamètre, légèrement recourbée pour s'adapter
à la convexité du polype; l'extrémité supérieure
de cette canule est terminée en larme et le bord
de son ouverture est lisse et arrondie; son extrémité inférieure est garnie de deux anneaux et
pour la facilité de l'opérateur, et pour arrêter le
fil à l'instant où l'on porte l'instrument dans le
vagin : nous désignerons cet instrument sous le
nom de canule *porte-nœud*; 2.° une canule d'argent, droite, longue de cinq à six pouces et renfer-
mant une tige d'acier bifurquée supérieurement,
et terminée par deux demi-anneaux, d'où résulte
un anneau complet lorsque les branches sont rapprochées; quand rien ne les contient, leur élas-
ticité écarte ces branches; on les réunit en faisant
glisser sur elles la canule; à l'autre extrémité de
la tige qui est aplatie on voit une échancrure
destinée à arrêter un des chefs de la ligature pendant une partie de l'opération : nous appellerons
cet instrument *pince-porte-nœud*; 3.° une tige
d'argent d'environ six pouces et d'une ligne de
diamètre; une des extrémités de cette tige est arrondie, un peu aplatie, et cette partie aplatie est
pliée à angle droit et percée d'un trou rond assez
grand pour laisser passer les deux extrémités du
fil; l'autre bout de la tige est plat et présente
une fente ou échancrure profonde dans laquelle
sont reçus et arrêtés les deux chefs de la ligature :
on nomme cet instrument *serre-nœud*, et il faut
en avoir plusieurs de différentes longueurs.

Pour faire usage de ces instrumens, on réunit
d'abord les deux demi-anneaux de la tige d'acier,
en poussant la canule sur les branches de cette
tige; delà résulte un anneau complet dans lequel

on passe un des chefs d'une ligature faite de plusieurs brins de fil cirés, peu tordue et longue de deux pieds, et on fixe l'extrémité de ce chef à l'échancrure de la tige ; on fait passer le second chef de la ligature, qu'on a soin de laisser beaucoup plus long que le précédent, dans la canule porte-nœud, et on l'arrête à l'un des anneaux qui se trouvent à son extrémité inférieure, après avoir rapproché les deux instrumens l'un de l'autre.

Les choses étant ainsi préparées, on procède à l'opération de la manière suivante.

La malade étant convenablement placée et assujettie, comme dans les autres méthodes, on introduit les deux instrumens porte-nœud, parallèlement l'un à l'autre, entre la tumeur et les parois du vagin, du côté où se trouve le moins de résistance, et on les fait glisser par de légers mouvemens latéraux jusqu'à la partie supérieure du pédicule, quel que soit l'endroit qui lui donne insertion. On détache le chef de la ligature fixé à l'anneau de la canule porte-nœud ; on prend de la main gauche la pince porte-nœud qu'on tient immobile, tandis que saisissant de la droite la canule porte-nœud, et lui faisant parcourir la circonférence de la tumeur, on forme un bracelet autour du pédicule, avec le chef de la ligature qu'on a détaché de l'anneau de la canule. Celle-ci étant ramenée vers la pince porte-nœud, le Chirurgien change ces deux instrumens de main, les croise de manière que le chef qu'entraîne après elle la canule porte-nœud passe au-dessus de celui que la pince porte-nœud retient. Ce premier chef arrêté ainsi, et par le second et par l'extrémité de la pince, ne peut descendre pendant qu'on retire la canule porte-nœud. Quand cette canule est ôtée, on dégage le chef de la ligature qui est fixé dans l'échancrure de la pince, et qui alors n'est plus retenu que par l'anneau de cette pince.

Le Chirurgien choisit un serre-nœud d'une longueur proportionnée à la hauteur du polype ; il introduit dans l'ouverture de cet instrument les deux chefs de la ligature, et les tire en bas pendant qu'il pousse l'instrument jusqu'à la partie supérieure du polype où ces deux chefs se croisent. Ensuite il retire un peu en bas la canule de la pince porte-nœud, dont les branches s'écartent ; l'anneau en s'ouvrant laisse échapper le fil et permet de retirer l'instrument devenu inutile. La pince porte-nœud étant dégagée, on pousse en haut le serre-nœud, en même temps qu'on tire à soi les deux chefs de la ligature ; et lorsque de cette manière l'anse est suffisamment serrée, on fixe les deux chefs à l'échancrure du serre-nœud qui reste dans le vagin jusqu'à la chute de la tumeur.

Il est très-rare de rencontrer des polypes dont on ne puisse faire la ligature avec les instrumens de Desault. Cependant il peut arriver que le polype soit si volumineux qu'aucun instrument ne puisse pénétrer assez loin pour porter la ligature sur son pédicule. Dans un cas de cette espèce Baudeloque avait proposé de renverser la matrice, et il regardait ce renversement comme nécessaire pour obtenir la guérison de la maladie.

« Une femme, dit Baudeloque (1), épuisée par dix années de souffrances, de pertes de sang,

----

(1) Recueil périod. de la Société de Méd. de Paris tom. IV, p. 137.

d'humeurs blanches et de diarrhées, avait un polype si volumineux qu'il remplissait toute la cavité du bassin et refoulait le fond de la matrice à la hauteur de l'ombilic. Depuis plusieurs mois il gênait le cours des urines, au point qu'on était obligé de le comprimer au moyen du doigt porté dans le vagin et derrière le pubis, et quelquefois de se servir de la sonde. Il était assez solide, et tout ce qui s'élevait dans le ventre au-dessus du bassin, le paraissait encore davantage, ce qui fit croire à Louis, notre collègue, que c'était la matrice même engorgée et squirrheuse ; tandis que le polype se bornait à ce qui était incarcéré dans le bassin.

» M'étant assuré par l'introduction d'une sonde de gomme élastique à la profondeur de neuf à dix pouces, que le polype s'étendait plus loin, je proposai à ce célèbre Chirurgien de l'extraire avec le forceps de Smellie dont je m'étais muni, d'amener son pédicule à la vulve, afin de pouvoir y placer une ligature ; mais il rejeta fort loin cette proposition avec la vivacité que chacun de nous lui connaissait, et je me décidai à placer cette ligature à la hauteur du détroit supérieur, dans une sorte de collet que présentait la tumeur : cette espèce de pédicule offrait neuf pouces un quart de circonférence. Je resserrai la ligature chaque jour ; le onzième, une portion de la tumeur sphacélée parut au-dehors ; le douzième, toute la masse de la tumeur comprise au-dessous de la ligature sortit : je l'amputai ; elle pesait plus de trois livres ; le pédicule de couleur blanche et tendineuse était réduit à un pouce d'épaisseur. Le bassin se trouva rempli aussitôt par une tumeur plus volumineuse encore que la première que je venais d'en détacher. Je proposai de la lier comme la précédente. Louis s'y opposa à cause de l'épuisement de la malade, qui mourut trois semaines après. A l'ouverture du cadavre, on trouva la matrice parfaitement saine, occupée par un polype encore du poids de deux livres et demie, dont le pédicule n'avait que cinq pouces de circonférence. N'est-il pas probable, d'après ces observations, que le renversement de la matrice serait devenu la sauve-garde de la malade et l'aurait conduite à une guérison certaine.

« Ce renversement opéré méthodiquement ne pouvait avoir les mêmes inconvéniens que celui qui se fait accidentellement, et que le poids du polype augmente sans cesse. Il aurait permis de placer la ligature sur le vrai pédicule de la tumeur, d'amputer celle-ci aussitôt, afin d'éloigner de la femme le grand foyer de corruption qui devait naître de la pourriture d'une masse aussi volumineuse, etc. »

Herbiniaux est le premier qui ait imaginé d'opérer ce renversement, qu'il a tenté une fois ; mais dans un cas un peu différent de celui pour lequel Baudeloque l'a proposé. Il avait fait la ligature d'un polype de la grosseur du poing, dont le pédicule assez gros sortait de l'orifice de la matrice, et était si dur qu'il résista à l'action de la ligature ; il aurait fallu une constriction très-forte continuée pendant long-temps pour l'étrangler ; et lorsqu'on voulait exercer cette constriction, il survenait des accidens très-graves qu'on ne pouvait faire cesser qu'en relâchant la ligature. Dans cet état des choses, Herbiniaux imagina de produire par des tractions. le renversement du corps de la matrice, pour pouvoir amputer ce polype. Il saisit donc la tumeur avec

un petit forceps fait exprès, et par des tractions
modérées, il parvint à la faire descendre jusqu'aux nymphes ; mais les vives douleurs que la
malade éprouva le forcèrent à suspendre à ces
tentatives.

Il recommença six jours après : la masse des-
cendit assez aisément jusqu'aux grandes lèvres ;
mais il fallut tirer bien fort pour lui faire franchir la vulve ; y étant enfin parvenu, Herbiniaux
ne força point le renversement complet, pouvant
bien sans cela examiner la nature du polype et de
son pédicule : il plaça par le moyen de son serre-
nœud une ligature au même endroit du pédicule où il avait posé la première ; ensuite il amputa la tumeur un travers de doigt plus bas
que le lien, et dans le moment il vit disparaître
le fond de l'utérus avec la ligature. Il n'y eut
aucun écoulement de sang : mais les symptômes
fâcheux que la ligature avait produits ne firent
qu'augmenter, et ne se calmèrent entièrement
que lorsque la ligature fut tout-à-fait desserrée.
Le sixième jour après l'opération la ligature s'é-
chappa sans aucune hémorragie. La suppuration
fut peu abondante ; elle cessa le onzième jour, et
la malade se remit si promptement qu'au bout
de six semaines elle vaqua à ses affaires.

De quelque manière qu'on ait placé une ligature autour du pédicule d'un polype utérin, on
doit la serrer suffisamment pour étrangler ce pédicule et déterminer la chute de la tumeur ; mais
il ne faut arriver que peu-à-peu au degré de ser-
rement nécessaire pour produire cet effet. Une
forte constriction exercée tout d'un coup pourrait donner lieu à des accidens fâcheux. Ainsi on
ne serrera d'abord que très-peu la ligature, et
lorsqu'on s'apercevra que la pression qu'elle

exerce n'est pas suffisante, on la serrera de nouveau. Pour cela, on dégage les deux chefs de la
ligature de la fente du serre-nœud ; on les tire en
bas, en même temps qu'on pousse l'instrument
plus avant ; ensuite on les engage, comme la première fois, dans la fente de cet instrument. On renouvelle ainsi la constriction chaque fois qu'on
le juge nécessaire jusqu'à la chute du polype,
qui se fait attendre plus ou moins long-temps
selon la grosseur et la consistance du pédicule.
La section de ce pédicule, effet de l'ulcération
déterminée par la présence du lien, a toujours lieu
dans l'endroit même où celui-ci est placé. Il est
si évident que la chose doit être ainsi, que nous
n'en aurions pas fait mention si Levret n'avait prétendu le contraire. Selon cet auteur (1) le pédicule qui périt en place, au moyen d'une ligature
quelconque, ne tombe pas plus au lieu où on l'a
posée, que la portion du cordon ombilical qui
reste attachée au ventre de l'enfant, celle-ci se séparant toujours dans l'ordre naturel, au cercle
de la peau du ventre, et le pédicule du polype
au lieu sain de l'endroit qui lui donne naissance, et par conséquent au-dessus de toute ligature. Mais cette comparaison du cordon ombilical avec le pédicule d'un polype manque de
justesse. En effet, le premier ne tirant aucune
substance du ventre de l'enfant, s'en sépare spontanément, soit qu'il ait été lié ou non ; au contraire le dernier étant nourri par le viscère
qui l'a produit ne présente aucun point au-dessus
de la ligature, où l'on puisse espérer une séparation semblable à celle du cordon ombilical. Si
l'on prenait l'opinion hazardée de Levret pour

____

(1) Journal de Méd., tom. XXXII, p. 536.

une règle certaine, comme l'ont fait quelques-uns, on conçoit les erreurs de pratique qui pourraient en résulter.

Les effets de la ligature sur la tumeur sont différens selon la grosseur du pédicule : si le pédicule est mince , le polype fournit bientôt un suintement abondant et de mauvaise odeur ; la tumeur diminue de volume , se flétrit et ne tarde pas à tomber.

Lorsque le pédicule est épais, la tumeur se gonfle , elle devient rouge et prend ensuite une teinte violette ; les veines qui rampent à sa surface, distendues par le sang dont le retour est empêché , se rompent et versent une certaine quantité de sang , dont l'écoulement se répète chez quelques femmes , chaque fois qu'on serre la ligature ; mais cette hémorragie est en général peu considérable et n'affaiblit point les malades. À cet écoulement sanguin succède un flux sanieux, très-âcre et d'une odeur fétide. Plus tard , lorsque l'étranglement a porté sur toute l'épaisseur du pédicule, le polype se flétrit , commence à se putréfier et finit par se détacher.

Le traitement de la malade doit se borner, dans le premier cas, à lui prescrire le repos , une nourriture légère et des injections détersives. La ligature ne cause presque aucune douleur. Il est rare qu'on soit obligé de la serrer de nouveau ; cependant si la chute de la tumeur se faisait attendre trop long-temps, et si la ligature paraissait s'être relâchée, il faudrait la serrer.

Dans le second cas, c'est-à-dire lorsque le pédicule du polype est très-gros, au moment même où l'on serre la ligature , ou quelques heures après , une douleur plus ou moins vive se fait sentir à l'endroit où le lien est placé. Le plus ordinairement cette douleur n'est accompagnée d'aucun autre accident bien remarquable et ne tarde pas à se dissiper, ensorte qu'on peut serrer de nouveau la ligature lorsqu'elle est relâchée, afin que le polype achève de périr faute de nourriture. Mais les choses ne se passent pas toujours aussi heureusement. Il arrive quelquefois que la douleur produite par la constriction du pédicule acquiert une intensité toujours croissante, s'étend à l'hypogastre, aux aînes, aux lombes, et fait craindre l'inflammation de la matrice et du péritoine. Pour prévenir cette inflammation, on doit se hâter de desserrer la ligature. Si elle se déclare malgré cette précaution, la fièvre s'allume, le ventre devient tendu et très-douloureux ; la malade éprouve des nausées, des vomissemens, des hoquets, et en général tous les symptômes d'une péritonite plus ou moins vive. En pareil cas, on relâche entièrement la ligature, si elle ne l'a déjà été ; on retire le serre-nœud dont la présence pourrait entretenir l'irritation, et on combat l'inflammation par les saignées du bras, l'application d'un grand nombre de sangsues sur l'abdomen et aux environs de la vulve ; les bains tièdes, les fomentations émollientes et anodines, les lavemens, les injections dans le vagin, les boissons délayantes, rafraîchissantes et une diète sévère. S'il se manifeste des symptômes d'hystérie, on a recours aux antispasmodiques. L'inflammation cède quelquefois à ces moyens ; d'autres fois elle persiste malgré leur emploi, et les malades succombent. A l'ouverture de leur corps, on a remarqué que le plus souvent une partie de la matrice avait été comprise dans la ligature.

Lorsque le pédicule est entièrement coupé par la ligature, et que la tumeur en est séparée, si elle ne sort pas d'elle-même, soit sur-le-champ, soit pendant les efforts de la défécation, on essayera de l'extraire avec un ou deux doigts ; et s'ils ne sont pas suffisans, comme cela arrive souvent, soit par le trop gros volume de la tumeur, soit parce qu'elle glisse sous les doigts ou roule dans le vagin, on la saisira avec des ténettes ou avec un petit forceps.

Aussitôt que le polype est séparé de son pédicule, la matrice qu'il avait entraînée par son poids remonte à sa place. Immédiatement après la sortie de la tumeur, on trouve l'orifice de l'utérus plus dilaté que dans l'état naturel ; mais cette dilatation qui est toujours proportionnée à la grosseur du pédicule du polype, diminue peu-à-peu et cet orifice ne tarde pas à revenir à son état ordinaire. Après la chute du polype il continue à se faire par le vagin un suintement auquel on remédie par des injections. Les accidens causés par le polype cessent ; les forces de la malade se rétablissent, et en peu de temps la guérison est complète.

Les divers procédés dont on s'est servi pour lier les polypes de la matrice sont plus facilement applicables à la ligature des polypes du vagin qui ont un pédicule ; car lorsqu'ils tiennent aux parois de ce conduit par une base large, il est très-difficile et quelquefois même impossible de les lier.

Du Cancer de la Matrice.

Le cancer de la matrice, connu vulgairement sous le nom d'*ulcère*, est, parmi les maladies auxquelles cet organe se trouve exposé, une des plus communes et des plus graves. Il est presque aussi fréquent que celui des mamelles, et beau-

coup plus que celui des autres organes de la
femme. C'est communément de trente-cinq à
cinquante ans, vers l'époque où la menstruation commence à se déranger, que surviennent
les premiers symptômes du cancer de la matrice.
On cite néanmoins quelques cas où il a paru
beaucoup plus tôt, dès la vingtième année, par
exemple ; et d'autres cas en plus grand nombre dans lesquels il est survenu après l'âge de
soixante ans.

Les causes du cancer de la matrice ne sont
pas mieux connues que celles du cancer des autres organes. Quelques auteurs ont regardé
comme causes spéciales la masturbation, la pri-
vation absolue et l'abus immodéré des plaisirs
de l'amour ; mais l'influence de ces causes morbifiques n'est pas suffisamment démontrée.
Tous les tempéramens y sont sujets : on le voit
survenir chez les femmes bien constituées et
douées de la meilleure santé, comme chez celles
qui ont une constitution faible et dont la santé
est habituellement dérangée. Les femmes sujettes
aux fleurs blanches y sont en général plus exposées que les autres.

La marche et les symptômes du cancer de
la matrice présentent beaucoup de variétés.
Chez les femmes encore réglées, la maladie
s'annonce ordinairement par un dérangement
dans le flux menstruel sous le double rapport
de la quantité et des époques : les règles deviennent plus fréquentes, plus abondantes et
durent plus long-temps qu'à l'ordinaire ; ou
bien, il se manifeste tout-à-coup des pertes
considérables. Ces pertes que l'on observe
plus particulièrement chez les femmes qui ont
cessé d'être réglées depuis long-temps, sont

quelquefois le seul symptôme qu'elles éprouvent, quoique le col de la matrice ait subi déjà une très-grande désorganisation. On voit des femmes menacées ou même déjà attaquées du cancer de la matrice qui n'éprouvent d'autres phénomènes morbifiques du côté de cet organe que des fleurs blanches quelquefois un peu mêlées de sang, une sensation douloureuse et un léger suintement sanguinolent au moment du coït.

Aux symptômes dont nous venons de parler, et qui signalent l'invasion ou le commencement du cancer de la matrice, se joignent des douleurs pongitives ou lancinantes qui du col de cet organe se propagent aux aînes, aux lombes, aux hanches et à la partie supérieure des cuisses. Dans l'intervalle de ces élancemens, ces parties sont le siège d'un sentiment de pesanteur et de tiraillement. Des douleurs accompagnées de dysurie et de ténesme se font également sentir dans la vessie et le rectum; à ces symptômes se joint un écoulement de mucosités par le vagin, et les femmes attribuent à des *fleurs blanches* tous les accidens qu'elles éprouvent. Chez d'autres, qui étaient sujettes aux fleurs blanches, cet écoulement est supprimé.

Lorsque ces symptômes existent, on doit s'assurer de l'état du col de l'utérus par le toucher. Le doigt introduit dans le vagin, sent dans les différentes parties du col de la matrice une résistance inégale ; il est mollasse dans quelques points, dur dans d'autres : son orifice est souvent plus ouvert qu'à l'ordinaire. La compression exercée par le doigt sur cette partie est presque toujours un peu douloureuse, et en exprime pour ainsi dire, un liquide sanieux ou sanguinolent. Le coït produit ordinairement le même effet.

Quand le col de la matrice est dans cet état, il ne peut guère y avoir de doute sur l'existence du cancer; mais s'il en existe, les progrès ultérieurs de la maladie ne tardent pas à le dissiper. En effet, le col de la matrice s'altère de plus en plus; son extrémité devient inégale, comme frangée, plus ou moins douloureuse et saignante au toucher; quelquefois il s'ouvre largement et forme une espèce d'entonnoir dont la base est divisée en plusieurs gros tubercules; d'autres fois il se développe sous la forme d'un champignon ou chou-fleur, tantôt dur, tantôt mou, en quelque sorte fongueux, et saignant au moindre attouchement. Cette espèce de champignon présente presque toujours à sa base un étranglement plus ou moins profond qui en a imposé quelquefois à des personnes ignorantes ou peu attentives, et leur a fait croire à l'existence d'un polype de la matrice parvenu déjà dans le vagin. Je connais plusieurs exemples de cette méprise, entre autres un dans lequel on avait placé avec beaucoup de peine une ligature autour de ce prétendu polype. Les altérations que le cancer fait éprouver au col de l'utérus, sont tellement variées qu'il est impossible de les exprimer toutes. Elles ne se bornent pas toujours à cette partie; elles s'étendent quelquefois au vagin, dont la partie inférieure présente des replis membraneux épais, durs, et dans quelques cas un rétrécissement si considérable qu'on peut à peine y introduire le doigt.

Quand l'altération du col de la matrice est portée au degré dont nous venons de parler, il en découle en plus ou moins grande quantité une

matière ichoreuse , sanieuse, dont la couleur et
la consistance varient beaucoup , mais qui a constamment une fétidité insigne, qui suffirait seule
pour caractériser la maladie. Les douleurs sont
plus fréquentes , plus vives et plus longues ; elles
ne se bornent pas à la matrice ; elles s'étendent
aux lombes , aux hanches , à la région postérieure du sacrum , à la partie supérieure des
cuisses , et souvent elles sont beaucoup plus vives
dans ces différentes parties qu'à la matrice elle-
même. L'excrétion des urines est souvent accompagnée ou suivie de douleurs ; les hémorragies
sont plus fréquentes ; les malades éprouvent un
sentiment de pesanteur incommode , et tous les
autres symptômes acquièrent de l'intensité en
raison des progrès de la désorganisation du col
de la matrice.

À mesure que cette désorganisation s'opère ,
les souffrances deviennent plus vives , presque
continuelles , et empêchent les malades de dormir; l'écoulement qui a lieu par le vagin devient
putride , s'il ne l'était déjà ; il entraîne une grande
quantité de caillots de sang noirâtres , mêlés à
de petites portions d'un putrilage excessivement
fétide qui paraît se détacher de la surface de l'ulcère. Si alors on porte le doigt dans le vagin , on
reconnaît quelquefois que le museau-de-tanche
n'est plus aussi grand ; ou même au lieu d'une
tumeur considérable, on trouve une sorte de ca-
verne formée par l'orifice agrandi de l'utérus , et
dont les bords se confondent avec le fond du vagin :
le doigt pénètre profondément dans la cavité du col
utérin. L'altération organique ne s'arrête pas toujours à la matrice ; elle s'étend quelquefois au
vagin, à la vessie, au rectum et à toutes les parties environnantes : l'ulcération de ces parties

donne lieu chez quelques femmes à une communication entre le vagin et la vessie, ou entre le vagin et le rectum. Dans le premier cas, les femmes perdent l. . . .ine involontairement par le vagin, dont les parois, ainsi que la vulve et la partie interne supérieure des cuisses, continuellement mouillées par ce liquide, s'enflamment, s'excorient et s'ulcèrent même quelquefois : dans le second cas, le passage continuel des matières stercorales dans le vagin, est une incommodité dégoûtante qui rend aux malheureuses femmes victimes de cette maladie, leur existence plus pénible encore.

Le cancer de la matrice se présente d'abord, comme tous les autres cancers, sous la forme d'une affection purement locale ; mais à une certaine époque, plus ou moins tardive, il commence à exercer son influence sur le système de l'économie animale, et à se compliquer des symptômes généraux de la cachexie cancéreuse. Cette époque se manifeste par les signes suivans : l'amaigrissement, la teinte pâle et jaunâtre de la peau, la flaccidité des chairs, la diminution progressive des forces, la tristesse, le découragement, l'inappétence, le dégoût, des nausées continuelles, le dérangement des digestions, le dévoiement ou la constipation, le vomissement des alimens ; la respiration est souvent gênée, le pouls fréquent et faible ; il y a des sueurs nocturnes très-fétides, quelquefois des syncopes, des convulsions ; souvent la malade devient hydropique ; elle s'éteint peu-à-peu dans le dernier degré du marasme et de la faiblesse.

La durée du cancer de la matrice est toujours longue ; ordinairement 'une ou plusieurs années, rarement de cinq à six mois. Quelquefois

des pertes abondantes enlèvent la malade long-
temps avant l'époque où l'affection cancéreuse
l'aurait fait succomber. La mort est la terminaison inévitable de cette douloureuse maladie.

Le cancer de la matrice occupe presque toujours le col de cet organe, et par le toucher on
peut aisement le reconnaître. Quelquefois cependant il a son siège dans le corps même de l'utérus : dans ce cas le doigt ne peut atteindre le
lieu malade ; mais ordinairement alors l'écoulement d'un ichor fétide, les douleurs lancinantes
et les autres signes rationnels conduisent à la
connaissance de la maladie. Si l'on explore attentivement le col de l'utérus, on le trouve sensiblement déformé, et en plaçant une main sur
la région hypogastrique pendant que le doigt
indicateur de l'autre main touche le museau-de-
tanche, on parvient à s'assurer par les mouvemens que l'on imprime que le volume de celui-
ci est augmenté, et quelquefois même sa forme
changée. Ces signes, propres au cancer qui affecte
le corps de la matrice, joints à ceux qui lui sont
communs avec le cancer de son col, permettent
presque toujours au Chirurgien de fixer son jugement sur la nature et le siége de la maladie
dont cet organe est attaqué.

Il est diverses maladies qui offrent plusieurs
des symptômes du cancer de la matrice, et qu'on
pourrait confondre facilement avec lui si l'on
n'apportait à l'examen de la maladie une attention particulière. Quelques femmes ont des
fleurs blanches très-fétides avec tuméfaction
inégale et mollesse du col utérin, et irrégularités sur son orifice. Ces symptômes appartiennent également au cancer commençant de ce
viscère. En conséquence le Chirurgien devra

suspendre son jugement, surtout si la maladie est peu ancienne, et si la malade est dans l'âge où survient ordinairement le cancer de l'utérus.

M. le professeur Lallement a fait connaître une autre affection de la matrice qui offre aussi quelque ressemblance dans ses symptômes avec le cancer de cet organe : c'est l'alongement du col utérin accompagné de fleurs blanches. Il suffit d'être prévenu que cette disposition du col de la matrice existe quelquefois pour éviter de la confondre avec la maladie qui nous occupe.

L'inflammation chronique de la matrice présente aussi quelquefois des symptômes fort analogues à ceux du cancer utérin : la malade éprouve de la douleur dans la région hypogastrique, les lombes, les aînes, la partie supérieure des cuisses, et une pesanteur gênante sur le fondement. Elle a une leucorrhée de couleur variée, parfois très-fétide ; la région hypogastrique est douloureuse à la pression ; les menstrues sont dérangées, le volume de l'utérus est augmenté, etc. Mais dans l'inflammation chronique de la matrice, il n'y a pas de douleurs lancinantes, ni de signes de la diathèse cancéreuse ; le col utérin peut être tuméfié, mais il est mollasse et ne présente pas d'endurcissement partiel ; l'écoulement n'est jamais sanieux, et la terminaison de la maladie est ordinairement heureuse.

Les polypes de la matrice donnent quelquefois lieu au trouble des menstrues, à un écoulement suspect, à un dépérissement graduel ; mais la marche de cette affection est très-différente de celle du cancer utérin : jamais elle ne produit les phénomènes de la cachexie cancéreuse ; le col de l'utérus n'est jamais dur, etc.

Enfin chez quelques femmes le col de la matrice est le siége d'une ulcération qui succède à un déchirement de cette partie, ou qui est due au virus vénérien. L'action de ces causes est rarement obscure ; elle sert à éclairer le diagnostic ; ces ulcérations de plus occupent un espace borné, et leur surface est moins ferme, moins sensible au toucher que celle des ulcères cancéreux, qui, à une certaine époque, déterminent une espèce particulière de cachexie.

Le pronostic du cancer de la matrice est extrêmement grave, sous le double rapport de la terminaison qui est constamment funeste, et des douleurs violentes qui la précèdent.

A l'ouverture du cadavre, on trouve l'utérus transformé en une matière cancéreuse, ramollie dans sa portion superficielle, encore dure dans sa portion profonde. Cette transformation n'occupe presque jamais tout l'utérus, mais seulement une partie de ce viscère, presque toujours le col et la partie voisine. Quelquefois on trouve un ulcère cancéreux primitif recouvert d'un putrilage gangréneux ; dans quelques cas les ovaires sont atrophiés, quelquefois squirrheux ; dans d'autres circonstances la vessie et le rectum participent à la maladie, et des communications existent entre ces organes et le vagin, etc.

Le traitement du cancer de la matrice est différent, selon que la maladie ne fait que commencer, ou que le cancer est déjà confirmé. Dans le premier cas, on cherche à connaître la cause de la maladie ; on l'éloigne ou on la combat par les moyens que l'art peut lui opposer : on a recours aux sangsues s'il y a des signes de

pléthore utérine ; on applique un vésicatoire
sur le point qu'occupait précédemment une affection dartreuse ou rhumatismale, etc. Si la
maladie paraît avoir une origine syphilitique,
on prescrit un traitement mercuriel. On fait des
injections dans le vagin avec un liquide approprié à l'état du col de la matrice, dont on ne
doit jamais manquer de s'assurer par le toucher
avant de commencer le traitement. S'il est gonflé, dur, douloureux, sans ulcération, on fait
les injections avec de la décoction de graine de
lin, de têtes de pavots, de feuilles de morelle,
de ciguë, de jusquiame ; les eaux de Barège ou
autres analogues dont on se sert communément
en pareil cas, ont l'inconvénient de produire une
grande excitation et de hâter le développement
de l'ulcération. La manière ordinaire de faire
les injections les rend souvent plus nuisibles
qu'utiles par le choc du liquide contre le col de
l'utérus. Cet inconvénient est plus grand encore
lorsque, au lieu d'injections, on donne des douches ascendantes. Les injections faites de la manière suivante nous paraissent plus convenables :
on adapte à une seringue ordinaire à lavement,
dont on ôté le piston, un tube recourbé, terminé
en olive percée de plusieurs trous ; la malade
étant couchée sur le dos, le bassin élevé au
moyen d'un oreiller, on porte le tube dans le
vagin, en ayant soin de ne pas l'enfoncer trop
avant ; ensuite on verse le liquide dans la seringue qui est tenue dans une direction perpendiculaire par un aide ou par la malade elle-même.
Si le poids du liquide ne suffit pas pour le faire
sortir par les trous dont l'extrémité du tube est
percée, on adapte le piston au corps de la seringue et on le pousse doucement et lentement :

de cette manière on arrose en quelque sorte le col de la matrice, et on peut faire durer cette espèce d'arrosement pendant tout le temps que l'on juge convenable, en remplissant la seringue plusieurs fois de suite. Lorsque l'injection est terminée, la malade doit garder encore pendant quelque temps la même position, afin que la portion du liquide qui est restée dans le vagin y séjourne et baigne le col de l'utérus.

Dans le cancer confirmé, on ne peut plus avoir d'autre but que de ralentir, s'il est possible, les progrès de la maladie, et de combattre les symptômes prédominans. Parmi ces symptômes, la douleur est le plus fâcheux, et c'est elle par conséquent qui mérite le plus d'attention. On la calme au moyen de l'opium pris par la bouche ou injecté dans le rectum. Cette dernière voie est préférable à la première, parce que l'opium ingéré, outre qu'il débilite l'estomac et dérange ses fonctions, augmente la disposition des malades aux nausées, aux vomituritions et aux vomissemens, qui ont presque toujours lieu dans un degré avancé de la maladie dont il s'agit. On injecte dans le rectum une ou deux fois par jour, selon l'intensité de la douleur, un grain d'extrait aqueux d'opium dissous dans quatre ou cinq onces de décoction de graine de lin et de têtes de pavots, ou quinze à vingt gouttes de teinture d'opium de Rousseau dans la même quantité de cette décoction. Mais quelle que soit la voie par laquelle on administre l'opium, on doit en augmenter progressivement la dose et la proportionner à la violence des douleurs ; sans cette précaution, ce médicament ne produit pas l'effet desiré, parce que les organes s'accoutument à son action ; la dose qui précédemment suffisait pour appaiser la douleur, procurer du calme et du sommeil, ne suffit plus alors. J'ai vu des malades, dans ce cas, tellement habituées à l'usage de l'opium, qu'il fallait injecter dans le rectum trois ou quatre fois par jour une cuillerée à café de laudanum de Rousseau pour obtenir un soulagement momentané. L'usage long-temps continué de l'opium, surtout lorsqu'on l'injecte dans le rectum, amène presque toujours la constipation ; et si l'on n'a soin de la prévenir par les lavemens et de légers laxatifs, les matières fécales s'accumulent dans cet intestin, s'y endurcissent. et l'on est obligé de les ôter avec une curette pour faire cesser les accidens occasionnés par leur présence. J'ai rencontré ce cas deux ou trois fois dans ma pratique.

On conseille aussi, dans la vue de calmer les douleurs, des injections dans le vagin avec une décoction de racine de guimauve, de têtes de pavots, de feuilles de morelle, de jusquiame, de ciguë, ou de belladone ; les demi-bains ou les bains de fauteuil, avec la même décoction ; des embrocations avec un liniment dans lequel on fait entrer l'opium à forte dose. Mais en général ces moyens ont peu d'effet, et les malades en retirent si peu d'avantage qu'elles finissent presque toujours par y renoncer.

Lorsqu'il survient des pertes de sang abondantes, on prescrit la position horizontale et le repos, des boissons mucilagineuses, astringentes, acidulées, des injections avec une décoction de roses rouges, de quinquina, ou avec l'eau de Goulard. On prescrit un régime approprié à l'état des forces digestives et choisi toujours parmi les substances les plus douces.

Quelques Médecins ont proposé contre le cancer de la matrice des remèdes curatifs tant internes qu'externes. L'extrait de ciguë vanté par Stork, a perdu sa réputation. L'oxyde d'or, proposé par M. Chrestien, médecin à Montpellier, n'a même pas joui d'une réputation momentanée. L'extirpation du cancer de la matrice proposée et pratiquée par Ossiander et par d'autres Chirurgiens, est une de ces opérations que les lois de la prudence et de l'humanité réprouvent toujours, parce qu'elles ne présentent que des chances défavorables. Si la plupart des chirurgiens prudens hésitent souvent à faire l'ablation de la mamelle cancéreuse, comment se décideraient-ils à tenter l'extirpation du cancer de la matrice? Dans le premier cas, on peut toujours, avant de prendre la résolution d'opérer, connaître l'étendue du mal, et juger d'une manière certaine s'il est possible de l'enlever en totalité; il en est tout autrement dans le cancer de la matrice : on reconnaît bien l'altération organique du col ; mais on ne sait pas jusqu'où elle s'étend dans le corps de l'organe ; on ignore si elle ne se propage pas latéralement dans les parties qui avoisinent le museau-de-tanche. Si on joint à toutes ces circonstances, les résultats si généralement fâcheux de l'ablation des cancers externes, on sentira combien est fondé le précepte de ne point hasarder une opération cruelle et téméraire, de ne pas extirper enfin le cancer de l'utérus.

En proscrivant toute opération qui aurait pour but la résection du col de la matrice affectée de cancer, nous ne prétendons pas aller jusqu'à défendre l'ablation des tumeurs fibreuses ou fibro-cartilagineuses qui se développent quelquefois dans l'épaisseur du col utérin. Nous pensons que l'extirpation ou la ligature de ces tumeurs doit être pratiquée lorsqu'elle est possible. Nous ne confondons pas deux choses aussi distinctes, comme l'ont fait assez souvent ceux qui ont plaidé en faveur de la résection du cancer de l'utérus.

Quelques Médecins ont proposé dans ces derniers temps de détruire par les caustiques le cancer du col utérin ; ils ont imaginé de distendre le vagin à l'aide d'un cornet métallique, de manière à reconnaître par la vue l'état du col et à y porter les caustiques sans offenser le vagin. Nous ignorons quelles ont été les suites de leurs tentatives, mais nous ne croyons pas que jamais un Chirurgien prudent les approuve ou les imite.

FIN DU DIXIÈME VOLUME.

TABLE

DES MATIÈRES

CONTENUES DANS CE VOLUME.

CHAPITRE PREMIER.

CHAPITRE II.

CHAPITRE III.

FIN DE LA TABLE.